眼科诊疗常规

赵家良　主　编

北京医师协会　组织编写

中国医药科技出版社

《临床医疗护理常规》
编委会

《眼科诊疗常规》
编委会

序言

　　我非常高兴地向各位推荐北京医师协会亲力亲为与北京地区35个医学专科的专家们具有历史意义合作的一个象征——北京市《临床医疗护理常规》正式出版。其宗旨仍然是致力于全市医疗质量与患者安全的持续性改进和提高。

　　提高质量的医疗服务，需要有效的领导，这种领导支持来自于医疗机构的许多方面，包括治理层领导们、临床与管理部门的负责人，以及其他处于领导职位的人的支持；质量与安全更扎根于每位医务人员和其他工作人员的日常工作生活中，当医生与护士评估患者的需要并提供医疗服务的时候，本书的内容毫无疑问有助于帮助他们理解和如何做到切实改进质量，以帮助患者并降低风险。同样，管理者、辅助人员，以及其他人员通过北京市《临床医疗护理常规》的学习并应用于日常工作中，也有助于提高工作效率，改善资源利用率，从而达到质量持续改进与医疗安全的目的。

　　我们热切地展望未来，与我们的医学同道们一起合作，在朝着医疗护理质量持续改进的历程中互相学习，为首都乃至中国的医药卫生体制改革和促进人民的健康，不失时机地做出我们的努力！

金大鹏

2012年4月

编写说明

10年前，北京医师协会受北京市卫生局委托，组织北京地区几十家医院的数百名医学专家、学科带头人及中青年业务骨干，以现代医学理论为指导，参考国内外相关版本，结合临床实践经验，编写了北京市《临床医疗护理常规》，并于2002年正式出版。

10年来，《临床医疗护理常规》对规范各级各类医院的医疗质量，规范医护人员在医疗护理实践中的诊疗行为，保障患者的健康产生了重要的作用。但是随着医疗卫生改革的深化和临床医学的发展、临床学科的细化，北京市《临床医疗护理常规》已经不能充分体现北京地区的医疗水平。

北京医师协会根据卫生部有关专业分类的规定，组织本协会内34个专科的专家委员会对北京市《临床医疗护理常规》进行修编。在编写过程中，力求体现北京地区的医疗水平，尽量保持原来的体例和风格，经反复修改定稿。

尚需说明：

1. 北京市《临床医疗护理常规》修编是根据卫生部颁布的18个普通专科和16个亚专科分类，加上临床护理专业。18个普通专科是：内科、外科、妇产科、儿科、急诊科、神经内科、皮肤科、眼科、耳鼻咽喉科、精神科、小儿外科、康复医学科、麻醉科、医学检验科、临床病理科、口腔科、全科医学科、医学影像科。16个亚专科是：心血管内科、呼吸内科、消化内科、内分泌科、血液内科、肾脏内科、感染科、风湿免疫科、普通外科、骨科、心血管外科、胸外科、泌尿外科、整形外科、烧伤科、神经外科。

2. 北京市《临床医疗护理常规》的本次修编有较大幅度的调整，由2002版的11个分册调整为现行版的35个分册。其中由于外科与普通外科、儿科与小儿外科相通颇多故各自合并为一个分册，医学影像科以放射科、超声科和放射治疗三个分册分别论述。

3. 为进一步完善我市医师定期考核工作，保证医师定期考核取得实效，2012年，北京市卫生局将根据专科医师发展情况试点开展按专科进行业务水平测试的考核方式。修编后的北京市《临床医疗护理常规》旨在积极配合专科医师制度的建设，各专科分册独立程度高、专科性强，为各专科医师应知应会的基本知识和技能。

《临床医疗护理常规》将成为在各专科领域内执业的临床医师"定期考核"业务水平测试的内容。

4. 北京市《临床医疗护理常规》的修编出版仍然是一项基础性的工作，目的在于为各级医护人员在诊疗护理工作中提供应参照的基本程序和方法，有利于临床路径工作的开展，并不妨碍促进医学进展的学术探讨和技术改选。

5. 本次修编仍不含中医专业。

北京医师协会
2012年3月

Preface
前　言

　　2002 年出版的《临床医疗护理常规》之《眼科、耳鼻喉科诊疗常规》分册，对于规范眼科诊疗工作和保障医疗安全起到了很好的作用。10 年来眼科诊疗工作有了很大的进展，出现了许多新概念、新设备、新技术和新方法，因此很有必要重新修订眼科诊疗常规，以便满足眼科医疗工作的实际需要。2012 年在北京医师协会的直接领导下，北京医师协会眼科专科医师分会组织北京市的眼科专家认真编写了《眼科诊疗常规》。由于本书的内容比2002 年版的内容明显增加，因此不再与耳鼻喉科的诊疗常规合编，而独立成分册出版。本书内容丰富，包括了 17 大类 349 种眼科疾病的诊疗常规，84 种眼科检查技术操作和 81 种眼科治疗技术操作的常规。在眼病的诊疗常规中，对于眼病的定义进行了概述，简明扼要地叙述了眼病的临床表现、诊断要点和治疗原则，并对每个病种确定了治疗目标，以便使医、患双方明确目前眼病的治疗水平。对于每一种眼科检查和治疗技术操作，简明扼要地叙述了适应证、禁忌证、操作方法和程序及注意事项，以便在临床工作中规范地应用。需要特别指出的是编写本书的主要依据是既往工作的经验和有关文献的总结，只能反映目前相对成熟、临床适宜的诊疗技术，随着眼科学的发展需要进一步充实完善。

编　者

2012 年 6 月

Contents

目 录

第二篇　眼科检查技术操作常规　/ 283

第三篇 眼科治疗技术操作常规 / 363

第一篇
眼病诊疗常规

第一章 眼睑疾病

第一节 眼睑水肿

眼睑水肿为局部或全身疾病所致的眼睑皮下组织内液体的积聚，分为炎症和非炎症性水肿两类。前者由眼睑本身或邻近组织炎症所致，常见于眼睑部疖肿、睑腺炎、丹毒、皮下蜂窝织炎、皮炎、湿疹、急性泪囊炎、泪腺炎、眼眶或眼内炎症、外伤等。后者由眼部或全身静脉和淋巴循环障碍、血液状态异常所致，常见于心脏病、肾病、贫血、营养不良、血管神经功能失调等疾病。

【临床表现】

（1）眼睑皮肤紧张，呈光滑感，界限不清。患眼睁眼困难等。

（2）炎症性水肿时局部皮肤充血、肿胀、皮温升高。有时有硬结和压痛，甚至剧烈疼痛、体温升高等。

（3）非炎症性水肿时眼睑皮肤苍白、发凉、光滑肿胀。无疼痛感。有时出现局部皮肤干燥、发痒或伴有全身其他部位水肿。

【诊断】

根据眼睑改变可以诊断。

【治疗原则】

（1）炎症性水肿　积极抗炎治疗。早期足量使用敏感的抗菌药物，辅以热敷。

（2）非炎症性水肿　针对原发病进行治疗。

【诊治目标】

（1）通过眼部和全身检查，判断眼睑水肿性质，寻找原因。

（2）眼睑水肿消退。

第二节 眼睑皮肤病

一、眼睑湿疹

眼睑湿疹又称眼睑湿疹性皮炎，是由于眼睑皮肤接触致敏原引起过敏反应或接触不能耐受的刺激性物质而引起的皮肤炎症。前者多呈急性发病，后者常为慢性经过。眼睑湿疹可以为全身或面部湿疹的一部分，也可以单独出现在眼睑。

【临床表现】

（1）有致敏原或刺激性物质接触史。

（2）患处奇痒、烧灼感。

（3）急性者眼睑突然红肿，继而出现丘疹、水疱、糜烂、结痂、脱屑等。

（4）亚急性者表现为眼睑皮肤暗红斑块，伴有结痂、鳞屑、少量丘疹、渗出等。

（5）慢性者起病缓慢，眼睑皮肤增厚，表面鳞屑脱落，也可伴有结膜和角膜炎症表现。

（6）多见于过敏体质者。

【诊断】

根据致敏原或刺激性物质接触史，患处奇痒及临床表现可以诊断。

【治疗原则】

（1）仔细询问病史，寻找接触的致敏原或刺激性物质，去除病因，避免接触外界刺激因素。

（2）急性期可应用生理盐水或2%～3%硼酸溶液湿敷，每次30分钟。待炎症控制后改用糖皮质激素软膏、氧化锌油剂或糊剂局部涂用，每日3～4次。

（3）全身应用抗组胺药，如口服苯海拉明、阿司咪唑、特非那定等，可减轻局部反应。

（4）严重病例可口服或静脉给予糖皮质激素，以便迅速控制症状。

（5）如有继发感染应给予敏感的抗菌治疗。

【治疗目标】

（1）症状消失。

（2）湿疹消退。

二、单纯疱疹病毒性睑皮炎

单纯疱疹病毒性睑皮炎是由单纯疱疹病毒感染所引起的眼睑皮肤病变。本病多发生于感冒、高热或身体抵抗力降低时，易复发；也可以并发单纯疱疹病毒性角膜炎。

【临床表现】

（1）常有感冒发热史。

（2）自觉眼睑患处刺痒和烧灼感。

（3）病变多发生在下眼睑的三叉神经眶下支分布的范围内。

（4）眼睑或睑缘部出现多个或成群的针尖大小、半透明的疱疹，多在7日后结痂脱落，通常不留痕迹。

（5）鼻翼皮肤以及口唇部也可出现疱疹。

（6）严重者耳前淋巴结肿痛。

【诊断】

（1）根据病史和典型的眼部表现，可以做出诊断。

（2）实验室检查，如疱液涂片检查、疱液病毒培养与接种、间接荧光抗体检查、血清抗体测定等，有助于诊断。

【治疗原则】

（1）保持局部清洁，防止继发感染。

（2）结膜囊内滴用抗病毒滴眼液。皮损处涂敷抗病毒眼膏，如3%无环鸟苷眼膏或0.15%更昔洛韦眼用凝胶。

（3）支持疗法　多饮水，适当休息。

（4）可酌情选用干扰素。

【治疗目标】

（1）症状消失。

（2）眼睑皮损消退。

三、带状疱疹病毒性睑皮炎

带状疱疹病毒性睑皮炎是由带状疱疹病毒感染三叉神经半月神经节或三叉神经第一支所致的眼睑皮肤病变。也可在某一次感染后潜伏的病毒在感染或外伤等诱因下再次发病。前者多见于老年人或体弱者，后者多发生于年轻人，容易复发。

【临床表现】

（1）多有发热、乏力、全身不适的前驱症状。

（2）随后病变区出现剧烈的神经痛和皮肤知觉减退或消失。

（3）数日后可出现相应部位额部和眼睑皮肤潮红、肿胀，出现成簇的透明小泡，呈带状分布。小泡基底有红晕，疱疹间可见正常皮肤。随之水疱破溃、结痂、色素沉着及皮肤永久性瘢痕。

（4）病变常局限于单侧，以颜面正中为分界线。

（5）带状疱疹除侵犯眼睑前额皮肤外，常合并角膜炎、虹膜炎等。

（6）炎症消退后，皮肤感觉数月后才能恢复。

【诊断】

根据病史和典型的眼部表现，可以做出诊断。

【治疗原则】

（1）适当休息，提高机体抵抗力。

（2）必要时给予镇痛剂和镇静剂。

（3）疱疹未溃破时，局部无需用药治疗。

（4）疱疹破溃无继发感染时，患处可涂敷抗病毒眼膏，如3%无环鸟苷眼膏或0.15%更昔洛韦眼用凝胶。

（5）患处如有继发感染，加用抗菌药物滴眼液湿敷，每日2~3次。

（6）滴用抗病毒滴眼液，如0.1%无环鸟苷滴眼液，防止角膜受累。

（7）对重症患者应全身应用抗病毒药物，如无环鸟苷，以及抗菌药物及糖皮质激素。

（8）伴有角膜炎、虹膜睫状体炎患者，除抗病毒治疗外，应滴用睫状肌麻痹剂。

（9）给予辅助治疗，包括非甾体抗炎药、左旋咪唑及维生素 B_1、维生素 B_{12}。

【治疗目标】

（1）尽快解除症状。

（2）眼睑皮损消退。

四、眼睑脓疱病

眼睑脓疱病是由金黄色葡萄球菌或溶血性链球菌感染所致的眼睑皮肤脓疱病。病变位于真皮内，为广泛的皮肤表层化脓性炎症。

【临床表现】

（1）眼睑出现鲜红色丘疹及水疱，水疱很快变成黄色脓疱，破溃后形成一层黄色的痂皮，脱落后不留瘢痕。

（2）新生儿的脓疱病称为新生儿脓疱病，多发生在颜面并常伴有全身症状。

（3）成人眼睑脓疱病常波及眉弓部、面部、头部等。

【诊断】

根据临床表现可以诊断。

【治疗原则】

（1）局部治疗　用3%～4%硼酸溶液或1∶5000高锰酸钾溶液清洗局部，除去皮痂，涂抗菌眼药膏。

（2）全身治疗　选择敏感的抗菌药物进行治疗。较大的脓疱可切开排脓。

【治疗目标】

炎症消退。

五、眼睑疖

眼睑疖又称毛囊炎，是由葡萄球菌感染所致的眼睑毛囊及毛囊周围的急性或亚急性化脓性炎症。皮肤有轻微擦伤或体质虚弱者容易发生。

【临床表现】

（1）毛囊口处发炎，其周围逐渐形成硬结。

（2）硬结周围皮肤肿胀充血，数日后疖的顶端形成脓栓。

（3）脓栓和坏死组织脱落、溃疡形成、结瘢。

（4）眼睑患病处局部明显触痛。

（5）可伴有全身发热、耳前淋巴结肿大。

【诊断】

根据临床表现可以做出诊断。

【治疗原则】

（1）局部热敷或理疗。大脓点可切开排脓，避免挤压以免感染扩散。局部涂抗菌眼药膏。

（2）全身应用抗菌、磺胺药物。

（3）给予支持疗法及局部超短波治疗。

【治疗目标】

炎症消退。

六、眼睑寄生虫感染

眼睑寄生虫感染少见，可通过蚊虫叮咬传播或毛囊蠕螨造成眼睑感染，也可因阴虱侵犯而致眼睑感染。

【临床表现】

（1）多无自觉症状。但少数患者可有眼睑红肿、奇痒、皮肤丘疹、眦部结膜充血、溃疡或泪道受累等。

（2）病程缓慢。

（3）镜下可见蠕螨或成虫阴虱。

【诊断】

根据临床表现和镜下可见寄生虫，可以诊断。

【治疗原则】

（1）去除病因，局部清洁。

（2）针对感染寄生虫治疗。

【治疗目标】

眼睑寄生虫消失。

第三节　睑缘炎

睑缘炎是睑缘表面、睫毛毛囊及其腺体组织的亚急性或慢性感染性炎症。按临床特征，睑缘炎分为鳞屑性睑缘炎、溃疡性睑缘炎和眦部睑缘炎。

鳞屑性睑缘炎为睑缘皮脂溢出引起的睑缘慢性炎症。屈光不正、视疲劳、营养不良和长期使用劣质化妆品可能是诱因。

溃疡性睑缘炎是睫毛毛囊及其附属腺体的慢性或亚急性化脓性炎症，致病菌多为金黄色葡萄球菌。屈光不正、视疲劳、营养不良和不良卫生习惯可能是本病的诱因。

眦部睑缘炎是一种主要累及外眦部睑缘的慢性炎症，致病菌多为 Morax – Axenfeld 双杆菌。维生素 B_2 缺乏者好发本病。

【临床表现】

1. 鳞屑性睑缘炎

（1）睑缘干痒、刺痛和异物感。

（2）睫毛和睑缘表面附着上皮鳞屑，睑缘表面有黄色蜡样分泌物，干燥后结痂。

（3）睑缘充血、潮红，但无溃疡或脓点。

（4）睫毛易脱落，但可再生。

（5）长期不愈者睑缘肥厚，后唇钝圆，泪小点肿胀外翻，泪溢。

2. 溃疡性睑缘炎

（1）睑缘干痒、刺痛，烧灼感和异物感明显。

（2）睑缘充血，睫毛根部散布小脓疱，有痂皮复盖。去除痂皮后有脓液渗出，露出睫毛根端和小溃疡。

（3）睫毛被脓液和皮脂黏在一起呈束状，随痂皮剥落而脱落。如毛囊已被炎症全面破坏，睫毛脱落后不能再生。

（4）久病后可引起慢性结膜炎和睑缘肥厚、外翻，泪小点阻塞，泪溢。

3. 眦部睑缘炎

（1）多为双侧，发生于外眦部。

（2）眼部痒、异物感、烧灼感、畏光和流泪。

（3）外眦部睑缘和皮肤充血、肿胀，并有浸渍糜烂现象。

（4）邻近结膜常伴有慢性炎症。

（5）偶尔伴有点状角膜上皮病变。

【诊断】

根据患者的主观症状和睑缘的改变可做出诊断。

【治疗原则】

（1）寻找并消除病因和各种诱因，去除刺激因素。

（2）鳞屑性睑缘炎 用生理盐水或 3% 硼酸溶液清洁睑缘，拭去鳞屑，涂抗菌眼膏。

（3）溃疡性睑缘炎

①每日用生理盐水或 3% 硼酸溶液清洁睑缘 1 次，拭去痂皮及已松落的睫毛，充分引流毛囊中的脓液。

②清洁睑缘后涂抹抗菌眼膏。

③最好能进行细菌培养和药物敏感试验，选用敏感的抗菌药物。

④炎症消退后需持续用药 2 ~ 3 周，以防复发。

（4）眦部睑缘炎

①眼部滴用 0.25% ~ 0.5% 硫酸锌滴眼液和抗菌药物滴眼液，每日 4 次；或涂用抗菌眼膏，每日 2 ~ 3 次，持续 7 ~ 10 日。

②适当服用维生素 B_2。

【治疗目标】

（1）症状消失。

（2）炎症消退。

第四节 睑腺疾病

一、睑腺炎

睑腺炎是化脓性细菌侵入眼睑腺体而引起的一种急性炎症。多数致病菌为葡萄球菌，特别是金黄色葡萄球菌。眼睑皮脂腺或汗腺的感染称外睑腺炎；睑板腺的感染称内睑腺炎。

【临床表现】

（1）患处有红、肿、热、痛急性炎症表现。

（2）外睑腺炎

①炎症主要在睫毛根部的睑缘处。

②初起时眼睑红肿范围较弥散，剧烈疼痛，有硬结，压痛明显。

③如病变靠近外眦部，可引起反应性球结膜水肿。

④同侧淋巴结肿大和触痛。

⑤一般 2 ~ 3 日后局部皮肤出现黄色脓点，硬结软化，可自行溃破。随后炎症明显减轻、消退。

（3）内睑腺炎

①受紧密的睑板组织限制，一般范围较小。

②患处有硬结、疼痛和压痛。

③睑结膜面局限充血、肿胀，2～3日后其中心形成黄色脓点，多可自行穿破睑结膜而痊愈。

④若患者抵抗力低下，或致病菌毒力强，则炎症反应剧烈，可发展为眼睑脓肿。

【诊断】

根据眼睑的急性炎症的表现，可以诊断。

【治疗原则】

（1）早期局部热敷，每日3次，每次15～20分钟。滴用抗菌药物滴眼液或涂用抗菌眼膏。

（2）局部炎症反应明显，或有全身反应或反复发作者，可口服抗菌类药物。

（3）脓肿形成时，切开排脓。外睑腺炎的切口须与睑缘平行，内睑腺炎的切口与睑缘垂直。

【治疗目标】

（1）症状消失。

（2）炎症消退，伤口愈合。

二、睑板腺囊肿

睑板腺囊肿是睑板腺排出口阻塞，腺体分泌物潴留在睑板内，对周围组织产生慢性刺激而引起的特发性无菌性慢性肉芽肿性炎症。

【临床表现】

（1）多见于青少年或中年人。

（2）一般无明显症状。偶有患者开始时出现轻度炎症表现和触痛。

（3）一般不影响视力。但较大病变可压迫眼球，产生散光而使视力下降。

（4）囊肿大时可有沉重不适感。

（5）眼睑皮下无痛性近圆形硬性结节，单个或多个，大小不等，无压痛，与皮肤无粘连。其表面皮肤正常，相应的睑结膜面呈限局性暗红色充血。

（6）病程缓慢，硬结可停止生长或自行缩小，也可逐渐增大、变软后自睑结膜面破溃，其内容物排出后形成息肉样肉芽组织，称为肉芽肿。少数患者的睑板腺囊肿表面皮肤变薄、充血，从皮肤面破溃。

（7）发生继发性细菌感染可呈内睑腺炎的表现。

【诊断】

根据患者无明显疼痛的眼睑硬结可做出临床诊断。

【治疗】

（1）小而无症状者，无需治疗，待其自行吸收。

（2）大或有症状者，可行热敷。

（3）对不能消退的睑板腺囊肿，应在局部麻醉下行手术切除。

【治疗目标】

眼睑硬结消失。

三、睑板腺梗阻

是睑板腺排泄管闭塞，分泌物积存日久钙化成硬块，形成小结石。多见于老年人。

【临床表现】

（1）睑结膜下可透见黄色沉着物。

（2）一般无不适。当小结石的尖锐棱角突出于结膜面时则引起异物感。

【诊断】

根据睑结膜所见，可以诊断。

【治疗】

（1）不引起症状的睑板腺内小结石无需治疗。

（2）对突出于结膜面的小结石，应在表面麻醉下加以剔除。

（3）对位于睑板腺开口处的梗阻物，可用玻璃棒将其挤出。

【治疗目标】

去除结石，争取睑板腺排泄管通畅。

四、眼睑脓肿

眼睑脓肿多为葡萄球菌或链球菌感染所致的眼睑化脓性炎症。常因外伤后感染、睑腺炎、眶蜂窝织炎、眼眶骨膜炎、泪腺炎或副鼻窦炎症扩散所致。个别病例是由全身感染转移而来。

【临床表现】

（1）病变处可呈剧烈的跳动性疼痛。早期病变界限不清，数日后形成脓肿。

（2）眼睑和球结膜显著充血水肿。

（3）同侧耳前或颌下淋巴结肿大、压痛。

（4）全身反应较显著，畏寒、发热。

（5）少数病例的感染会蔓延至眶内深部或颅内。

【诊断】

（1）根据眼睑的急性炎症，可以诊断。

（2）外周血白细胞数增高，有助于确定急性炎症。

【治疗原则】

1. 局部治疗

脓肿初起和未成熟前可给予物理治疗或者局部热敷，每日3次，每次15～20分钟。脓肿成熟后切开排脓、引流。若伴有结、角膜炎，应滴用抗菌药物滴眼液。

2. 全身治疗

及早全身给予抗菌药物，根据病情轻重选用抗菌药物和给药方式（口服或静脉点滴）。对于治疗效果不显著的耐药菌株感染的患者，应及时根据细菌培养及药物敏感试验选择用药。

【治疗目标】

（1）炎症消退。

（2）尽量避免或减轻眼睑畸形。

第五节　眼睑与睫毛位置异常

一、倒睫与乱睫

倒睫是指睫毛向后生长，乱睫是指睫毛不规则生长。两者都是导致睫毛触及眼球的不正常状况。凡能引起睑内翻的各种原因，均能造成倒睫，如沙眼、睑缘炎、睑腺炎、睑外伤或睑烧伤等。乱睫也可由先天畸形引起。

【临床表现】

（1）倒睫多少不一，少的仅1~2根，多则全部睫毛受累。

（2）常有眼痛、流泪和异物感。

（3）睫毛长期摩擦眼球后，导致结膜充血，角膜浅层混浊、血管新生、上皮角化和溃疡。

【诊断】

肉眼下检查即可发现倒睫或乱睫。

【治疗原则】

（1）如仅有1~2根倒睫，可用拔睫镊拔除。重新生长时可予再次拔除。

（2）较彻底的治疗应采用电解法，破坏倒睫的毛囊，减少睫毛再生机会。

（3）如倒睫较多，应予手术矫正，方法与睑内翻矫正术相同。或在手术显微镜下切开倒睫根部，清除毛囊。

【治疗目标】

（1）睑位矫正，睫毛不触及眼球表面。

（2）症状消失。

二、睑内翻

睑内翻是指眼睑，特别是睑缘向眼球方向卷曲的位置异常。睑内翻常与倒睫同时存在。睑内翻分为三类。

（1）先天性睑内翻　多见于婴幼儿，大多由于内眦赘皮、睑缘部轮匝肌过度发育或睑板发育不全所引起。如果婴幼儿较胖，鼻梁发育欠饱满，可引起下睑内翻。

（2）痉挛性睑内翻　多发生于下睑，常见于老年人，是由于下睑缩肌无力，眶膈和下睑皮肤松弛失去牵制眼睑轮匝肌的收缩作用，以及老年人眶脂肪减少，眼睑后面缺少足够的支撑所致。

（3）瘢痕性睑内翻　上下睑均可发生。由睑结膜及睑板瘢痕性收缩所致。最主要是由沙眼引起。此外结膜烧伤、结膜天疱疮等疾病之后也可发生。

【临床表现】

（1）先天性睑内翻常为双侧，痉挛性和瘢痕性睑内翻可为单侧。

（2）患眼有畏光、流泪、刺痛、眼睑痉挛等症状。

（3）睑板，特别睑缘部向眼球方向卷曲。

（4）倒睫摩擦角膜，角膜上皮可脱落，荧光素弥漫性着染。

（5）如继发感染，可发展为角膜溃疡。

（6）如长期不愈，则角膜有新生血管，并失去透明性，导致视力障碍。

【诊断】

根据眼睑改变和倒睫，可以诊断。

【治疗原则】

（1）先天性睑内翻随年龄增长可自行消失，不必急于手术。如果患儿已5~6岁，睫毛仍然内翻，严重刺激角膜，流泪增多时，可考虑手术治疗，行穹窿部－眼睑皮肤穿线术。

（2）痉挛性睑内翻可行肉毒杆菌毒素局部注射。如无效可手术切除多余的松弛皮肤和切断部分眼轮匝肌纤维。如有结膜炎症，应加以控制。

（3）瘢痕性睑内翻必须手术治疗，可采用睑板楔形切除术或睑板切断术。

【治疗目标】

（1）矫正睑内翻和倒睫，手术伤口愈合。

（2）症状消失。

三、睑外翻

睑外翻指睑缘向外翻转离开眼球，睑结膜常有暴露，常合并睑裂闭合不全。睑外翻可分为三类。

（1）瘢痕性睑外翻　眼睑皮肤面瘢痕性收缩所致。

（2）老年性睑外翻　仅限于下睑。发生原因为老年人眼轮匝肌功能减弱，眼睑皮肤及外眦韧带较松弛，使睑缘不能紧贴眼球，并因下睑本身重量使之下坠而引起下睑外翻。

（3）麻痹性睑外翻　仅限于下睑。由于面神经麻痹，眼轮匝肌收缩功能丧失，又因下睑本身重量使之下坠而发生睑外翻。

【临床表现】

（1）轻者仅睑缘离开眼球，重者则睑缘外翻，部分或全部睑结膜暴露在外，使睑结膜失去泪液的湿润，局部充血，分泌物增加，结膜干燥粗糙，高度肥厚，呈现角化。

（2）泪溢。

（3）严重睑外翻常有眼睑闭合不全，使角膜失去保护，角膜上皮干燥脱落，导致暴露性角膜炎或溃疡。

【诊断】

根据眼睑位置的改变，可以诊断。

【治疗原则】

（1）瘢痕性睑外翻需手术治疗，游离植皮术是最常用的方法，原则是增加眼睑前层的垂直长度，消除眼睑垂直方向的牵引力。

（2）老年性睑外翻可行整形手术，做"Z"形皮瓣矫正，或以"V"、"Y"改形术。

（3）麻痹性睑外翻关键在于治疗面瘫，可涂用眼膏或牵拉眼睑保护角膜和结膜，或做暂时性睑缘缝合。

【治疗目标】

(1) 矫正眼睑位置，手术愈合。

(2) 眼睑能够闭合。

四、眼睑闭合不全

眼睑闭合不全又称兔眼，指上下眼睑不能完全闭合，导致部分眼球暴露的情况。原因：①面神经麻痹后导致眼睑轮匝肌麻痹，使下睑松弛下垂，最为常见。②瘢痕性睑外翻。③其他：为眼眶容积与眼球大小比例失调，如甲状腺病性突眼、先天性青光眼、角巩膜葡萄肿和眼眶肿瘤引起的眼球突出。④全身麻醉或重度昏迷时：可发生暂时的功能性眼睑闭合不全。少数正常人睡眠时睑裂也有一缝隙，但角膜不会暴露，称为生理性兔眼。

【临床表现】

(1) 轻度眼睑闭合不全时，下方球结膜暴露，引起结膜充血、干燥、肥厚和过度角化。

(2) 重度眼睑闭合不全时，因角膜暴露，表面无泪液湿润而干燥，导致暴露性角膜炎，甚至角膜溃疡。

(3) 眼睑不能紧贴眼球，泪小点也不能与泪湖密切接触，引起泪溢。

【诊断】

根据眼睑的改变和眼球暴露的状况，可以诊断。

【治疗原则】

(1) 首先应针对病因进行治疗。例如瘢痕性睑外翻者应手术矫正；甲状腺病性突眼时可考虑紧急放射治疗垂体及眼眶组织，减轻组织水肿，制止眼球突出。否则可考虑眶减压术。

(2) 在病因未去除前，应及早采取有效措施保护角膜。轻度患者结膜囊内可涂抗菌眼膏，然后牵引上下睑使之互相靠拢，再用眼垫遮盖。或用"湿房"保护角膜。

(3) 针刺疗法可能对部分面神经麻痹患者有效。

【治疗目标】

眼睑能够闭合。

五、上睑下垂

上睑下垂指上睑的提上睑肌和 Müller 平滑肌的功能不全或丧失，导致上睑部分或全部下垂。轻者影响外观。重者部分或全部遮盖瞳孔，则影响视功能。

上睑下垂可分为：①先天性：主要由于动眼神经核或提上睑肌发育不良，为常染色体显性遗传。②获得性：其原因有动眼神经麻痹、提上睑肌损伤、交感神经疾病、重症肌无力及机械性开睑运动障碍，如上睑的炎性肿胀或新生物。

【临床表现】

(1) 先天性上睑下垂常为双侧，但不一定对称。有时为单侧。常伴有眼球上转运动障碍。

(2) 双眼上睑下垂明显的患者眼睑皮肤平滑、薄且无皱纹。

（3）如瞳孔被眼睑遮盖，患者常有额肌紧缩，形成较深的横行皮肤皱纹，牵拉眉毛向上呈弓形凸起，以此提高上睑缘位置；或仰头视物。

（4）获得性上睑下垂多有相关病史或伴有其他症状，如动眼神经麻痹可能伴有其他眼外肌麻痹；提上睑肌损伤有外伤史；交感神经损害有 Horner 综合征；重症肌无力所致上睑下垂具有晨轻夜重的特点，注射新斯的明后明显减轻。

【诊断】

根据病史和临床表现可诊断。

【治疗原则】

（1）先天性上睑下垂　以手术治疗为主。如果遮盖瞳孔，为避免弱视应尽早手术，尤其是单眼患儿。

（2）获得性上睑下垂　因神经系统疾病或其他眼部或全身性疾病所致的上睑下垂应先进行病因治疗或药物治疗，如无效时再考虑手术治疗。较为合乎生理和美容要求的手术方式为提上睑肌缩短术。

【治疗目标】

上睑下垂的状态得到改善或矫正。

六、睑球粘连

睑球粘连指眼睑与球结膜、角膜的黏着状态。凡是能在睑结膜面和球结膜面时时形成创面的病变，如酸碱烧伤、热烧伤、重度沙眼、Stevens – Johnson 综合征、结膜天疱疮、及结膜手术等，都可导致睑球粘连。

【临床表现】

（1）严重睑球粘连可使眼球运动受限，产生复视，也可形成睑内翻或睑角畸形。如累及角膜，可导致视力障碍。

（2）根据粘连范围，可分为部分睑球粘连，仅为索条状瘢痕造成的睑球粘连；广泛睑球粘连，常使睑球结膜全部破坏，穹窿部消失，眼睑大面积与角膜黏着；全睑球粘连，为上睑或下睑完全与眼球粘连，睑缘完全丧失，甚至眼睑部分缺损。

【诊断】

根据睑球结膜和眼睑的改变，可以诊断。

【治疗原则】

（1）手术治疗　原则是分开粘连，切除瘢痕，在两个新分离的创面上，各自植上一层健康上皮组织，如羊膜、球结膜或口唇黏膜，使其不再黏着。

（2）决定手术前，应根据患者年龄、眼部情况和全身情况进行综合分析，了解患者的要求。

【治疗目标】

睑球粘连的状态得到改善或矫正。

第六节　眼睑痉挛

眼睑痉挛指眼轮匝肌的痉挛性收缩，是一种不随意的不断重复地闭眼。眼睑痉挛时常伴有眉弓下降。引起眼睑痉挛的原因有：①眼病性痉挛：常见，患者可因倒睫、结膜炎、角膜炎、眼外伤、电光性眼炎等疾病引起眼睑痉挛。②特发性痉挛：一般见于老年人，双眼受累，痉挛逐渐加重、持续时间逐渐延长，精神紧张可使痉挛加剧。③反射性痉挛：也称 Fisher 征，是脑干皮质束损害的释放现象；④脑炎后痉挛：为有意识闭眼引起的非意识性、双侧性眼睑严重痉挛；⑤周围性面神经刺激性痉挛：为眼睑及面部阵发性痉挛，患者可伴有基底动脉瘤、岩骨椎部肿瘤及面神经管内肿瘤等，也可见于无明显原因的中年女性。

【临床表现】

（1）不能自控的眨眼、眼睑颤搐、闭眼，伴有视力下降，常双眼发生。

（2）眼轮匝肌非自主的间断性收缩。

（3）睡眠时眼睑痉挛可消失。

（4）可伴有不能自控的颜面、头部和颈部的运动。

【诊断】

根据临床表现可做出诊断。

【治疗原则】

（1）治疗引起眼部刺激的眼病。

（2）针对病因治疗。

（3）如果眼睑痉挛严重，可考虑对眼轮匝肌注射肉毒杆菌毒素治疗。

【治疗目标】

眼睑痉挛明显好转或消失。

第七节　先天性睑裂狭小综合征

先天性睑裂狭小综合征的特征为睑裂狭小，是一种先天性异常，常为常染色体显性遗传，可能为胚胎 3 个月前后由于上颌突起发育抑制因子的增加与外鼻突起发育促进因子间平衡失调所致，因此本症还有两眼内眦间距扩大，下泪点外方偏位。

【临床表现】

（1）睑裂左右径及上下径与正常相比明显变小。有的横径仅为 13mm，上下径仅为 1mm。

（2）同时有上睑下垂、逆向内眦赘皮、内眦距离过远、下睑外翻、鼻梁低平、上眶缘发育不良等一系列眼睑和颜面发育异常，面容十分特殊。

（3）偶有合并不同程度之智力缺陷或侏儒症。

【诊断】

根据临床表现可做出诊断。

【治疗原则】

（1）睑裂过小或合并上睑下垂影响视功能者可分期进行整形手术，如外眦切开或外眦成形术、上睑下垂矫正术。

（2）合并小眼球者应做眼部全面检查，以尽可能地保护其视功能。

【治疗目标】

使眼部外观得到改善。

第八节 眼睑肿瘤

一、眼睑色素痣

眼睑色素痣属常见良性肿瘤，可与身体其他部位色素痣并存。色素痣境界清楚，是先天性扁平或隆起的病变，由痣细胞构成。可在幼年即有色素，或直到青春期或成人时才有色素。

【临床表现】

（1）以睑缘多见，开始时肿物小，色素少，边界清楚，类似于乳头状瘤。

（2）青春期逐渐长大，色素增加，以后静止。

（3）位于表皮和真皮交界处的交界痣，有少数会发生恶变。

（4）根据组织学，色素痣可分为以下几种。

①交界痣 一般为扁平状，呈均匀的棕色，痣细胞位于表皮和真皮交界处。有低度恶变趋势。

②皮内痣 最常见，一般为隆起状，有时为乳头瘤状。色素很少，如有则为棕色至黑色。痣细胞完全在真皮内，可能无恶性趋势。

③复合痣 常为棕色，由前两型成分结合在一起。有低度恶性趋势。

④蓝痣 一般呈扁平状，几乎出生时就有色素，呈蓝色或石板灰色。无恶性趋势。

⑤先天性眼皮肤黑色素细胞增多症 又称太田痣，是围绕眼眶、眼睑和眉部皮肤的一种蓝痣。好发于东方人和黑人，无恶性趋势。如发生于白人，则有恶性趋势。

【诊断】

根据睑缘或眼睑带有色素的小肿物，可以诊断。

【治疗原则】

（1）一般不需治疗。

（2）为美容可局部切除，但必须完整和彻底地切除。

（3）色素痣出现迅速增大、变黑及破溃出血等恶变迹象时，应立即彻底切除，并进行病理学检查。

【治疗目标】

观察或彻底切除。

二、睑黄色瘤

睑黄色瘤是很常见的眼睑良性肿物，多发生于中、老年人中，女性多于男性。部分患者合并遗传性高脂血症、糖尿病，但多数患者的血脂是正常的。

【临床表现】

（1）病变位于上睑近内眦角皮肤面，有时下睑也有。常为双侧。

（2）为黄色扁平状肿物，表面有皱褶。

（3）病理检查可见眼睑真皮内有含脂细胞聚集。

【诊断】

根据上睑内眦上方黄色扁平状肿物，可以诊断。

【治疗原则】

（1）为美容，可进行全厚皮肤和肿物切除，如果切除范围大，应植皮。

（2）冷冻治疗，但有复发可能。

（3）激光光凝治疗，也有复发倾向。

【治疗目标】

观察或肿物切除。

三、眼睑皮样囊肿

眼睑皮样囊肿为比较常见的眼睑良性肿瘤，因先天性发育异常引起。

【临床表现】

（1）为发生于眼睑及内外眦部的囊样肿块。多发于眼睑颞上方，临近眶缘处。

（2）为圆形囊状隆起，大小不一，质软。

（3）部分病例伴有眶缘缺损，甚或与颅内相通。

（4）一般不与周围组织粘连，但可与骨膜黏附在一起。

（5）囊肿缓慢生长，少数自行破裂，导致炎症和肉芽肿形成。

【诊断】

（1）根据自幼发生于眼睑的囊性肿物，可以诊断。

（2）病理学检查可显示囊壁有皮脂腺，囊腔内有角蛋白和毛发，有助于诊断。

【治疗原则】

（1）肿物较小时应随诊观察。

（2）手术切除。术中应注意囊肿与颅内的关系，避免发生意外。

【治疗目标】

观察或切除。

四、眼睑基底细胞癌

眼睑基底细胞癌为我国最常见的眼睑恶性肿瘤，多见于中老年人。

【临床表现】

（1）好发于下睑内眦部。

（2）初起时为小结节，表面可见小的毛细血管扩张。

（3）富含色素。

（4）隆起较高，质地坚硬。生长缓慢，患者无疼痛感。

（5）病程稍久肿瘤中央部出现溃疡，其边缘潜行，形状如火山口，并逐渐向周围组织侵蚀，引起广泛破坏。

（6）罕有转移。如发生转移，最常转移至肺、骨、淋巴结、肝、脾和肾上腺。

【诊断】

（1）根据老年人眼睑无痛性结节，可以诊断。

（2）病理学检查有助于确诊。

【治疗原则】

（1）此肿瘤对放射治疗敏感，因此应早期切除后再行放射治疗。

（2）肿瘤应彻底切除，手术切除范围应足够大，最好应用冰冻切片监查切除标本的边缘。晚期病例可能需行眶内容剜出术。

（3）冷冻治疗　对于有凝血功能障碍者或患者不同意或全身情况不允许手术，肿瘤位于内眦部时，可行冷冻治疗。

【治疗目标】

肿物消失，无残余。术后5年内无复发。

五、眼睑鳞状细胞癌

本病是发生眼睑的恶性眼睑肿物，发病率低于基底细胞癌。好发于老年人，常见于睑缘皮肤与结膜交界处，上睑及外眦部易受累。鳞状细胞癌可以自发，或可发生于原先存在的病变，如上皮内癌、光射性角化病和放疗后。

【临床表现】

（1）眼睑无痛性结节，生长缓慢。

（2）开始是过度角化的结节，以后出现溃疡。溃疡有一外翻的不规则边缘，坚实隆起。

（3）肿瘤可渐向邻近组织蔓延，后期可通过淋巴系统转移，最后破坏眼球。

（4）全身转移少见。患者可因颅内蔓延、继发感染、贫血、衰竭、恶病质而死亡。

【诊断】

（1）根据老年患者、眼睑出现结节、并有溃疡等特点，可以诊断。

（2）病理学检查有助于确诊。

【治疗原则】

（1）广泛局部切除。

（2）发现有眶内侵犯时应行眶内容剜出术，但是预后差。

（3）放疗不敏感。

【治疗目标】

肿物消失，无残余。术后5年内无复发。

六、眼睑皮脂腺癌

本病占我国眼睑恶性肿瘤的第二位。多发于中老年妇女，好发于上睑。最常见起源于睑板腺和睫毛的皮脂腺。

【临床表现】

（1）如起源于睑板腺，肿瘤初起时为眼睑皮下小结节，与睑板腺囊肿相似。以后逐渐增大，睑板弥漫性斑块状增厚。相应的睑结膜呈黄色隆起。

（2）如起自皮脂腺，则在睑缘呈黄色小结节。

（3）表面皮肤正常。当肿块逐渐增大后，可形成溃疡或呈菜花状。

（4）可向眶内扩展，侵入淋巴管，并发生肝、肺、纵隔等全身转移。

【诊断】

（1）根据中老年人睑缘类似睑板腺囊肿的硬结，或睑板腺囊肿手术后多次复发的病变，可以诊断。

（2）组织病理学检查有助于确诊。

【治疗原则】

（1）彻底切除肿瘤，进行病理检查，确定边缘有无肿瘤。

（2）对放疗和化疗均不敏感。

【治疗目标】

肿物消失，无残余。术后5年内无复发。

七、眼睑恶性黑色素瘤

本病发病率低，但恶性程度高，来源于原先存在的交界痣、复合痣，也可自行发生。分为四型：①恶性小痣黑色素瘤；②表浅扩散性黑色素瘤；③结节性黑色素瘤；④起自痣的黑色素瘤。

【临床表现】

1. 恶性小痣黑色素瘤

（1）恶性小痣是恶性黑色素瘤的前质病变，为扁平斑状改变，边界不规则，有不同程度的色素沉着。

（2）主要发生于老年人的曝晒区。可向周边蔓延，为水平生长期。

（3）当发生向真皮侵犯时为垂直生长期，病变隆起，形成深棕色至黑色结节。

2. 表浅扩散性黑色素瘤

（1）多见于中年人，病变较小。

（2）典型病变为表现扩散的色素斑，颜色不等，以后发展为结节。

3. 结节性黑色素瘤

（1）多见于中年人，男多于女。

（2）为蓝黑色带蒂的小结节。

（3）此类型恶性程度高，预后差。

4. 起自痣的黑色素瘤

由色素痣暗示恶性变的预兆性体征如下。

（1）颜色改变，特别变为红、白、蓝色调，或突然变深变暗。

（2）大小改变。

（3）表面特征的改变，如结痂、渗出、出血或溃疡。

（4）质地改变，如变软变脆。

（5）出现痛、痒或压痛的感觉。

（6）形状改变，如原先扁平病变迅速隆起。

（7）周围皮肤改变，如出现红、肿或卫星病变。

【诊断】

（1）依靠临床表现可做出诊断。

（2）组织病理学检查有助于确诊。

【治疗原则】

手术彻底切除肿瘤。

【治疗目标】

肿物消失，无残余。术后 5 年内无复发。

第二章 泪器疾病

第一节 先天性泪器异常

先天性泪器异常主要是指胚胎发育过程中胎儿受到某些因素影响，使泪器发育异常和功能异常。先天性泪器异常主要包括先天性泪腺异常和先天性泪道异常，有些患者同时伴有隐眼畸形、先天性无结膜、上睑下垂、内眦赘皮等异常和全身其他器官的先天异常。

【临床表现】

1. 泪腺缺如

出生后无眼泪、畏光，结膜干燥、角膜混浊等。病理检查见眼眶外上方穹窿部结膜上皮轻度向内生长，此处为未分化的泪腺。

2. 泪腺瘘管

常开口在上眼睑外上方，相当于睑板上缘处。周围皮肤长有一圈睫毛样毛发。瘘孔周围皮肤受瘘孔排出泪液的刺激而发生糜烂。如有继发感染可形成脓瘘。

3. 泪腺囊肿

由于泪腺无导管开口于上穹窿，使眶外缘下可扪及有波动感、张力大的肿物，长期可引起眼睑肿胀、上睑下垂、眼球突出等。

4. 泪小点和泪小管缺如或闭锁

泪小点很小或完全缺如或被结膜上皮覆盖而只呈一个凹坑，出现泪溢。

5. 睑缘处多个泪点和泪小管

指泪小点鼻侧另有多个泪小点。这些泪小点有的各通一个泪小管，有的共通一个泪小管，有是只是一个盲端。一般无症状。

6. 泪囊和鼻泪管闭锁

在临床上较常见，阻塞部位多在下口。阻塞后出现流泪，分泌物多，形成黏液囊肿，或有脓性分泌物形成新生儿泪囊炎。

7. 泪囊瘘

瘘孔位于内眦韧带偏下方处，有清黏液流出，有时也可保持干燥。

【诊断】

（1）多为1岁以内的婴幼儿。

（2）有泪溢或无泪症状，有的眼局部皮肤湿疹和继发感染，有的结膜干燥等。

（3）根据发现的泪腺或泪点异常的表现，可以诊断。

【治疗原则】

1. 先天性无泪者

治疗原发病，同时对症治疗，如眼部滴用人工泪液，保持眼表面湿润。

2. 泪腺瘘

将瘘管移植到结膜囊穹窿部或将瘘管和与之相连的部分泪腺切除。

3. 泪腺囊肿

可手术切除。

4. 先天无泪点

单纯的泪点狭窄或闭锁可使用泪点扩张器将泪点穿通扩大，若无效则可做泪小点切开成形手术；泪点外翻和异位的可通过手术矫正。

5. 先天无泪小管

可行结膜泪囊造口术。泪小管狭窄阻塞可在泪点扩大后使用泪道探针探通。

6. 多个泪点和泪小管

无症状时可不治疗。

7. 泪囊和鼻泪管闭锁

首先保守治疗，滴用抗菌药物滴眼液，每日4～5次，每日多次向下按摩泪囊区，冲洗泪道。无效者用较细的泪道探针探通。必要时行泪囊鼻腔吻合手术治疗。

【治疗目标】

尽可能恢复泪器的功能。

一、泪道阻塞

先天因素、创伤、烧伤、炎症粘连、异物、肿瘤或手术后瘢痕等均可造成泪道阻塞，可发生于泪点、泪小管、泪囊、鼻泪管等部位。

【临床表现】

（1）流泪　由于流泪可造成内眦部皮肤潮红、粗糙，甚至出血糜烂。

（2）常伴有慢性结膜炎、湿疹性皮炎、下睑外翻。

（3）泪道冲洗不通或不畅，冲洗液返流，甚至有分泌物或脓性分泌物。

【诊断】

根据临床表现，及冲洗泪道的结果，可以明确诊断。必要时行X线碘油造影显示泪道狭窄或阻塞部位。

【治疗原则】

1. 泪小点阻塞

可用泪点扩张器反复扩大泪小点。若无效可行泪小点切开成形术。

2. 泪小管阻塞

先滴用抗菌药物滴眼液后用泪道探针探通，开始时可用较细探针，以后逐渐使用粗的探针，直到泪小管通畅。必要时泪小管内留置塑料管支撑，保留3个月。

3. 泪囊鼻泪管狭窄阻塞

在滴用抗菌药物滴眼液后用泪道探针探通，开始时可用较细探针，以后逐渐使用粗的探针，直到泪管通畅。或采用激光泪道疏通术治疗。如仍无效可再次激光治疗疏通，通畅后留置硅胶管 3~4 个月。伴有慢性泪囊炎者行泪囊鼻腔吻合术。

【治疗目标】

泪道恢复通畅。

二、泪小管炎

主要是由于细菌、真菌或病毒从结膜囊下行或泪囊炎上行感染泪小管所致，常与泪囊炎同时存在，单独发生者少见。常见的是沙眼性和真菌性泪小管炎。

【临床表现】

（1）流泪、眼红，有分泌物，上睑或下睑鼻侧轻触痛。

（2）泪小点发红、凸起，泪小管周围皮肤发红。

（3）压迫泪囊区时，有黏液脓性分泌物或结石从泪小点溢出。

（4）可发生局限于鼻侧的复发性结膜炎。

（5）用泪道探针探测泪小点时有沙砾感。

【诊断】

根据病史和临床表现可以诊断。为确定致病菌需进行涂片或细菌培养。

【治疗原则】

（1）去除堵塞泪小管的结石。先在裂隙灯活体显微镜下试行挤压，促使结石从泪小点排出。如要彻底清除泪小管结石，则行泪小管切开术。

（2）应用抗菌药物滴眼液冲洗泪道。

（3）涂片或细菌培养发现有细菌者，应用敏感的抗菌药物滴眼液滴液，每日 4~6次。是真菌者，以 1:20000 的制霉菌素滴眼，每日 3 次；或用相同浓度的药液每周冲洗泪小管数次。是单纯疱疹病毒时，可用阿昔洛韦滴眼液，每日 4~6 次，持续数周。

（4）热敷泪小管区，每日 3 次。

（5）如有大量脓液时，需进行泪小管切开治疗。

【治疗目标】

（1）炎症消退。

（2）泪溢消失。

三、慢性泪囊炎

本病因鼻泪管狭窄或阻塞，致使泪液潴留于泪囊内，伴发细菌感染所致。常见的致病菌为肺炎双球菌、链球菌、葡萄球菌等。多见于中老年女性。其发病与沙眼、泪道外伤、鼻炎、鼻中隔偏曲、下鼻甲肥大等有关。

【临床表现】

（1）泪溢，并有黏液或脓性分泌物自泪小点溢出。

（2）挤压泪囊区有分泌物溢出，该区可有局部肿胀，轻度压痛或不明显；泪小管阻塞者有时可扪及囊性肿物即黏液性囊肿。

（3）冲洗泪道不通畅，并有黏液或脓性分泌物返流。

（4）可见结膜充血，下睑皮肤出现湿疹。

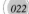

【诊断】

根据病史及临床表现可以明确诊断。必要时可行 X 线泪道造影。可以了解泪囊的大小及阻塞部位。

【治疗原则】

（1）眼部滴用抗菌药物滴眼液，每日 4～6 次。滴药前应先挤出分泌物。

（2）可用生理盐水加抗菌药物滴眼液冲洗泪道，每周 1～2 次。

（3）在上述治疗基础上，待泪囊冲洗干净后可用泪道探针试探通鼻泪管，或采用激光泪道疏通治疗。

（4）上述治疗无效时可行手术治疗，常采用泪囊鼻腔吻合术，或鼻内镜下鼻腔泪囊造口术。若患者高龄，或有泪囊鼻腔吻合术的禁忌证时可改行单纯泪囊摘除术。

【治疗目标】

（1）炎症消退。

（2）泪道通畅，泪溢消失。

四、急性泪囊炎

本病大多是在慢性泪囊炎的基础上发生，与致病细菌的毒力强或机体抵抗力弱有关。最常见的致病菌为链球菌。

【临床表现】

（1）患眼充血、流泪，有脓性分泌物。

（2）泪囊区红肿、坚硬、疼痛、压痛明显。

（3）炎症可扩展到眼睑、鼻根和面颊部，甚至会引起泪囊周围蜂窝织炎。

（4）耳前淋巴肿大。严重时出现畏寒、发热等全身不适。

（5）数日后红肿局限，出现脓点，脓肿可穿破皮肤，脓液排出，炎症减轻。

（6）有时可形成泪囊瘘管，经久不愈，泪液长期经瘘管溢出。

（7）外周血中性白细胞数升高。

【诊断】

根据慢性泪囊炎病史，突然发病和泪囊部急性炎症表现，可以明确诊断。

【治疗原则】

（1）眼部滴用抗菌药物滴眼液每日 6～8 次。全身静脉点滴或口服敏感的抗菌药物。

（2）局部热敷。

（3）若有脓肿形成可局部切开引流，放置橡皮引流条。

（4）待急性炎症完全消退后，行泪囊鼻腔吻合手术。

【治疗目标】

（1）炎症消退。

（2）泪道保持通畅。

第三节　泪腺疾病

一、急性泪腺炎

本病为泪腺的急性炎症，临床较少见，多为单侧发病。主要由于细菌或病毒感染所致,以金黄色葡萄球菌或淋病双球菌常见。感染途径可由眼睑、结膜、眼眶或面部化脓性炎症直接扩散,远处化脓性病灶转移或来源于全身感染。流行性腮腺炎、流行性感冒、传染性单核细胞增多症和带状疱疹时可合并急性泪腺炎。

【临床表现】

(1)上睑颞侧泪腺区红肿、疼痛,可有泪溢。有时出现复视。

(2)上睑水肿、下垂,以颞侧明显;患侧面部肿胀。

(3)颞侧结膜充血、水肿,有黏液性分泌物。

(4)泪腺区可扪及包块,压痛明显。

(5)眼球活动受限,甚至眼球突出。

(6)同侧耳前淋巴结肿大。可有发热、头痛等全身不适症状。

(7)外周血中性白细胞计数升高。

【诊断】

根据病史、临床表现,特别是病变的部位,可明确诊断。

【治疗原则】

1. 细菌性

(1)眼部和全身应用敏感的抗菌药物　眼部滴用抗菌药物滴眼液,每日6~8次,或结膜下注射抗菌药物每日或隔日1次,全身静脉点滴或口服抗菌药物。

(2)局部热敷　若有脓肿形成可局部切开引流(眶部泪腺炎从上睑外侧皮肤切开,睑部泪腺炎则从上穹窿外侧结膜切开)。

2. 病毒性

(1)冷敷病变区。

(2)给予止痛药。

【治疗目标】

炎症消退。

二、慢性泪腺炎

本病为病程进展缓慢的一种增生性泪腺炎症,多为原发性,常见于双侧。它可为急性泪腺炎的后遗症(多见单侧发病),也可由局部结膜慢性炎症,如沙眼所引发,但多数是由全身炎症病变的继发患病,如有结核、梅毒等原发病。

【临床表现】

(1)多为双侧,泪腺部肿大,一般无疼痛,可伴有上睑下垂。向外上方注视时可有复视。

(2)在外上眶缘下可扪及质硬的包块,但多无压痛。

(3)眼球可向鼻下方偏位,活动受限,但眼球突出少见。

(4)X线检查泪腺区可发现钙化、液化等病灶区。

【诊断】

(1)根据有无急性泪腺炎或全身慢性病(如结核、梅毒等病史)和临床表现而诊断。

(2)必要时进行X线检查、活组织病理检查,有助于诊断。

【治疗原则】

（1）抗炎治疗。

（2）针对病因或原发疾病治疗。

【治疗目标】

控制炎症。

第四节　泪器肿瘤

一、泪腺多形性腺瘤

泪腺多形性腺瘤又称泪腺混合瘤，是泪腺的良性肿瘤。它由上皮和间质成分组成。多数来源于泪腺的眶叶，也可来源于泪腺睑叶。

【临床表现】

（1）多见于青壮年，单侧发病，病程进展缓慢。

（2）患侧眼眶前外上方相对固定、无压痛的包块。

（3）眼球向前下方突出，向颞上转动受限。

（4）患侧上睑肿胀，沿眶外上缘下可扪及肿物，质地有软有硬，或呈结节状，无明显压痛。

（5）肿物压迫眼球，可引起屈光不正，或视网膜水肿、脉络膜皱褶，视力下降。

（6）影像学检查　CT扫描显示泪腺窝内有近圆形、边界清楚、均质或不均质的高密度团块影，可被增强剂增强，可发现泪腺窝有压迫性骨凹陷及眼眶扩大。B型超声扫描可见近圆形病变区，边界清楚，中等或强回声，透声性较强等典型声像。X线平片可见眶外上方软组织密度增加，眼外上角变锐并向外上方隆起。

【诊断】

根据缓慢发病史、肿物部位、没有疼痛、眼球运动障碍和骨质破坏，以及影像学检查结果，可做诊断。

【治疗原则】

（1）对无明显眼球突出和眼球运动障碍、视力正常者可临床观察。

（2）对有明显临床症状和骨质破坏者，做完整的肿瘤切除并做病理检查。

【治疗目标】

（1）观察，特别注意病变有无增大。

（2）手术完全切除肿物。随诊观察5年无复发。

二、泪腺多形性腺癌

本病又称泪腺恶性混合瘤。是泪腺的一种原发性恶性上皮癌。

【临床表现】

（1）多见于中青年患者。

（2）可由泪腺多形性腺瘤转化而来。常为泪腺多形性腺瘤不全切除后复发，或泪腺区肿胀多年、近来短期内症状体征明显加重。

（3）肿瘤生长较快。

（4）单侧进行性眼球突出，上睑下垂和复视。

（5）肿瘤生长使眼球向内下方突出。

（6）颞上方眶缘处可触摸到坚硬的肿块，压痛。

（7）肿瘤可向颅内或淋巴结转移。

（8）影像学检查　CT扫描可见肿物形状不规则，边界不清楚，不均质的眶骨破坏，肿物向副鼻窦、颞窝或颅内扩展。X线检查可见骨质破坏。

【诊断】

根据泪腺多形性腺瘤不全切除后复发，或泪腺区肿胀多年、近来短期内症状体征明显加重的病史，以及临床表现及影像学检查所见，可以诊断。

【治疗原则】

（1）一经确诊，彻底切除肿物，包括受累的眶骨。晚期病例行眶内容物剜除术。

（2）术后辅以放射治疗。

【治疗目标】

完全切除肿物。随诊观察5年无复发。

三、泪腺腺样囊性癌

本病又称泪腺圆柱瘤，是泪腺原发性上皮性肿瘤之一，高度恶性，易向周围骨质、神经及软组织浸润生长，易于复发，预后差。

【临床表现】

（1）多见于中青年女性。

（2）发病缓慢。

（3）常有眼部疼痛、头痛等。

（4）肿瘤生长使眼球向前下方突出，眼球动受限。

（5）颞上方眶缘处有坚硬的实体固定肿块，局部有压痛。

（6）影像学检查　CT扫描可见泪腺负密影不规则、边界不清、质地不均，骨质有破坏。X线平片可发现泪腺窝骨质破坏。超声显示病变区内为不规则回声，透声性较差。

【诊断】

根据患侧泪囊区坚硬、固定的肿块，眼球向前下方突出和运动受限的临床表现，以及影像学检查所见，可以诊断。

【治疗原则】

（1）一经确诊立即行眶内容物剜除术彻底根治。

（2）术后加局部放射治疗，防止复发。

（3）术后选择敏感的抗肿瘤药物化疗。

【治疗目标】

完全切除肿物。随诊观察5年无复发。

四、泪囊肿瘤

泪囊肿瘤多为原发性，以恶性居多，多见于中老年，易扩展到周围组织。也可有继发于临近的睑结膜、眼睑、眼眶等组织器官。良性泪囊肿瘤较少见。

【临床表现】

（1）泪溢。

（2）内眦部或泪囊区肿块，一般较硬，不可压缩，无触痛。但泪囊恶性肿瘤后期可有疼痛、鼻衄、眼球突出或全身症状。

（3）冲洗泪道通畅、部分通畅或可以探通，可伴有血性或黏液性分泌物返流。

（4）泪囊挤出分泌物后仍饱满，有弹性和波动感。

（5）如泪道阻塞后继发感染，可表现为急性泪囊炎或泪囊脓肿。

（6）影像学检查　X 线平片及泪道造影均显示泪囊不规则扩张、充盈、缺损，泪囊囊壁变形，周围骨质有破坏。

【诊断】

泪囊肿瘤生长缓慢，初期常误为慢性泪囊炎或急性炎症。如对抗炎治疗无效，可触及肿块时应怀疑为泪囊肿瘤。泪囊造影可有助于诊断。活组织病理检查可提供可靠的诊断依据。

【治疗原则】

（1）对良性肿瘤可手术切除，行泪小管鼻腔吻合术或泪囊单纯切除术，后期再行泪道重建手术。

（2）对恶性肿瘤应尽可能完全切除瘤体。手术后放射治疗加化疗。

【治疗目标】

（1）良性肿瘤　切除肿瘤，保持泪道通畅。

（2）恶性肿瘤　切除肿瘤，随诊观察 5 年不复发。

第三章　结膜疾病

第一节　细菌性结膜炎

一、超急性细菌性结膜炎

本病是由奈瑟菌属细菌（淋球菌或脑膜炎球菌）引起的急性化脓性结膜炎，发病急，病情重。如未能及时合理治疗，可并发角膜溃疡、化脓性眼内炎等并发症，危及视力。甚至因细菌播散而发生关节炎、脑膜炎、肺炎或败血症而危及生命。淋球菌结膜炎主要是通过生殖器－眼接触或生殖器－手－眼传播而感染，成人多为自身淋菌性尿道炎感染；新生儿通过母亲产道感染。奈瑟脑膜炎球菌结膜炎最常见患病途径是血源性播散感染。

【临床表现】

（1）新生儿淋球菌性结膜炎一般在生后 2～3 天内发病，双眼同时受累。

（2）畏光、流泪，有大量黄色脓性分泌物，故又称"脓漏眼"。

（3）眼睑高度水肿，结膜明显充血，重者突出于睑裂之外，可有炎性假膜形成。

（4）常有耳前淋巴结肿大和压痛。

（5）严重病例可并发角膜溃疡甚至眼内炎。

（6）感染的婴儿可能还并发其他部位的化脓性炎症，如关节炎、肺炎、败血症等。

（7）成人淋球菌性结膜炎症状与新生儿相似，但相对较轻。

（8）脑膜炎球菌性结膜炎潜伏期常仅有数小时至 1 天。

（9）严重者可引发化脓性脑膜炎，危及生命。

【诊断】

（1）根据发病急，结膜明显充血、大量的脓性分泌物等临床表现，可以诊断。

（2）结膜刮片和分泌物涂片行 Gram 和 Giemsa 染色检查、细菌培养、药物敏感试验和血培养等检查，有助于确定病原体。

【治疗原则】

（1）生理盐水或 3% 的硼酸水冲洗结膜囊，去除脓性分泌物。

（2）眼部滴用抗菌药物滴眼液，涂用抗菌眼膏。

（3）对于成人，可大剂量肌内注射青霉素或头孢曲松钠，连续 5 天。

（4）对于新生儿，可用青霉素静脉滴注或分 4 次肌内注射，连续 7 天。头孢曲松钠（0.125g，肌内注射）、头孢三嗪噻肟 25mg/kg，静脉滴注或肌内注射，每 8 小时或 12 小时 1 次，连续 7 天。

（5）如果诊为脑膜炎球菌结膜炎时，可滴用氯霉素或氧氟沙星滴眼液。急性期每 30～60 分钟滴药 1 次，以后减少为 4 次/日。

（6）注意隔离，防止传染。

（7）切勿包扎患眼。

【治疗目标】

控制炎症，防止并发症的发生。

二、急性细菌性结膜炎

本病又称急性卡他性结膜炎。多见于春秋季节，可散发，也可流行。常见病原菌为流感嗜血杆菌、肺炎链球菌、Kock－Weeks 杆菌、葡萄球菌等。本病一般具有自限性。

【临床表现】

（1）发病急，潜伏期 1～3 天，两眼同时或间隔 1～2 天发病。

（2）发病 3～4 天时病情达到高潮，以后逐渐减轻。

（3）流泪、异物感、灼热感或刺痛感等。

（4）眼睑肿胀，结膜充血，以穹窿部和睑结膜最为显著。

（5）结膜表面分泌物，先为黏液性，以后呈脓性分秘物。因分泌物多，早晨起床时睁眼困难。

（6）偶可并发卡他性边缘性角膜浸润或溃疡。

【诊断】

（1）根据发病急、结膜充血、黏液脓性分泌物等表现，可以诊断。

（2）结膜刮片和细菌培养可明确致病菌。

【治疗原则】

（1）分泌物多时，以生理盐水或 3% 的硼酸水冲洗结膜囊。

（2）选用敏感抗菌药物滴眼液滴眼。

（3）睡前涂用抗菌眼膏。

（4）并发角膜炎时按角膜炎处理。

【治疗目标】

控制炎症。

三、慢性细菌性结膜炎

本病是因急性细菌性结膜炎未及时治愈而转为慢性或是因鼻泪道阻塞、慢性泪囊炎而引起。常见病原菌为金黄色葡萄球菌、Morax－Axenfeld 双杆菌、变形杆菌、大肠杆菌等。本病无自限性，治疗较棘手。

【临床表现】

（1）眼痒、异物感和疲劳感。可单眼或双眼发病。

（2）少量黏液性分泌物。晨起时可发现眼有分泌物，白天可见白色泡沫状分泌物。

（3）轻度结膜充血，少量乳头增生和滤泡形成，以睑结膜为主。

（4）无眼睑水肿、结膜假膜形成和角膜炎表现。

【诊断】

（1）根据曾有急性结膜炎或鼻泪道疾病史和临床表现，可以诊断。

（2）分泌物涂片或结膜刮片通过 Gram 和 Giemsa 染色检查，可在显微镜下发现大量多形核白细胞和细菌；必要时进行细菌培养和药物敏感试验，均有助于诊断。

【治疗原则】

（1）眼部滴用敏感的抗菌药物滴眼液。

（2）治疗鼻泪道疾病。

【治疗目标】

控制炎症。

第二节　慢性卡他性结膜炎

为结膜的慢性炎症。致病原因如下。

（1）细菌感染　常见的病原菌有葡萄球菌、大肠杆菌、链球菌、变形杆菌和 Morax – Axenfeld 双杆菌等。

（2）不良的理化刺激　如空气污染、风沙、烟尘、光线过强或过暗、有害气体、酗酒、过度疲劳、睡眠不足、滴用滴眼液、应用化妆品和染发剂等。

（3）其他眼科疾患　如睑缘炎、睑内翻、倒睫、睑外翻、眼睑闭合不全、慢性泪囊炎和屈光不正等。

【临床表现】

（1）眼部痒感、异物感、干涩感、疲劳感，有少量分泌物。

（2）轻度结膜充血。

（3）睑结膜乳头增生。

【诊断】

根据症状和临床表现，可以诊断。

【治疗原则】

（1）针对致病原因进行治疗。去除可能的不良理化刺激因素。充足睡眠。治疗眼部疾患，矫正屈光不正。

（2）眼部滴用敏感的抗菌药物滴眼液或硫酸锌滴眼液。

（3）治疗鼻泪道疾病。

【治疗目标】

解除症状，控制炎症。

第三节　沙　　眼

沙眼是由 A、B、C 或 BA 抗原型沙眼衣原体感染所致的一种致盲性慢性传染性结膜角膜炎。发展中国家常见。多发于儿童及少年时期，潜伏期 5～14 天。属接触传染。

【临床表现】

1. 急性发作期

（1）眼红、眼痛、异物感、流泪及黏液脓性分泌物，伴耳前淋巴结肿大。

（2）睑结膜乳头增生，上下穹窿部结膜布满滤泡。

（3）急性期经 1~2 个月进入慢性期。

2. 慢性期

（1）结膜充血减轻，结膜肥厚，乳头增生，滤泡形成。滤泡大小不等，于上睑结膜和结膜上穹窿部最为显著。

（2）滤泡可发生坏死，愈合后留下明显瘢痕，呈线状或星状，逐渐发展成网状，最后可至白色腱状。

（3）角膜缘滤泡发生瘢痕化改变，称为 Herbert 小凹。

（4）角膜可发生角膜上皮炎、局灶性或多灶性基质浅层浸润。

（5）早期可出现角膜血管翳，常发生于角膜上方1/3，可向中央瞳孔区发展成垂帘状而影响视力。其尖端常见浸润且可形成溃疡。

3. 后遗症和并发症

睑内翻及倒睫、上睑下垂、睑球粘连、实质性角结膜干燥症、慢性泪囊炎和角膜混浊。

【诊断】

（1）根据睑结膜乳头、滤泡、角膜血管翳和结膜瘢痕，可以做出诊断。

（2）实验室检查有助于确立沙眼的诊断。结膜刮片后行 Giemsa 染色可见包涵体。也可用荧光抗体染色、酶联免疫测定、聚合酶链反应等方法检测沙眼衣原体抗原。

（3）分期

①我国于 1979 年制定的沙眼分期方法

Ⅰ期（活动期）：上睑结膜乳头与滤泡并存，上穹窿结膜模糊不清，有角膜血管翳。

Ⅱ期（退行期）：上睑结膜自瘢痕出现至大部分变为瘢痕。仅留少许活动病变。

Ⅲ期（完全瘢痕期）：上睑结膜活动性病变完全消失，代之以瘢痕，此期无传染性。

② MacCallan 分期

Ⅰ期（浸润初期）：上睑结膜有不成熟的滤泡。上方角膜轻度浅层点状角膜炎和血管翳，之前可有脓性分泌物和轻度耳前淋巴结压痛。

Ⅱ期（活动期）：上睑结膜滤泡反应，呈鲜红色（ⅡA 期），和（或）乳头增生（Ⅱb 期），伴有上方角膜上皮下浸润、血管翳和角膜缘滤泡。

Ⅲ期（瘢痕前期）：上睑结膜滤泡和瘢痕。

Ⅳ期（瘢痕期）：无滤泡，但有广泛的结膜瘢痕。

③世界卫生组织（WHO）分期（1987 年）

TF（Trachomatous inflammation：follicular，沙眼炎症，滤泡）：上睑结膜滤泡 5 个或以上。

TI（Trachomatous inflammation：intense，沙眼炎症，重度）：炎症伴有 50% 以上睑结膜增厚和血管模糊。

TS（Trachomatous scarring，沙眼瘢痕）：睑结膜瘢痕形成，伴有白色纤维条索。

TT（Trachomatous trichiasis，沙眼性倒睫）：至少有 1 根倒睫。

CO（Corneal opacity，角膜混浊）：角膜混浊至少累及部分瞳孔缘。

这三种沙眼分期方法各有优点和缺点。我国沙眼分期法强调临床与病理结合，对治疗的选择有实际意义。MacCallan分期法较细致，但难于掌握。WHO分期法主要适用于大面积的沙眼防治。

【治疗原则】

（1）抗菌治疗

①全身治疗　急性期或严重的沙眼应全身应用抗菌治疗。阿奇霉素为治疗沙眼的特效药，首次口服500mg，以后每日250mg，共4日为1个疗程，或1000mg，顿服。

②眼部滴用抗菌药物滴眼液或眼膏，如0.1%利福平滴眼液、0.3%氧氟沙星滴眼液，金霉素眼膏、四环素眼膏、红霉素眼膏等。疗程最少10～12周。

（2）手术治疗　主要针对并发症进行治疗，如睑内翻矫正术治疗内翻倒睫，角膜移植术治疗角膜混浊等。

（3）注意个人卫生，特别要经常洗脸。

（4）注意环境卫生。

【治疗目标】

（1）控制炎症，预防后遗症和并发症。

（2）控制人群中传播　避免接触传染，改善环境卫生，提倡勤洗脸，培养良好的卫生习惯。

第四节　病毒性结膜炎

一、流行性角结膜炎

本病是由腺病毒8、19、29和37型腺病毒（人腺病毒D亚组）引起的一种传染性强、发病急剧的病毒性结膜炎，可散发或流行。

【临床表现】

（1）可有上呼吸道感染史，发病急，潜伏期为5～7日。

（2）初起时有异物感、眼痒、眼痛、水样黏液性分泌物、畏光和流泪等。

（3）眼睑水肿、睑球结膜显著充血、球结膜水肿。

（4）发病48小时内睑结膜和结膜穹窿部出现大量滤泡。结膜滤泡可被水肿的结膜掩盖。

（5）偶有结膜下出血，少数严重患者可有结膜假膜和膜形成。

（6）发病后2～3周后出现角膜前弹力膜下数个至数十个灰白色圆点浸润。这些混浊斑点可于数月后吸收。部分患者需1～2年才能吸收，影响视力。

（7）急性期可合并咽喉痛，耳前淋巴结肿大。

【诊断】

（1）根据临床表现，可以诊断。

（2）分泌物涂片镜检可发现单核细胞增多，有助于诊断。

【治疗原则】

（1）以眼部治疗为主，主要是支持疗法，无特效药物。

（2）滴用抗病毒滴眼药液，可能有一定疗效。

（3）当有角膜浸润时，可滴用糖皮质激素滴眼液。

（4）滴用抗菌药物滴眼液，预防细菌感染。

（5）眼部冷敷和使用血管收缩剂，可缓解症状。

【治疗目标】

症状解除，炎症消失。

二、急性出血性结膜炎

本病又称流行性出血性结膜炎，由微小核糖核酸病毒中的 70 型肠道病毒引起的一种暴发流行的自限性眼部传染性疾病，偶由 A24 型柯萨奇病毒引起。本病传染性极强，容易在夏秋季节、人口稠密、卫生条件差的地区暴发流行。

【临床表现】

（1）潜伏期短，约 24 小时内发病。

（2）多为双眼，一般持续 10 天左右或更短时间。

（3）有畏光、流泪、眼红、异物感和眼痛等症状。

（4）眼睑红肿，结膜充血，结膜下出血，睑结膜滤泡显著增生。

（5）有浆液性分泌物。

（6）可伴随角膜上皮糜烂，上皮下浸润。

（7）部分患者有发热、咽喉痛，极少数会出现下肢麻痹。

（8）耳前淋巴结肿大。

【诊断】

（1）根据急性滤泡性结膜炎的症状、显著的结膜下出血，耳前淋巴结肿大，即可诊断。

（2）本病是法定的需要报告的传染病。一经诊断填写疫情报告卡片。

【治疗原则】

与流行性角结膜炎的治疗相同。

【治疗目标】

（1）症状解除，炎症消失。

（2）控制流行传播。

第五节　免疫性结膜炎

一、泡性角结膜炎

本病是机体对微生物蛋白质发生迟发型免疫反应的一种结膜病变，以形成结膜泡性结节为特征。病变位于角膜缘者，称为泡性角结膜炎。引起本病的最常见微生物是结核分枝杆菌和金黄色葡萄球菌，其次还有表皮葡萄球菌、白色念珠菌等。

【临床表现】

（1）多见于营养不良、体质虚弱的儿童。

（2）起病时有异物感、流泪等刺激症状。

（3）球结膜圆形红色小隆起，位于角膜缘外，附近结膜充血，结节表面形成溃疡时疼痛。

（4）如果角膜受累，则有畏光、流泪，愈后遗留瘢痕和血管，会影响视力。

（5）本病易复发。

【诊断】

根据角膜缘或球结膜处典型的小圆形实性结节样小泡，病变周围局限性充血等特征，可以诊断。

【治疗原则】

（1）眼部滴用糖皮质激素滴眼液，以缓解症状。

（2）葡萄球菌过敏者应加用抗菌药物滴眼液和抗菌眼膏。

【治疗目标】

炎症消退，结节消失。

二、春季结膜炎

本病又称春季卡他性结膜炎，是一种季节性反复发作的免疫性结膜炎。春夏发作，秋冬天缓解。多见于20岁以下的儿童和青少年，男性多见，常侵犯双眼。每年发病，可持续5～10年，有自限性。发病与免疫反应有关，但是过敏原常难于确定。

【临床表现】

（1）有奇痒，畏光、流泪和异物感等症状。并有黏胶样分泌物。

（2）按其病变部位可分为睑结膜型、角膜缘型和混合型。

①睑结膜型　病变主要位于上睑结膜。开始时整个结膜充血。睑结膜呈乳白色。出现巨大乳头，形状如铺路石样。

②角膜缘型　表现为角膜缘呈黄褐色或污红色胶样增厚，以上角膜缘明显。球结膜呈扇形充血。

③混合型　睑结膜和角膜同时出现上述两型的改变。

【诊断】

（1）据患者症状和体征，结合发病季节，可以诊断。

（2）结膜分泌物涂片可找到很多嗜酸性粒细胞。

【治疗原则】

（1）本病尚无根治方法，但有自限性。

（2）眼部滴用糖皮质激素滴眼液，但应警惕长期用药后引起糖皮质激素性青光眼。

（3）滴用血管收缩剂，联合抗组胺药物，滴用非甾体抗炎类滴眼液，如双氯酚酸钠。

（4）滴用肥大细胞膜稳定剂，如2%色甘酸钠滴眼液。

（5）滴用免疫抑制剂滴眼液，如1%～2%环孢素滴眼液。

（6）冷敷可减轻症状。

【治疗目标】

缓解或解除症状和炎症。

三、过敏性结膜炎

本文所指的过敏性结膜炎是由于接触药物或其他抗原物质而引起的结膜炎。患者常有过敏史，可伴有全身过敏症状。

【临床表现】

（1）眼痒、畏光、流泪、异物感和水性分泌物。

（2）结膜水肿，眼睑红肿，结膜乳头。

（3）耳前淋巴结无肿大。

【诊断】

（1）根据有药物或过敏原接触史，眼痒和眼部改变，可以诊断。

（2）结膜分泌物嗜酸细胞增多，有助于诊断。

【治疗原则】

（1）消除过敏因素。

（2）冷敷可缓解症状。

（3）滴用肥大细胞膜稳定剂，如2%色苷酸钠滴眼液。滴用血管收缩剂。

（4）对于病情较重者，滴用糖皮质激素滴眼液。

（5）必要时可口服抗组胺药，如苯海拉明25mg，每日3~4次。

【治疗目标】

缓解或解除症状和炎症。

四、巨大乳头性结膜炎

本病是因长期配戴角膜接触镜或结膜表面尼龙缝线刺激所致。

【临床表现】

（1）眼痒、畏光、流泪和异物感等。黏液性分泌物。

（2）上睑结膜巨大乳头形成。

（3）角膜接触镜被沉淀物包裹。

（4）轻度结膜充血。

（5）可有上睑下垂。

【诊断】

根据配戴角膜接触镜或结膜面有尼龙线刺激，眼痒，上睑结膜巨大乳头形成，可以诊断。

【治疗原则】

（1）滴用肥大细胞膜稳定剂。

（2）选用无防腐剂的角膜接触镜保存液，或更换不同品牌镜片。如果这些措施无效，则应停戴角膜接触镜。

（3）结膜表面尼龙线应及时拆除。

【治疗目标】

去除过敏原。使症状缓解或消失。炎症得以控制或消失。

第六节　药物性结膜炎

长期滴用缩瞳剂、抗菌药物（如庆大霉素、新霉素等），以及使用含有刺激性防腐剂的其他滴眼液均可导致药物性结膜炎。

【临床表现】

（1）眼痒，流泪。可有少量分泌物。

（2）结膜充血，有滤泡。

（3）含有氨基糖苷类抗菌、抗病毒成分及防腐剂的滴眼液，可引起下睑结膜的乳头反应。

（4）滴用阿托品、缩瞳剂、肾上腺素制剂、抗菌和抗病毒药物时，可出现滤泡反应。

（5）可伴有浅层点状角膜炎。

【诊断】

根据眼部长期用药史和结膜的改变，可以诊断。

【治疗原则】

停止用药。

【治疗目标】

症状缓解或消失。炎症得以控制或消失。

第七节　变性结膜疾病

一、睑裂斑

本病为发生于睑裂区近角膜缘处球结膜的一种呈黄白色、无定形的结膜变性损害，为玻璃样和弹力组织在结膜上皮下沉积。成年人多见。一般认为其由于紫外线或光化学性暴露而引起。

【临床表现】

（1）在睑裂部位接近角膜缘处的球结膜出现三角形略隆起的斑块。

（2）三角形基底朝向角膜，宽约 2～3mm。开始为灰色，以后逐渐变为黄白色。

（3）病变可缓慢逐渐变大。

（4）多在角膜缘鼻侧，少数在颞侧。

（5）不伴有炎症反应。

【诊断】

根据病史和临床表现，可以诊断。

【治疗原则】

（1）一般无需治疗。

（2）仅在严重影响外观、反复慢性炎症或干扰角膜接触镜配戴时可考虑予以切除。

【治疗目标】

对睑裂斑进行观察或切除。

二、翼状胬肉

本病为睑裂部肥厚的球结膜及其下的纤维血管组织呈三角形向角膜侵入，其形态似翼状而得名。多在睑裂斑的基础上发展而成。其发病可能与紫外线照射、气候干燥、接触风尘等有一定关系。组织病理检查显示翼状胬肉的结膜上皮增厚或变薄，上皮下纤维血管组织增生和胶原纤维变性，角膜前弹力层由于血管的侵入而破坏。新近研究表明长期的紫外线照射可引起角膜缘干细胞的损害，从而发生翼状胬肉。

【临床表现】

（1）多无自觉症状或仅有轻度不适。

（2）单眼或双眼同时发病。翼状改变可见于鼻侧或颞侧角膜缘，或两侧同时存在。以鼻侧多见。

（3）病变初期角膜缘发生灰色混浊，球结膜充血、肥厚，以后发展成三角形的纤维血管组织。它可分为头（三角形尖端）、颈（角膜缘部）和体部（球结膜上）。

（4）进行期翼状胬肉表现为充血、肥厚，头部前端角膜灰色浸润，有时见色素性铁线（Stocker 线）。

（5）静止期翼状胬肉薄而不充血，颈部和体部血管收缩纤细。

（6）翼状胬肉伸展至角膜时可因牵扯而引起逆规性散光。

（7）翼状胬肉遮挡瞳孔区时可造成视力障碍。

（8）严重病例可发生不同程度的眼球运动障碍。

【诊断】

根据睑裂区呈翼状的纤维血管组织侵入角膜，即可诊断。

【治疗原则】

（1）刺激症状严重，或胬肉的发展危及视轴时，可考虑手术切除。

（2）手术方式可采用暴露巩膜的单纯切除术、球结膜转位或移植术或羊膜移植术等方法。

（3）手术后复发几率较高。术后 β 射线照射和丝裂霉素的应用可减少复发。

【治疗目标】

切除胬肉，不复发。

三、结膜结石

结膜结石是在睑结膜表面出现的黄白色凝结物，常见于慢性结膜炎患者和老年人。组织病理学检查显示结膜结石为充满上皮和角质素残留的上皮性包涵性囊肿，并非真正的"结石"。

【临床表现】

（1）结膜上皮深层或表面白色细小硬结，单个或数个。

（2）如结石突出结膜表面时可磨损结膜或角膜上皮，从而引起异物感，角膜荧光素染色呈阳性。

（3）上睑结膜多于下睑结膜。

【诊断】

根据睑结膜表面白色坚硬小结节，可以诊断。

【治疗原则】

(1) 患者一般无自觉症状，无需治疗。

(2) 突出结膜面结石，可在表面麻醉下用异物针或针头剔除。

【治疗目标】

去除突出于睑结膜面的结石，使症状消失。

第八节 结膜角膜干燥症

本病又称干眼病，是指任何原因引起的泪液质量或动力学异常导致的泪膜不稳定，引起眼部不适和眼表组织病变的一类眼病。根据其病因可分为四类：①水样液缺乏性干眼病：主要由泪腺功能低下所致。②黏蛋白缺乏性干眼病：如 Stevens – Johnson 综合征、眼类天疱疮、沙眼和化学伤所致的干眼病。③脂质缺乏性干眼病：主要由于睑板腺功能障碍引起。④泪液动力学异常所致干眼病：如眼睑缺损、睑内外翻等导致瞬目不全时。临床上这四类干眼病可并存。干燥综合征属于泪液生成不足的干眼病，是一种慢性自身免疫性疾病，分为原发性和继发性，以泪腺中大量淋巴细胞浸润、泪腺分泌功能被破坏为特征；继发性伴随系统性结缔组织病，如类风湿关节炎、红斑狼疮等。

【临床表现】

(1) 自觉症状比体征明显。有干涩感、异物感、烧灼感、眼痒、畏光、眼红、视物模糊等症状。对烟雾、风、热、湿度低或长时间用眼敏感。单眼或双眼发病。

(2) 下睑缘泪条缺乏。正常时泪条宽度至少1mm。

(3) 泪膜破碎时间缩短，小于10秒。

(4) Schirmer 试验，结果小于10mm/5min。

(5) 荧光素或虎红染色为角膜和结膜点状着染，通常位于睑裂部位。

(6) 结膜囊和角膜前泪膜中有较多黏液或分泌物碎屑，角膜有丝状物附着。

【诊断】

根据病史、临床表现可以诊断。

【治疗原则】

(1) 滴用人工泪液。根据干眼轻重程度调整滴药次数。

(2) 睡眠时加涂眼膏。

(3) 胶原塞或硅胶塞阻塞泪小点。

(4) 应用促进泪液分泌药物，如口服溴己新（必嗽平）。

(5) 严重患者可以试行颌下腺移植术。

(6) 滴用低浓度（0.05%）环孢素滴眼液，每日2次。

【治疗目标】

尽量消除诱因。缓解症状，减轻眼部病变。

第九节 结膜肿瘤

一、结膜色素痣

结膜色素痣是来源于神经外胚层的先天性良性错构瘤，极少恶变。组织病理显示病变由典型的痣细胞或巢组成。约 1/3 缺乏色素，一半以上的结膜色素痣可见囊肿样上皮包涵体。

【临床表现】

（1）好发于角膜缘附近和睑裂部的球结膜。

（2）不规则圆形、大小不等、境界清楚、稍隆起。

（3）一般为黑色，浓淡不等。

（4）青春期前的痣常不含色素，痣内无血管；青春期可长大。

（5）如痣体突然变大且表面粗糙、有血管长入，提示有恶变的可能。

【诊断】

根据临床表现球结膜黑色斑，边界清楚，可以诊断。

【治疗原则】

（1）一般无需治疗。

（2）影响外观可手术切除，但应彻底。切除物常规送病理检查。

（3）明显长大恶变者，应予彻底切除，以免复发。

【治疗目标】

观察或彻底切除色素痣。

二、结膜皮样脂肪瘤

结膜皮样脂肪瘤是一种先天性结膜良性肿瘤。病理表现为实质皮样瘤，但上皮结构稀少或缺如，主要由脂肪组织构成。

【临床表现】

（1）多位于颞侧上方接近外眦的球结膜下。

（2）为黄色、质软的光滑包块。

（3）包块向上、向外延伸，并界于直肌之间，向前长至角膜，向后长入眼眶。

（4）病变多为双侧，并静止不变；少数会缓慢生长。

【诊断】

根据球结膜下黄色、质软的光滑包块，不难做出诊断。

【治疗原则】

（1）病变多为眼睑所遮盖，一般无需手术切除。

（2）肿瘤长大或影响美观，应手术切除，但注意其深部有可能与眶内脂肪相通。

（3）切勿过多损伤周围组织，特别是眼外肌。

【治疗目标】

观察或彻底切除肿瘤。

三、结膜乳头状瘤

结膜乳头状瘤可发生于结膜任何部位，也可发生于角膜缘、泪阜及睑缘部位，为良性肿瘤，但手术切除后易复发，可恶变为鳞癌或乳头状癌。病理检查可发现其有结缔组织芯，由增殖的上皮覆盖；上皮中度角化，偶有不规则生长。

【临床表现】

（1）瘤体鲜红，形如桑椹状，呈肉样隆起。

（2）位于泪阜及睑缘部位的乳头状瘤，常有蒂、质软，表面不规则。

（3）角膜缘处乳头状瘤有较宽的基底，常向结膜和角膜扩张。

（4）受眼睑压迫，很少形成乳头状形态。

【诊断】

（1）根据本病临床表现，可以诊断。

（2）病理检查可明确诊断。

【治疗原则】

手术切除，基底部行烧灼或药物腐蚀。

【治疗目标】

彻底切除肿瘤。

四、结膜血管瘤

结膜血管瘤多为先天性良性肿瘤。出生时或出生后不久即出现。可为单个，或为多发。病理学可分为毛细血管瘤和海绵状血管瘤。

【临床表现】

（1）毛细血管瘤　一般范围小，位置浅。为结膜面孤立的、团状扩张的血管瘤，无明显的边界。

（2）海绵状血管瘤　一般范围广，位置较深，常侵及眼眶。为弥漫性扩张、界限清楚、外有包膜、隆起的紫红色肿物。

（3）血管瘤有压缩性，可随结膜一起移动。

（4）常伴发眼睑、眼眶和颅内海绵窦血管瘤。

【诊断】

根据临床表现可以诊断。

【治疗原则】

手术切除或电凝、冷凝。

【治疗目标】

瘤体消失。

五、结膜鳞状细胞癌

本病是一种比较常见的结膜恶性肿瘤，多发于睑裂区的角膜缘处、睑缘皮肤和结膜的交界处，或在内眦部泪阜等部位，很少见于结膜的非暴露区。

【临床表现】

（1）常为草莓状或乳头状赘生物，质脆，触之易出血。

（2）绝大部分有胶样表面。有时上皮异常角化，形成白色斑块。

（3）有时肿瘤呈扁平状隆起，形成肉芽样新生物，表面粗糙，富有血管。

（4）向上下穹窿部或眼睑皮肤扩散。一般不侵犯巩膜，也不造成眼球穿孔。

（5）可向角膜缘深层浸润和向眼内转移，也可随血管向身体其他部位转移。

【诊断】

根据睑裂部角膜缘外菜花状隆起的改变，可以诊断。

【治疗原则】

（1）早期手术彻底切除。结膜创面可用黏膜、结膜或羊膜覆盖。角膜创面用板层角膜移植修复。

（2）若病变范围大，难以彻底切除时，可以考虑施行眼眶内容物剜出术，术后给予综合治疗。

【治疗目标】

彻底切除肿瘤。

六、结膜恶性黑色素瘤

结膜恶性黑色素瘤好发于 40 岁以上中老年人，恶性度很高。

【临床表现】

（1）睑缘、角膜缘或内外眦部结膜带颜色的结节。

（2）因色素多少而呈黑色或褐色。

（3）新生血管丰富，生长迅速，表面溃疡，很快转移。

（4）多数来源于结膜黑变病，部分来自结膜色素痣或是正常结膜。

【诊断】

根据角膜缘、眦部和睑缘黑色结节、生长迅速、表面溃疡的临床表现，可以初步诊断。确认需要病理组织学检查。

【治疗原则】

（1）彻底切除。

（2）术后冷冻治疗，对防止复发有一定作用。

（3）对于已有眼内和眶内转移者，行眼眶内容物剜出术是否改善预后并不肯定。

（4）化疗有一定疗效。

【治疗目标】

彻底切除肿瘤。

第十节　结膜下出血

结膜下出血是球结膜下血管破裂或渗透性增加引起的眼病。常单眼发生，可发生于任何年龄，但易发生于年龄较大的动脉硬化、糖尿病、血液病、外伤和某些传染性疾病（如败血症、伤寒）患者。腹内压增高（如咳嗽、打喷嚏或便秘）导致静脉压增高，可突然引起球结膜小血管破裂而引起出血。

【临床表现】

（1）出血部位色鲜红，范围不等，以后随着血液的吸收逐渐变为棕色。

（2）出血一般在 7~12 天内自行吸收。

（3）无明显症状。当患者不明病情时会造成精神紧张。

【诊断】

根据临床表现可以确诊。

【治疗原则】

（1）患者常因鲜红的片状出血而严重忧虑和关切，应向患者解释，消除其顾虑。

（2）寻找出血病因，针对原发病进行治疗。

（3）出血后可局部冷敷，2 天后热敷，每天 2~3 次，可促进出血吸收。

（4）反复双眼出血时应除外血液病。

【治疗目标】

出血吸收。

第四章　角 膜 疾 病

第一节　细菌性角膜炎

一、匐行性角膜溃疡

本病是一种常见的急性化脓性角膜溃疡。因病变向角膜中央匐行扩展而得名。由于常有前房积脓，因此又称为前房积脓性角膜溃疡。主要由金黄色葡萄球菌、肺炎双球菌、溶血性链球菌等毒力较强的细菌感染角膜所致。角膜外伤史、慢性泪囊炎是其常见的重要致病因素。配戴角膜接触镜引起角膜损伤也是本病原因之一。

【临床表现】

（1）多在角膜损伤后 24～48 小时内发生，病变发展迅速。

（2）眼部出现异物感、畏光、流泪、和视力下降等症状。

（3）角膜受损部位首先出现灰白色或黄白色浓密浸润点，随之坏死脱落，形成溃疡。

（4）角膜溃疡周围组织呈暗灰色水肿，溃疡可以向周围及深部进展，其进行缘多潜于角膜基质中，呈匐行性，其相对一侧则呈现修复状态。

（5）随着病变发展，角膜基质层变薄，可发生角膜穿孔，甚至发生化脓性眼内炎。

（6）多数病例伴发前房积脓。

（7）可伴有虹膜睫状体炎的表现。

【诊断】

（1）根据起病急、进展快，常有角膜损伤史，以及角膜病变，可以诊断。

（2）结膜囊内分泌物涂片、角膜刮片和细菌培养可确定致病菌。

【治疗原则】

（1）有条件时应该及时进行细菌培养及药敏实验。在等待结果期间，可选用头孢唑啉、氧氟沙星、万古霉素和妥布霉素等滴眼液频繁滴用。重症者可采用结膜下注射给药。

（2）根据药敏试验结果，再选用敏感的抗菌。

（3）根据前房反应，选用散瞳药，如复方托品酰胺滴眼液、1%阿托品滴眼液。

（4）前房积脓明显者可行前房穿刺术。

（5）口服维生素 B、维生素 C 等药物有助于角膜溃疡愈合。

（6）药物治疗无效、临近角膜溃疡发生穿孔者，应试行穿透性角膜移植术。

【治疗目标】

炎症消失。尽量减少角膜瘢痕形成。

二、绿脓杆菌角膜溃疡

本病是由绿脓杆菌引起的急性化脓性角膜感染。绿脓杆菌的毒力很强，但侵袭力很弱，它必须通过破损的角膜上皮才能侵犯角膜组织引起感染。常发生于角膜外伤或角膜异物取出术后，有时也与配戴角膜接触镜、角膜塑形镜等有关。

【临床表现】

（1）潜伏期短，起病急，病情发展迅速。

（2）眼部剧烈疼痛、畏光、流泪、眼睑痉挛和视力锐减。

（3）眼睑红肿，结膜充血水肿，角膜病变处呈现灰白色或黄白色浸润，周围有较宽水肿带，后弹力层皱褶。

（4）角膜浸润区很快形成圆形或半环状溃疡，坏死组织上附有大量黄绿色分泌物，不易擦去。

（5）前房内可有黄绿色积脓。

（6）若治疗不及时，1~2天后病变可累及整个角膜，并可发生角膜穿孔，甚至可发生化脓性全眼球炎。

【诊断】

（1）根据角膜外伤史，病情发展迅速，眼部的改变，特别是角膜改变，可以诊断。

（2）实验室检查　角膜刮片可见革兰阴性杆菌；细菌培养可见有绿脓杆菌生长，可以确诊。

【治疗原则】

（1）急性期以抗菌药物滴眼液，如妥布霉素、庆大霉素、环丙沙星等滴眼液频繁滴眼。

（2）急性期结膜下注射抗菌药物，如妥布霉素 20mg、庆大霉素 20mg、多黏菌素 B 50mg 等。

（3）随着病情的控制，可以逐渐减少抗菌滴眼次数。控制后应维持一段时间用药，以免炎症复发。

（4）口服维生素 B、维生素 C 等药物有助于角膜溃疡愈合。

（5）药物治疗无效、病情严重即将发生角膜穿孔者，应试行穿透性角膜移植术。

【治疗目标】

炎症消失。尽量减少角膜穿孔和瘢痕形成。

第二节　真菌性角膜炎

本病是由致病真菌感染引起的致盲率极高的一种角膜病变。常见致病菌为曲霉菌属、镰刀菌属、念珠菌属、青霉菌属和酵母菌属等。近年来随着糖皮质激素和抗菌的广泛使用，真菌性角膜炎的发病率有增加趋势。患者常有角膜损伤史，如某些角膜外伤史，尤其是植物性外伤史，以及角膜接触镜配戴史。

【临床表现】

（1）病程发展相对缓慢。

（2）眼部有轻中度疼痛、畏光、流泪等刺激症状和视力下降。

（3）结膜混合性充血，角膜病灶呈现灰白色，光泽度差，溃疡表面干燥粗糙，有时在病灶周围可见伪足或卫星灶形成。

（4）角膜溃疡与周围组织界限分明，角膜后有斑状沉着物，50%有黏稠状前房积脓。

（5）病灶表面物质易于刮除。

（6）严重者角膜变薄、穿孔，也可发生真菌性眼内炎。

【诊断】

（1）根据角膜植物性外伤史、病程较为迁延、角膜炎性刺激症状与体征并不一致，以及角膜病灶的特点，可以诊断。

（2）实验室检查　如角膜刮片、真菌培养、共焦显微镜检查可发现真菌菌体或菌丝，有助于确诊。

【治疗原则】

（1）局部应用抗真菌药物频繁滴眼，包括多烯类（如0.25%两性霉素B眼药水）、咪唑类（如0.5%咪康唑眼药水）和嘧啶类（如1%氟胞嘧啶眼药水）。

（2）可根据病情全身应用抗真菌药物。

（3）并发虹膜睫状体炎时，给以1%阿托品滴眼液散瞳。

（4）根据角膜病变程度和范围，选择相应手术，如病灶清创术、结膜瓣遮盖术和角膜移植术。

【治疗目标】

控制炎症。尽量减少角膜混浊等并发症。

第三节　病毒性角膜炎

一、单纯疱疹性角膜炎

本病是一种严重的致盲眼病，病原体是单纯疱疹病毒。该病毒分为Ⅰ型和Ⅱ型两个血清型。大多数角膜病变由Ⅰ型引起，少数由Ⅱ型引起。当患者机体抵抗力下降如感冒、发热、劳累或受严重精神刺激时，容易罹患该病。

【临床表现】

（1）原发感染　多见于幼儿。有发热，耳前淋巴结肿痛，唇、鼻翼处皮肤疱疹。眼部受累时表现为急性滤泡性结膜炎、眼睑皮肤疱疹，此时大约有2/3患者出现点状或树枝状角膜炎，不到10%患有角膜基质炎和葡萄膜炎。

（2）复发感染　当机体抵抗力降低时容易发生。角膜病变可为点状、树枝状、地图状溃疡；严重者发生角膜基质炎、角膜融解、穿孔、病变区角膜知觉减退；角膜后出现沉着物；结膜睫状充血较明显。

（3）发生角膜炎时，眼部有异物感、畏光、流泪和视力下降等症状。

（4）因病毒感染后在三叉神经节潜伏，5年内有1/3患者复发，多次反复导致角膜混浊，严重影响视力。

【诊断】

（1）根据发作的病史，病程迁延，角膜病变和角膜知觉减退，可以诊断。

（2）实验室检查 组织培养、免疫荧光抗体检测和分子生物学技术（如 PCR）等辅助手段检测病毒，可有助于诊断。

【治疗原则】

（1）眼部滴用抗病毒滴眼液，如 0.1% 阿昔洛韦、0.1% 疱疹净；涂用阿昔洛韦眼膏、更昔洛韦眼用凝胶。必要时可口服阿昔洛韦。

（2）眼部可滴用抗病毒生物制剂，如干扰素滴眼剂。

（3）眼部滴用抗菌药物滴眼液，预防继发性细菌感染。

（4）当发生角膜基质炎时，眼部可适当滴用糖皮质激素。

（5）支持疗法 服用维生素 B_2、维生素 C 等药物，以促进角膜溃疡的愈合。

（6）并发虹膜睫状体炎时，眼部应滴用睫状肌麻痹剂，如 1% 阿托品滴眼液。

（7）炎症稳定后可根据角膜混浊程度及视力情况，决定是否行穿透性角膜移植术。

【治疗目标】

控制炎症。尽量减少角膜混浊等并发症。

二、带状疱疹病毒性角膜炎

带状疱疹病毒性角膜炎是眼部带状疱疹的主要病变之一，可严重影响视力。它由水痘－带状疱疹病毒感染所致。感染分为原发性水痘病毒感染和复发性带状疱疹病毒感染两种类型。后者眼部表现明显，多发生于高龄人群，与机体免疫功能降低有关。

【临床表现】

（1）眼睑皮肤出现串珠状疱疹，分布在鼻睫神经支配区域，一般不超过中线。疼痛明显。

（2）眼部症状多在皮疹出现之后发生，时间长短不一。

（3）角膜浅层小疱或类似于单纯疱疹性树枝状角膜炎；角膜深层可有水肿、浸润，有新生血管长入；角膜知觉降低或消失。

（4）严重者合并虹膜炎、巩膜炎，部分病例可继发青光眼，或有眼外肌麻痹发生。

【诊断】

（1）根据眼睑和额部皮肤的带状疱疹性病变，以及角膜改变，可以诊断。

（2）若在急性期取结膜、角膜上皮刮片可查见有巨噬细胞及核内嗜酸性包涵体；也可应用荧光抗体染色技术检测病变角膜上皮标本，必要时从结膜囊内和取水泡内液体作病毒分离，均有助于确定诊断。

【治疗原则】

（1）眼部频繁滴用 0.1% 阿昔洛韦滴眼液。也可同时口服阿昔洛韦，剂量为 1000 ~ 2000mg/d，连续 10 ~ 14 天。

（2）滴用抗菌药物滴眼液，预防角膜继发性细菌感染。

（3）发生角膜深层病变时，可滴用糖皮质激素。

（4）发生葡萄膜炎或虹膜睫状体炎时，需用 1% 阿托品滴眼液散瞳，也可服用消炎痛。

（5）支持疗法　如服用维生素 B_1、维生素 B_{12}、肌苷等药物，以促进神经营养的恢复。

【治疗目标】

控制炎症。尽量减少角膜混浊等并发症。

第四节　棘阿米巴角膜炎

棘阿米巴角膜炎是由棘阿米巴原虫引起的一种慢性、进行性的角膜溃疡，病程可以迁延数月之久。棘阿米巴原虫主要存在于空气、土壤和水中。多数患者有角膜接触镜、角膜矫形镜佩戴史，合并单纯疱疹病毒性角膜炎的较多。

【临床表现】

（1）多为单眼发病，双眼罕见。

（2）有眼部剧痛、眼红、异物感、畏光、流泪和视力减退等症状。

（3）角膜损害多样化，包括上皮混浊、树枝状、地图状角膜溃疡、角膜基质水肿，放射状混浊的角膜神经炎，基质内可发生脓肿。

（4）可发生角膜上皮反复性剥脱、角膜后沉着物和角膜后弹力层皱褶等改变。

（5）病情严重者可以发生穿孔或蔓延至巩膜。

【诊断】

（1）根据角膜接触镜或角膜塑形镜配戴史，病程缓慢、持久，角膜神经放射状浸润，应怀疑为本病。

（2）实验室检查是本病确诊的关键。根据情况可做角膜病灶刮片或培养查包囊和滋养体；也可试行 PCR 检测。共聚焦显微镜检查有助于该病的活体诊断，镜下可发现角膜内有反光性的卵圆形包囊。

【治疗原则】

（1）早期清创。

（2）滴用抗棘阿米巴原虫的药物，如 0.1% 羟乙磺酸丙氧苯、0.2% 氯己定、0.2% 替硝唑、0.5% 酮康唑、0.5% 咪康唑等；疗程应在 4 个月以上。

（3）角膜即将穿孔者和炎症完全控制、残留角膜瘢痕而影响视力者，应行穿透性角膜移植。

【治疗目标】

控制炎症。尽量减少角膜混浊等并发症。

第五节　角膜基质炎

角膜基质炎是指位于角膜深基质层的非化脓性炎症。可能为致病微生物直接侵犯角膜基质所致，更常见的为病原微生物抗原与血液循环中抗体在角膜基质层内发生的免疫反应过强所致。常见病因有先天梅毒、结核、巨细胞病毒、莱姆（Lyme）病等。

【临床表现】

（1）急性期可有眼痛、眼红、畏光、流泪和视力明显下降等症状。

（2）结膜睫状充血。角膜基质浸润、水肿，常从周边向中央发展。后弹力层皱褶。角膜外观呈现毛玻璃状。

（3）角膜上皮和基质浅层一般不受累。

（4）并发虹膜睫状体炎时，可有房水混浊、角膜后沉着物和瞳孔缩小。

（5）随着病变发展，角膜有新生血管长入。

（6）反复发作后，角膜可有瘢痕形成。

（7）有时出现与病因相关的临床体征，如梅毒的马鞍鼻、口角鞍裂、Hutchinson齿等。

【诊断】

（1）根据眼部刺激症状和角膜改变，可以诊断。

（2）可做相应的辅助检查，如结核菌素实验、康 – 华反应和胸透，以便明确病因等。

【治疗原则】

（1）明确病因后针对病因治疗，如全身给予抗结核、抗梅毒等药物。

（2）局部应用糖皮质激素，如1%泼尼松龙滴眼液等。

（3）如伴发虹膜睫状体炎时，需用1%阿托品滴眼液散瞳。

（4）如果角膜瘢痕明显影响视力时，可行穿透性角膜移植手术。

【治疗目标】

（1）控制炎症。尽量减少角膜混浊等并发症。

（2）治疗原发病，尽量减少复发。

第六节　蚕食性角膜溃疡

蚕食性角膜溃疡是一种自发性、慢性、边缘性、进行性、疼痛性角膜溃疡，与自身免疫有关。其发病机制可能为某些炎症、感染、手术或外伤等因素诱导改变了角膜上皮及结膜的抗原性，从而使机体产生自身抗体，导致细胞免疫和体液免疫异常所致。

【临床表现】

（1）多发于健康成年人，男性多于女性。

（2）剧烈眼痛、畏光、流泪及视力下降。

（3）病变初期发生周边部角膜前基质层浸润，典型时位于睑裂区。

（4）随着病情进展，浸润区出现角膜上皮缺损并逐渐形成溃疡，病变区与角膜缘之间无正常的角膜组织分隔。

（5）溃疡可沿着角膜缘环形发展，也可以向角膜中央浸润，浸润缘呈穿凿状。

（6）溃疡向中央进展时，周边部溃疡区上皮可以渐渐修复，伴有新生血管长入。

（7）病情严重时可以累及全角膜和角膜穿孔。

【诊断】

根据眼部明显疼痛、溃疡从角膜周边开始和呈现特征性的穿凿状改变，可以诊断。

【治疗原则】

（1）眼部滴用糖皮质激素，如1%泼尼松龙滴眼液，每日4~6次。

（2）眼部滴用免疫抑制剂，如1%环孢素滴眼液，或全身应用免疫抑制剂。

（3）眼部可滴用胶原酶抑制剂，如2%半胱氨酸滴眼液，每日4~6次。

（4）根据角膜病变的范围和深度，选择板层角膜移植手术或穿透性角膜移植，手术时将相邻病变球结膜、结膜下组织，甚至已受累的表层巩膜组织同时切除干净。

【治疗目标】

控制炎症。尽量减少角膜并发症。

第七节　浅层点状角膜炎

浅层点状角膜炎是非特异性角膜病变，它与眼干燥综合征、睑缘炎、倒睫、睑内翻或睑外翻、上睑板下异物、外伤、暴露性角膜病变、滴用滴眼液、紫外线灼伤、轻度化学烧伤、配戴角膜接触镜、结膜炎、眼睑松弛综合征等有关。

【临床表现】

（1）眼部疼痛、畏光、眼红、异物感。

（2）角膜上皮点状缺损，荧光素着染，严重时融合成片。

（3）结膜充血，可有水样或黏液样分泌物。

【诊断】

根据主观症状、角膜点状病变位于角膜浅表层，角膜知觉一般尚正常，可以诊断。

【治疗原则】

（1）针对潜在的病因进行治疗。

（2）滴用人工泪液，最好是不含防腐剂的人工泪液。

（3）滴用润滑剂。

（4）适当滴用抗菌药物滴眼液。

（5）适当滴用睫状肌麻痹剂，如托品酰胺滴眼液缓解眼部疼痛和畏光。

【治疗目标】

控制炎症。解除症状。

第八节　复发性角膜上皮糜烂

复发性角膜上皮糜烂是指角膜持续或反复出现上皮剥脱、形成缺损的一类眼病。其发病机制与角膜基底膜功能障碍，导致无法产生基底膜复合体有关。本病分为两型：Ⅰ型仅损伤基底膜，Ⅱ型损伤累及前弹力层或基质层。常见病因包括角膜外伤、某些角膜营养不良、角膜基质损害性疾病，角膜屈光手术、角膜移植术和白内障术后，以及其他一些眼病，如干眼病、神经麻痹性角膜炎等。

【临床表现】

（1）多在晨起时发生眼部畏光、流泪、疼痛等刺激症状，反复发作。

（2）角膜上皮局限性粗糙或擦伤，荧光素染色显示角膜上皮有剥脱。剥脱的上皮可在数小时后愈合，以至检查时可无阳性体征发现。

（3）角膜上皮剥脱部位多见于角膜中央偏下的位置。

（4）Ⅱ型者因病变还波及到角膜基质层，荧光素着色位置较深。

【诊断】

根据复发病史，眼部刺激症状好发于晨起的特点，以及病变多位于角膜中央偏下部位，可以诊断。

【治疗原则】

（1）遮盖患眼，减少眼睑活动对角膜的机械刺激。

（2）眼部滴用纤维连结蛋白眼药水。

（3）适当滴用抗菌药物滴眼液防止感染。

（4）配戴治疗性软性角膜接触镜。

（5）对上述治疗无效时可采用适当的手术治疗，如睑缘缝合术、上皮基底膜切除术、治疗性准分子激光角膜切削术（PTK）等。

【治疗目标】

（1）解除症状。

（2）控制角膜病变，尽量减少复发。

第九节　神经麻痹性角膜炎

神经麻痹性角膜炎指由于外伤、手术、炎症或肿瘤等原因损伤了三叉神经支配角膜的感觉神经，引起角膜知觉丧失和营养代谢障碍而导致的角膜炎。

【临床表现】

（1）患眼可充血，但无疼痛的感觉。

（2）角膜知觉消失。

（3）病变早期，暴露于睑裂部的角膜上皮可首先出现点状缺损，荧光素着染。

（4）随着病情发展，上皮脱落区域扩大，形成溃疡；如发生感染则形成化脓性角膜溃疡，易发生角膜穿孔。

【诊断】

根据同侧三叉神经麻痹史、刺激症状不明显、角膜知觉丧失，以及角膜上皮脱落、溃疡等改变，可以诊断。

【治疗原则】

（1）发生三叉神经麻痹后，及早保护患眼，如眼垫遮盖、必要时行睑缘缝合术。

（2）发病早期，白天滴用人工泪液、润滑剂等保护角膜上皮，晚间用眼膏或湿房保护。同时滴用抗菌药物滴眼液，预防感染。

（3）可配戴亲水性角膜接触镜。

（4）发生化脓性角膜溃疡时，则按角膜溃疡处理。

（5）支持疗法　给予维生素 B_1、维生素 B_{12}、肌苷等，以促进神经营养的恢复。

（6）积极治疗导致三叉神经损害的原发病。

【治疗目标】

尽量保护角膜，避免角膜穿孔。

第十节　丝状角膜炎

角膜上皮部分剥脱，一端附于角膜表面，另一端游离，呈卷丝状，故称丝状角膜炎。丝状物是由变性的上皮细胞和黏液共同形成。其发病机制可能与上皮细胞的异常增殖、基底膜与前弹力层结合异常、类黏液形成过多有关。角膜外伤、手术后遮盖、配戴角膜接触镜、神经营养性角膜炎、糖尿病、干燥综合征等易发生。

【临床表现】

（1）眼部可有异物感、中度或严重眼疼、畏光、眼睑痉挛等刺激症状。

（2）角膜出现细丝状物，大小不等，色灰，有时自行脱落，再形成丝状物。

（3）裂隙灯下可见细丝状物一端附着在角膜表面，另一端游离。

（4）孟加红、丽丝胺绿或荧光素染色轻度着色。

【诊断】

根据眼部刺激症状、角膜改变，可以诊断。

【治疗原则】

（1）去除致病因素。

（2）裂隙灯活体显微镜下机械清创，去除丝状物。可用碘酊烧灼 10 秒后以生理盐水冲洗。

（3）眼部滴用润滑剂（白天人工泪液、夜间眼膏）、黏液溶解剂（如 10% 乙酰半胱氨酸滴眼液）。

（4）可以考虑配戴高透氧治疗性软性角膜接触镜。

【治疗目标】

症状和角膜病变消失。

第十一节　暴露性角膜炎

暴露性角膜炎是由于角膜失去眼睑保护而暴露，引起角膜干燥、上皮脱落，甚或发生感染所致的一种角膜炎症。引起本病的原因有睑外翻、面神经麻痹、过度突眼、上睑下垂矫正术后、眼睑整形术后及昏迷等。

【临床表现】

（1）眼睑闭合不全。

（2）病变多位于角膜下方。

（3）初期暴露部位的角结膜上皮干燥、粗糙，光泽度差，继而可发生角膜上皮脱落。

（4）继发感染时出现角膜溃疡的症状和体征。

（5）严重者发生角膜穿孔和化脓性眼内炎。

【诊断】

根据角膜暴露和角膜改变，可以诊断。

【治疗原则】

（1）去除致病因素，如治疗眼球突出，进行眼睑整形修复手术。

（2）症状较轻者，白天用人工泪液保持眼表湿润，晚间用眼膏或湿房保护。

（3）眼部滴用抗菌药物滴眼液，预防感染。

（4）重症者必要时行睑缘缝合术或结膜瓣遮盖术。

【治疗目标】

（1）消除诱发角膜暴露因素。

（2）保护角膜，避免穿孔。

第十二节　酒渣鼻性角膜炎

酒渣鼻是一种侵犯皮肤和眼部的综合征。其特征性改变是酒渣鼻病变和酒渣鼻性角膜炎。该病多发生于中年人，也可见于儿童。目前认为其发生与蠕形螨寄生、细菌感染、颜面部皮脂腺功能障碍、血管扩张性疾病和维生素 B 缺乏等有关。

【临床表现】

（1）双眼慢性刺激症状，眼红、烧灼感和异物感。

（2）可有睑缘充血、肥厚；多有睑板腺囊肿、睑腺炎发生。

（3）睑裂部球结膜血管扩张充血。

（4）多于角膜下方周边部可见边界清晰的浸润区，其余角膜可见点状角膜炎性改变。

（5）随着周边部浸润向深层发展，可见舌状、马蹄状灰白混浊区，并有新生血管长入。

（6）有时病情加重，可以发生角膜溃疡和穿孔。

（7）面颊、额和鼻部毛细血管扩张、脓疱、丘疹，并有红斑。

【诊断】

根据鼻部及眼部改变，可以诊断。

【治疗原则】

（1）杀灭蠕形螨，可口服四环素类药物，如二甲胺四环素、强力霉素。

（2）补充维生素 B_2。

（3）眼部滴用低浓度的糖皮质激素滴眼液可以阻止病情发展，但高浓度糖皮质激素滴眼液则可促使角膜融解。

（4）早期做角膜缘球结膜环形切除，或切除角膜病灶联合板层角膜移植术，可能起到稳定病情，减少复发。

（5）皮肤科治疗酒渣鼻。

【治疗目标】

（1）致病因素。

（2）控制角膜炎症，防止角膜穿孔。

（3）根据角膜病变程度，选择相应手术治疗。

第十三节 角膜变性和营养不良

一、角膜老年环

本病指角膜周边部基质内的类脂质沉着。常见于老年人，也可发生于青壮年。可能与脂质等代谢紊乱有关。

【临床表现】

（1）发病与年龄相关，年龄越大发生率越高。80 岁以上的人中几乎都有老年环。

（2）双眼发病。

（3）无自觉症状，不影响视力。

（4）角膜缘内 1mm、深层基质内灰白色、逐渐加重的环行混浊，其外界与角膜缘之间存在狭窄透明带。

【诊断】

根据临床表现可诊断。

【治疗原则】

（1）眼部无需治疗。

（2）针对全身情况，如动脉硬化、高血脂、高胆固醇等进行治疗。

【治疗目标】

观察。必要时可进行血脂、血胆固醇检查。少食高脂肪、高胆固醇食物。

二、带状角膜变性

本病又称带状角膜病变，是主要累及角膜前弹力层的表浅角膜钙化变性。可发生于任何年龄。常继发于眼部慢性炎症、甲状旁腺功能亢进和维生素 D 中毒等引起的高钙血症、遗传性疾病或慢性肾功能衰竭等。

【临床表现】

（1）单眼、双眼均可发病。慢性进行性发展，病程可达 10 余年。

（2）病变起始于睑裂区角膜边缘部，角膜前弹力层有细点状钙质沉着，逐渐混浊向中央部发展，形成带状混浊，表面粗糙不平。

（3）部分病例出现角膜上皮糜烂、甚者溃疡，明显的刺激症状。

（4）晚期患者有不同程度的视力下降。

【诊断】

根据慢性过程，角膜改变，或有钙、磷代谢紊乱的全身疾病史和临床表现，可以诊断。

【治疗原则】

（1）针对病因治疗。

（2）轻度角膜变性者无需眼部治疗。

（3）如有角膜上皮糜烂，眼部刺激症状明显时，滴用角膜保护剂，如贝复舒、卡波姆等，也可配戴软性角膜接触镜。

（4）后期需要美容或增加视力，可用 0.5% 依地酸二钠滴眼液，每日 4~6 次。也可在表面麻醉下刮除角膜上皮及病变处敷用 0.02mol/L 依地酸二钠溶液的海绵片，5 分钟后去除钙质，涂抗菌眼药膏，盖眼垫。

（5）当病变位于角膜前 1/3 者可采用治疗性角膜切削术（PTK）去除混浊。

【治疗目标】

（1）对轻度角膜变性进行观察。

（2）对于角膜发生明显改变者，应当进行有针对性的治疗。

三、大疱性角膜病变

本病是由于各种原因损害角膜内皮细胞，造成角膜内皮失代偿，角膜基质及上皮下水肿，导致角膜上皮下水疱形成。常见于眼前节手术损伤角膜内皮层后，无晶状体眼的前疝玻璃体长期与角膜内皮层广泛粘连，长期高眼压状态，各种角膜内皮营养不良的晚期等情况。

【临床表现】

（1）患眼视力下降。

（2）明显的眼红、磨疼、畏光、流泪等刺激症状。

（3）角膜大疱反复破裂，角膜基质明显水肿、雾状混浊，晚期新生血管长入。

【诊断】

根据临床表现，特别是角膜的改变，可以诊断。

【治疗】

（1）积极治疗原发病。

（2）应用角膜保护剂、营养剂，如角膜上皮生长因子、润滑剂、甲基纤维素等。

（3）滴用角膜脱水剂，如 5% 氯化钠、50% 葡萄糖溶液或甘油制剂。

（4）配带角膜接触镜。

（5）适当滴用抗菌及糖皮质激素滴眼液。

（6）手术治疗 穿透性角膜移植术（PK）或角膜内皮层移植术是治疗本病有效方法。

【治疗目标】

（1）解除症状。

（2）尽可能消除角膜大泡病变。

四、Fuchs 角膜内皮营养不良

本病是累及角膜内皮细胞层、基质层和上皮细胞层而引发的病变。至今病因不清。有人认为是一种常染色体显性遗传病。

【临床表现】

（1）50~60 岁女性多见。

（2）双眼同时或先后发病，病程进展缓慢，可分为滴状角膜期、角膜上皮和基质水肿期、角膜瘢痕期。

①滴状角膜期 无任何症状，角膜中央部后表面多发赘疣（滴状角膜）突入前房，

细小色素沉着。随着病变进展，赘疣区角膜内皮细胞消失。

②角膜上皮和基质水肿期　角膜水肿起始于中央部，逐渐向周围扩展。角膜增厚，呈毛玻璃状，后弹力层皱褶，基质层水肿。视力下降，并有眼痛、流泪。

③角膜瘢痕期　长期和持续的角膜水肿使角膜上皮下纤维结缔组织增生。角膜知觉下降，但上皮水肿减轻。可并发角膜上皮糜烂、溃疡、新生血管、钙化变性。

（3）可出现眼部刺激症状。部分病例可合并眼压升高。

（4）角膜内皮镜可见角膜内皮细胞大小不均匀；共聚焦显微镜检查可见内皮细胞层散在低反光突起细胞，角膜基质细胞间质高反光，正常内皮细胞数目减少。

【诊断】

根据临床表现可以诊断。角膜内皮镜、共聚焦显微镜检查有助于确诊。

【治疗原则】

（1）滴用角膜保护剂、营养剂，如角膜上皮生长因子、润滑剂、卡波姆、甲基纤维素等。

（2）滴用角膜脱水剂，如5%氯化钠、50%葡萄糖溶液或甘油制剂。

（3）可以考虑配戴角膜接触镜。

（4）适当滴用抗菌药物滴眼液，预防角膜继发感染。

（5）继发青光眼者，应用药物或手术降眼压治疗。

（6）手术治疗　穿通性角膜移植术（PK）是治疗本病有效方法，术后易复发，复发后可再次手术。板层角膜移植术（LK）、烧灼术、结膜覆盖术可以治疗顽固性角膜病变且无条件行PK术者，可缓解疼痛，减轻症状。

【治疗目标】

保护角膜，防止视力丧失。

第十四节　角膜软化症

角膜软化症是由于维生素A缺乏所致的一种角膜病变。在发展中国家它是儿童最重要的致盲眼病。本病多双眼受累。食物中缺少维生素A、喂养不当、吸收不良、慢性腹泻或患其他消耗性疾病如麻疹、肺炎时，常会导致维生素A缺乏，是诱发本病的重要因素。

【临床表现】

（1）夜盲、畏光和不愿睁眼。

（2）根据临床过程分为三期。

①夜盲期　在暗光线下和夜间不能视物。但因幼儿不能叙述，常被忽略。

②干燥期　角膜失去光泽，呈现雾状混浊。结膜有干燥斑（Bitot斑）。

③软化期　角膜呈现灰白色或灰黄色混浊，极易发生感染和自融坏死，形成溃疡和穿孔，最后形成粘连性角膜白斑或角膜葡萄肿，严重时引起眼球萎缩。

（3）伴有全身症状，如患儿消瘦、精神萎靡、声音嘶哑和皮肤干燥等。

【诊断】

根据维生素A缺乏史，夜盲、畏光等症状，结膜和角膜改变，可以诊断。

【治疗原则】

（1）在角膜穿孔前应积极治疗。迅速补充维生素 A，同时补充维生素 B，矫正水电解质紊乱，治疗全身病。

（2）肌内注射维生素 A 7～10 天，每天不少于 2 万 U；也可以用维生素 A 油剂滴眼。

（3）眼部滴用抗菌药物滴眼液或眼膏，预防感染。

（4）如有角膜溃疡或穿孔，应滴用 1% 阿托品滴眼液或眼膏，防止虹膜后粘连。

（5）若角膜穿孔时，当穿孔较小时可保守治疗；穿孔大者，考虑板层或穿透性角膜移植术。

【治疗目标】

（1）补充维生素 A，解除症状，消除角膜病变。

（2）如有角膜穿孔，以角膜移植术进行治疗。

第十五节　角膜肿瘤

一、角结膜皮样瘤

本病是一种类似肿瘤的先天性发育异常，为胚胎期胚裂闭合过程中，表皮及其附件嵌入角膜、结膜组织而形成。在组织学上它并非是真正的肿瘤，而属于典型的迷芽瘤。遗传方式有常染色体显性遗传、常染色体隐性遗传和性连锁隐性遗传 3 种。

【临床表现】

（1）出生时即有，静止或缓慢生长。肿瘤长大明显时可影响视力。

（2）肿物多位于颞下方球结膜及角膜缘处，有时位于角膜中央，仅遗留周边角膜。

（3）肿物多为表面光滑黄色圆形实体，表面有纤细的毛发。

（4）少数患者角膜缘处可出现多个皮样瘤。

（5）可合并耳部畸形和脊柱异常，称为 Goldenhar 综合征。

【诊断】

根据出生时就发生，球结膜或角膜缘处圆形黄色实体肿物，可以诊断。

【治疗原则】

（1）根据病变在角膜的位置、大小选择单纯手术切除或联合角膜移植手术。

（2）位于角膜缘的肿物，可行半月形、带有角膜缘的板层角膜移植手术。

（3）位于角膜中央者应及早手术，并行板层角膜移植手术，如发现皮样瘤组织已侵犯角膜全层，需要穿透性角膜移植手术。

【治疗目标】

切除肿瘤，维持角膜完整性。

二、角膜上皮内上皮癌

本病又称为 Bowen 病或原位癌，是一种癌前期角结膜角化不良。多见于老年男性，单眼发病，病程进展缓慢。病理组织学表现为细胞呈现多形性，分裂象增多，上皮角化不良，间变明显，上皮细胞的基底膜仍然完整。

【临床表现】

（1）在睑裂区，肿瘤常由角膜缘开始，同时向结膜和角膜伸展。

（2）肿瘤呈现灰白色半透明样隆起，有血管时呈现红色胶样扁平隆起，界限清晰。

（3）肿瘤发展缓慢，经若干年病变也可以只局限在上皮内；有时也可以向眼内蔓延。

【诊断】

（1）根据角膜缘或角膜上灰白色肿物，病程发展缓慢的特点，可以诊断。

（2）根据组织病理学检查结果可以确诊。

【治疗原则】

（1）根据肿瘤大小、部位，选择单纯手术切除或联合板层角膜移植手术。

（2）病变限局者，易于手术彻底切除。

（3）角膜广泛受累者，可行全角膜板层切除，同时行全角膜板层移植术。

（4）已有眼内侵犯时行眼球摘除或眶内容摘除。

（5）术后易复发，应定期随诊。

【治疗目标】

切除肿瘤，尽量维持角膜完整性。

三、角结膜鳞癌

本病发病原因不明。可发生于角膜溃疡遗留的瘢痕上或翼状胬肉手术后或创伤后，也可以原发于健康的角膜上。多见于 40～60 岁者，以男性居多。

【临床表现】

（1）睑裂区角膜缘部为好发部位，尤其以颞侧多见。

（2）初发时肿瘤呈现灰白色胶样隆起，或呈泡状，很快增大至杏仁状。

（3）肿瘤肥厚无蒂，富于血管，呈现粉红色乳头状或疣状肿块，触之易出血。

（4）可以沿眼球表面组织扩展，也可以向眼内转移。

【诊断】

（1）根据肿瘤的形态、外观和部位，可以诊断。

（2）肿瘤组织的组织病理学检查可确诊。

【治疗原则】

（1）早期彻底局部切除。

（2）如标本切缘未见肿瘤细胞则手术后毋需辅助治疗。

（3）角结膜广泛受累者，可行眼球摘除或眶内容剜出术。若患者不同意，可试行 $^{90}S_r\beta$ 射线或软性接触性 X 线照射治疗。

（4）术后应密切随访。

【治疗目标】

完整切除肿瘤。

四、角结膜色素痣

本病是一种先天性良性肿瘤。其病理组织学表现为痣细胞小、核浓缩、胞浆稀少。

根据病理组织学特点，色素痣可分为交界痣、上皮下痣、混合痣和蓝痣四种类型。

【临床表现】

（1）一般无刺激症状。

（2）角膜缘的结膜色素痣一般为棕色或黑色，扁平或轻度隆起，境界清楚。有时可以扩展到角膜周边部，也可以导致周边部角膜的脂质沉着。

（3）在球结膜一侧，其深度不会超过结膜固有层，能随结膜而被推动。

【诊断】

根据角膜缘静止性的棕色或黑色实体肿物，可以诊断。

【治疗原则】

（1）一般无需特殊治疗。

（2）影响美容时可以切除，但须彻底。

（3）交界痣和混合痣有低度恶变倾向。一旦发现恶变倾向，应手术彻底切除，以免复发。切除的组织须送病理检查。

【治疗目标】

观察。怀疑有恶变倾向时，行手术切除，并送病理检查。

五、角结膜恶性黑色素瘤

本病是一种发生于角结膜组织的恶性肿瘤。组织学上分为上皮样细胞型、纺锤细胞型、痣样细胞型和混合细胞型。确切病因不明。恶性黑色素瘤可源于交界痣或混合痣，或源于原发性获得性黑色素沉着痣，或为新发。多于 40～60 岁时发病，30 岁前罕见。

【临床表现】

（1）瘤体隆起，分叶或结节状，肿瘤发展较快。

（2）有时出现血性泪水。

（3）结膜黑色素瘤常侵犯角膜缘，并累及周边部角膜。有些则沿角膜缘环行扩展。

（4）成人期的黑色素痣和原发性获得性黑色素沉着症若病灶增厚、扩大，色素和血管增多，或黑色素痣与巩膜粘连，都应视为恶性黑色素瘤的可能征象。

（5）根据肿瘤色素的多少，恶性黑色素瘤可表现为黑色、棕色或淡红色。

（6）恶性黑色素瘤可以沿眼表蔓延，也可以侵入眼内和全身转移。

【诊断】

（1）根据患者为中老年，肿块生长迅速，并富于色素和血管，可以诊断。

（2）必要时行活检进行病理组织学检查。

【治疗原则】

（1）首先对怀疑为恶性黑色素瘤的病灶组织做活检，如病灶局限，则将整个瘤体切除以明确诊断。

（2）边缘切除干净，无肿瘤细胞者应定期密切随访。

（3）切缘残留可疑肿瘤细胞浸润者，对可疑范围做冷冻治疗，或在 5 周内行 600～1000rd 的 β 射线治疗。

（4）原发性获得性黑色素沉着症恶变的病例，对可疑范围做结膜和角巩膜板层切除，继以冷冻治疗。

（5）眼内和眶内已经被肿瘤波及，或手术与放疗后复发的病例可行眶内容物剜出术。但至今未能确切评估其对延长生命的意义。

【治疗目标】

完整切除肿瘤。

第十六节　圆锥角膜

圆锥角膜是一种以角膜扩张为特征，使角膜中央部前凸呈圆锥形，产生高度不规则散光的角膜病变，严重影响视力。它可为常染色体隐性或显性遗传。多于青少年期起病，进展缓慢。多为双侧性，但发病时间可有先后，病变程度也可不同。

【临床表现】

（1）进行性远视力减退，近视及散光度数增加，一般眼镜可以矫正视力。一旦出现典型的圆锥角膜症状时，只能用硬性角膜接触镜才能矫正视力。

（2）Placido 盘检查，角膜映像的同心环和轴出现歪曲；角膜曲率计检查可发现规则或不规则散光；角膜地形图可显示部分区域角膜屈光力增加。

（3）角膜向前锥状突起，锥的顶部往往位于角膜中央偏鼻下侧。在锥顶部角膜最薄。

（4）在病变进展过程中，角膜基质层出现许多呈垂直分布、相互平行的细线。以后细线逐渐变长变粗似栅栏状，称为圆锥角膜线，又称为 Vogt 条纹。

（5）在角膜圆锥的基底部可出现上皮下出现黄褐色环，称为 Fleischer 环，为含铁血黄色沉着于角膜上皮或前弹力膜所致。

（6）眼下视时上睑隆突，称为 Munson 征。

（7）角膜前弹力层可自发性破裂，出现角膜水肿。急性角膜水肿时可致视力突然下降、眼痛、眼红、畏光和大量流泪等。修复后形成浅层瘢痕。

（8）角膜后弹力膜破裂时，可引起急性角膜基质层水肿和混浊。水肿常于 4 个月内吸收，但遗留瘢痕组织。

【诊断】

根据角膜特征性改变，可以诊断。

【治疗原则】

（1）轻度圆锥角膜可以配戴硬性角膜接触镜，也可以行表面角膜镜片术或板层角膜移植术。

（2）若角膜圆锥突起很高、且角膜有全层混浊时，应行穿透性角膜移植术。

（3）角膜水肿时，可滴用睫状肌麻痹剂、3% 氯化钠眼膏，必要时可予加压包扎。

【治疗目标】

（1）对轻度者，配戴角膜接触镜后视力进步。

（2）对重度者，施行穿透性角膜移植术。

第五章 巩 膜 病

第一节 表层巩膜炎

表层巩膜炎是一种复发性、暂时性和自限性累及巩膜表面血管结缔组织的非特异性炎症。常好发角膜缘至直肌附着点的区域内，并以睑裂暴露部位最常见。可分为结节性表层巩膜炎和周期性表层巩膜炎两类。好发于 20~50 岁壮年人，女性多见。多数患者为特发性，发病原因不明。也有发生于胶原血管性疾病，如类风湿关节炎、多动脉炎、系统性红斑狼疮、Wegner 肉芽肿病、痛风；感染性疾病，如带状疱疹感染、单纯疱疹病毒感染、莱姆病、梅毒和乙型肝炎；其他疾病，如感染性肠道疾病、酒渣鼻、特应性皮炎和甲状腺疾病。

【临床表现】

1. 结节性巩膜炎

（1）急性发病。

（2）有疼痛和压痛，轻微刺激症状。

（3）以局限性结节样隆起为特征。结节多单发，暗红色，圆形或者椭圆形，直径 2~3mm。结节周围结膜充血水肿。每次发病持续 1~2 周。

（4）2/3 患者可多次复发。

2. 周期性巩膜炎

（1）周期性发作，发病突然。

（2）有轻微疼痛和灼热感。

（3）巩膜表层局限或者弥漫充血水肿，呈紫红色外观。

（4）部分患者可有瞳孔缩小或者暂时性近视。

【诊断】

根据临床表现可以诊断。

【治疗原则】

（1）可用人工泪液缓解刺激症状。

（2）症状较重或者频繁发作者滴用糖皮质激素或者非甾体眼药水。

（3）必要时可口服上述两种药物或结膜下注射糖皮质激素。

【治疗目标】

炎症完全消退。

060

第二节 巩 膜 炎

巩膜炎是指巩膜实质层的炎症，以细胞浸润、胶原破坏、血管组织重塑为特征。

半数患者伴有全身疾病，常见于结缔组织病，如风湿性关节炎、Wegner肉芽肿、复发性多软骨炎、系统性红斑狼疮、Reiter病等，带状疱疹病毒感染，梅毒，痛风或眼部手术后。少见于结核、莱姆病、结节病、高血压、寄生虫或假单胞菌感染等。好发于20~60岁，女性多见。按部位分为前巩膜炎和后巩膜炎。前巩膜炎又可分为结节性、弥漫性和坏死性巩膜炎。

【临床表现】

1. 前巩膜炎

病变位于赤道部前。双眼先后发病，眼部疼痛剧烈。持续数周，病程反复，迁延可达数月甚至数年。可并发角膜炎，葡萄膜炎，白内障，眼压升高。可分为三类。

（1）结节性巩膜炎 病变区巩膜紫红色充血，炎症浸润肿胀，结节样隆起，质硬，压痛，结节可多个，不能推动。

（2）弥漫性巩膜炎 巩膜弥漫充血，球结膜水肿，巩膜呈特征性的蓝色。

（3）坏死性巩膜炎 破坏性较大，常引起视力损害的炎症。眼痛明显，早期局部巩膜炎性斑块，边缘炎症较中心重。晚期巩膜坏死变薄，透见脉络膜，甚至穿孔。病灶可迅速向后和周围蔓延扩展。炎症消退后，巩膜呈蓝灰色，粗大血管围绕病灶。常伴严重的自身免疫性疾病如血管炎。

2. 后巩膜炎

较少见，为一种肉芽肿炎症，位于赤道后方巩膜。出现不同程度眼疼，视力下降。眼前节无明显改变，可有轻微眼红。后节表现为轻度玻璃体炎、视乳头水肿、浆液性视网膜脱离、脉络膜皱褶。B型超声扫描、CT扫描或者MRI检查发现后巩膜增厚有助于诊断。

【诊断】

根据患者的临床表现可以诊断。

【治疗原则】

（1）针对病因治疗。

（2）抗炎治疗 眼部或者全身应用糖皮质激素及非甾体抗炎药。如果效果不好时加用免疫抑制剂。

（3）伴睫状肌痉挛者可滴用1%阿托品滴眼液散瞳，麻痹睫状肌。

（4）严重病例的无血管区、葡萄肿区域禁在结膜下、球后或者球周注射糖皮质激素，以防止巩膜穿孔。

（5）手术治疗 对于巩膜坏死、穿孔患者可试行异体巩膜移植术。

【治疗目标】

（1）症状消失。

（2）炎症控制或消失。

第三节　巩膜葡萄肿

指各种原因致巩膜变薄，在眼压的作用下变薄的巩膜连同深层葡萄膜组织向外扩张膨出，透过巩膜呈现葡萄膜的颜色，称为巩膜葡萄肿。根据发生部位分为前部、赤道部、后葡萄肿。巩膜变薄的原因为外伤或手术、巩膜炎或巩膜软化、眼压增高、高度近视眼等眼部变性疾病和眼内占位性病变时。

【临床表现】

1. 前巩膜葡萄肿

膨出位于睫状体区或者角巩膜缘与睫状体区之间者，后者又称插入性葡萄肿。多见于炎症、外伤合并继发青光眼。

2. 赤道部巩膜葡萄肿

位于赤道部。常见于巩膜炎或者绝对期青光眼。

3. 后部巩膜葡萄肿

位于眼底后极部及视盘周围。多见于高度近视眼，偶见于先天性疾病。后部巩膜葡萄肿常伴随脉络膜萎缩及新生血管形成。

【诊断】

根据临床表现可以确诊。

【治疗原则】

（1）观察。

（2）控制眼压，以缓解葡萄肿的发展和扩大。

（3）对高度近视眼所致后巩膜葡萄肿可试行预防性后巩膜加固术。

（4）无光感眼可考虑眼球摘除。

【治疗目标】

控制和中止葡萄肿的进展。

第六章　晶状体疾病

第一节　年龄相关性白内障

年龄相关性白内障又称老年性白内障，是在中老年中发生的晶状体混浊，随着年龄增加患病率明显增高。它分为皮质性、核性和后囊下三类。病因较为复杂，可能是环境、营养、代谢和遗传等多种因素对晶状体长期综合作用的结果。一般认为氧化作用导致白内障的最早期变化。紫外线照射过多、饮酒过多、吸烟多、妇女生育多、心血管疾病、高血压、精神病、机体外伤等与白内障的形成有关。

【临床表现】

（1）双眼患病，但发病有先后，严重程度也不一致。

（2）主要症状为随眼球转动的眼前阴影、渐进性无痛性视力减退、单眼复视或多视、虹视、畏光和眩光。

（3）皮质性白内障按其发展过程分为4期。

①初发期　晶状体皮质内出现空泡、水裂、板层分离和轮幅状混浊，如瞳孔区的晶状体未累及，一般不影响视力。

②膨胀期　又称未熟期，晶状体混浊继续加重，急剧肿胀，体积变大。

③成熟期　晶状体恢复到原来体积，前房深度恢复正常。晶状体逐渐全部混浊，虹膜投影消失。患眼视力降至眼前手动或光感。眼底不能窥入。

④过熟期　如果成熟期持续时间过长，经数年后晶状体内水分继续丢失，晶状体体积缩小，囊膜皱缩和有不规则的白色斑点及胆固醇结晶，前房加深，虹膜震颤。晶状体纤维分解液化，呈乳白色，棕黄色晶状体核沉于囊袋下方，可随体位变化而移动，上方前房进一步加深。晶状体悬韧带发生退行性改变，容易发生晶状体脱位。

（4）核性白内障

①发病年龄较早，进展缓慢。

②混浊开始于胎儿核或成人核，逐渐发展到成人核完全混浊。

③初期晶状体核呈黄色混浊。

④可发生近视。

（5）后囊膜下白内障

①晶状体后囊膜下浅层皮质出现棕黄色混浊，由许多致密小点组成，其中有小空泡和结晶样颗粒，外观似锅巴状。

②混浊位于视轴，早期出现明显视力障碍。

③进展缓慢。后期合并晶状体皮质和核混浊，最后发展为成熟期白内障。

【诊断】

应在散大瞳孔后以检眼镜或裂隙灯活体显微镜检查晶状体。根据晶状体混浊的形态和视力情况可明确诊断。

【治疗原则】

（1）目前尚无疗效肯定的药物用于治疗白内障。

（2）因白内障影响工作和日常生活时，可考虑手术治疗。通常采用白内障囊外摘除术（包括白内障超声乳化吸除术）联合人工晶状体植入术。

【治疗目标】

手术摘除混浊的晶状体，植入人工晶状体，恢复视力。

第二节　先天性白内障

本病为出生时或出生后第一年内发生的晶状体混浊，是儿童常见眼病，可为家族性发病或为散发；可伴发其他眼部异常或遗传性、系统性疾病。诱发先天性白内障的因素：①与遗传因素有关，常为常染色体显性遗传。②与环境因素有关，母亲孕期内，特别头3个月宫内病毒性感染、应用一些药物，或暴露于X线，孕期内患有代谢性疾病，如糖尿病、甲状腺功能不足、营养和维生素极度缺乏等，可使晶状体发生混浊。也有一些病例的原因不明。

【临床表现】

（1）单眼或双眼发生。

（2）多数为静止性的。少数出生后继续发展。也有直至儿童期才影响视力。

（3）根据晶状体混浊部位、形态和程度进行分类。比较常见的如下。

①前极白内障　晶状体前囊膜中央局限性混浊，多为圆形，大小不等。可伸入晶状体皮质内，或表面突出于前房内。多为双侧。对视力影响不大。

②后极白内障　晶状体后囊膜中央局限混浊，边缘不齐，可呈盘状、核状或花萼状。多为双眼发生。少数为进行性的。对视力有一定影响。

③冠状白内障　晶状体皮质深层周边部有圆形、椭圆形、短棒状、哑铃状混浊，呈花冠状排列。晶状体中央部及周边部透明。为双眼发生，静止性。很少影响视力。

④点状白内障　晶状体皮质有白色、蓝色或淡色细小点状混浊。发生在出生后或青少年期。双眼发生。静止不发展。一般不影响视力。

⑤绕核性白内障　数层混浊位于透明晶状体核周围的层间。各层之间仍有透明皮质间隔。最外层常有"V"字形混浊骑跨在混浊带的前后。常为双眼发生，静止性。视力可明显减退。

⑥核性白内障　晶状体胚胎核和胎儿核均受累，呈致密的白色混浊，但皮质完全透明。多为双眼发病。瞳孔缩小时视力障碍明显，瞳孔散大时视力显著增加。

⑦全白内障　晶状体全部或近于全部混浊，有时囊膜增厚、钙化，皮质浓缩。可在出生时已经发生，或出生后逐渐发展，至1岁内全部混浊。多为双眼发生。视力障碍明显。

⑧膜性白内障　前后囊膜接触机化，两层囊膜间可夹有残留的晶状体纤维或上皮细胞，呈厚薄不匀的混浊。可单眼或双眼发生，视力损害严重。

⑨其他少见的先天性白内障还有缝性白内障、纺锤形白内障和珊瑚状白内障。

（4）一些患者合并其他眼病或异常，如斜视、眼球震颤、先天性小眼球、视网膜和脉络膜病变、瞳孔扩大肌发育不良以及晶状体脱位、晶状体缺损、先天性无虹膜、先天性虹膜和（或）脉络膜缺损、瞳孔残膜、大角膜、圆锥角膜、永存玻璃体动脉等。

【诊断】

（1）主要根据晶状体混浊形态和部位来诊断。

（2）为明确诊断，应针对不同情况选择一些实验室检查。

【治疗原则】

（1）对视力影响不大时，一般不需治疗，宜定期随诊观察。

（2）明显影响视力时，应尽早选择晶状体切除术、晶状体吸出术、白内障囊外摘除术进行手术治疗。

（3）因风疹病毒引起的先天性白内障不宜过早手术。以免手术时可使这些潜伏在晶状体内的病毒释放而引起虹膜睫状体炎，有可能因炎症而引起眼球萎缩。

（4）无晶状体眼需进行屈光矫正和视力训练，常用的方法有眼镜矫正、角膜接触镜、人工晶状体植入。人工晶状体的植入一般最早在 2 岁时进行。

【治疗目标】

手术摘除混浊的晶状体，恢复视力，减少弱视和盲目的发生。

第三节　外伤性白内障

外伤性白内障为眼球钝挫伤、穿通伤和爆炸伤等引起晶状体混浊。多见于儿童或年轻人，常单眼发生。

【临床表现】

1. 钝挫伤所致白内障

根据挫伤轻重不同，可有晶状体前表面 Vossius 环混浊，相应的囊膜下混浊、放射状混浊、板层白内障、局限混浊或完全混浊。还可伴有前房出血、前房角后退、晶状体脱位、继发性青光眼等。

2. 穿通伤所致白内障

根据眼球穿通伤引起晶状体囊膜破裂伤口的大小，可形成局限混浊或晶状体全部混浊。

3. 爆炸伤所致白内障

爆炸时气浪可引起类似钝挫伤所致的晶状体损伤。爆炸物本身或掀起的杂物也可造成类似于穿通伤所致的白内障。

4. 电击伤所致白内障

可引起晶状体前囊及前囊下皮质混浊。多数病例静止不发展，也可逐渐发展为全白内障。

5. 视力障碍与伤害程度和部位有关

瞳孔区晶状体受伤后视力很快减退。当晶状体囊膜广泛受伤时，除视力障碍外，还伴有眼前节明显炎症或继发性青光眼。

【诊断】

根据受伤史和晶状体混浊的形态和程度可做出诊断。

【治疗原则】

（1）影响视力不大的晶状体局限混浊，可随诊观察。

（2）当晶状体皮质突入前房，可用糖皮质激素、非甾体抗炎药及降眼压药物治疗，待前节炎症反应消退后手术摘除白内障。

（3）经治疗后炎症反应不减轻，或眼压升高不能控制，或晶状体皮质与角膜内皮层接触时，应及时摘除白内障。

（4）当晶状体全混浊，但光觉和色觉仍正常时，应进行白内障摘除术。

（5）由于外伤性白内障多为单眼，白内障摘除术后应尽可能同时植入人工晶状体。

【治疗目标】

手术摘除混浊的晶状体，恢复视力，减少盲目的发生。

第四节　代谢性白内障

一、糖尿病性白内障

白内障是糖尿病的并发症之一，可分为真性糖尿病性白内障和糖尿病患者的年龄相关性白内障。糖尿病时血糖增高，进入晶状体内葡萄糖增多，己糖激酶作用饱和，葡萄糖转化为 6 - 磷酸葡萄糖受阻。此时醛糖还原酶的作用活化，葡萄糖转化为山梨醇。山梨醇不能透过晶状体囊膜，在晶状体内大量积聚，使晶状体内渗透压增加而吸收水分，纤维肿胀变性而导致混浊。

【临床表现】

1. 糖尿病患者的年龄相关性白内障

较多见，与年龄相关性白内障相似，但发生较早，进展较快，容易成熟。

2. 真性糖尿病性白内障

（1）多发生于 30 岁以下病情严重的幼年型糖尿病患者中。

（2）常为双眼发病，进展迅速，晶状体可能在数天、数周或数月内全混浊。

（3）开始时在前后囊下的皮质区出现无数分散的、灰色或蓝色雪花样或点状混浊。可伴有屈光变化。

【诊断】

根据糖尿病的病史和白内障的形态可做出诊断。

【治疗原则】

当白内障明显影响视力，妨碍患者的工作和生活时，可在血糖控制下进行白内障摘除术。

【治疗目标】

手术摘除混浊的晶状体，植入人工晶状体，恢复视力。

二、半乳糖性白内障

本病为常染色体隐性遗传。患儿缺乏半乳糖 - 1 - 磷酸尿苷转移酶和半乳糖激酶，使半乳糖不能转化为葡萄糖而在体内积聚。组织内的半乳糖被醛糖还原酶还原为半乳糖醇。醇的渗透性很强，在晶状体内的半乳糖醇吸水后，晶状体囊膜破裂，引起晶状体混浊。

【临床表现】

可在生后数日或数周内发生。多为板层白内障。

【诊断】

对于先白内障患儿应先筛查尿中半乳糖。如测定红细胞半乳糖－1－磷酸尿苷转移酶的活性可明确诊断半乳糖－1－磷酸尿苷转移酶是否缺乏；应用放射化学法测定半乳糖激酶的活性，可有助于诊断。

【治疗原则】

给予无乳糖和半乳糖饮食，可控制病情的发展或逆转白内障。

【治疗目标】

控制白内障的发展。如果影响视力，应行手术摘除混浊晶状体。

三、手足搐搦性白内障

本病又称低钙性白内障，为血清钙过低引起。低钙患者常有手足搐搦，故称为手足搐搦性白内障。多由于先天性甲状旁腺功能不足，或甲状腺切除时误切了甲状旁腺，或因营养障碍，使血清钙过低。低钙增加了晶状体囊膜的渗透性，晶状体内电解质平衡失调，影响了晶状体代谢。

【临床表现】

（1）患者有手足搐搦、骨质软化。

（2）双眼晶状体前后皮质内有辐射状或条纹状混浊，与囊膜间有透明带隔开。囊膜下可见红、绿或蓝色结晶微粒。混浊可逐渐发展至皮质深层。

（3）如果间歇发作低血钙，晶状体可有板层混浊，发展为全白内障或静止发展。

【诊断】

有甲状腺手术史或营养障碍史，血钙过低，血磷升高，以及全身和眼部的临床表现可有助于诊断。

【治疗原则】

（1）给予足量的维生素 D、钙剂，纠正低血钙，有利于控制白内障发展。

（2）当白内障明显影响视力时可进行白内障摘除术。术前应纠正低血钙。术中容易出血，应当予以注意。

【治疗目标】

给予足量维生素 D、钙剂，控制白内障发展。当白内障明显影响视力时应手术摘除白内障。

第五节　并发性白内障

并发性白内障为眼部炎症或其他疾病引起晶状体混浊。常见于葡萄膜炎、视网膜色素变性、视网膜脱离、青光眼、眼内肿瘤、高度近视眼及低眼压等。

【临床表现】

（1）患者有原发病的表现。

（2）常为单眼发生。

（3）由眼前节疾病引起的并发性白内障多由前皮质开始。

（4）由眼后节疾病引起的并发性白内障先于晶状体后极部囊膜及囊膜下皮质出现颗粒状灰黄色混浊，形成较多空泡，逐渐向晶状体核中心部及周边部扩展，呈放射状，形成玫瑰花样混浊。继之向前皮质蔓延，逐渐使晶状体全混浊。以后水分吸收，囊膜增厚，晶状体皱缩，并有钙化等变化。

（5）由青光眼引起者多由前皮质和核开始。

（6）高度近视眼所致者多为核性白内障。

【诊断】

根据晶状体混浊的形态、位置和原发病，可以诊断。

【治疗原则】

（1）治疗原发病。

（2）并发性白内障已影响工作和生活时，如果患眼光定位准确，红绿色觉正常，可进行手术摘除白内障。

（3）各种炎症引起的并发性白内障对手术的反应不同，有的可引起严重的并发症，应根据原发病的种类，在眼部炎症很好控制以后，再考虑手术。

（4）对白内障摘除后是否植入人工晶状体应慎重考虑。

【治疗目标】

手术摘除混浊的晶状体，恢复视力。

第六节　药物性白内障

长期应用或接触对晶状体有毒性作用的药物或化学药品可导致晶状体混浊，称为药物性白内障。容易引起晶状体混浊的的有糖皮质激素、氯丙嗪、缩瞳剂等，化学药品有三硝基甲苯、二硝基酚、萘和汞等。

【临床表现】

（1）患者有与上述药物或化学药品的接触史。

（2）糖皮质激素所致的白内障　用药剂量大和时间久，发生白内障的可能性大。开始时后囊膜下出现散在的点状和浅棕色的细条混浊，并有彩色小点，逐渐向皮质发展。后囊膜下形成淡棕色的盘状混浊，其间有彩色小点和空泡，最后皮质大部分混浊。

（3）缩瞳剂所致的白内障　晶状体混浊位于前囊膜下，呈玫瑰花或苔藓状，有彩色反光。一般不影响视力。有些病例发现过晚，混浊可扩散到后囊膜下和核，停药后混浊不易消失，但可停止发展。

（4）氯丙嗪所致的白内障　长期大量服用氯丙嗪后对晶状体和角膜产生毒性作用。开始时晶状体表面有细点状混浊，瞳孔区色素沉着。以后细点混浊增多，前囊下出现排列成星状的大色素点，中央部较密集，并向外放射。重者中央部呈盘状或花瓣状混浊。并向皮质深部扩展。当前囊下出现星状大色素点时，角膜内皮和后弹力层有白色、黄色或褐色的色素沉着。

（5）三硝基甲苯所致的白内障 长期与三硝基甲苯接触有发生白内障的危险。首先晶状体周边部出现密集的小点混浊，以后逐渐进展为由尖端向着中央的楔形混浊连接成环形的混浊。环与晶状体赤道部有一窄的透明区。继之中央部出现小的环形混浊，大小与瞳孔相当。重者混浊致密，呈花瓣状或盘状，或发展为全白内障。

【诊断】

根据接触药物和化学药品史，及晶状体混浊的形态、位置等，可以做出诊断。

【治疗原则】

（1）停用药物和中止与化学药品的接触。

（2）当白内障严重到影响患者工作和生活时，手术摘除白内障和植入后房型人工晶状体。

【治疗目标】

停止接触药物和化学药品。当白内障影响患者工作和生活时，摘除白内障。

第七节　放射性白内障

因放射线，如红外线、电离辐射、微波所致的晶状体混浊称为放射性白内障。

【临床表现】

1. 红外线所致白内障

多发生于玻璃厂和炼钢厂的工人中。初期晶状体后皮质有空泡、点状和线状混浊，类似蜘蛛网状，有金黄色结晶样光泽。以后逐渐发展为盘状混浊。最后发展为全白内障。有时晶状体前囊膜下也有轻微混浊。

2. 电离辐射所致白内障

中子、X线、γ线及高能量的β线照射晶状体后会导致白内障，发生白内障的潜伏期与放射剂量大小和年龄直接有关。剂量大、年龄小者潜伏期短。初期晶状体后囊膜下有空泡和灰白色颗粒状混浊，逐渐发展为环状混浊。前囊膜下皮质有点状、线状和羽毛状混浊，从前极向外放射。后期可有盘状及楔形混浊，最后形成全白内障。

3. 微波所致白内障

微波来源于太阳射线、宇宙射线和电视、雷达、微波炉等。大剂量的微波可产生类似于红外线的热作用。晶状体对微波敏感，因微波的剂量不同可产生晶状体不同的损害，类似于红外线所致的白内障。晶状体出现皮后点状混浊，后囊膜下混浊和前皮质羽状混浊。

【诊断】

根据长期接触放射线的病史，及晶状体混浊形态、位置等，可做出诊断。

【治疗原则】

当白内障影响患者工作和生活时，可手术摘除白内障和植入后房型人工晶状体。

【治疗目标】

停止接触放射线。当白内障影响患者工作和生活时，摘除白内障。

第八节　后发性白内障

后发性白内障指白内障囊外摘除术后或外伤性白内障部分皮质吸收后所形成的晶状体后囊膜混浊。

【临床表现】

（1）视物变形和视力下降。

（2）晶状体后囊膜出现厚薄不均的机化组织和 Elschnig 珠样小体。常伴有虹膜后粘连。

（3）影响视力的程度与晶状体后囊膜混浊程度和厚度有关。

【诊断】

有白内障囊外摘除术或晶状体外伤史，及晶状体后囊膜混浊，可以确诊。

【治疗】

（1）后发性白内障影响视力时应施行 Nd：YAG 激光晶状体后囊膜切开术。

（2）如无条件施行激光治疗时，可进行手术将瞳孔区的晶状体后囊膜刺开或剪开。

（3）术后眼部滴用糖皮质激素或非甾体滴眼液，预防炎症反应。并注观察眼压的变化。

【治疗目标】

以 Nd：YAG 激光或手术切开晶状体后囊膜，恢复视力。

第九节　晶状体异位和脱位

晶状体悬韧带部分或全部断裂或缺损，可使悬挂力减弱，导致晶状体位置异常。若出生时晶状体就不在正常位置，称为晶状体异位。若出生后因先天因素、眼球钝挫伤或一些疾病，如马方综合征、马奇山尼综合征、葡萄肿、牛眼均能使晶状体位置改变，称为晶状体脱位。

【临床表现】

1. 晶状体全脱位

晶状体悬韧带全部断裂，患眼的视力为无晶状体眼视力，前房加深，虹膜震颤。

晶状体可脱位至下列位置。

（1）前房内　晶状体多沉于前房下方。晶状体透明时呈油滴状，混浊时则呈白色盘状物。虹膜被脱位的晶状体挤压，因而影响到前房角，房水外流受阻而致眼压急性升高。

（2）玻璃体腔内　呈一透明的球状物，脱位早期尚可活动，长期脱位后固定于下方，并与视网膜粘连。日久后晶状体变混浊。可导致晶状体过敏性葡萄膜炎和继发性青光眼。

（3）晶状体嵌于瞳孔区　晶状体一部分突至于前房内，影响房水循环而致眼压急生升高。

（4）严重外伤时角巩膜缘破裂，晶状体可脱位至球结膜下，甚至眼外。

2. 晶状体半脱位

（1）瞳孔区可见部分晶状体，散瞳后可见部分晶状体赤道部，该区悬韧带断裂。马方综合征的晶状体常向上移位，马奇山尼综合征和同型胱氨酸尿症的晶状体常向下移位。

（2）前房深浅不一致，虹膜震颤。

（3）如果半脱位的晶状体前后轴仍在视轴上，则仅出现由于悬韧带松弛、晶状体凸度增加而引起晶状体性近视。

（4）可产生单眼复视。眼底可见到双像。

【诊断】

（1）根据病史、症状和裂隙灯下检查结果，可以做出诊断。

（2）可对不同原因引起的晶状体脱位做出鉴别诊断。

【治疗原则】

1. 晶状体全脱位

（1）晶状体脱入前房内和嵌于瞳孔区晶状体应立即手术摘除。

（2）晶状体脱入玻璃体腔者，如无症状可以随诊观察。如果发生并发症，如晶状体过敏性葡萄膜炎、继发性青光眼或视网膜脱离时需将晶状体取出。

（3）晶状体脱位于结膜下者，应手术取出晶状体并缝合角巩膜伤口。

2. 晶状体半脱位

（1）如晶状体透明，且无明显症状和并发症时，可不必手术。所引起的屈光不正可试用镜片矫正。

（2）如晶状体半脱位明显，有发生全脱位危险或所引起的屈光不正不能用镜片矫正时，可行手术摘除晶状体。

【治疗目标】

改善或恢复视力，防止并发症。

第十节　晶状体形态异常

晶状体形态异常包括球形晶状体、圆锥形晶状体、晶状体缺损和晶状体脐状缺陷等，属晶状体先天性异常。

【临床表现】

1. 球形晶状体

（1）多为双侧。

（2）晶状体呈球形，直径和体积小，前后径较长。

（3）晶状体悬韧带松弛，晶状体前移，易加重瞳孔阻滞。滴用缩瞳剂后可使睫状肌收缩，晶状体悬韧带更松弛，晶状体前移而加重瞳孔阻滞，而导致病逆药性青光眼。

（4）球形晶状体屈折力增大可致高度近视。

（5）常发生晶状体不全脱位，有时可发生全脱位。

（6）由于晶状体悬韧带延长牵拉力减弱，因而无调节功能。

2. 圆锥形晶状体

（1）晶状体前面或后面突出呈圆锥形或球形，通常为皮质突出。

（2）为少见的晶状体先天异常，前圆锥更为少见。

（3）可伴有不同类型的先天性白内障。

（4）常有高度近视，视力相当差。

3. 晶状体缺损

（1）多为单眼，也可为双眼。

（2）晶状体下方偏内赤道部有切迹样缺损，形状大小不等。

（3）缺损处晶状体悬韧带减少或缺如。

（4）晶状体各方向屈光力不等，呈近视散光。

4. 晶状体脐状缺陷

极少见。在晶状体前表面或后表面有一小的陷凹。

【诊断】

根据裂隙灯活体显微镜下晶状体的形态可作出诊断。

【治疗原则】

（1）无症状和无并发症时一般不必治疗。

（2）合并晶状体脱位时，可行手术治疗。

【治疗目标】

无症状和无并发症时一般不必治疗。合并晶状体脱位时，可行手术治疗。

第七章 青光眼与低眼压综合征

第一节 原发性闭角型青光眼

原发性闭角型青光眼是指无眼部继发因素的情况下，周边部虹膜机械性堵塞前房角，房水外流受阻而引起眼压升高的一类青光眼。

【临床表现】

（1）多见于40岁以上的中、老年人。女性多见。情绪波动者易发病。

（2）患眼一般具有眼轴短、角膜小、前房浅、前房角窄、晶状体厚等解剖特征。

（3）患眼常为远视眼。

（4）具有一定的遗传倾向。

（5）双眼可先后发病。

（6）根据发病不同时期，可有不同的临床表现。

①临床前期　可能有原发性闭角型青光眼的阳性家族史或对侧眼曾有原发性闭角型青光眼急性发作，患眼前房浅、前房角窄，患者可以无任何不适。

②前驱期　出现阵发性视物模糊，虹视，患侧头痛、眼眶痛、鼻根酸胀等症状。眼压升高。眼部可有轻度充血或不充血，角膜轻度雾状水肿，瞳孔可稍扩大，对光反应迟钝。前房角部分关闭。休息后可缓解，除浅前房外多无永久性损害。可反复多次发作。

③急性期　眼压急剧升高。表现为剧烈头痛、眼痛，伴有恶心、呕吐等症状。患眼出现虹视，视力急剧下降。球结膜混合充血，角膜水肿，前房浅，前房角关闭，虹膜脱色素；房水可有混浊，甚至出现絮状渗出物；瞳孔中度大，对光反射消失，常呈竖椭圆形，可有限局性瞳孔缘后粘连；如可见眼底，可发现视网膜中央动脉搏动，视乳头水肿或出血。

④缓解期　急性期经过治疗后，眼压恢复正常；症状消失，视力可部分或全部恢复；球结膜充血减退；角膜恢复透明，但角膜后可有色素性沉着物；前房角大部分或全部开放，但可发现周边部虹膜前粘连；虹膜呈现扇形萎缩，色素脱失；瞳孔无法恢复正常形态和大小；晶状体可有青光眼斑。

⑤慢性期　急性期未经及时、恰当的治疗，可转为慢性期。眼压下降，但未恢复正常；自觉症状减轻，但未完全消失；球结膜可充血或不充血，角膜透明或轻度雾状水肿，前房角部分关闭，周边部虹膜前粘连，视乳头出现凹陷扩大、盘沿变窄和萎缩等青光眼性改变，视力下降，视野出现青光眼性缺损。一些患者可不经过前驱期或急性期而直接进入慢性期，轻度眼胀或无任何症状，眼压升高，眼前节除前房浅、前房角窄之外无其他异常可见，视乳头和视野出现青光眼性改变。

⑥绝对期　无光感；眼压持续升高；自觉症状时消时现，有时会有剧烈疼痛；球

结膜混合充血；角膜混浊，可有大疱性角膜病变；视神经已遭严重损伤。

【诊断】

1. 临床前期和前驱期患者

根据家族史、临床症状、前房浅和前房角窄的特点，判断是否为原发性闭角型青光眼的疑似者。然后进行暗室俯卧试验或进行明、暗光线下的超声活体显微镜检查，如果能获得阳性结果，或发现前房角关闭，并除外引起眼压升高的继发因素，即可诊断为临床前期或前驱期原发性闭角型青光眼。

2. 急性期和缓解期患者

根据典型的临床症状和体征，眼压升高，前房角关闭等特征，即可以诊断。

3. 慢性期患者

根据眼压高、前房浅、前房角部分关闭、视乳头青光眼性改变、视野青光眼性缺损，可以诊断。必要时应测量昼夜眼压曲线，以证实是否眼压升高。进行超声活体显微镜检查可以证实或发现前房角狭窄或关闭。

4. 绝对期患者

原发性闭角型青光眼患者无光感时，即可诊断。

【治疗原则】

（1）临床前期和前驱期患者　应尽快进行激光或手术周边虹膜切除术。在手术之前应滴用缩瞳剂，如 1%～2% 毛果芸香碱滴眼液，缩小瞳孔，防止前房角关闭和急性发作。

（2）急性期和缓解期患者

①急性期时，应采取紧急综合治疗措施，同时应用各种药物迅速降低眼压，保护视功能。

缩瞳剂：如 1%～2% 毛果芸香碱滴眼液。可根据眼压高低增减用药次数。最频时可达每 5～10 分钟滴用 1 次。但应防止药物过量而中毒。

减少房水生成药物：眼部滴用。肾上腺能受体阻滞剂，如 0.5% 马来酸噻吗洛尔滴眼液，每日 1～2 次；口服乙酰唑胺 125～250mg。

脱水剂：可口服 50% 甘油盐水，1g/kg；或静脉滴注 20% 甘露醇，1～2g/kg。

前房穿刺：如果药物治疗不能有效地降低眼压，可考虑施行前房穿刺术，放出少量房水，以便暂时降低眼压。

②辅助治疗　全身症状严重者，可给予止吐、镇静、安眠的药物。眼部滴用糖皮质激素有助于减轻眼部充血和虹膜炎症反应。

③手术治疗　当急性期得以控制，或进入缓解期时，应根据眼压和前房角关闭范围确定手术方式。如果眼压稳定在 21mmHg 以下，前房角开放范围达 1/2 周以上时，应进行激光或手术周边虹膜切除术。否则应选择小梁切除术等眼外滤过性手术。

（3）慢性期患者

①药物治疗　滴用缩瞳剂，如 1%～2% 毛果芸香碱滴眼液，每日 2～4 次。

②手术治疗　与急性期和缓解期患者的治疗相同。

（4）绝对期患者　以解除痛苦为主。可采用睫状体冷冻或睫状突激光光凝术等降低眼压。

（5）对于原发性闭角型青光眼患者应定期复查，了解眼压、视乳头和视野状况。

【治疗目标】

防止或逆转前房角关闭，控制眼压升高和视功能损伤，保持生活质量。

第二节　原发性开角型青光眼

原发性开角型青光眼是指不伴有眼部或全身引起的其他眼部改变、前房角始终开放的情况下，眼压升高引起视神经乳头萎缩和视野缺损的一种眼病。本病具有遗传因素。

【临床表现】

（1）通常双眼患病，但发病时间不一。

（2）发病隐匿，进展缓慢，不易察觉。少数患者可有轻度眼胀、雾视、头痛，多数患者无任何症状。

（3）眼压升高，眼压波动幅度大。

（4）视神经乳头青光眼性损害

①盘沿局限性变窄或缺失，特别是在上、下方盘沿。

②视乳头凹陷扩大。

③视乳头或盘沿浅层出血。

④视网膜神经纤维层缺损。当视乳头杯盘比大于0.6或双眼视乳头杯盘比值相差大于0.2时应为可疑损害，应进一步检查。

（5）视野出现青光眼性缺损

①相对性或绝对性旁中心暗点。

②不完全或完全的与生理盲点相连的弧形暗点。

③环形暗点。

④鼻侧阶梯。

⑤管状视野和颞侧视岛。

（6）前房角为开角。大多数患者为宽角，但部分患者为窄角。

【诊断】

（1）由于患者多无自觉症状，很少主动就诊，因此病变早期极易漏诊。

（2）根据眼压升高、典型的青光眼性视神经乳头改变和视网膜神经纤维层改变、青光眼性视野改变、眼压升高时前房角开放等特征，原发性开角型青光眼诊断并不困难。如有阳性家族史，则更加支持诊断。

（3）对于不典型的病例，明确诊断有相当大困难。定期随诊可望及时发现病情进展，有助于诊断。

【治疗原则】

（1）应根据患者初诊时眼压、视神经损害和视野缺损程度、有无增加青光眼性损害的危险因素，如高血压、糖尿病、心血管疾病、高度近视等，确定治疗每只患眼的目标眼压，即视神经和视功能不再进一步损害的眼压水平的最高值。无论采取何种治疗，都应将患者的眼压控制在目标眼压以下。

（2）药物治疗　多类药物可降低眼压。可根据患者状况选择一种或不同类的几种药物联合使用控制眼压。

①β 受体阻断剂　如 0.5% 噻吗洛尔滴眼液、0.5% 盐酸左布诺洛尔滴眼液、2% 卡替洛尔滴眼液和 0.5% 美替洛尔滴眼液，每日 2 次。

②肾上腺素能药物　如选择性 α_2 肾上腺素受体兴奋剂 2% 溴莫尼定滴眼液、0.5% ~ 1% 阿普可乐定滴眼液，每日 2 ~ 3 次；非选择性肾上腺素能药物 0.1% 地匹福林滴眼液，每日 2 次。

③前列腺素制剂　如 0.005% 拉坦前列素滴眼液等，每晚 1 次。

④缩瞳剂　如 1% ~ 2% 毛果芸香碱滴眼液，每日 2 ~ 4 次。

⑤碳酸酐酶抑制剂　如眼部滴用的 1% 布林佐胺滴眼液或 2% 杜噻酰胺滴眼液，每日 3 次。口服或注射用的乙酰唑胺、口服用的甲醋唑胺等。

（3）激光治疗

①氩激光小梁成形术。

②选择性小梁成形术。

（4）手术治疗　一般认为当药物治疗不能满意地控制眼压、或无法长期耐受或采用药物治疗时应进行手术治疗。也有人主张一旦诊断明确，首选手术治疗。选择的手术有：小梁切除术；非穿透小梁手术。

【治疗目标】

控制眼压，防止或延缓视功能进一步损害，保持生活质量。

第三节　高眼压症

高眼压症是指眼压高于正常值上限，即 21mmHg，但没有青光眼性视神经损伤，也没有视野缺损，前房角开放的一种临床情况。大多数高眼压症经长期随诊，并不出现视神经和视野的改变，仅有少部分的高眼压症最终发生原发性开角型青光眼。

【临床表现】

（1）多数患者没有任何临床症状。

（2）眼压最高值大于 21mmHg。

（3）前房角开放。

（4）视神经乳头和视网膜神经纤维层正常。

（5）无视野缺损。

【诊断】

根据眼压大于 21mmHg，但视神经乳头和视网膜神经纤维层正常，无视野缺损，即可诊断。

【治疗原则】

（1）密切随诊观察，定期检查眼压、视神经乳头和视野。

（2）药物治疗　对于高眼压症患者，可给予降眼压药物，降低眼压。一般选择 β 受体阻滞剂、α_2 受体兴奋剂、0.005% 拉坦前列素滴眼液等。

【治疗目标】

可以随诊观察或给予降眼压药物治疗，防止视乳头损伤和视野缺损的发生。

第四节　正常眼压性青光眼

正常眼压性青光眼是指眼压在统计学确定的正常眼压范围内，但具有青光眼性视神经乳头改变和视野缺损的一类开角型青光眼。

【临床表现】

（1）发病隐匿，无任何自觉症状。

（2）早期视力无影响，晚期视力逐渐下降。

（3）眼压不超过 21mmHg。昼夜眼压波动较大，多在 8mmHg 以上。眼压易受体位影响。

（4）前房深度正常，前房角为开角，大多为宽角。

（5）青光眼性视神经乳头改变，如凹陷扩大，盘沿变窄，视乳头片状出血等。

（6）视网膜神经纤维层局限性或弥漫性缺损。

（7）青光眼性视野缺损。

（8）眼动脉压和眼灌注压偏低，眼血流速度低于正常人。

（9）血液流变学异常，如血液黏稠度增加、血细胞比容增高等。

（10）多伴有全身病，如低血压、动脉硬化、糖尿病、冠心病等。

【诊断】

眼压低于 21mmHg，出现青光眼性视神经乳头改变和视网膜神经纤维层缺损、青光眼性视野缺损，前房角为开角，并除外其他引起视神经改变和视野缺损的疾病后，可诊为正常眼压性青光眼。

【治疗原则】

（1）降低眼压　应用药物、激光或眼外滤过术将眼压降至目标眼压。具体治疗参见原发性开角型青光眼一节。

（2）改善视神经乳头的血液供应　如中药复方丹参、葛根素等全身治疗。

（3）治疗伴发的全身病，改善视神经乳头的血液供应。

【治疗目标】

控制眼压，防止视乳头进一步损伤和视野进一步缺损。

第五节　先天性或发育性青光眼

一、婴幼儿型青光眼

本病是指新生儿或 3 岁内发病，主要因小梁网或前房角发育异常，导致房水外流受阻的一种青光眼。其发病有遗传因素。

【临床表现】

（1）具有畏光、流泪、眼睑痉挛三联征，尤其是在强光下。

（2）角膜增大，横径大于 12mm。

（3）角膜雾状水肿，有后弹力层破裂（Haab 线）。

（4）眼球增大，前房深。

（5）常为轴性近视眼。

（6）眼压升高。

（7）前房角镜下可见前房角为宽角，虹膜根部附着点靠前，虹膜根部前基质层变薄，可见充血迂曲的血管绊，小梁网出现鲨革样粗糙外观等。

（8）视神经乳头凹陷扩大，进展较快。

【诊断】

根据患儿典型的症状和体征，诊断并不困难。

【治疗原则】

1. 药物治疗

除了滴用缩瞳剂有可能升高眼压外，其他用于成人的降眼压药物都可使用。

2. 手术治疗

（1）控制眼压可采用前房角切开术、小梁切开术或小梁切除术。

（2）如果眼压控制后角膜持续混浊，可考虑行穿透性角膜移植术。

【治疗目标】

原则上都应手术治疗，控制眼压。

二、青少年型青光眼

指 3～30 岁期间发病，主要因小梁网或前房角发育异常，导致房水外流受阻的一种青光眼，又称为发育性青光眼。发病机制与婴幼儿型青光眼相同。但由于青光眼的症状出现较晚，因此外观无眼球扩大。

【临床表现】

（1）发病隐匿。早期无症状。发展到一定程度时可出现虹视、眼胀、头痛、恶心等症状。

（2）眼压升高。

（3）视神经乳头出现青光眼性损害，表现与原发性开角型青光眼相同。

（4）视野出现青光眼性缺损，表现与原发性开角型青光眼相同。

（5）前房角为宽角，周边虹膜附着位置较前，可有较多的虹膜突或小梁色素沉着。

（6）常合并近视眼。

【诊断】

根据发病年龄、临床症状、眼压升高、视神经乳头和视野的改变、前房角宽等特征，诊断并不困难。

【治疗原则】

与原发性开角型青光眼相同。

【治疗目标】

控制眼压，防止视乳头进一步损伤和视野进一步缺损。

三、合并其他眼部或全身发育异常的先天性青光眼

这是一类同时伴有角膜、虹膜、晶状体、视网膜、脉络膜等先天异常或伴有全身

其他器官发育异常的先天性青光眼。其中有些发生于婴幼儿期，有些可发生于任何年龄。

【临床表现】

这一类青光眼有多种，常见的有如下几种。

1. 前房角发育不全综合征（Axenfeld–Rieger 综合征）

前房角发育不全综合征确诊年龄常为 5～30 岁，一般为双眼发病，有角膜后胚胎环，周边部虹膜组织条带向前伸展，附着于突出的 Schwalbe 线上，虹膜基质发育不良、变薄、失去正常纹理、色素上皮层外翻和萎缩、基质缺损导致虹膜裂孔形成，瞳孔移位变形，或呈多瞳孔或瞳孔膜闭。全身可有牙齿发育不良、缺损和形态异常，小牙颌，面部畸形等。50% 以上的患者合并青光眼。

2. Peter 异常

Peter 异常出生时就已发生，为双侧性，角膜中央混浊，仅在角膜近周边部有一极窄的透明区。混浊角膜的后部基质有缺损，相应部位的后弹力层和角膜内皮细胞层变薄或消失。中央部虹膜可与后部角膜的缺损边缘发生粘连，有时可与晶状体粘连在一起。前房角发育不良。约半数患者合并青光眼，常在出生时已经存在。

3. 先天性无虹膜

先天性无虹膜是一种以虹膜发育不良为主要特征的双眼发育性疾患，累及全眼球，可伴有全身缺陷，包括智力低下、泌尿生殖器先天异常和 Wilm 瘤。约 50%～75% 患者并发青光眼，主要是由于前房角结构发生进行性改变所致，一般发生在婴幼儿期或青少年期。

4. 原始玻璃体持续增生

原始玻璃体持续增生是一种出生时就已出现的单侧性先天异常，眼球多小于正常，表现为部分或全部白瞳症，可并发眼内出血、继发性闭角型青光眼和角膜混浊。

5. 伴有颜面部血管病和脉络膜血管瘤的青光眼（Sturge–Weber 综合征）

颜面部皮肤毛细血管瘤，位于三叉神经第一或第二分支分布区域，常为单侧性，以面部中线为分界，个别病例的血管瘤越过中线。少数患者为双侧性。常伴有脑膜葡萄状血管瘤，累及大脑的枕叶及颞叶。X 线检查显示出血管瘤下的脑皮质常有进行性钙化改变。血管瘤可侵犯眼睑、浅层巩膜、结膜、虹膜睫状体和脉络膜。约 30% 的患者伴有青光眼，是由于前房角异常或上巩膜静脉压增高所致。

6. 真性小眼球

真性小眼球为胚胎发育过程中眼球在胚胎裂闭合后停止发育所致。表现为眼球小、高度远视或伴有黄斑变性，晚期出现慢性闭角型青光眼的特点。

【诊断】

根据患儿典型的症状和体征，特别是先天异常，可以明确诊断。

【治疗原则】

同先天性婴幼儿型青光眼。

【治疗目标】

原则上都应手术治疗，控制眼压。大多数情况下，应用降眼压药物只是手术前控制眼压的暂时措施。真性小眼球手术时，易发生严重脉络膜渗漏，应同时行涡状静脉减压术或后巩膜切开术。

第六节　继发性青光眼

一、继发于角膜内皮细胞层病变的青光眼

（一）虹膜角膜内皮综合征

虹膜角膜内皮综合征是一组具有原发性角膜内皮异常的眼前节疾病，包括三种互相重叠的综合征：原发性虹膜萎缩、Chandler 综合征和虹膜痣综合征（Cogan – Reese 综合征）。异常的角膜内皮细胞可跨越前房角异常增殖，覆盖小梁网。这些异常组织的收缩可导致前房角关闭。

【临床表现】

（1）患者一般为中青年，很少有家族史。

（2）常单眼发病。但有时可发现对侧眼的角膜也有符合本病的轻度改变。

（3）早期无症状，视力进行性下降。

（4）患者可发现虹膜不规则的异常形态。并自觉患眼视物模糊、眼疼。

（5）角膜水肿，角膜内皮细胞层有局限的金箔样改变。中央前房深。

（6）虹膜的异常改变

①原发性虹膜萎缩　虹膜明显变薄，导致虹膜孔洞和瞳孔变形移位。

②Chandler 综合征　虹膜轻度变薄，瞳孔轻度变形。在三种类型的综合征中角膜变化最为明显，即使眼压正常时，角膜也发生水肿。

③虹膜痣综合征　虹膜表面有色素结节，虹膜萎缩呈现多样性。这些改变也可以在 Chandler 综合征和原发性虹膜萎缩中出现。

（7）眼压升高，大多在 40～60mmHg 之间。视神经乳头出现病理性凹陷，视野缺损。

（8）角膜内皮显微镜检查，可发现角膜内皮细胞计数明显减少，正常的六角型镶嵌边界不清，细胞层出现暗区，局灶性细胞缺失等。

（9）前房角镜检查，可发现周边部虹膜前粘连，常超越 Schwalbe 线。前房角关闭。

【诊断】

根据角膜、虹膜和前房角的改变，以及眼压升高，可做出诊断。

【治疗原则】

（1）除非出现青光眼和角膜水肿，否则无需治疗。

（2）为解除角膜水肿和控制青光眼，采用降眼压药物治疗。眼压应降至角膜不发生水肿为度。

（3）角膜水肿治疗　局部滴用 5% 氯化钠滴眼剂或 50% 葡萄糖溶液，4 次/日，有利于减轻角膜水肿。

（4）当药物治疗不能将眼压降低到不出现角膜水肿时，或视神经损害和视野缺损进展时，可采用眼外滤过手术。但单纯滤过术疗效差，应在术中加用丝裂霉素或植入房水引流装置。

（5）如果眼压正常，但角膜持续严重水肿时，可行穿通性角膜移植术。

【治疗目标】

控制眼压，尽量保护视功能。

（二）角膜后部多形性营养不良

角膜后部多形性营养不良是一组双侧性、进行性、家族性角膜内皮营养不良疾病。约有15%的患者发生继发性闭角型青光眼或继发性开角型青光眼。前者可能是由于异常的角膜内皮细胞或上皮细胞及其基底膜样物质从周边部角膜向下越过前房角，延伸到虹膜表面，随后此膜收缩导致虹膜角膜粘连、前房角关闭、瞳孔移位、虹膜萎缩和瞳孔缘色素外翻。后者的机制尚未肯定，可能是虹膜在巩膜嵴之前高附着地嵌入后部小梁网，高附着的虹膜起着压迫作用，导致小梁柱萎缩，小梁网间隙缩小，增加了房水外流阻力。

【临床表现】

（1）家族性疾病 通常为常染色体显性遗传。

（2）双侧发病 但病情并不一定对称。

（3）虽然本病为先天性，但出生后至成年期可无症状。早期视力正常。

（4）裂隙灯活体显微镜检查 可发现角膜后部相当于后弹力膜水平呈现典型的不规则损害，出现小泡、带样增厚和地图状混浊。小泡多呈直线或成簇分布，并有灰色雾样晕轮围绕。

（5）角膜内皮镜面反射 显微镜检查发现角膜改变呈现两种形式：①局限性小泡，类似弹坑或炸面包圈样损害和蜗牛轨足迹等特点。角膜仍保持透明。②地图状并伴有后弹力层和深层角膜基质模糊，常有虹膜角膜粘连和青光眼发生。上述变化是进行性的，在某一年龄段病变呈局限的，其后随年龄增加病变扩展甚至累及整个角膜。

（6）前房角镜检查 可发现周边虹膜细小、宽基底或广泛的前粘连，可扩展或越过Schwalbe线。严重者伴有虹膜萎缩、瞳孔变形、瞳孔缘色素外翻。也可发现前房角完全开放，但虹膜根部附着点通常位于巩膜嵴前房的小梁网后部。

（7）部分患者发生青光眼，可分为青年性开角型青光眼、成年开角型青光眼和成年闭角型青光眼三类。

【诊断】

根据双侧性和家族性，角膜的特征性改变和眼压升高，可做出诊断。

【治疗原则】

（1）大多数患者角膜异常局限，可无症状，一般无需治疗。

（2）如有角膜水肿，眼部滴用5%氯化钠滴眼剂或50%葡萄糖溶液，4次/日。

（3）如发展至角膜基质水肿，可行穿通性角膜移植术。

（4）如发生青光眼，可以应用降眼压药物控制眼压。如果药物控制眼压不满意，应采用眼外滤过手术。

【治疗目标】

（1）如无症状，角膜异常局限，可行观察。

（2）如发生青光眼，控制眼压。

二、与虹膜和睫状体疾病相关的青光眼

(一) 色素性青光眼

本病是指色素播散综合征合并眼压升高、青光眼性视神经乳头损害和视野缺损的一种眼病。色素播散综合征指小梁网色素呈病理性增多，并有虹膜中周部辐射状透照缺损，角膜内皮层色素沉着增加。

【临床表现】

（1）多见于男性，20～45岁中青年，近视眼者。

（2）双眼发病，但并不对称。

（3）多无症状，或自觉运动或瞳孔散大后视物模糊、眼痛、虹视。

（4）进行眼后部透照试验时，相当于虹膜与晶状体悬韧带接触处的虹膜中周部可见斑片状或辐射状透光区。

（5）前房角镜下可见360°小梁网上稠密的均匀的色素沉着，色素分级常为3～4级。睫状体宽，周边部虹膜后凹。

（6）角膜后壁垂直棱形色素沉着，典型时刚好位于视轴下方。

（7）晶状体赤道部表面、Schwalbe线有色素沉着。有时在虹膜上也有色素沉着，以致产生虹膜异色。

（8）眼压升高、眼压波动大。当眼压波动大时，前房内可见漂浮的色素颗粒。

（9）视神经乳头凹陷增大，青光眼性视野缺损。

【诊断】

根据发作性视力下降和虹视的病史，裂隙灯活体显微镜下可见虹膜透照缺损，角膜后色素沉着，前房角改变，眼压升高，视神经乳头和视野改变，可以明确诊断。

【治疗原则】

（1）根据有无眼压升高、视神经乳头状况，视野改变程度，确定治疗方法。

（2）仅有色素播散，而无青光眼的症状和体征，只需密切随诊。

（3）对于轻、中度青光眼，应控制眼压。

（4）首诊时发现已是晚期青光眼时，应当一开始就应用最大耐受量的药物进行治疗。

（5）具体的治疗

①滴用缩瞳剂。

②其他用于治疗原发性开角型青光眼的药物可适用于色素性青光眼的治疗。

③色素性青光眼对氩激光小梁成形术的反应较好，尤其是年轻患者，这一点与原发性开角型青光眼正好相反。

④如果药物和激光治疗仍不能控制眼压，应行小梁切除术。但这些年轻的近视患者术后发生低眼压黄斑病变的危险比较大。

⑤激光周边虹膜切除术后可减少色素的释放，但目前对这种治疗仍有不同意见。

（6）定期随诊　根据青光眼的严重程度，每1～6个月随诊1次，每6～12个月进行视野检查。

【治疗目标】

控制眼压。

（二）高塬虹膜

高塬虹膜常在对诊断为瞳孔阻滞引起的闭角型青光眼施行周边虹膜切除术后效果不好时才被考虑到。分为两类：①高塬虹膜形态：前房角镜检查时发现前房角关闭，但虹膜面平坦，中央前房深度正常。相对性瞳孔阻滞在其发病中只起部分作用。周边虹膜切除术可治愈其中的大部分病例。②高塬虹膜综合征：此类患者在高塬虹膜形态中只占一小部分，是真正由于高塬虹膜机制引起的青光眼。尽管虹膜切除孔通畅，但当瞳孔散大时周边部虹膜仍关闭前房角。超声活体显微镜检查发现睫状突位置前移，从虹膜后面将虹膜顶向小梁网，阻碍了虹膜切除后周边部虹膜后退。

【临床表现】

（1）通常无症状。当发生急性闭角型青光眼时，可有视力下降、搏动性眼痛、恶心、呕吐。

（2）虹膜面较平坦，中央前房深度正常，前房角镜下可见周边部虹膜前凸，虹膜附着点靠前。当高塬虹膜并发急性闭角型青光眼时，中央前房深度仍是正常的，但周边虹膜可阻塞前房角。

（3）所引起的闭角型青光眼可能呈急性发作的表现，也可以呈慢性的过程。

【诊断】

如果中央前房深度正常或接近正常，周边前房浅，前房角镜下可见虹膜附着点靠前，虹膜前凸，但虹膜面并不膨隆时，应考虑为高塬虹膜形态。如进行周边虹膜切除术后，当瞳孔散大后前房角仍然关闭，眼压升高，则可诊断为高塬虹膜综合征。

【治疗原则】

（1）如果发生急性闭角型青光眼，应用药物治疗尽快降低眼压。具体治疗方法见原发性闭角型青光眼一节。

（2）药物控制眼压后 1~3 天，进行激光周边虹膜切除术。

（3）进行虹膜切除术后 1 周，滴用弱散瞳剂，如 0.5% 托品酰胺进行散瞳。如果眼压增高，应诊断为高塬虹膜综合征，长期滴用弱缩瞳剂，如 0.5% ~1% 毛果芸香碱滴眼液，每日 3~4 次，或行激光周边虹膜成形术。

（4）尽管虹膜切除孔通畅，但仍发生闭角型青光眼时，应考虑有高塬虹膜综合征，应按上述方法进行治疗。

（5）如果患者对药物治疗和周边虹膜切除术的疗效不好，可考虑行激光周边虹膜成形术。必要时行眼外滤过术。

（6）如果诊为高塬虹膜形态时，做完激光虹膜切除术后眼压控制良好，应在 1~2 周内行对侧眼的激光虹膜切除术。

【治疗目标】

明确诊断，控制眼压。

三、继发于眼内炎症的青光眼

(一) 继发于虹膜睫状体炎的青光眼

可因炎症引起房水生成量和成分改变，房水中的炎性细胞、纤维蛋白渗出及组织碎片阻塞小梁网，炎症波及小梁网后产生水肿，而使房水外流受阻，导致继发性开角型青光眼。也可因炎症发生瞳孔缘虹膜后粘连，前后房房水通道受阻，虹膜膨隆，周边部虹膜与小梁网相贴，或因周边部虹膜和睫状体水肿和炎性渗出，引起周边部虹膜前粘连，导致继发性闭角型青光眼。

【临床表现】

(1) 具有虹膜睫状体炎的症状，如畏光、疼痛、视物模糊。

(2) 具有虹膜睫状体炎的体征，如睫状充血、角膜后沉着物、房水中炎性细胞和闪光阳性、瞳孔缘虹膜后粘连等。

(3) 眼压升高。

(4) 前房深度正常，或周边前房明显变浅。

(5) 前房角可为开角，或有周边虹膜前粘连。

(6) 青光眼性视神经乳头改变和视网膜神经纤维层缺损。

(7) 青光眼性视野缺损。

【诊断】

根据虹膜睫状体炎和青光眼的临床表现，可以明确诊断。

【治疗原则】

1. 虹膜睫状体炎的治疗

(1) 眼部滴用糖皮质激素，如1%泼尼松龙，根据眼部炎症情况，可以每1～6小时1次。

(2) 眼部滴用非甾体抗炎药。

(3) 眼部滴用睫状肌麻痹剂，如1%阿托品滴眼液，每日2～4次。

2. 青光眼的治疗

(1) 眼部滴用β受体阻滞剂，如0.5%马来酸噻吗洛尔滴眼液、0.5%盐酸左布诺洛尔滴眼液或2%卡替洛尔滴眼液，每日2次。

(2) 口服碳酸酐酶抑制剂，如乙酰唑胺，125～250mg，每日2～4次，甲醋唑胺，25～50mg，每日2～3次。

(3) 必要时静脉滴注高渗剂，如20%甘露醇1～2g/kg静脉注射。

(4) 对于因瞳孔阻滞引起的继发性闭角型青光眼，应及时行激光虹膜切除术，但切除口要大。

(5) 联合应用降眼压药物后，眼压仍控制不满意者需行眼外滤过手术，并在术中或术后应用抗代谢药物。

【治疗目标】

(1) 控制炎症。

(2) 控制眼压升高。

（二）青光眼睫状体炎危象

本病又称 Posner – Schlossman 综合征，是以发作性、复发性的虹膜睫状体炎和眼压升高为特征的一种继发性开角型青光眼。

【临床表现】

（1）好发于中青年。

（2）常单眼发作，且恒为同眼受累。少数双眼发病者，也不同时发病。

（3）发作时眼部眼压升高，一般为 40～60mmHg。

（4）发作时一般患眼不充血，均仅有轻度睫状充血。

（5）眼压升高与自觉症状不成比例，只有轻度不适、轻微疼痛，虹视。不会出现原发性闭角型青光眼急性期出现的恶心、呕吐、剧烈头痛和眼痛等症状。

（6）视力正常或轻度下降。

（7）角膜上皮可有轻度水肿。发作后 3 天内角膜后出现一个或几个大小不等、孤立、无色素的灰白色羊脂状沉着物，多位于角膜中央或下半部。眼压恢复正常后几天至 1 个月内角膜后沉着物消失。

（8）前房轻度炎症反应，房水中有少数细胞，轻度房水闪光。无虹膜后粘连。

（9）前房角为开角，一般无周边虹膜前粘连。

（10）预后较好。虽有多次反复发作，但一般没有视神经乳头改变等永久性损害。

【诊断】

根据眼压升高、轻度虹膜睫状体炎、发作时视功能无明显影响的临床特点，可以诊断。

【治疗原则】

（1）药物降低眼压。可用 β 受体阻滞剂：0.5% 马来酸噻吗洛尔滴眼液、2% 卡替洛尔滴眼液、0.5% 盐酸左布诺洛尔滴眼液；α 受体兴奋剂：0.2% 溴莫尼定滴眼液；碳酸酐酶抑制剂：乙酰唑胺 125～250mg，每日 3 次、甲醋唑胺 25～50mg，每日 3 次。如果眼压急性升高，可应用高渗剂，如 20% 甘露醇静脉滴注，1～2g/kg。

（2）滴用糖皮质激素滴眼液，1% 泼尼松龙滴眼液，每日 4 次。

（3）全身应用抑制前列腺素合成的药物，如吲哚美辛 25～50 mg，每日 3 次；氟灭酸 200mg，每日 3 次；肠溶阿司匹林，25 mg，每日 3 次。

（4）如有眼痛，可滴用睫状肌麻痹剂。

【治疗目标】

（1）控制炎症。

（2）药物降低眼压。

四、新生血管性青光眼

本病指由于纤维血管膜长入前房角组织引起的青光眼。开始时前房角开放，但表面的纤维血管膜阻塞前房角。前房角的纤维血管膜最终会收缩，引起周边部虹膜前粘连，导致继发性闭角型青光眼。生长纤维血管膜的原因是各种原因引起的缺血。

【临床表现】

（1）可能无任何症状或诉有眼痛、眼红、畏光和明显视力减退。

（2）新生血管性青光眼的临床发展可分为三期。

① Ⅰ期　瞳孔缘或（和）小梁网出现非放射状、走行杂乱的异常血管。无青光眼体征。

② Ⅱ期　Ⅰ期表现的基础上出现眼压升高，为继发性开角型青光眼期。

③ Ⅲ期　由于小梁网纤维血管膜的收缩引起部分或全部前房角关闭，为继发性闭角型青光眼期。常见周边虹膜前粘连和虹膜红变。

（3）患眼常有结膜充血，当眼压升高时可有角膜水肿、轻度前房房水细胞和闪光。瞳孔散大，瞳孔缘色素外翻。可出现青光眼性视神经乳头和视网膜神经纤维层改变、视野缺损。

（4）晚期发生剧烈眼痛，头痛，出现大疱性角膜病变。

【诊断】

（1）患有引起眼部缺血疾病，如糖尿病视网膜病变、视网膜中央静脉阻塞（尤其是缺血型）、眼缺血综合征（颈动脉阻塞性疾病），以及其他眼病，如视网膜分支静脉阻塞、慢性葡萄膜炎、陈旧性视网膜脱离、眼内肿瘤、外伤及其他眼血管性疾病等。

（2）前房角和虹膜有新生血管。

（3）眼压升高。

【治疗原则】

（1）对于虹膜红变，但眼压尚未升高的患者，应找出发生纤维血管膜的原因，及时处理，防止眼压升高，例如因视网膜病变引起纤维血管膜，可采用氩激光全视网膜光凝治疗。如屈光间质混浊不宜采用激光治疗时可全视网膜冷冻术。玻璃体腔内注射抗血管内皮生长因子，有助于新生血管的消退。

（2）药物降低眼压

①眼部滴用β受体阻滞剂，如0.5%马来酸噻吗洛尔滴眼液、0.5%盐酸左布诺洛尔滴眼液，每日2次。

②眼部滴用α_2受体兴奋剂，如0.2%酒石酸溴莫尼定滴眼液，每日2～3次。

③全身或眼部使用碳酸酐酶抑制剂，如乙酰唑胺125～250mg，每日2～4次，甲醋唑胺25～50mg，每日2～3次，2%布林佐胺滴眼液，每日2～3次。

④减轻疼痛和炎症，可眼部滴用1%泼尼松龙滴眼液，每1～6小时1次；滴用睫状肌麻痹剂，如1%阿托品滴眼液。在前房角关闭时，滴用阿托品可增加房水经非常规通道外流，因此可降低眼压。

⑤必要时可给予高渗剂。

（3）手术治疗

①虹膜新生血管较少者，可选用小梁切除术。术前应行前房角和虹膜周边部新生血管氩激光光凝术，以便减少术中出血。

②对于前房深者，可行青光眼房水引流装置植入术。

（4）对于无光感眼，治疗目的是减轻患者痛苦，可选用睫状体冷冻术、激光睫状体光凝术、无水乙醇球后注射等。

【治疗目标】

（1）控制新生血管的发展。

（2）有视功能时，应尽快降低眼压，保存视功能。无视功能时，应尽量解除患者的痛苦。

五、糖皮质激素性青光眼

本病是指眼部或全身长期使用糖皮质激素后，发生房水外流障碍，导致眼压升高、甚至视神经乳头和视网膜神经纤维层损害、视野缺损的一种眼病。眼压升高程度与所用糖皮质激素的种类、剂量、浓度、频度及持续时间有关。

【临床表现】

（1）一般无自觉症状。

（2）眼压升高。

（3）眼压升高是可逆的。停用糖皮质激素后，眼压可恢复至治疗前水平。

（4）如果眼压持续升高，就会产生类似于原发性开角型青光眼的视神经乳头和视网膜神经纤维层改变，以及视野缺损。

（5）眼部出现糖皮质激素所致的其他损害，如晶状体下后囊膜下混浊。

【诊断】

（1）有明确的使用糖皮质激素史。

（2）眼压升高程度、持续时间和眼部损伤的程度与糖皮质激素用量、持续时间相一致。

（3）停用糖皮质激素后数天到数周眼压可恢复正常。

（4）眼部出现类似于原发性开角型青光眼的损害。

（5）眼部可能存在糖皮质激素所致的其他损害。

【治疗原则】

（1）停用糖皮质激素。

（2）如因眼部或全部疾病治疗需要，不能停用糖皮质激素时，应尽量减少使用，或选用对眼压影响较小的药物。

（3）改用非甾体药物抗炎，如氟比洛芬滴眼液、普拉洛芬滴眼液。

（4）已发生视神经乳头改变和视野缺损时，治疗原则同原发性开角型青光眼。

【治疗目标】

控制眼压，防止或阻止视功能损伤。

六、晶状体源性青光眼

（一）剥脱性青光眼

本病又称囊膜剥脱综合征或假性晶状体囊膜剥脱综合征，是一种广泛的基底膜疾病。灰白色脱屑物广泛沉积于晶状体表面、虹膜、睫状突上皮和小梁网，可合并眼压升高，引起青光眼。

【临床表现】

（1）多为双眼发病，但进展情况不一。

（2）发展缓慢，早期常无症状。

（3）灰白色碎屑样物质沉积于瞳孔缘、晶状体前囊膜、虹膜表面、前房角及晶状体悬韧带。

（4）瞳孔不易散大。散瞳后检查可见晶状体前囊表面分为 3 个区域：中央为半透明盘状区，有剥脱物，常有卷边；中间为透明区；周边为颗粒状沉积物区，常呈放射状分布。

（5）透照试验可显示瞳孔周围的虹膜透照缺损。

（6）有青光眼的体征，如眼压升高、青光眼性视神经乳头改变和视网膜神经纤维层缺损、青光眼性视野缺损。

（7）前房角为开角，老年患者的前房角较窄。前房角有灰白色碎屑样沉着物。小梁上不规则色素沉着，下方较重。

【诊断】

根据晶状体前囊膜特征性改变和眼压升高、视神经乳头和视野改变，一般可以确诊。

【治疗原则】

（1）药物治疗　与原发性开角型青光眼相同。

（2）可行激光小梁成形术。

（3）如果药物和激光治疗控制眼压不满意时可行眼外滤过术。

（4）无青光眼的剥脱综合征患者应 6～12 个月复查 1 次。除非已经发生青光眼，否则不以青光眼处理。

【治疗目标】

及时积极地控制眼压，防止或阻止视功能损伤。

（二）晶状体溶解性青光眼

本病指可溶性晶状体物质从看似完整的晶状体囊袋内渗入前房，阻塞前房角，晶状体蛋白刺激炎症反应和巨噬细胞反应，巨噬细胞吞噬晶状体蛋白后进一步阻塞房水外流，引起眼压升高。从而导致青光眼。多见于过熟期白内障。

【临床表现】

（1）多数为老年患者，单眼发生，长期视物模糊、眼疼，多发生于过熟期白内障。由于外伤或其他原因使晶状体脱位进入玻璃体腔内，也可发生本病。少数成熟期或未成熟期白内障也可发生本病。

（2）大多数突然发病，患眼及眶周疼痛、视力下降、流泪、畏光，可有恶心、呕吐。

（3）眼压显著升高。

（4）结膜混合充血、角膜水肿、前房深、房水浮游细胞和闪光阳性，角膜后壁、前房水、前房角、虹膜及晶状体表面可见白色晶状体皮质或彩色反光的颗粒。

（5）可见典型的过熟期白内障，晶状体囊膜皱缩，或有核下沉。

（6）偶见假性前房积脓。

（7）前房角为开角。下方前房角可见巨噬细胞团块。

（8）房水细胞检查　显微镜下可见透明膨胀巨噬细胞。

（9）房水生化检查　房水中高分子量可溶性晶状体蛋白的含量增高。

【诊断】

（1）根据病史、裂隙灯活体显微镜检查和前房角镜检查结果，一般可以诊断。

（2）如有怀疑，可行前房穿刺进行房水细胞学和生化检查。

【治疗原则】

（1）应用降眼压药物积极控制眼压，减轻炎症反应。

①眼部滴用降眼压药物　β受体阻滞剂：如0.5%马来酸噻吗洛尔或0.5%盐酸左布诺洛尔滴眼液，开始时滴1滴，以后每日2次；α$_2$受体兴奋剂：0.2%酒石酸溴莫尼定滴眼液，每日2次；碳酸酐酶抑制剂：布林佐胺明滴眼液，每日3次。

②口服碳酸酐酶抑制剂　乙酰唑胺125～250mg，每日4次。

③滴用睫状肌麻痹剂　1%阿托品滴眼液，每日3次。

④滴用糖皮质激素　1%泼尼松龙滴眼液，头1小时内每15分钟1次，以后每1小时1次。

⑤如有必要，静脉滴注高渗剂　20%甘露醇静脉滴注，1～2g/kg。

（2）药物治疗不可能满意地控制眼压，因此尽快做白内障摘出术，最好于发病后24～36小时内进行，并彻底冲洗前房残留皮质。通常此时没有必要联合进行青光眼手术。

【治疗目标】

尽早摘除白内障。控制炎症，降低眼压。

（三）晶状体颗粒性青光眼

晶状体颗粒性青光眼又称晶状体皮质残留性青光眼，由于外伤或晶状体手术，使晶状体皮质散布于前房，堵塞前房角，阻碍房水外流，引起眼压升高。

【临床表现】

（1）近期有眼部外伤或白内障囊外摘除手术史。

（2）患眼疼痛、视物模糊、眼红、流泪。畏光。

（3）眼压升高。

（4）结膜充血、角膜水肿。

（5）可见前房内白色晶状体皮质碎片。前房房水细胞及及闪光阳性。

（6）前房角为开角，可能有晶状体皮质滞留。

（7）外伤病例可见晶状体囊膜破裂。

（8）房水细胞学检查　可见晶状体颗粒及巨噬细胞。

（9）检查视神经乳头，根据其凹陷大小可推测患者耐受眼压升高的时间。

【诊断】

根据病史、眼压升高、前房和前房角检查结果，一般可以明确诊断。

【治疗原则】

（1）应用降眼压药物积极控制眼压，减轻炎症反应。

①眼部滴用降眼压药物　受β体阻滞剂：如0.5%马来酸噻吗洛尔或0.5%盐酸左布诺洛尔滴眼液，开始时滴1滴，以后每日2次；α$_2$受体兴奋剂：0.2%酒石酸溴莫尼定滴眼液，每日2次；碳酸酐酶抑制剂：布林佐胺滴眼液，每日3次。

②口服碳酸酐酶抑制剂　乙酰唑胺125～250mg，每日4次。

③滴用睫状肌麻痹剂　1%阿托品滴眼液，每日3次。

④滴用糖皮质激素　1%泼尼松龙滴眼液，头1小时内每15分钟1次，以后每1小时1次。

⑤如有必要，静脉滴注高渗剂　20%甘露醇静脉滴注，1~2g/kg。

（2）如果药物治疗不能控制眼压，尽快手术，清除残留的晶状体皮质。

【治疗目标】

尽快降低眼压，尽早清除残留的晶状体皮质。

（四）晶状体皮质过敏性青光眼

本病是晶状体皮质过敏性眼内炎的一种表现，比较少见，它是在白内障手术或晶状体受损伤后，个体对自身晶状体蛋白起免疫反应，累及房水外流通道，引起房水外流障碍，眼压升高，导致继发性青光眼。

【临床表现】

（1）有眼部外伤或白内障摘除手术史，晶状体物质残留在眼内，特别是晶状体核残留于玻璃体中。

（2）手术后经过一段时间出现严重的慢性肉芽肿样炎症，如前房渗出和浮游细胞、羊脂状角膜后沉着物，主要发生在手术眼残留的晶状体物质周围，或者对侧眼进行白内障囊外摘除或白内障超声乳化吸除术后。

（3）青光眼只是晶状体皮质过敏性眼内炎的一种少见的表现。急性反应期眼压多降低，当小梁和前房受损后眼压升高，并有眼红、眼痛。

（4）此外还有结膜充血、角膜水肿、虹膜充血水肿、瞳孔缩小。后部葡萄炎症时可有玻璃体黄白色反光。

（5）前房穿刺抽取房水检查可发现大量白细胞。

【诊断】

根据白内障手术史或晶状体外伤史、手术或外伤至发病的时间、眼部肉芽肿样炎症、眼压升高，一般可以确诊。

【治疗原则】

（1）眼部和全身应用糖皮质激素控制炎症。

（2）应用药物积极降低眼压：如眼部滴用β受体阻滞剂，口服碳酸酐酶抑制剂，静脉滴注20%甘露醇。

（3）手术摘除晶状体和清除残留的晶状体物质。术后继续应用糖皮质激素。

【治疗目标】

药物降眼压的作用是暂时的，应尽早摘除白内障或清除残留的晶状体物质，控制炎症，降低眼压。

（五）白内障膨胀期继发青光眼

年龄相关性白内障膨胀期继发急性眼压升高是一种继发性闭角型青光眼，由于晶状体水肿、变大变厚，引起晶状体虹膜隔前移，瞳孔阻滞增加，虹膜膨隆，前房角变窄关闭，眼压升高，导致青光眼发生。

【临床表现】

（1）长期视力减退病史。

（2）明显眼疼、偏头痛，严重者伴恶心呕吐。

（3）睫状充血，角膜上皮水肿，瞳孔中度散大。

（4）前房浅，尤其中央前房明显比对侧眼浅。

（5）晶状体混浊，水肿加重，皮质下仍有部分透明区，虹膜投影阳性。

（6）眼压明显升高。

（7）前房角镜检查可见前房角部分或全部关闭。

【诊断】

根据白内障史和眼压突然升高、前房浅，一般可以确诊。

【治疗原则】

（1）开始可应用药物降低眼压，可静脉滴注高渗剂、口服碳酸酐酶抑制剂、眼部滴用 β 受体阻滞剂和 α_2 受体兴奋剂。

（2）行激光虹膜周边切除术，可能有助于控制眼压。

（3）行白内障摘除术。如果病程较长，前房角发生周边虹膜前粘连者，应施行青光眼和白内障联合手术。

【治疗目标】

药物降眼压的作用是暂时的，应尽早摘除白内障。

（六）晶状体脱位继发青光眼

外伤引起晶状体悬韧带断裂以及先天性晶状体悬韧带发育不全或松弛无力这两种情况，均能引起晶状体脱位或半脱位，都可继发青光眼。

【临床表现】

（1）外伤引起者，有眼部钝挫伤史。

（2）先天性晶状体脱位者，多为遗传病，以双侧为多见。

（3）晶状体全脱位，悬韧带全部断离，可有以下几种情况。

①晶状体脱入前房，多沉于前房下方，呈油滴状，虹膜推向后方，影响房水排出，可致眼压升高。

②晶状体脱入玻璃体腔内，可见前房深，虹膜震颤。玻璃体腔内有透明球状物，早期可活动，久后与视网膜粘连。可发生晶状体皮质过敏性眼内炎及青光眼。

③晶状体嵌于瞳孔区，部分突至前房，可因瞳孔阻滞引起急性青光眼。

④严重外伤时，角巩膜缘破裂，晶状体脱入球结膜下，甚至脱至眼外。此种情况不会引起青光眼。

（4）晶状体半脱位

①瞳孔区可见部分晶状体，散瞳时可见部分晶状体赤道部。

②前房深浅不一，可见虹膜震颤。

③眼底可见双像，大小不一。

④常伴眼压升高。

【诊断】

根据晶状体脱位或半脱位，以及眼压升高，一般可以确诊。

【治疗原则】

（1）半脱位

①晶状体透明，对视力无明显影响，且无青光眼时，可随诊观察。如引起屈光改

变，可予镜片矫正。

②晶状体不全脱位继发青光眼，常由于瞳孔阻滞所致。如果晶状体透明，无明显视力障碍时，可应用药物降低眼压。但缩瞳剂有可能加重瞳孔阻滞，应慎用。可长期滴用睫状肌麻痹剂，行激光周边虹膜切除术，以便解除瞳孔阻滞。如果不能满意地控制眼压，可行眼外滤过术或手术摘除晶状体。

（2）全脱位　无论脱位于前房、瞳孔区或玻璃体腔内，都应摘除晶状体。

（3）术后应观察眼压，如控制不满意，应加用降眼压药物治疗。

【治疗目标】

根据晶状体脱位情况，选用药物或手术治疗，控制眼压。

七、继发于眼外伤的青光眼

（一）前房角退缩性青光眼

本病指眼球钝挫伤后引起前房角撕裂，导致眼压升高、视神经乳头和视网膜神经纤维层损伤，以及视野缺损。

【临床表现】

（1）有明确的眼球钝挫伤史。

（2）常单眼发病

（3）典型的病例无任何症状。

（4）眼压升高。

（5）患眼周边前房均匀或不均匀加深。

（6）前房角镜检查　前房角撕裂处虹膜根部附着点靠后、虹膜突缺失、睫状体带明显增宽。由于前房角后退，前房角镜下见巩膜突明显变白。有时360°前房角均受累，需与对侧眼比较才容易确认前房角后退的区域。

（7）前房角后退分级（Howard，1965年）

Ⅰ度：浅层撕裂，睫状体表面色素膜小梁撕裂，睫状体带和巩膜突裸露。

Ⅱ度：中度撕裂，睫状肌撕裂，前房角深而宽，睫状体带为正常的 1~3 倍，后退范围常超过180°。

Ⅲ度：重度撕裂，睫状肌内有深裂隙，其尖端不能窥见，后退范围可达360°。

（8）可有外伤的其他体征，如瞳孔缘括约肌撕裂、虹膜根部离断、外伤性白内障及视网膜改变等。

【诊断】

根据眼球钝挫伤史、眼压升高和前房角特征性改变，可以明确诊断。

【治疗原则】

（1）治疗原则与原发性开角型青光眼治疗相同。

（2）缩瞳剂可减少葡萄膜巩膜的房水流出，而导致眼压升高，应避免使用。

【治疗目标】

可采用药物或手术治疗，控制眼压。

（二）出血性青光眼

本病指眼钝挫伤后，前房大量出血，阻塞前房角而致眼压升高。

【临床表现】

（1）有眼球钝挫伤史。

（2）眼痛、胀痛、视力下降。

（3）结膜充血，房水闪光阳性。

（4）前房有大量积血，可见积血液平或血细胞弥散于前房内。

（5）眼压升高，与出血量有关，当出血超过前房1/2时，易引起继发性青光眼。

（6）角膜血染　当眼压升高、前房积血较多较久后，会引起角膜血染。角膜内皮细胞层不正常时即使眼压正常，也可引起角膜血染。

（7）晚期可导致视神经萎缩。

【诊断】

根据眼部钝挫伤史、前房积血和眼压升高，可以明确诊断。

【治疗原则】

（1）无并发症的前房出血，可采用非手术治疗　口服止血药、双眼包扎、高枕卧位、静卧休息。

（2）眼压高时，须用药物降低眼压。

（3）药物治疗后仍不能控制眼压时，或前房内形成凝血块时，可手术冲洗前房出血或取出凝血块。

（4）随访时观察前房出血吸收情况，注意眼压升高对角膜的影响。

【治疗目标】

促进前房积血吸收，控制眼压。

（三）**溶血性青光眼**

本病指眼内出血，尤其是玻璃体出血后，红细胞在眼内破坏后的产物和含有血红蛋白的巨噬细胞机械地阻塞小梁，引起急性眼压升高。

【临床表现】

（1）有眼外伤或眼内出血的病史。

（2）自觉视力下降、眼痛和头痛。

（3）结膜明显充血，角膜水肿。前房内有大量血细胞浮游，前房角开放，小梁呈微红或棕红色。

（4）眼压升高。

（5）房水细胞检查，含有棕色色素的巨噬细胞。

【诊断】

根据眼内出血史，前房内血细胞浮游，眼压升高，可以诊断。如果必要，可进行前房水细胞学检查。

【治疗原则】

（1）眼部滴用或口服降眼压药物

（2）冲洗前房，必要时反复冲洗。

（3）行玻璃体切除术。

【治疗目标】

药物治疗或冲洗前房，控制眼压。

（四）血影细胞性青光眼

本病指各种原因所致玻璃体出血后，经过一段时间后红细胞变性，其形态和柔韧性改变，成为土黄色、圆形、僵硬的血影细胞，阻塞前房角使眼压升高。引起青光眼的程度与血影细胞的数量有关。

【临床表现】

（1）外伤、手术等原因造成的玻璃体积血史。

（2）自觉眼痛、头痛、视力下降。

（3）眼压升高。

（4）结膜充血，角膜水肿。

（5）前房及玻璃体中可见棕色颗粒细胞。前房内血影细胞多时，积聚在前房内呈黄褐色，称假性前房积脓。

（6）前房角开放，小梁网呈棕黄色，或房角结构完全被遮盖，下方尤为明显。

（7）房水细胞学检查，可见血影细胞。

【诊断】

根据病史、眼压和前房中棕黄色颗粒，可以明确诊断。必要时进行房水细胞学检查。

【治疗原则】

（1）发病初应用降眼压药物。

（2）前房冲洗，特别在前房内似有积脓时，应尽早冲洗前房。

（3）行玻璃体切除术清除血影细胞。

【治疗目标】

施行药物治疗、冲洗前房或玻璃体切除术，控制眼压。

八、眼部手术后青光眼

（一）恶性青光眼

本病又称睫状环阻塞性青光眼，大多发生于青光眼眼外滤过术后，也可发生于白内障等手术后。好发于浅前房、窄前房角、眼轴短、角膜小和晶状体过大的闭角型青光眼患者中，由于其睫状环与晶状体赤道部之间间隙狭窄，在外伤、睫状体炎或滴用缩瞳剂等诱因下，发生睫状体水肿、睫状肌痉挛、晶状体韧带松弛、晶状体前移，导致睫状环与晶状体赤道部相贴而发生睫状环阻滞，迫使房水流向异常，向后倒流至玻璃体腔内，使玻璃体前移，挤推睫状突、晶状体或人工晶状体、虹膜，继发前房角关闭。

【临床表现】

（1）手术后自觉视力下降，畏光、头痛、眼胀。开始时较轻，以后加重。

（2）前房浅或消失，中央前房尤甚。虹膜膨隆不明显。

（3）眼压升高。

（4）滴用缩瞳剂不能降低眼压。

【诊断】

根据手术后浅前房或无前房，以及眼压升高，可以做出诊断。

【治疗原则】

1. 药物治疗

（1）滴用睫状肌麻痹剂和散瞳剂 1%～3%阿托品滴眼液，每日4次；2.5%去氧肾上腺素滴眼液，每日4次。

（2）应用碳酸酐酶抑制剂　乙酰唑胺500mg，静脉注射，或乙酰唑胺片500mg即刻口服，以后口服250mg，每日4次。

（3）高渗剂　20%甘露醇静脉滴注，1~2g/kg。

（4）眼部滴用β受体阻滞剂　如0.5%马来酸噻吗洛尔滴眼液或0.5%盐酸左布诺洛尔滴眼液，每日2次。

（5）眼部滴用α₂受体兴奋剂　如0.2%溴莫尼定滴眼液，每日2次。

（6）上述处理数日后，如果前房加深，眼压正常，可逐渐减药，但有些患者可能终身需滴用睫状肌麻痹剂。

2. 手术治疗

（1）如果患眼是无晶状体眼或人工晶状体眼，可用Nd∶YAG激光击穿玻璃体前膜和晶状体后囊膜。

（2）行氩激光睫状突光凝术。

（3）核心部玻璃体切除联合前房形成术。

（4）晶状体切除联合玻璃体前膜切开。

（5）必要时进行玻璃体切除术。

【治疗目标】

控制眼压，防止或阻止视功能进一步损伤。

（二）白内障摘除联合人工晶状体植入术后青光眼

白内障术后任何时间都可发生暂时性或持续性眼压升高，可能由一种或多种机制引起。前房角开放时眼压暂时性升高可因黏弹剂前房内残留、前房出血、术中色素播散、术后眼内炎症反应等而引起。前房角开放时眼压持续性升高可因原有的原发性开角型青光眼、术后对糖皮质激素反应引起的糖皮质激素性青光眼、前房内有玻璃体、出血后发生的血影细胞性青光眼、术后严重的眼内炎症等引起。前房角关闭时眼压升高可因以下原因引起：①眼内残留空气泡、玻璃体前界膜、人工晶状体、晶状体后囊膜造成瞳孔阻滞增加而导致前房角粘连关闭。②术后严重的眼内炎症所致的瞳孔闭锁和前房角粘连关闭。③前房出血导致的前房角粘连关闭。④术后伤口漏、瞳孔阻滞增加、脉络膜脱离和恶性青光眼造成的周边前房浅和前房角粘连关闭。⑤术后上皮前房内植入。⑥原有的闭角型青光眼。由于植入的前房或后房型人工晶状体位置不佳可引起眼压升高、前房内有细胞、房水闪光阳性、前房出血，称为葡萄膜炎青光眼前房积血综合征。

【临床表现】

白内障术后眼压升高。

【诊断】

根据白内障手术史和眼压升高，可以明确诊断。应根据术前有无青光眼临床表现，和仔细检查眼部，尽量确定眼压升高的具体原因。

【治疗】

（1）术后早期眼压大于30mmHg时，应滴用β受体阻滞剂或α₂受体兴奋剂。如果眼压控制不满意，应口服碳酸酐酶抑制剂，如乙酰唑胺。

（2）术后炎症严重时，应加大糖皮质激素的用量，可以滴用 1% 泼尼松龙滴眼液，头 1 小时内每 10 分钟 1 次，以后每小时 2 次，或结膜下注射糖皮质激素。

（3）恶性青光眼或葡萄膜炎青光眼前房积血综合征时应滴用睫状肌麻痹剂和散瞳剂。

（4）对瞳孔膜闭者，可应用 Nd：YAG 激光将其击开，或行激光虹膜切除术。

（5）葡萄膜炎青光眼前房积血综合征如出现虹膜周边前粘连或黄斑囊样水肿时，应考虑采用手术对人工晶状体调位、重置或取出。

（6）如采用上述方法后仍不能控制眼压时，应行房水引流装置植入术。

【治疗目标】

根据引起眼压升高的原因，采取适当的降低眼压措施。

（三）角膜移植术后继发性青光眼

穿透性角膜移植术后早期和晚期都可能发生青光眼。术后早期眼压升高的机制与其他眼内手术中发生眼压升高的机制一样，包括术后葡萄膜炎、出血、瞳孔阻滞、使用糖皮质激素。此外，还有两种特殊的机制引起眼压升高，特别是在无晶状体眼中：①小梁网的塌陷：可能由于角膜后弹力层切开，小梁网失去了前方的支持。在无晶状体眼中，由于缺少晶状体悬韧带的张力而丧失了后方的支持，而加重了小梁网的塌陷。②前房角的压缩：可能由于常规的穿透性角膜移植术技术而造成的。术后晚期眼压升高可能与多种因素有关。无晶状体眼穿透性角膜移植术后几个月后前房逐渐变浅，这与完整的玻璃体前表面有关。如发生角膜移植片排斥反应，需要长时间使用糖皮质激素。一些人工晶状体眼术后发生色素播散综合征。此外还可能与周边虹膜前粘连、上皮植入有关。

【临床表现】

眼压升高。

【诊断】

根据穿透性角膜移植术的病史和眼压升高，可以明确诊断。

【治疗原则】

（1）药物治疗　除非是瞳孔阻滞引起眼压升高，否则都应先试用药物治疗，但常常不能满意地控制术后早期眼压升高。碳酸酐酶抑制剂、噻吗心安对控制长期眼压升高有效。眼压很高时可以高渗剂暂时地控制。缩瞳剂和肾上腺素制剂也有一定效果。

（2）眼压升高威胁视神经乳头和角膜移植片时，就应选择手术治疗。但没有一种手术完全适用于控制眼压和保持角膜移植片的透明。小梁切除术、房水引流装置植入术、睫状体剥离术、睫状体冷冻术、睫状体光凝术都可选用。

【治疗目标】

控制眼压，保存角膜移植片。

（四）视网膜玻璃体手术相关的继发性青光眼

1. 巩膜扣带术后青光眼

巩膜扣带术后可在少部分患者中发生暂时性前房变浅、眼压升高。其原因可为：①术后眼球容积减小，晶状体虹膜隔前移，导致暂时性浅前房和前房关闭。②巩膜环扎带过紧时，可造成晶状体前移，与虹膜接触紧密，引起瞳孔阻滞加大。③因巩膜环扎带过紧且偏前，环扎带压迫涡状静脉，造成睫状体肿胀和前转，前推虹膜根部，造成浅前房和前房角前闭。④环扎带压迫涡状静脉后，睫状突产生的房水富含蛋白质，造成房水外流阻力增大。

【临床表现】

（1）巩膜扣带手术史。

（2）可能无症状，也可发生眼痛、恶心、呕吐等症状。

（3）球结膜混合充血，角膜水肿，前房浅，虹膜不明显膨隆。

（4）眼压高，可达 40~60mmHg。

（5）前房角关闭。

（6）眼部超声扫描可发现脉络膜增厚、水肿。超声活体显微镜检查可发现睫状体上腔积液，睫状体肿胀。

【诊断】

根据手术史和眼压升高，可以诊断。

【治疗原则】

（1）睫状肌麻痹剂解除睫状肌痉挛　1%阿托品滴眼液，每日 3~4 次。

（2）糖皮质激素减轻炎症，防止前房角粘连　全身和局部给药。

（3）降眼压药物　眼部滴用 β 受体阻滞剂、口服碳酸酐酶抑制剂，必要时静脉滴注高渗剂，如 20% 甘露醇，1~2g/kg。

（4）如药物治疗无明显疗效，可行脉络膜上腔放液术。必要时放松环扎带，取出巩膜填充物。

【治疗目标】

药物或手术治疗来控制眼压。

2. 视网膜光凝术后青光眼

全视网膜激光光凝术后可发生浅前房，眼压升高。一些患者前房角开放，引起眼压升高的机制并不清楚。另一些患者在眼压升高期的前房角是关闭的。眼压升高是由于睫状体肿胀，或脉络膜的液体大量流入玻璃体内，引起晶状体虹膜隔前移而使周边虹膜关闭前房角。

【临床表现】

（1）全视网膜光凝后眼压升高。

（2）前房变浅，前房角关闭。

【诊断】

根据全视网膜光凝史和眼压升高，可以诊断。

【治疗原则】

与巩膜扣带和环扎术后引起的闭角型青光眼治疗方法相同。

【治疗目标】

以药物治疗控制眼压。

3. 眼内气体填充术后青光眼

现代玻璃体视网膜手术中，眼内注入气体后最常见的并发症之一是术后高眼压或术后青光眼。其发病机制为注入气体后房水流体动力学改变、注气过多或因气体膨胀，导致晶状体－虹膜隔前移。术后散瞳和维持俯卧位，由于晶状体重力作用又前推虹膜，导致前房角变窄和关闭，引起继发性闭角型青光眼。青光眼的发生与膨胀气体的浓度成正比。

【临床表现】

（1）眼内气体填充史。

（2）眼部疼痛、恶心、呕吐。一般无虹视。

（3）视力差，可至光感或无光感。

（4）眼睑肿胀、眼部充血，角膜上皮水肿或后弹力层皱褶，前房浅或正常。

（5）前房角可为开放或关闭。

（6）眼压升高。用压平眼压计测量较准确。压陷眼压计测出的眼压比实际眼压低。

【诊断】

根据眼内气体填充术后眼压升高，可以明确诊断。

【治疗原则】

（1）局部使用多种房水生成抑制剂和口服碳酸酐酶抑制剂。

（2）如果药物控制眼压不满意，可行角膜缘或睫状体平部穿刺放气术。

【治疗目标】

首先以药物治疗来控制眼压。必要时行眼内气体放气术。

4. 硅油填充术后青光眼

硅油填充术后会发生青光眼，其机制为：①硅油注入眼内过多和无晶状体眼中硅油进入前房，阻塞前房角。②注入眼内的硅油乳化，进入前房，阻塞小梁网，或硅油引起的炎症或细胞吞噬硅油后阻塞小梁网，增加房水经小梁网外流的阻力。

【临床表现】

（1）硅油填充术后几小时内发生眼压升高，可为一过性（常在术后 6 周以内）或持续存在（超过 6 周）。按眼压升高程度，所发生的青光眼可分为：轻度，眼压为 22～30mmHg，中度，眼压为 31～40mmHg，重度，眼压超过 40mmHg。

（2）术后早期在无晶状体眼可发现 6 点虹膜周边切除孔被渗出膜封闭，瞳孔区形成一层致密膜。也可见瞳孔散大，硅油充满前房。

（3）术后晚期可发生硅油乳化，前房角粘连关闭或虹膜红变，眼压持续升高。

【诊断】

根据眼内硅油填充史和眼压升高，可以诊断。

【治疗原则】

（1）治疗硅油引起的青光眼，应首选硅油取出术。早期取出硅油可逆转硅油引起的小梁内皮的改变和胶原化、小梁网的硬化和塌陷。

（2）眼部和全身使用抗青光眼药物。

（3）用药物控制眼压不满意者可选用小梁切除术及术中应用丝裂霉素，或睫状体冷冻、激光睫状体光凝术、房水引流装置物植入术。

（4）对于视力已无法恢复者，可应考虑睫状体破坏术。

【治疗目标】

首先以药物治疗来控制眼压，必要时取出部分硅油。

第七节 低眼压综合征

低眼压综合征是指与低眼压相关的视功能障碍和眼前节、眼底改变的一种眼病。低眼压可因以下原因引起：①手术或外伤后伤口渗漏、睫状体脱离、眼球壁穿孔、严重虹膜睫状体炎、视网膜或脉络膜脱离。②青光眼眼外滤过术后房水外渗过多。③同时应用碳酸酐酶抑制剂和β受体阻滞剂后。④全身性情况，如肌强直性萎缩，以及一些导致血液高渗的情况，如脱水、尿毒症、糖尿病等。⑤血管阻塞性疾病，如眼缺血综合征、巨细胞性动脉炎、视网膜中央静脉或动脉阻塞。⑥葡萄膜炎导致睫状体休克。

【临床表现】

（1）可有轻度至重度的眼痛，视力下降。

（2）眼压低，通常小于6mmHg。但也有眼压小于10mmHg就发生低眼压综合征，也有眼压小于2mmHg者没有任何症状者。

（3）角膜水肿，后弹力层皱褶，房水细胞和闪光阳性，前房浅，视网膜水肿，脉络膜皱褶和脱离，视神经乳头水肿。

【诊断】

根据眼压和眼部症状、体征，诊断低眼压综合征应不困难，但应进一步确定低眼压的原因，须注意以下几点。

（1）病史 有无眼部手术和外伤史，有无肾病、糖尿病或强直性肌萎缩，有无恶心、呕吐、寒战、昏睡和多尿等全身症状，有无服药史。

（2）进行全面眼科检查，检查前房角有无前房角劈裂，检查眼底有无视网膜和脉络膜脱离。

（3）进行荧光素染色（Seidel）试验，了解手术或外伤伤口有无渗漏。

（4）进行B超或超声活体显微镜检查，了解前房角、睫状体、视网膜和脉络膜的情况。

（5）如为双眼低眼压时，应进行血糖、尿素氮和血肌酐检查。

【治疗原则】

（1）如果症状和体征进行性加重，则需治疗。

（2）伤口渗漏

①大的伤口渗漏应重新缝合。小的伤口渗漏可滴用抗菌眼膏后加压包扎，促使伤口自然愈合。同时给予β受体阻滞剂滴眼或口服碳酸酐酶抑制剂，可减少伤口的渗漏，有利于伤口的愈合。

②结膜瓣下渗漏时，可考虑氩激光光凝或冷凝滤过泡，滤过泡自体血注射，必要时重新缝合伤口。

（3）睫状体脱离 通过缝合、激光光凝、冷凝和透热治疗，使脱离的睫状体复位。

（4）巩膜穿孔 缝合伤口，或进行冷凝治疗。

（5）虹膜睫状体炎 滴用糖皮质激素滴眼液和睫状肌麻痹剂，控制眼内炎症。

（6）视网膜脱离 手术复位。

（7）脉络膜脱离 滴用糖皮质激素滴眼液和睫状肌麻痹剂。当发生接吻式脉络膜脱离时、晶状体与角膜接触时、持续浅前房和无前房时，应及时放脉络膜上腔渗液。

（8）药物影响　减少或停用导致低眼压的药物。

（9）全身疾病　请内科医师诊治。

【治疗目标】

针对引起低眼压的不同原因进行处理，维持正常眼压水平。

第八章 葡萄膜疾病

第一节 葡萄膜炎

一、前葡萄膜炎

前葡萄膜炎是指累及虹膜和睫状体的炎症，包括虹膜炎、虹膜睫状体炎和前部睫状体炎三类。是临床上最常见的葡萄膜炎。其病因多为原发性或与 HLA－B27 相关性，少数可合并眼内其他疾病或全身性疾病。

【临床表现】

1. 症状

眼红、眼痛、畏光、流泪及视物模糊。慢性期患者可无任何症状或症状轻微。

2. 体征

（1）球结膜睫状充血或混合性充血。

（2）角膜后有沉着物（KP）。

（3）房水闪辉及房水中有浮游细胞。

（4）虹膜结节　Koeppe 结节出现于肉芽肿和非肉芽肿性前葡萄膜炎、Busacca 结节出现于肉芽肿性前葡萄膜炎。虹膜肉芽肿是虹膜内在的结节，不透明，呈粉红色，可有新生血管，多见于类肉瘤病。

（5）虹膜色素脱失和实质的萎缩。

（6）前房积脓，多见于外源性或内源性革兰阳性细菌感染者，也见于血清阴性的椎关节疾病伴发的急性前葡萄膜炎和 Behcet 病。

（7）虹膜后粘连、前粘连和瞳孔改变。

（8）前房角改变，包括前房角结节、新生血管、幕状周边虹膜前粘连。

（9）眼压升高。

（10）晶状体前囊色素沉着。

（11）前玻璃体细胞和混浊。

（12）囊样黄斑变性和视乳头水肿。

3. 并发症

可有并发性白内障、继发性青光眼、低眼压和眼球萎缩等。

【诊断】

（1）根据症状和体征，可以诊断。

（2）实验室检查　为明确病因，应做相关辅助检查，如 HLA－B27、骶髂关节像、抗核抗体等。如果怀疑是感染因素所致的葡萄膜炎，可做相关的病原体检查。

【治疗原则】

1. 局部治疗

（1）滴用睫状肌麻痹和散瞳剂　应根据临床需要选择药物，如阿托品、去氧肾上腺素、托品酰胺、盐酸环戊醇胺酯、后马托品、东莨菪碱滴眼液等。混合散瞳剂（阿托品及肾上腺素）结膜下注射可以拉开新鲜的虹膜后粘连。

（2）滴用糖皮质激素滴眼液　常用制剂有 1%、0.5%、0.25% 的醋酸泼尼松龙，0.1% 氟米龙等。根据炎症程度选择滴药浓度及频率，根据炎症控制情况逐渐减量，浓度由高到低，滴药频率由多到少。

（3）滴用非甾体抗炎药　如双氯芬酸钠。

2. 糖皮质激素全身治疗

前葡萄膜炎时一般不需要。只有当前房出现成形性或纤维素样渗出时，才给予泼尼松口服，首次剂量为 1.5mg/kg，逐日递减 20mg，一般 3 天后即可停药。

【治疗目标】

（1）症状消失。

（2）炎症消退。

（3）视力恢复。

二、中间葡萄膜炎

本病是累及睫状体平坦部、玻璃体基底部、周边视网膜和脉络膜的一种炎症性和增殖性疾病。病因尚不完全清楚，可能是一种自身免疫病，可伴发其他全身疾病。其发病无性别、种族及遗传的差异。好发于儿童及青壮年。多数病例累及双眼。

【临床表现】

（1）发病隐匿，可无任何症状，或有眼前黑影、视物模糊。偶可出现眼红、眼痛等。

（2）体征

①下方玻璃体雪球样混浊及下方睫状体平坦部雪堤样改变。雪堤一般表现为前缘锐利，后缘不整齐，常增厚或形成指样突起伸入玻璃体内。

②前节炎症轻微，可有角膜后沉着物、前房闪辉、少量房水细胞、虹膜周边粘连、前房角凝胶状沉积物和粘连、虹膜后粘连。少量儿童患者可出现急性虹膜睫状体炎的表现。

③周边部视网膜可有白色渗出灶；周边视网膜有血管炎、血管周围炎。

（3）并发症　黄斑囊样水肿、后囊下白内障较常见。此外可出现视乳头水肿、视网膜新生血管、视网膜脱离、玻璃体积血等。

【诊断】

（1）根据症状和体征，特别是下方睫状体平坦部雪堤样改变，可以诊断。

（2）荧光素眼底血管造影可明确视网膜血管炎、黄斑囊样水肿及视乳头水肿等改变。

【治疗原则】

根据病情决定治疗方案。对视力大于 0.5 且无明显眼前节炎症者可不予治疗，定期观察。当视力小于 0.5 或玻璃体内有大量漂浮物，应给予下述治疗。

1. 糖皮质激素

口服泼尼松，1~1.5 mg/（kg·d）。根据炎症控制情况逐渐减量。维持量一般为 20mg/d。在泼尼松减量过程中，如果炎症复发致视力明显下降，可给予眼周注射糖皮质激素或加用其他免疫抑制剂。对于有眼前节炎症时可滴用糖皮质激素滴眼液。应用糖皮质激素应注意眼部和全身的不良反应。

2. 免疫抑制剂

在糖皮质激素减量过程中炎症复发，或糖皮质激素治疗效果不满意时，可加用免疫抑制剂。常用药物有环磷酰胺 2mg/（kg·d），环孢霉素 5mg/（kg·d），硫唑嘌呤 1~2.5mg/（kg·d）等。免疫抑制剂与小剂量糖皮质激素联合应用可提高疗效。

3. 手术治疗

对于出现雪堤的患者，如果药物治疗不满意或周边视网膜出现新生血管，可采用睫状体冷凝治疗。尽量采用激光光凝封闭新生血管。对于持续密集的玻璃体混浊、玻璃体出血、牵拉性视网膜脱离等，可行玻璃体切除手术。

【治疗目标】

（1）症状消失。

（2）炎症消退。

（3）视力恢复。

三、后葡萄膜炎

本病是一组累及脉络膜、视网膜、视网膜血管和玻璃体的炎性疾病。由于炎症的原发位置不同，在临床上可表现出多种类型，如视网膜炎、视网膜血管炎、脉络膜炎或几种炎症类型同时存在的情况。其病因有四类：①感染：如病毒、细菌、真菌、寄生虫等。②合并全身性疾病：如 Behcet 病、Vogt - 小柳原田病、Crohn 病、溃疡性结肠炎、结节病、结节性多动脉炎、Wegner 肉芽肿、系统性红斑狼疮、多发性硬化等。③原发于眼部疾病：如交感性眼炎、鸟枪弹丸样视网膜脉络膜病变、地图状脉络膜视网膜炎、急性后极部多灶性鳞状色素上皮病变、急性视网膜色素上皮炎、多灶性易消散性白点综合征、全葡萄膜炎等。④恶性肿瘤：如淋巴瘤、白血病、转移癌等。

【临床表现】

1. 症状

眼前黑影飘动、视物变形或视力下降。偶有眼红、眼痛。有些患者无明显症状。

2. 体征

（1）玻璃体内炎症细胞和混浊。

（2）局灶性视网膜或脉络膜浸润灶。

（3）视网膜血管炎的表现，如血管旁出血、渗出，血管白鞘、白线等。

（4）黄斑水肿。

（5）眼前节炎症轻微。

【诊断】

（1）根据症状和眼底的改变，可以诊断。

（2）荧光素眼底血管造影有助于明确病变位置和范围。实验室检查对一些后葡萄膜炎的病因诊断有重要价值。

①血液学检查　血清弓形体滴度测定、血管紧张肽转化酶（ACE）水平、血清荧光密螺旋体吸附试验（FTA－ABS）、快血清反应素（RPR）、红细胞沉降率（ESR）、抗核抗体（ANA）、HLA－B5、HLA－A29、弓蛔虫滴体、Lyme 免疫荧光测定或酶联免疫吸附测定（ELISA）。对于新生儿和免疫缺陷者，进行巨细胞病毒抗体滴度、单纯疱疹、带状疱疹、水痘及风疹病毒检查。如果怀疑感染性疾病，应进行血培养。

②结核菌素试验（PPD）。

③胸部 X 线片。

④怀疑网织细胞瘤或 HIV 相关的机会性感染时应进行头颅 CT 检查和腰穿检查。

⑤如有必要，可进行诊断性玻璃体切除术。

【治疗原则】

（1）针对病因进行治疗。

（2）对于非感染因素引起的后葡萄膜炎，当存在威胁视功能的炎症时，应采用免疫抑制剂治疗。

①甲基泼尼松龙 1g 静脉滴入，连用 3 天。

②环磷酰胺 $500 \sim 750 mg/mm^2$ 静脉滴入。

③常用口服药　泼尼松（$0.5 \sim 1.5$ mg/kg）、环孢素（5mg/kg），硫唑嘌呤（$50 \sim 150 mg/d$）、环磷酰胺（$50 \sim 200 mg/d$）、甲氨蝶呤（$7.5 \sim 15 mg/d$）、苯丁酸氮芥（$5 \sim 10 mg/d$）。

免疫抑制剂的选择要根据病种及患者对药物的敏感性，联合用药时可减少每种免疫抑制剂的用量，从而减少其副作用并增加疗效，一般可 2 种或 3 种药联合应用。

（3）前节有明显活动性炎症时，可加用糖皮质激素滴眼液及睫状肌麻痹剂。

【治疗目标】

消除炎症，保存视力，预防并发症和炎症复发。

四、与强直性脊柱炎相关的葡萄膜炎

强直性脊柱炎为主要累及轴骨骼的慢性炎症性疾病，多发生于 $20 \sim 40$ 岁成人，其病因尚不完全清楚。约有 25% 的患者并发急性前葡萄膜炎。

【临床表现】

（1）绝大多数患者伴发急性、非肉芽肿性前葡萄膜炎，极少数患者可出现后葡萄膜炎。

（2）伴发葡萄膜炎的患者绝大多数为男性。

（3）多为双眼受累，但发病有先后。

（4）易复发，双眼往往交替发作。

（5）葡萄膜炎一般发生在强直性脊柱炎之后。

（6）X 线检查可发现骶髂关节和脊柱的软骨下骨板模糊、骨侵蚀、骨硬化、关节间隙纤维化、钙化、骨化及骨性强直等改变。

【诊断】

(1) 根据骶髂关节和脊柱的改变和葡萄膜炎的临床特征，可以诊断。

(2) HLA - B27 阳性对诊断有一定帮助。

【治疗原则】

1. 针对强直性脊柱炎的治疗

可请风湿免疫科对全身病进行治疗。

2. 针对葡萄膜炎的治疗

(1) 尽早散瞳治疗。

(2) 在前葡萄膜炎急性期，应频繁滴用糖皮质激素滴眼液。严重病例应每 10 分钟滴眼 1 次或结膜下注射或全身给予糖皮质激素。并迅速减量。

(3) 不宜用糖皮质激素者可给予非甾体抗炎药。

(4) 发生白内障或青光眼时，则根据病情进行相应手术或药物治疗。

(5) 对于合并明显玻璃体混浊者，可行玻璃体切除术。

【治疗目标】

消除炎症，保存视力，预防并发症和炎症复发。

五、Vogt - 小柳原田病（VKH 病）

本病是一种累及全身多系统的炎症性疾病，主要表现为双侧肉芽肿性全葡萄膜炎。多发于 20 ~ 50 岁成人。病因仍未完全清楚，可能与自身免疫反应有关。还与 HLA - DR4、HLA - DRw53 相关。

【临床表现】

1. 眼部表现

(1) 前驱期　有类似病毒感染的表现，如发热、恶心、乏力、头痛、颈部强直、眼眶疼痛、畏光流泪、头晕等，甚至颅神经麻痹和视神经炎。

(2) 葡萄膜炎期　约持续数周。突然双眼视物模糊，一些患者可发生肉芽肿性前葡萄膜炎，更多患者则表现为后葡萄膜炎，出现脉络膜增厚，视乳头充血、水肿，视乳头周围视网膜脉络膜水肿隆起。脉络膜炎常为多灶性，伴有视网膜色素上皮损害。多发性视网膜下积液可导致多发性浆液性视网膜脱离。最终形成全葡萄膜炎。

(3) 慢性期　可持续 3 个月或数年。活动性葡萄膜炎症逐渐消退，脉络膜色素脱失，眼底出现 Dalen - Fuchs 结节和相应的萎缩灶。眼底出现晚霞状改变，并可出现视乳头苍白。

(4) 复发期　恢复期患者在劳累、感冒、精神刺激、过敏时可使葡萄膜炎复发，并呈慢性迁延不愈。出现慢性肉芽肿性全葡萄膜炎，并伴有肉芽肿性前葡萄膜炎的急性发作。虹膜出现 Bussaca 结节和 Koeppe 结节，局灶性萎缩。可出现多种并发症，如继发性青光眼、白内障、脉络膜新生血管、视神经萎缩而导致视力严重下降或丧失。

2. 眼外表现

(1) 皮肤和毛发改变　头发和皮肤对触摸敏感，眉毛、睫毛和头发变白。发病后 1 ~ 3 个月可发生白癜风。

(2) 神经系统改变　可出现颈部强直、头痛、意识模糊。脑脊液淋巴细胞增多。

少数患者出现脑膜表现，如颅神经麻痹。轻度偏瘫、失语。还可出现横断性脊髓炎和睫状神经节炎。个别患者出现人格改变。

（3）听觉系统的改变　发病时可出现听力下降，持续数月甚至数年；也常有耳鸣。

3. 其他

（1）早期脑脊液淋巴细胞增高。

（2）HLA 分型免疫遗传因素在本病发病中起到一定作用，特别是 HLA – DR4、DRw53 等抗原与本病关系密切。

（3）荧光素眼底血管造影

①活动期　早期多发性高荧光点，以后逐渐扩大，融合成片。

②恢复期　弥漫性色素移行和视网膜色素上皮萎缩。

【诊断】

（1）根据典型的病史和特征性的改变，可以诊断。

（2）荧光素眼底血管造影、腰椎穿刺、眼超声扫描、眼电生理检查和免疫学检查有助于诊断。

【治疗原则】

（1）早期大剂量全身糖皮质激素治疗，主要以泼尼松口服。也可以开始应用甲基泼尼松龙静脉滴注进行冲击治疗。

（2）眼部滴用糖皮质激素滴眼液。

（3）对于复发患者，可应用其他免疫抑制剂，如环磷酰胺、苯丁酸氮芥、硫唑嘌呤、环孢素等，可与糖皮质激素联合应用。

（4）眼部滴用睫状肌麻痹剂。

（5）针对继发性青光眼和白内障等并发症进行治疗。

【治疗目标】

消除炎症，保存和恢复视力，预防并发症和复发。

六、白塞综合征

本病是一种以葡萄膜炎、口腔溃疡、皮肤损害和生殖器溃疡为特征的多系统受累的疾病。其病因尚不完全清楚，可能与细菌、单纯疱疹病毒感染有关，主要通过诱发自身免疫反应致病。

【临床表现】

1. 眼部

反复发作的前葡萄膜炎，为非肉芽肿性。主要表现为眼红、眼痛、畏光、流泪、视力下降、尘埃状角膜后沉着物、房水闪辉及细胞、前房积脓、虹膜后粘连，偶尔有前房出血。绝大多数患者发生典型的后葡萄膜炎，主要表现为视网膜脉络膜炎和视网膜血管炎，后期出现视网膜血管闭塞。常见并发症为并发性白内障、继发性青光眼、增殖性视网膜病变和视神经萎缩。

2. 口腔溃疡

反复发作，疼痛明显，多发性。

3. 皮肤损害

呈多形性改变，表现为结节性红斑、痤疮样皮疹、溃疡性皮炎、脓肿等。皮肤针刺处易出现结节和疱疹。

4. 生殖器溃疡

疼痛明显，愈合后可遗留瘢痕。

5. 其他

可出现关节红肿、血栓性静脉炎、神经系统损害、消化道溃疡、附睾炎等。

【诊断】

（1）根据眼部损害、口腔溃疡、皮肤损害、生殖器溃疡等临床表现可以诊断。

（2）国际白塞综合征研究组的诊断标准（1990年）如下。

①复发性口腔溃疡（1年内至少复发3次）。

②下列4项中出现2项即可确诊 复发性生殖器溃疡或生殖器瘢痕；眼部损害（前葡萄膜炎、后葡萄膜炎、玻璃体内细胞或视网膜血管炎）；皮肤损害（结节性红斑、假毛囊炎或脓丘疹或发育期后的痤疮样结节）；皮肤过敏反应阳性。

【治疗原则】

（1）对于眼前节受累者，滴用睫状肌麻痹剂。

（2）糖皮质激素

①眼前节受累时，滴用糖皮质激素滴眼液。

②眼后节受累者，大剂量短期应用糖皮质激素。

③可与其他免疫抑制剂联合使用。

（3）其他免疫抑制剂 可选用苯丁酸氮芥、环磷酰胺、环孢素、FK506等。

（4）针对出现的并发症，如白内障和继发性青光眼进行治疗。

【治疗目标】

消除炎症，保存或恢复视力，预防并发症和复发。

七、Fuchs 虹膜异色性葡萄膜炎

本病是一种以虹膜脱色素为特征的慢性非肉芽肿性葡萄膜炎，通常单眼受累，发病隐匿，活动度低，常并发白内障。

【临床表现】

（1）一般无明显眼部不适。可有视物模糊、眼前黑影。

（2）有中等大小或星形的角膜后沉着物可散见于整个角膜。

（3）房水轻度闪辉和少量细胞。

（4）虹膜脱色素或萎缩，易出现 Koeppe 结节。不发生虹膜后粘连。

（5）前玻璃体内可有混浊和细胞，眼底下方周边部有视网膜脉络膜炎症病灶。

（6）易发生晶状体后囊膜下混浊和眼压升高。

【诊断】

根据临床表现，可以诊断。

【治疗原则】

（1）一般情况下，不需要糖皮质激素眼部和全身治疗。

（2）如果前房炎症明显时，可应用糖皮质激素滴眼液治疗。

（3）对于并发性白内障，可行白内障摘除和人工晶状体植入术。

（4）对于眼压升高者，给予降眼压药物，必要时行眼外滤过术。

【治疗目标】

消除炎症，保存或恢复视力，预防并发症和炎症复发。

八、眼弓形体病

本病是由弓形体感染引起的局灶性、坏死性视网膜脉络膜炎。通过人胎盘使胎儿感染引起先天性弓形体病。通过消化道，破损的皮肤黏膜，日常密切接触感染动物，以及输血或器官移植感染引起后天获得性弓形体病。

【临床表现】

（1）有与猫接触史或食生肉史。

（2）症状　活动期表现为眼前漂浮物、视物模糊或中心暗点；若炎症轻微或病灶位于周边部，可无症状。

（3）先天性

①以视网膜脉络膜炎为主要病症。

②此外还有小眼球、无眼球、先天性无虹膜、脉络膜缺损、玻璃体动脉残存、视神经萎缩、先天性白内障和斜视等。

③眼底陈旧病灶　常为双侧性，眼底呈瘢痕性改变，多位于黄斑部。有时位于视乳头周围或赤道部。病灶中央为灰白色增殖组织，无新生血管，周围色素沉着，呈锯齿状排列。与正常视网膜境界清楚。

④眼底再发病灶　再发年龄多为 11～40 岁。急性期表现为局灶性黄白色渗出病灶，视网膜水肿，轻度隆起，边界不清。病灶区内视网膜血管管径不规则，动脉呈节段状改变，静脉周围白鞘，玻璃体混浊。2～3 个月后炎症逐渐消退，血管炎消失，病灶境界清楚，边缘逐渐出现色素，1～2 年后呈典型陈旧病灶。

（4）后天性　为局限性渗出性视网膜脉络膜炎，与先天性再发病灶相似。可单眼或双眼发病。视力下降。

（5）并发症　视神经萎缩、视网膜脱离、脉络膜新生血管、玻璃体积血和继发性青光眼等。

【诊断】

（1）根据食生肉和与猫接触史，以及眼底的改变，可以诊断。

（2）实验室检查

①血清学检查　可查弓形体抗体 IgM 和 IgG。

② PCR　检测弓形体特异的基因 mRNA，取材可以是玻璃体标本或病变组织。

【治疗原则】

（1）治疗指征　根据病变大小、位置、活动性及视功能是否受损而定。病变位于黄斑区或视乳头旁，或周边部较大的病变导致广泛玻璃体混浊时，均需治疗。

（2）药物治疗　采用三联用药。

①乙胺嘧啶　首次剂量口服 75～100mg，24 小时后改为 25mg，1～2 次/日，根据

临床反应服4~6周。

②磺胺嘧啶　1.0~2.0g，4次/日，服用4~6周。

③泼尼松　60~100mg/d，服用3天，改为20~40mg/d，根据临床反应服用2~6周。

（3）合并前部葡萄膜炎时，可滴用糖皮质激素滴眼液。

（4）对出现严重玻璃体混浊和增生性玻璃体视网膜病变者，可考虑施行玻璃体切除术。

【治疗目标】

根据病变大小、位置、活动性及视功能受损情况决定是否治疗。药物治疗采用乙胺嘧啶、磺胺嘧啶和泼尼松三联治疗。在停用磺胺嘧啶之前，糖皮质激素应该减量。磺胺嘧啶能导致骨髓抑制，因此，在治疗过程中应注意监测白细胞及血小板计数。补充叶酸（3~5mg，3次/周）对防止这一并发症有帮助。

九、类肉瘤病

本病是一种累及多系统的非干酪样坏死性肉芽肿的疾病，原因不明。多发生于20~50岁之间，女性略多于男性。约25%患者可累及眼部。

【临床表现】

（1）前葡萄膜炎　多数表现为慢性肉芽肿性前葡萄膜炎，表现为角膜后羊脂状沉着物，伴有虹膜结节，虹膜后粘连。也可发生急性前葡萄膜炎，角膜后沉着物细小，病程自限。小梁网也可出现类肉瘤病性结节，呈半球状，灰白色或略带黄色，也可伴有新生血管。

（2）后葡萄膜炎

①玻璃体内雪球样改变，常在下方赤道部，位于视网膜表面。

②视网膜　可发生沿视网膜静脉蜡滴状病损。视网膜静脉旁常有白鞘，可导致周边小范围静脉阻塞。黄斑部出现囊样水肿

③脉络膜　深层出现黄色的脉络膜损害，如 Dalen - Fuchs 结节，视网膜色素上皮呈现斑驳状改变。

④视乳头　可出现新生血管、水肿。

⑤其他　可出现眼睑皮肤结节、泪腺肿大、睑结膜和球结膜结节状浸润、干燥性角膜结膜炎、钱币型和带状角膜钙化、巩膜上结节、眼眶浸润、眼外肌麻痹等。

（3）其他系统　可出现肺部病变，最典型的是肺门淋巴腺病；此外还有肺功能下降；患者有呼吸困难、干咳和胸痛。皮肤病变表现为结节性红斑、冻疮样狼疮、斑丘疹和肉芽肿结节。周围淋巴结可肿大，为无痛性。可有急性或慢性骨关节炎。神经系统可有肉芽肿性软脑膜炎，累及垂体和下丘脑、脑实质内肉芽肿可引起脑病变或癫痫等。

（4）血清血管紧张素转化酶增高。血清溶菌酶水平可能增高。Kveim 试验阳性。

【诊断】

（1）根据临床表现，对于典型的病例可以诊断。

（2）血清血管紧张素转化酶、血清溶菌酶检测，Kveim 试验，胸部 X 线检查，组

织活体病理检查有助于诊断。

【治疗原则】

（1）糖皮质激素　对于急性前葡萄膜炎，滴用糖皮质激素滴眼液的反应良好。对于慢性前葡萄膜炎及后葡萄膜炎，需全身应用糖皮质激素。

（2）滴用睫状肌麻痹剂。

【治疗目标】

控制炎症。

十、术后眼内炎

葡萄膜和视网膜的化脓性炎症，称为眼内炎。眼内炎是眼内十分严重的感染，容易导致失明，后果十分严重。内眼手术后1日至数日内发生的眼内炎为急性感染。最常见的感染原为表皮葡萄球菌、金黄色葡萄球菌、链球菌，少见的有革兰阴性菌（假单胞菌、变形杆菌、流感嗜血杆菌、克雷白菌属、埃希菌属、类杆菌属、肠杆菌属）和厌氧菌等。如在术后1周~1个月甚至更长时间发生的眼内炎为迟发感染。常见的病原体有真菌、痤疮丙酸菌属等。

【临床表现】

1. 急性感染

（1）突然发生的视力进行性下降。

（2）眼红、眼痛加重。有脓性分泌物。

（3）比所施行的眼内手术预想的眼内炎症更重。前房内重度闪辉和大量细胞。玻璃体内也有大量细胞。可有前房积脓，眼睑水肿，结膜水肿，眼底红光反射减弱。

（4）角膜水肿，虹膜充血。

2. 迟发感染

（1）缓慢视力下降，眼红和眼痛加重。

（2）前房和玻璃体内炎症，可有前房积脓，虹膜前表面和瞳孔缘有渗出的团块，玻璃体脓肿。

（3）角膜浸润和水肿。

【诊断】

（1）根据内眼手术后视力下降，眼内炎症加重，可以诊断。

（2）血常规检查可了解外周血白细胞是否增加。眼超声扫描可显示玻璃体混浊，有助于证实诊断。

【治疗原则】

1. 抗感染治疗

（1）药物　对尚不清楚是何种细菌引起者，可选择对革兰阳性菌和革兰阴性菌敏感的两种药物联合应用，如选用头孢菌素、万古霉素、庆大霉素或丁胺卡那霉素。对病因明确者给予敏感的抗菌药物进行治疗。对于真菌性眼内炎，给予抗真菌药物，如两性霉素B、氟胞嘧啶等治疗。

（2）给药途径　玻璃体内注射、静脉注射、结膜下注射和滴眼等，严重的眼内炎需要施行玻璃体切除术和玻璃体内注射药物。

2. 糖皮质激素

在应用有效足量的抗菌药物的情况下，可以结膜下注射、滴眼、玻璃体内注射或全身应用。

3. 玻璃体切除术

适用于严重的病例或药物治疗无效者。

【治疗目标】

积极控制炎症，尽可能挽救眼球。

十一、内源性细菌性眼内炎

本病是指起自体内眼外部位的化脓性病灶，如败血症、化脓性骨髓炎、脓疱疮、蜂窝织炎、产褥热和一些急性传染病，使毒性极强的细菌进入眼内血管，引起眼内组织，特别是葡萄膜和视网膜的化脓性炎症。常见的致病菌为链球菌、脑膜炎奈瑟菌、白色葡萄球菌、金黄色葡萄球菌、流感嗜血杆菌、蜡样芽孢杆菌等。由于眼球对感染的自然抵抗力差，眼内结构易受细菌所至的炎症损害，可导致患眼失明。

【临床表现】

（1）起病急骤，患眼剧痛、畏光、流泪。

（2）眼睑和结膜水肿和充血，角膜水肿混浊，前房积脓。

（3）玻璃体混浊，眼内呈黄色反光。

【诊断】

（1）根据临床表现，可以诊断。

（2）前房水或玻璃体等眼内液的细菌涂片和细菌培养，可确定诊断，并可确定病原体。

【治疗原则】

（1）全身应用广谱抗菌药物　可选择：头孢唑啉每次 $0.5 \sim 1g$，$2 \sim 4$ 次/日；庆大霉素静脉滴注或肌内注射，$4 \sim 8$ 万单位/次，$2 \sim 3$ 次/日；环丙沙星静脉滴注，每次 $200mg$，2 次/日。

（2）滴用睫状肌麻痹剂　如1%阿托品滴眼液，3 次/日。

（3）眼部滴用糖皮质激素滴眼液　如1%泼尼松龙滴眼液，次数依前节炎症情况而定。

（4）必要时玻璃体腔内注入抗菌药物。剂量及方法见"术后眼内炎"一节。

【治疗目标】

控制炎症，挽救眼球。

十二、晶状体过敏性眼内炎

本病是对暴露的晶状体蛋白抗原的自身免疫反应，通常发生于一眼晶状体手术、外伤或囊膜破裂后 1 日至数周。但有时可诱发另侧白内障眼或健眼的炎症反应。正常情况下晶状体蛋白被完整的囊膜包裹，是一种隐蔽性抗原。一旦囊膜破裂，皮质溢出，与相应的免疫活性细胞接触，产生抗体或致敏淋巴细胞，引起免疫反应。如果所引起的炎症反应较轻，则为晶状体过敏性葡萄膜炎。如果引起的炎症较重，使整个眼内组织产生炎症，就称为晶状体过敏性眼内炎。

【临床表现】

（1）患眼疼痛、畏光、眼红、视力下降。

（2）产生严重的前房反应，前房内较多的细胞和闪辉，可有前房积脓，羊脂状角膜后沉着物。前房内可见晶状体皮质的碎片。

（3）眼睑水肿、结膜水肿、虹膜后粘连。

（4）眼压升高。

（5）视网膜面散在的黄白色沉状物及视网膜血管炎、视神经炎等。

【诊断】

（1）根据成熟期或过熟期白内障眼，或行白内障手术、外伤后发生眼内炎，则可以诊断。

（2）晶状体蛋白皮肤过敏试验及血清中抗晶状体蛋白抗体效价测定，可有助于诊断。

【治疗原则】

（1）眼部滴用糖皮质激素滴眼液，如1%泼尼松龙滴眼液，每1~2小时滴用1次。

（2）如果眼压升高，应用降眼压药物治疗。

（3）对于病情严重者，应全身应用糖皮质激素，如口服泼尼松80~100mg。

（4）及时取出残留的晶状体皮质和囊膜。

【治疗目标】

控制炎症，挽救眼球。

十三、交感性眼炎

本病指发生于一眼穿通伤或内眼手术后的双侧肉芽肿性葡萄膜炎。受伤眼称为诱发眼，另一眼称为交感眼。主要是由外伤或手术造成眼内抗原暴露并激发自身免疫反应所致。

【临床表现】

（1）大多数病例发生于穿通伤后4~8周，但可发生于伤后5日~56年内。

（2）发病隐匿。可发生前葡萄膜炎、后葡萄膜炎、中间葡萄膜炎，但以全葡萄膜炎为多见。

（3）前节表现为双眼急性肉芽肿性前葡萄膜炎，羊脂状角膜后沉着物，但前房炎症相对较轻。

（4）可出现中度或重度玻璃体炎。眼底改变为典型的 Dalen-Fuchs 结节，为周边多发奶酪状病灶，位于视网膜下，早期视网膜被推起，继而萎缩。可发生视乳头水肿、视神经萎缩、视网膜血管炎及视网膜脱离。

（5）荧光素眼底血管造影　急性活动期为视乳头和 Dalen-Fuchs 结节渗漏，眼底可见多发点状高荧光病灶，但限于脉络膜水平。视网膜血管多属正常。

（6）诱发眼和交感眼的表现相同。

【诊断】

（1）根据眼球穿通伤或手术史，以及双侧肉芽肿性葡萄膜炎，可以诊断。

（2）荧光素眼底血管造影有助于诊断。

【治疗】

（1）眼前节受累时，滴用糖皮质激素滴眼液和睫状肌麻痹剂。

（2）对于眼后节受累或全葡萄膜炎时，口服糖皮质激素或其他免疫抑制剂。

【治疗目标】

控制炎症，挽救视功能。

十四、急性视网膜坏死综合征

急性视网膜坏死综合征是一种以视网膜坏死、视网膜动脉炎、玻璃体混浊和后期视网膜脱离为特征的疾病，可发生于任何年龄，多单眼受累。它可能是由疱疹病毒感染所引起的。

【临床表现】

（1）隐匿发病，出现眼红、眼痛或眶周疼痛。

（2）早期出现视物模糊，眼前黑影。病变累及黄斑区时视力严重下降。

（3）眼前节可有轻至中度炎症反应，易发生眼压升高。

（4）视网膜坏死病灶早期多见于中周部，呈斑块状，以后融合，并向后极部发展。

（5）出现视网膜血管炎，动静脉均受累，但以动脉炎为主。

（6）早期就有轻至中度的玻璃体混浊，以后发展为显著混浊，出现纤维化。

（7）视网膜坏死区形成多数视网膜裂孔，引起视网膜脱离。

【诊断】

（1）根据临床表现可以诊断。

（2）实验室检查，如血清抗体测定、玻璃体及视网膜组织活检、PCR 检测眼内液中水痘 – 带状疱疹病毒 DNA 等，有助于诊断。

【治疗原则】

1. 抗病毒制剂

口服或静脉应用阿昔洛韦或更昔洛韦。用法：阿昔洛韦，5～10mg/（kg·d），分 3 次静脉点滴，直至视网膜炎症消退。然后口服阿昔洛韦 800mg，5 次/日。

2. 抗凝剂

可用肝素或用小剂量阿司匹林口服（125～650mg/d）。

3. 糖皮质激素

抗病毒治疗的同时可给予口服泼尼松治疗。

4. 激光光凝及手术

激光光凝对预防视网膜脱离有一定作用。如发生视网膜脱离，应做玻璃体手术。

【治疗目标】

控制炎症，挽救视功能。

第二节　葡萄膜囊肿和肿瘤

一、虹膜囊肿

虹膜囊肿是少见的单眼病变，可分为原发性和继发性两类。原发性虹膜囊肿可发生于虹膜色素上皮层或基质层。继发性虹膜囊肿可因内眼手术、眼外伤、长期滴用缩瞳剂后、炎症渗出和寄生虫感染等原因所引起。

【临床表现】

（1）原发性　一般为静止，无症状。发生于色素上皮的虹膜囊肿为深棕色、圆形或椭圆形囊样小体，透照试验阳性。它可位于瞳孔缘、虹膜中周部或虹膜周边部。发生于基质层的虹膜囊肿见于儿童，囊肿的前壁清晰，包含液体。

（2）继发性　发生手术后和外伤后的虹膜囊肿包含液体，囊肿前壁清楚。囊肿常增大，可导致前葡萄膜炎和继发性青光眼。

（3）炎症渗出性和寄生虫性虹膜囊肿可伴有前房炎症反应。

（4）如果囊肿向后房膨出，则经瞳孔区可见到虹膜后方黑色隆起团块。

【诊断】

（1）根据虹膜改变的形态，可以诊断。

（2）超声扫描，有助于确诊。

【治疗原则】

（1）对于无症状或较小的虹膜囊肿，应密切观察。

（2）对于炎症渗出性虹膜囊肿，可给予糖皮质激素治疗。

（3）采用激光光凝治疗。

（4）手术治疗　尽可能彻底切除，以免复发。

【治疗目标】

根据虹膜囊肿的大小以及有无并发症，给于相当的处理。

二、脉络膜血管瘤

脉络膜血管瘤即是 Sturge – Weber 综合征的眼底表现，是母斑病中的一种。它是在先天血管发育不良的基础上发展起来的一种良性肿瘤。可孤立地出现于眼底后极部，或弥漫地侵入大部分脉络膜。

【临床表现】

（1）眼前有黑影、视力减退、视物变小变形。随着病程进展，视力与视野不断恶化，最终失明。

（2）眼底所见

①多位于眼底后极部，邻近视乳头或黄斑区，为杏黄色或橘红色、圆形或近似球形的隆起，表面可有色素沉着。

②后照法透红光。大多伴有不同程度的浆液性视网膜脱离。

③视网膜呈微囊样变性。视网膜血管细窄。甚至发生视网膜和视神经萎缩。

（3）荧光素眼底血管造影　视网膜动脉充盈前期出现似脉络膜血管形态的强荧光。渗漏迅速，融合扩大，出现浓密的强荧光。其间有更高的荧光亮点，持续至晚期不退。肿瘤表面及边缘处的色素的增生，遮挡荧光或为低荧光纹或斑点。有时可见视网膜毛细血管扩张。

（4）超声检查　A 型超声表现为内反射强，波峰与波峰的间隔和高度相似，波谷与波谷的间隔和高度也相似，排列均匀。B 型超声显示扁平隆起的病灶，常伴有浆液性视网脱离。

（5）视野　由于肿瘤压迫血管，可出现视神经缺血的视野改变。长期视网膜下积液，亦导致视野相应缩窄。

【诊断】

（1）根据眼底所见，可以诊断。

（2）荧光素眼底血管造影、超声扫描有助于诊断。

【治疗原则】

1. 激光光凝

采用氩激光或氪激光光凝，操作方便，定位准确，可直接封闭瘤体表面来自脉络膜的血管，使其不再渗漏。术后脱离的神经上皮与色素上皮粘连，促进黄斑部视网膜脱离复位。

2. 经瞳孔温热疗法

系用810nm红外激光大光斑2mm或3mm，以60秒或更长时间照射，促使瘤体表面血管萎缩。可反复治疗，方便易行。

【治疗目标】

稳定视力，瘤体萎缩，荧光素眼底血管造影无渗漏。

三、脉络膜痣

脉络膜痣常为先天性改变，由来自神经嵴的含不同色素不典型而又良性的黑色素细胞（痣细胞）组成。多数脉络膜痣局限于脉络膜毛细血管层以外的脉络膜组织内。但也累及脉络膜毛细血管层。

【临床表现】

（1）好发于眼底后极部或赤道部。大小变异很大，直径为0.5～10mm。可为单眼单个或多个，也可双眼同时发生。

（2）非黄斑区的脉络膜痣无主观症状。黄斑区附近的脉络膜痣可有渗出性视网膜神经上皮脱离，引起视物模糊、小视症和视物变形等症状。

（3）眼底表现

①为扁平圆形、石灰色、微隆起、表面光滑、边缘清楚但不太规则的病变。

②肿物所含色素量不等，颜色深浅不一。有的痣部分有色素，部分无色素。偶有无色素的痣。

③病变表面可有橙色的色素斑、玻璃膜疣。病变位于黄斑部时常有渗出性视网膜脱离。有时在痣的周围有一圈黄色或不规则的光晕，称为晕轮痣。

（4）荧光素眼底血管造影

①根据痣内色素多寡、位于脉络膜组织的深浅、视网膜色素上皮改变情况，有不同的荧光表现。痣内色素少荧光就强，反之则呈弱荧光。

②脉络膜痣位于脉络膜深层时，荧光素血管造影相对正常。如脉络膜痣较厚并侵占或替代脉络膜毛细血管时，则显示低荧光。

③大而厚的脉络膜痣可使其表面视网膜色素上皮有改变，而呈斑驳状荧光，脉络膜背景荧光增强。

（5）视野检查　有与脉络膜痣相对应的视野缺损。

【诊断】

（1）根据病变的位置、大小、形态特征，及定期观察多年大小不变，可以诊断。

（2）荧光素眼底血管造影和超声扫描有助于诊断。

【治疗原则】

无需治疗。

【治疗目标】

随诊观察。

四、脉络膜恶性黑色素瘤

脉络膜恶性黑色素瘤是成人常见的眼内恶性肿瘤。在我国仅次于视网膜母细胞瘤为第二位眼内恶性肿瘤。根据其在眼底的生长形态，可分为结节型和弥漫型。

【临床表现】

（1）肿瘤位于黄斑区时，早期会有视物变形、小视或大视、色觉改变、相对性或绝对性视野缺损等表现。

（2）肿瘤位于眼底周边部时可无自觉症状。

（3）晚期时，可有眼压高、眼红、眼胀、头痛，甚至恶心、呕吐、眼痛及眼球突出等表现。

（4）眼底所见

①结节型　多见。为高低不平的局限隆起，表面有黄白色玻璃膜疣及棕色色素颗粒。肿瘤生长顶端突破玻璃膜后，迅速向视网膜下增大，形成蘑菇状形态。视网膜呈现无孔性波浪状实体性脱离。

②晚期因肿瘤高度坏死，瘤体血管或瘤体表面视网膜血管破裂而致玻璃体内大量积血。瘤细胞种植到虹膜和前房角，可发生继发性青光眼。虹膜有新生血管形成，导致新生血管性青光眼。有时并发眼内炎、全眼球炎和并发性白内障。

③临床上结节型脉络膜恶性黑色素瘤小于 7mm×7mm×2mm 者为较小的肿瘤，大于（7~10）mm×（10~15）mm×（3~5）mm 者为中等大小的肿瘤，大于15mm×15mm×3mm 者为大肿瘤。

④弥漫型　少见。沿脉络膜平面发展，使脉络膜普遍增厚。眼底表现类似转移性脉络膜肿瘤，或为橘红色、稍发暗的广泛的浆液性视网膜脱离。

（5）荧光素眼底血管造影

①造影早期　肿瘤部位为无荧光背景上出现斑驳状荧光。如果肿瘤表面视网膜有破坏，则出现迂曲回旋的异常血管形态，荧光素迅即渗漏，融合成片。

②动静脉期　一些肿瘤血管与视网膜血管同时显示荧光，呈双循环现象。随荧光造影时间延长，出现更强的荧光点。在肿瘤边缘可见视网膜血管扩张。肿瘤全部呈现高、低荧光混杂的斑驳状态。

③造影晚期　肿瘤部位表现为较弥漫性荧光，其外围有高荧光晕或弧

（6）视野检查　有与肿瘤部位相对应的视野缺损。

（7）超声扫描　可显示：蘑菇状或圆顶状，低到中等的内反射，内部结构较规则，

有血液循环。

（8）磁共振（MRI）　能较好地显示肿瘤与视网膜下的积液。T1WI 显示肿瘤为中或高信号；T2WI 像上显示肿瘤为低信号，视网膜下的积液为高信号。即使黑色素瘤很少，仅 1cm 厚度，MRI 便可显示。无色素性脉络膜黑色素瘤缺乏此特征。

【诊断】

（1）根据症状和眼底改变，可以诊断。

（2）巩膜后透照检查、荧光素眼底血管造影、超声扫描、CT 和 MRI 检查，有助于确诊。

【治疗原则】

1. 定期观察

如果初诊患者的肿瘤较小或中等大小并生长缓慢者，应每 3 ~ 4 个月定期随访。如无变化，每 6 个月复查 1 次。以后如病情无变化，可改为每 0.5 ~ 1 年随访。

2. 光凝治疗

适应证为：①肿瘤高度小于 5D，范围 30°。②肿瘤表面无视网膜脱离。③肿瘤部位必须易被光凝包绕。④肿瘤不临近视乳头或在视网膜中央血管环内。⑤屈光间质清晰。⑥瞳孔能充分散大。⑦肿瘤表面没有大的视网膜血管经过。⑧能定期复查。

3. 放射治疗

行质子光束照射或氦离子放射，既可保持视力又不损伤患者的生存。也可用镥敷贴器、碘敷贴器及金敷贴器等治疗。

4. 局部切除

适应证为：①经过观察，肿瘤确为生长活跃，肿瘤基底部尚未超过 4 个钟点的睫状突范围。②肿瘤确为逐渐长大，位于眼球后极而近赤道或赤道部，直径 <15mm。

5. 眼球摘除

适应证为：①就诊时肿瘤很大，且失明，放疗或局部切除手术均不可能施行。②已有视网膜全脱离或并发青光眼的患眼。③经过多次随访，证实小的或中等大的肿瘤继续长大，并侵及视神经实质。

6. 眶内容物剜出术

适用于脉络膜恶性黑色素瘤已向眼外伸展，或眼球摘除术后眶内有肿瘤复发，但尚无全身性黑色素瘤转移者。

【治疗目标】

根据不同情况分别给予定期观察、光凝、放射和手术等治疗。肿瘤生长停止或缩小，渗出性视网膜脱离消退。

五、脉络膜转移癌

脉络膜转移癌为其他部位的恶性肿瘤细胞经血运或淋巴系统转移到眼内组织。可为单眼或双眼先后发病。好发于中、老年患者。原发癌多为乳腺癌、肺癌，其次为消化道癌。

【临床表现】

（1）可无任何症状。80% 的患者因肿瘤位于眼底后极部，可有视力减退并有闪光感、羞明及视物变形。少部分患者因癌肿压迫睫状神经，在早期就有眼痛及头痛。也有并发新生血管性青光眼的病例。

（2）眼底所见

①肿瘤呈奶黄色或灰黄色、鳞片状或圆形的扁平隆起。有时肿瘤在眼内为多结节状，生长较快。

②肿瘤上或旁可有黄白渗出或出血。有些肿瘤表现为圆顶状高度隆起，表面有色素上皮继发性的增生或游走。个别病例癌瘤穿破玻璃膜增长如蕈状。

③病程长者，会发生继发性视网膜脱离，可局限于肿瘤附近黄斑区，或脱离广泛，视网膜下液体可随头位改变而移动，尤其肺癌转移时，还可有周边部脉络膜渗漏如葡萄膜渗漏综合征。

④如肿瘤向前至睫状区，上巩膜血管可被充盈迂曲，患眼疼痛。

⑤因肿瘤生长快，短期内眼底就有较大变化。

（3）荧光素眼底血管造影

①造影早期　瘤体表现为无脉络膜背景荧光的暗区，看不到任何血管形态。

②动静脉期　可见视网膜血管爬行其上，常伴有毛细血管扩张及血管瘤样改变。

③肿瘤区内逐渐出现斑点状荧光，常先出现于边缘部，有时可有轻度渗漏和融合，其间夹杂遮档荧光斑片，使整个病变区成斑驳状。晚期仍然很强。

（4）视野　病变相应处视野缺损。如有视网膜脱离，视野缺损远较视网膜脱离范围为小。

（5）超声扫描　转移癌的内反射为中等到高，内部结构不规则。少数表现为低反射。

【诊断】

（1）根据视力减退、浮体飘动及闪光感，和眼底的特征性改变，可以诊断。

（2）荧光素眼底血管造影、超声扫描和视野检查有助于确诊。

【治疗原则】

（1）尚未确诊眼内转移癌前，勿轻易使用糖皮质激素，避免癌瘤细胞蔓延，恶化病情。

（2）极少数扁平生长不活跃的脉络膜转移癌，其表面有成堆的色素上皮，并没有视网膜脱离时，可以随诊观察。如果脉络膜转移癌呈弥漫发展，并有视网膜脱离者，应积极治疗原发癌。并每隔2~4个月定期复查眼底。

（3）对黄斑区受累者，放射治疗可使肿瘤变小，视网膜脱离消失，视力可有所提高。

（4）除患者因继发性青光眼，疼痛难忍外，不必摘除眼球。

【治疗目标】

根据肿瘤的大小、位置，进行观察，或行放射治疗。

六、脉络膜骨瘤

脉络膜骨瘤是一种骨性迷离瘤。好发于女性。双眼居多，可同时发生或间隔数年。患者一般无全身疾病或家族史。

【临床表现】

（1）视力下降，眼前出现旁中心暗点，或有复视、视物变形。可伴有同侧偏头痛。偶尔伴有恶心、喷射性呕吐等。

（2）眼底所见

①眼底后极部视乳头黄斑区有黄白色、卵圆形或不规则如地图状或扇贝状的轻微隆起的肿物。多数脉络膜骨瘤邻近或绕视乳头。

②病变周围呈橙红色，边界圆钝不整齐有如伪足状。肿瘤大小和隆起度不等，表面凹凸不平，有棕色素沉着，有时有出血。

③肿瘤表面可见由微小血管分枝组成的血管丛。很多脉络膜骨瘤侵犯黄斑区，并可有新生血管膜出血、浆液性视网膜脱离。

（3）荧光素眼底血管造影　造影早期病变处为强荧光。造影过程中荧光逐渐加强。造影晚期呈斑驳状荧光染色。如有视网膜下新生血管，早期可有网状的荧光素渗漏，色素和出血会遮挡荧光。

（4）超声检查　显示超高的反射和极强的声影。

（5）CT检查　眼底后极部有CT值增高与骨密度相同的病灶。

【诊断】

（1）根据症状和眼底所见，可以诊断。

（2）荧光素眼底血管造影、超声检查和CT检查有助于确诊。

【治疗原则】

（1）激光光凝　可用不同波长封闭血管渗透点。

（2）经瞳孔温热疗法　促使肿瘤萎缩，即使病变侵犯黄斑区亦可采用。

【治疗目标】

控制瘤体大小，保护视功能。

第三节　葡萄膜先天异常

一、无虹膜

先天性无虹膜是一种少见的、与常染色体显性遗传有关的先天性虹膜发育不良。

【临床表现】

（1）几乎都是双眼受累。

（2）视力差，通常低于0.1。

（3）虹膜完全缺失或者仅残留少许根部虹膜组织，可直接看到晶状体赤道部边缘、悬韧带及睫状体。

（4）常伴有其他的眼部异常，如角膜混浊、青光眼、白内障、黄斑和视神经发育不良、眼球震颤、斜视等。

【诊断】

根据典型临床表现可以确诊。

【治疗原则】

（1）为减轻畏光等不适可戴有色眼镜或角膜接触镜。

（2）对伴发的青光眼可用降眼压药或者施行房角切开术、小梁切开术、房水引流装置植入术或睫状体冷冻术等。

（3）白内障　因为角膜透明度下降、虹膜的支撑又不够、悬韧带比较脆弱和不完整，白内障囊外摘除术和人工晶状体植入术难度较大。可选用带虹膜隔人工晶状体。

【治疗目标】

减轻症状，保护视功能。

二、虹膜缺损

胎裂不闭合或闭合不全，会发生视网膜、脉络膜、睫状体和虹膜的缺损，为典型的视网膜脉络膜缺损。如果仅系视杯边缘部分未闭合，出现单纯性虹膜缺损。这种虹膜缺损为先天性的。此外，虹膜缺损也可为后天获得的。

【临床表现】

1. 先天性虹膜缺损

（1）通常单眼发生，也有单眼多发。

（2）典型的缺损位于虹膜下方，瞳孔向下伸展到角膜边缘，并愈向周边愈窄，形成尖向下的梨形。也有形状为裂隙、三角形等。缺损的基底向着瞳孔。瞳孔缘的色素边缘和瞳孔括约肌一直由瞳孔缘沿缺损部延续到角膜缘。常伴其他先天畸形如睫状体或者脉络膜缺损。

（3）单纯性虹膜缺损不合并其他异常。表现为瞳孔缘切迹，虹膜的孔洞，虹膜周边缺损，虹膜基质和色素上皮缺损，不影响视力。

2. 后天性虹膜缺损

可见于手术、变性、炎症、角膜虹膜内皮综合征等。

【诊断】

根据典型的体格检查可以确诊。

【治疗原则】

无特殊治疗，如有并发症可对症处理，如行瞳孔修补术、虹膜隔植入术，配戴特殊的角膜接触镜等。

【治疗目标】

观察。如有并发症，对症治疗，减轻症状。

三、先天性脉络膜缺损

先天性脉络膜缺损与胚胎裂的发育异常密切相关。常为双侧发病，多数伴发其他发育异常。如眼球内陷、小眼球、小角膜、虹膜缺损、黄斑发育不良、视乳头发育不良等。

【临床表现】

（1）视力较差，常伴有斜视或眼球震颤。

（2）眼底所见

①常位视乳头下方胚裂处，呈三角形、盾形或横椭圆形，缺少脉络膜层。大小不一，小者仅为1～2DD，大者超过一个象限。大的缺损区上部可包括视乳头。视乳头亦可有部分缺损或发育不良。缺损区的边缘划限，境界明显，常有不规则的色素沉着斑或有色素围绕。缺损区下部边界可有一宽窄不等的正常区带。有时缺损边界不清，逐渐移行入眼底的正常部分。

②相应视网膜组织菲薄，厚薄不匀，可透见其下巩膜的颜色，呈白或淡蓝色调。表面可见到视网膜血管，行径大致正常或有中断现象，亦有沿缺损区的边缘绕行。

③缺损区内看不到脉络膜毛细血管，有时可见残存的脉络膜大血管。偶尔，缺损区包括黄斑，有时伴发永存玻璃体动脉。

④当脉络膜缺损发生在眼底非胚裂位，是非典型的脉络膜缺损，一般范围较典型者为小，多为单独一块缺损，不涉及视乳头，经常显出低凹而边缘划限的暴露巩膜区。如果发生在黄斑区，无异于黄斑缺损。

（3）视野检查　与缺损区相对应的相对性或绝对性暗点。因缺损边缘及近边缘处尚有较正常功能的视网膜，所以视野缺损的范围较眼底所见的病变区为小。

【诊断】

根据视力较差，典型的眼底改变，可以诊断。

【治疗原则】

（1）黄斑正常，视力尚好者，定期观察。

（2）并发视网膜脱离后，需早行手术治疗。

①脉络膜缺损合并局限视网膜脱离、视网膜下积液较少时，可用激光沿缺损区外有色素的视网膜上光凝包围脉络膜缺损区。其视网膜裂孔往往在缺损区内，形成堤坝式色素性激光瘢痕可将裂孔限制在缺损区内。

②视网膜下积液较多的视网膜脱离，可做玻璃体手术和眼内光凝。

【治疗目标】

观察。如有并发症，进行针对性治疗。

四、瞳孔残膜

瞳孔残膜又称永存瞳孔膜，是由于瞳孔部的第一和第二中央动脉弓及其伴同的中胚叶组织在胚胎发育过程中萎缩和消失不全所引起的。临床上多见。

【临床表现】

（1）虹膜残膜与虹膜连续　可表现为一两根细丝在瞳孔区浮游；或者多根细丝从虹膜小环区出发，末端互相缠绕如花环；或者几根细丝，两端与虹膜小环相连，横跨瞳孔区，瞳孔缩小时细丝放松，瞳孔扩大时细丝牵拉紧张；或者多条细丝进入瞳孔区，组成细网或薄膜。

（2）虹膜瞳孔板增厚　虹膜小环区组织延展跨越瞳孔缘，在虹膜前编织成网状，或者增厚的虹膜瞳孔板没入肥厚的虹膜基质，环绕瞳孔，似在正常瞳孔之上又形成另一瞳孔，但不收缩。

（3）虹膜残膜与晶状体附着　来自虹膜的膜或条索粘在晶状体前囊上，在黏附处晶状体可有局限性混浊；或者晶状体前囊上有色素残迹，色素颗粒分布于瞳孔区如星状，与虹膜不相连续。

（4）虹膜残膜黏着于角膜 细丝从虹膜小环发出，在前房内互相交织如网，最后黏附在角膜内表面；或者残膜厚，向前附着于角膜，附着处角膜混浊。

（5）虹膜残膜脱落的色素浮游于前房中。

【诊断】

根据典型的临床表现可以确诊。注意虹膜残膜与虹膜的表层中胚叶组织前面的虹膜小环相连续。

【治疗】

无特殊治疗。如瞳孔残膜稠密，可考虑以激光或手术切除瞳孔残膜。

【治疗目标】

严重影响视力可考虑激光或手术治疗。

第九章　玻璃体疾病

第一节　玻璃体变性和后脱离

一、玻璃体浮影

玻璃体浮影是由于玻璃体内漂浮的混浊物，在光线照射下投射到视网膜上形成的阴影。在明亮的背景下，眼前可出现飞蚊样飘动现象，所以又称为飞蚊症。其发生可在老年性、高度近视眼玻璃体变性，或炎症、出血、外伤、异物等因素影响下，玻璃体内透明质酸解聚，析出结合的水分，形成液化腔。同时组成玻璃体支架网的胶原细纤维发生变性，浓缩聚集而形成混浊体，形成点状、线状、蜘蛛网状等各种形态的漂浮物。玻璃体内飘浮物还可能是红细胞、白细胞、色素颗粒、肿瘤细胞、异特碎屑、寄生虫等。玻璃体浮影可分为生理性及病理性两类。

【临床表现】

（1）可隐匿发病或突然出现。

（2）可以单眼或双眼发生。

（3）生理性

①自觉眼前的飘浮物是较透明的。

②偶尔出现，数目较少。

③不影响视力。

④不会逐渐增多。

⑤用眼底镜检查不一定能发现。

（4）病理性

①自觉眼前较多或数不清的飘浮物。

②飘浮物要逐渐增多或突然增多。

③用眼底镜可见玻璃体内出现较多或密集的点状、片状及线状飘浮物。

④飘浮物呈暗色，随眼球转动而飘浮。

【诊断】

根据散瞳后玻璃体所见，可以诊断。

【治疗原则】

（1）对于生理性玻璃体飘浮物，无需治疗，可以观察。

（2）对于病理性玻璃体飘浮物，应查明发生原因，并进行针对性治疗。

【治疗目标】

减轻或防止玻璃体浮影的进一步加重。

二、玻璃体变性

玻璃体变性主要表现为玻璃凝胶主体出现凝缩和液化，是透明质酸解聚的结果。玻璃体变性可发生于老年人、高度近视眼、玻璃体出血、眼外伤、玻璃体炎症、感染、玻璃体内药物治疗以及视网膜激光、电凝、冷凝后。

【临床表现】

1. 玻璃体浮影

眼前出现各种形状的暗影。

2. 老年性玻璃体变性

出现急性玻璃体后脱离，眼前突然出现飘浮物，伴有闪光感。

3. 高度近视眼玻璃体变性

与老年性玻璃体变性相似，但更易发生视网膜裂孔和脱离。

4. 白星状闪辉症

玻璃体内可见数以百计的白色球形或碟形的小体，如雪球飘浮在玻璃体中。

5. 闪辉性玻璃体液化症

液化的玻璃体内出现白色的结晶状体。

6. 玻璃体淀粉样变性

视力减退，玻璃体内可见线样或棉絮状混浊。有的与视网膜相接触。

【诊断】

（1）根据散瞳后玻璃体所见，可以诊断。

（2）眼部超声扫描有助于诊断。

【治疗原则】

（1）如不影响视力，无需治疗。

（2）玻璃体淀粉样变性时可能严重影响视力，可考虑行玻璃体切除术。

【治疗目标】

减轻或防止玻璃体变性的进一步加重。

三、后玻璃体脱离

在玻璃体发生液化的过程中，尚未液化的胶样玻璃体较水样液稍重。当在玻璃体中央部形成的液腔移至后部视网膜之前时，胶样玻璃体下沉并前移，使玻璃体后皮质与视网膜完全分开，形成后玻璃体脱离。

【临床表现】

（1）眼前出现不同形状的飘浮物，随眼球运动而改变位置。

（2）视物模糊，眼前闪光，常见于暗照明下，多位于颞侧。

（3）检查玻璃体可发现一个或多个分散的浅灰色的玻璃体混浊物，常呈环形，悬浮于视乳头之前，称为 Weiss 环。

（4）当眼球运动时，玻璃体内混浊的飘浮物来回移动。

（5）可有玻璃体积血，周边视网膜或视乳头边缘出血。

（6）前玻璃体内出现色素性细胞。

（7）可有视网膜裂孔或脱离发生。

【诊断】

（1）根据患者的自觉症状和散瞳后玻璃体内所见，可以诊断。

（2）眼部超声扫描可证实诊断。

【治疗原则】

（1）对于后玻璃体脱离，无需治疗。

（2）如合并有视网膜裂孔，应尽快施行激光或冷凝治疗，以免发生视网膜脱离。

【治疗目标】

及时处理后玻璃体脱离产生的并发症，如视网膜裂孔或玻璃出血。

第二节　玻璃体积血

当视网膜、葡萄膜或巩膜血管破裂，使血液流入和积聚在玻璃体腔内时，称为玻璃体积血。玻璃体积血可见于各种原因，常见的有视网膜血管性疾病，如视网膜静脉周围炎、糖尿病性视网膜病变、视网膜静脉阻塞等，以及视网膜裂孔、眼外伤、手术、年龄相关性黄斑变性、外层渗出性视网膜病变、玻璃体后脱离、视网膜血管瘤病、脉络膜黑色素瘤及系统性血管和血液病、蛛网膜下或硬脑膜下腔出血等。出血可进入玻璃凝胶的间隙中。当玻璃体为一完整凝胶时，来自视网膜血管的出血常被局限于玻璃体与视网膜之间的间隙中，称为玻璃体前界膜下出血。玻璃体出血不仅影响视力，而且出血长期不吸收会导致玻璃体变性及增生性病变。

【临床表现】

（1）少量出血时患者可有飞蚊症。出血前对视网膜有牵拉时，可有闪光感。出血量较多时可有暗点及红视症。大量出血时严重影响视力，直至无光感。

（2）玻璃体前界膜下出血常不凝固，可随体位的变换而改变其形态。

（3）血液进入玻璃凝胶的间隙后可凝固。少量出血时玻璃体内可见灰尘状、条状、絮状血性浮游物。较多出血时玻璃体内出现形状不一的血凝块、新鲜积血的血凝块呈鲜红色。时间久则发暗，以后分解、吸收变成棕黄或灰白混浊。大量积血时玻璃体腔完全被出血充满，眼底不能窥入。

（4）玻璃体积血可发生玻璃体凝缩、玻璃体炎症、玻璃体机化、铁血黄色素沉着、溶血性青光眼和血影细胞青光眼等并发症。

（5）超声扫描可提示玻璃体积血。

【诊断】

根据视力突然减退、眼前浮影飘动、玻璃体可见血性浮游物、出血混浊块等可以做出诊断。超声波检查提示玻璃体出血，可明确诊断。

【治疗原则】

（1）针对引起出血的病因治疗。

（2）新鲜积血时应半卧位休息，必要时包扎双眼 2～3 日。可应用止血药物：新鲜积血给予云南白药、安洛血等。陈旧积血给予碘剂、纤维蛋白溶解酶和透明质酸酶等。

（3）积血不吸收，严重影响视力或反复积血者予以玻璃体切除手术治疗。

【治疗目标】

清除积血，玻璃体恢复透明。

第三节　玻璃体炎症

常见的玻璃体炎症有化脓性炎症和无菌性炎症。化脓性炎症多因眼球破裂伤或内眼手术后细菌感染，或长时间使用抗菌、免疫抑制剂后真菌感染所致。无菌性炎症多因葡萄膜炎引起。玻璃体炎性混浊是眼内炎的重要表现。严重的急性化脓性眼内炎时玻璃体几乎完全变成灰白色浓稠状混浊。

【临床表现】

（1）视力下降。

（2）玻璃体呈尘状、白点状、絮状、灰白色云团状混浊。

（3）细菌性眼内炎时常有眼红、眼痛、前房渗出、积脓、角膜结膜水肿、眼底红光反消失等改变。

（4）葡萄膜炎常伴有角膜后灰白色沉着物及前房内浮游体、瞳孔后粘连、视网膜水肿和渗出。

（5）房水和玻璃体液涂片细菌学检查和细菌培养有助于化脓性眼内炎诊断。

【诊断】

根据临床表现，特别是玻璃体的改变，可以做出诊断。房水和玻璃体细菌学检查有助于化脓性眼内炎的诊断。

【治疗原则】

1. 玻璃体化脓性炎症治疗

针对病因，局部和全身应用抗菌药物，以及玻璃体切除手术治疗（参考急性眼内炎章节）。

2. 无菌性炎症治疗

局部及全身使用糖皮质激素以及免疫抑制剂（参考葡萄膜炎章节）。

【治疗目标】

采取药物及手术治疗，控制玻璃体炎症，玻璃体恢复透明。

第四节　增生性玻璃体视网膜病变

增生性玻璃体视网膜病变是孔源性视网膜脱离及其视网膜复位手术后的并发症，也是手术失败的主要原因，其发病机制是视网膜色素上皮细胞在炎性因子等刺激下，从视网膜裂孔内游离、移行、增生，并有表型转化，如变为纤维细胞样细胞，分泌胶原，在视网膜表面和玻璃体后面广泛增殖膜收缩、牵拉引起视网膜脱离。此病常见于视网膜复位术中冷冻或电凝过强、巨大视网膜裂孔、多发性视网膜裂孔、长期孔源性视网膜脱离、多次眼内手术、眼外伤及眼内炎症等。

【临床表现】

（1）视力下降，视物变形，视野缺损。

（2）早期病变较轻，仅有玻璃体色素颗粒样混浊，其临床分级为 A 级。

（3）视网膜表面皱褶形成，血管迂曲，视网膜裂孔边缘翻卷，其临床分级为 B 级。

（4）脱离的视网膜出现全层皱褶，视网膜活动度降低，其临床分级为 C 级。如仅累及一个象限为 C_1 级，累及二个象限为 C_2 级，累及 3 个象限为 C_3 级。

（5）严重时累及全视网膜，呈全层固定皱褶，发生漏斗状视网膜脱离，其临床分级为 D 级。当可见后极部 35 度视网膜，视网膜呈宽漏斗状脱离时为 D_1 级；当可见视乳头，视网膜呈窄漏斗状脱离时为 D_2 级；当看不见视乳头，视网膜呈闭合漏斗状脱离时为 D_3 级。

（6）眼压降低。

（7）超声扫描显示视网膜脱离。

【诊断】

根据孔源性视网膜脱离及视网膜复位史，以及玻璃体和视网膜的改变，可以明确诊断。

【治疗原则】

（1）局部或非漏斗状视网膜脱离行传统视网膜脱离手术，采用巩膜外冷冻，加压和（或）环扎及放出视网膜下液。

（2）对视网膜固定皱褶、广泛或漏斗状视网膜脱离，应采用玻璃体切除手术。

【治疗目标】

手术治疗控制玻璃体视网膜的增生性病变。

第五节　玻璃体寄生虫

玻璃体寄生虫多见猪囊尾蚴病。因食入猪绦虫的虫卵，在体内孵化成尾蚴随血流可进入眼内玻璃体及视网膜下，但以玻璃体内最为常见。

【临床表现】

（1）视力下降，其程度取决于囊尾蚴所在部位。

（2）视野中出现黑影晃动或局部缺损。

（3）眼底镜检查可见黄白色或灰白色半透明圆形囊尾蚴，其内可见致密的黄白色圆点，强光照射黄白点即囊尾蚴的头部可伸缩运动。

（4）可伴有葡萄膜炎、玻璃体混浊及视网膜脱离。

（5）血清酶联免疫吸附试验（ELISA）绦虫抗体检查呈阳性。

【诊断】

根据不同程度的视力减退、玻璃体或视网膜下有黄白色或灰白色半透明圆形囊尾蚴、在强光照射下可见猪囊尾蚴头部移动等临床特征，可以诊断。

【治疗原则】

（1）行玻璃体切除术。

（2）全身服用驱囊虫药物。

【治疗目标】

取出玻璃体内寄生虫，玻璃体恢复透明。

第六节　家族性渗出性玻璃体视网膜病变

本病为双侧、缓慢进展的玻璃体视网膜异常，类似于早产儿视网膜病变，但没有早产及出生后吸氧史，为常染色体显性遗传。本病首先由 Criswick 和 Schepens 于 1969 年报道。

【临床表现】

（1）依其临床特点，分为三期。

①第一期　玻璃体后脱离合并有雪花状混浊。

②第二期　玻璃体膜增厚，周边视网膜有新生血管和纤维膜形成。

③第三期　视网膜内和视网膜下渗出，玻璃体纤维化，最终由于纤维血管增殖，发生牵拉性或合并孔源性视网膜脱离。

（2）本病可合并白内障，新生血管性青光眼及玻璃体出血。

（3）荧光素眼底血管造影　显示视网膜血管分支密集，周边视网膜毛细血管无灌注区，血管与赤道部附近呈扇形中止，末端吻合，有异常血管渗漏。

【诊断】

（1）根据家族史，无早产和生后吸氧史，以及临床表现，可以诊断。

（2）荧光素眼底血管造影可为本病提供重要依据。

【治疗原则】

（1）对于不典型患者需经常随诊，以了解有无活动增殖、视网膜裂孔及脱离。

（2）如出现新生血管增殖，应对新生血管及无血管区进行激光光凝或冷凝。

（3）如有黄斑异位、视网膜条纹、囊样视网膜水肿、视网膜前膜形成及视网膜脱离，可行玻璃体切除和巩膜扣带术。

【治疗目标】

控制玻璃体视网膜病变的进展。

第七节　玻璃体先天异常

一、玻璃体动脉残留

在胚胎发育到 8 个月左右，原始玻璃体内玻璃体动脉完全消失。若不退化或退化不完全，则形成玻璃体动脉残留。

【临床表现】

（1）临床上无症状，或感觉眼前条索状黑影飘动。

（2）视乳头直到晶状体后面的玻璃体内条索状、扇状或漏斗状灰白组织，可随眼球运动而相反运动。灰白组织内动脉可完全闭塞。也可以含有血液。

（3）视乳头前或玻璃体中可见漂浮的囊肿。

（4）晶状体后极部有灰白致密混浊点，与晶状体接触。

【诊断】

根据临床表现，可以诊断。

【治疗原则】

（1）玻璃体动脉残留不影响视力时，无需处理。

（2）残留的膜组织干扰光线进入眼内时，会影响视力发育，应行玻璃体切除手术，以免影响视力发育。

【治疗目标】

残留的膜组织影响视力发育时，行玻璃体切除术，以免影响视力发育。

二、永存原始玻璃体增生症

永存原始玻璃体增生症是原始玻璃体未退化结果。

【临床表现】

（1）见于足月生产的婴儿或儿童，90%为单眼发病，伴有斜视、小眼球、浅前房、小晶状体。

（2）瞳孔区发白，瞳孔不易散大。

（3）晶状体后灰白膜组织，轴心部较厚。有时膜组织内可见玻璃体动脉残留。

（4）晶状体周围看到拉长的睫状突。

（5）晶状体后囊破裂、晶状体混浊及晶状体吸收变小，纤维组织长入晶状体内。

（6）偶见视乳头周视网膜皱褶、视乳头纤维增生伴玻璃体纤维条索。

【诊断】

根据白瞳孔、晶状体后灰白膜组织、小眼球、浅前房和小晶状体等临床特征，可以诊断。

【治疗原则】

（1）无有效药物治疗。

（2）行玻璃体切除术。

【治疗目标】

减少或防止视网膜脱离的发生。

三、遗传性玻璃体视网膜变性

遗传性玻璃体视网膜变性是一种常染色体显性遗传性疾病。玻璃体视网膜病变有两种类型，只有眼部改变的称 Wagner 病；同时有眼部和全身改变的称 Stickler 综合征。

【临床表现】

（1）中度或高度近视。

（2）晶状体后皮质点状混浊。

（3）玻璃体液化。

（4）赤道部可见白色，伴透明有孔的无血管膜。

（5）眼底脉络膜萎缩灶、周边视网膜血管旁色素沉着，血管白鞘和硬化。

（6）口面部形态及功能异常，骨骼及关节异常。

（7）常染色体显性遗传。

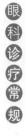

【诊断】

根据中高度近视眼，晶状体、玻璃体和眼底的改变，可以诊断。

【治疗原则】

（1）对症治疗。

（2）活血化瘀、支持疗法。

（3）玻璃体切除手术　玻璃体膜广泛，影响视力发育，则予以手术治疗。

【治疗目标】

当玻璃体膜广泛，影响视力时可行手术治疗。

第十章 视网膜疾病

第一节 视网膜血管性病变

一、视网膜动脉阻塞

（一）视网膜中央动脉阻塞

视网膜中央动脉阻塞是指视网膜中央动脉发生阻塞。一旦发生，其供养的视网膜急性缺血缺氧，视力立即下降，是导致盲目的眼科急症之一。本病多见于老年人，男性多见。

【临床表现】

（1）即刻或几分钟内视力突然丧失。部分患者有先兆症状，出现无痛性、一过性失明，数分钟后可缓解。反复发作数次后视力突然严重下降。颞侧周边视野常保留一窄区域的光感。

（2）瞳孔散大，直接对光反应消失。

（3）眼底所见

①视乳头颜色苍白，轻压眼球后引不出视乳头上血管搏动。

②视网膜动脉显著狭窄，小分支细至几乎不易看见；血柱颜色发暗，反光变窄或消失。视网膜静脉可能稍变窄、略有扩大或正常大小。血柱成节段状。

③视网膜呈灰白色，以后极部为显著。黄斑及其周围呈现乳白色。黄斑中心凹反光消失；在中心凹处有圆形暗红色的"樱桃红点"。

④如合并睫状循环阻塞，黄斑中心凹无樱桃红点，呈现暗褐色调。如有睫状视网膜动脉，在其供应区呈现正常眼底颜色，多为舌形或矩形橘红色区，并保留相应的视网膜功能。

（4）视野　根据阻塞的程度和范围有所不同，可保留部分周边视野。黄斑区如有睫网动脉供应，可保留小区中心视力。

（5）可出现视网膜出血。晚期少数患者发生新生血管性青光眼等并发病。

（6）荧光素眼底血管造影

①约有10%患者的脉络膜完全充盈时间延长。若脉络膜充盈时间显著延长，应考虑存在眼动脉或睫状动脉阻塞。

②视网膜动脉充盈迟缓，臂-视网膜循环时间延长，可大于30秒。阻塞动脉内荧光血柱普遍变细，且不均匀，甚至呈节段状或串珠状移动。小动脉呈钝形残端，黄斑周围小动脉呈断支状。

③视网膜静脉充盈迟缓。视乳头上静脉缓慢逆行充盈，仍限于视乳头附近。

④视乳头荧光：来自睫状动脉小分支的充盈。荧光素由视乳头上的毛细血管进入

视乳头处的中央静脉，于视乳头上呈现逆行充盈。异常血管与毛细血管渗漏荧光素，管壁着染。

⑤大量毛细血管无灌注，不仅见于急性期，也见于发病数月至数年的患者。

（7）眼电生理检查　视网膜电图（ERG）b 波下降，a 波一般尚正常。除非脉络膜血循环也受累，眼电图一般均正常。

【诊断】

（1）根据患眼无痛性急剧失明、瞳孔 RAPD 阳性、眼底特征性改变，即可诊断。

（2）病情较陈旧者可做荧光素眼底血管造影、视野等其他检查。

【治疗原则】

紧急抢救。应用血管扩张剂、降低眼压等方法，力争阻塞的动脉重新畅通。

（1）应用血管扩张剂　先用作用较快的药物，如吸入亚硝酸异戊酯，每安瓿 0.2ml 或舌下含三硝基甘油，每片 0.5mg。继以作用较长的血管扩张剂：妥拉苏林，口服 25mg，每 3 ~ 4 小时 1 次，肌内或静脉注射 25 ~ 50mg，球后注射 12.5 ~ 25mg；盐酸罂粟碱，口服 30 ~ 60mg，每 6 ~ 8 小时 1 次，静脉注射 30 ~ 100mg。静脉点滴 4% 亚硝酸钠 300 ~ 500ml，每日 1 次，可连续 10 天。

（2）有条件时吸入 95% 氧气和 5% 二氧化碳混合气体，白天每小时吸 1 次，晚上入睡前与晨醒后各 1 次，每次 10 分钟。

（3）降低眼压　用接触镜或手指间歇性压迫眼球。静脉注入醋氮酰胺亦可相对快地降低眼压。早期可做前房穿刺，使眼压急速降低。

（4）应用纤溶剂　对可能有血栓形成或纤维蛋白原增高的患者可应用纤溶剂，尿激酶 5000 ~ 10000U 或去纤酶静脉点滴或缓慢注入，一日 1 次。每日需复查纤维蛋白原，若已下降至 200mg% 以下，即停止应用。

（5）其他药物　中药葛根、丹参注射液。口服烟酸片、甲巯咪唑、肠溶阿司匹林、双嘧达莫。肌内注射维生素 B_1、维生素 B_{12}，静脉注射 ATP，辅酶 A 等。

（6）有关病因检查和治疗，如治疗高血压、高血脂与糖尿病等全身疾病；如有炎性病灶，可用抗炎药物与糖皮质激素或消炎痛。

（7）禁烟、防冷、避免劳累。

【治疗目标】

视网膜中央动脉不同程度地恢复通畅，视力不同程度提高。

（二）视网膜分支动脉阻塞

视网膜分支动脉发生阻塞，以颞上支动脉发病为多见。

【临床表现】

（1）视力受损程度与眼底表现取决于视网膜动脉阻塞的部位和程度。

（2）患者感到视野缺损。

（3）眼底所见

①通常在视乳头附近或在大的动静脉交叉处，可见受累动脉变细窄，相应静脉亦略细。

②阻塞动脉内可见白色或淡黄色发亮的小斑块状"栓子"。

③阻塞动脉供应的区域内，视网膜水肿呈象限形或扇形乳白色混浊。若影响黄斑

血循环供应，亦可出现"樱桃红"点。

（4）荧光素眼底血管造影

①阻塞动脉和相应静脉较未阻塞支充盈迟缓，有的受累动脉至晚期仍无灌注。

②静脉期阻塞处依旧低荧光。阻塞远端可见动脉逆行灌注，相应静脉仍无灌注。有的病例于晚静脉期阻塞处出现强荧光，管壁荧光素染色与渗漏。

③发病2～3周后视网膜水肿消退，阻塞动脉变细并有白鞘。荧光素眼底血管造影可恢复正常。少数阻塞与未阻塞支或睫状血管形成侧支循环。

（5）视野为相应的神经束或扇形缺损。

（6）视网膜电图正常或有轻度异常。

【诊断】

根据视力下降和眼底所见，可以诊断。

【治疗原则】

（1）治疗相关的全身疾病，如高血压、高血脂、糖尿病或颈内动脉粥样硬化等。

（2）应用血管扩张剂，如葛根或丹参注射液、烟酸、甲巯咪唑等。给予维生素B$_1$、维生素C、维生素E等。

（3）荧光素眼底血管造影发现视网膜无灌注区时，可用播散性激光光凝防止新生血管形成。

【治疗目标】

力争阻塞的视网膜动脉不同程度地恢复通畅。

（三）睫状视网膜动脉阻塞

本病为供应黄斑及其附近视网膜的睫状视网膜动脉单独发生阻塞，而中央视网膜动脉循环保持健全。多见于年轻患者。

【临床表现】

（1）中心视力突然丧失。

（2）眼底所见

①视乳头颞侧缘到黄斑区，于其供应区视网膜呈现一舌形或矩形乳白色混浊，并有"樱桃红点"。

②行经该区的睫状视网膜动脉管径狭窄或限局性狭窄。其他视网膜血管正常。

（3）荧光素眼底血管造影 脉络膜循环期，阻塞的睫状动脉无充盈，其供应区呈毛细血管无灌注的弱荧光区。

（4）与病变区相应的视野缺损，包括中心注视点的大暗点，而周边视野正常。

【诊断】

根据中心视力突然丧失，周边视力和视野正常，以及眼底表现，可以诊断。

【治疗原则】

与视网膜中央动脉阻塞的治疗相同。

【治疗目标】

力争阻塞的视网膜睫状动脉不同程度地恢复通畅。

二、眼动脉阻塞

眼动脉阻塞由于血管内栓塞等原因，眼动脉可以发生阻塞，其供养的组织急性缺血缺氧，可产生比视网膜中央动脉阻塞更严重的改变。在视网膜中央动脉阻塞病例中，约有 5% 患者为急性眼动脉阻塞。

【临床表现】

（1）急性视力丧失，甚至无光感。

（2）全视网膜严重水肿。黄斑部暗浊，无樱桃红点。晚期视网膜与色素上皮层均萎缩。

（3）荧光素眼底血管造影显示视网膜和脉络膜血循环均受损。视网膜色素上皮水平荧光素渗漏。

（4）视网膜电图（ERG） a、b 波均降低或无记录。

（5）患眼的眼压比健眼低。

【诊断】

（1）根据患眼无痛性急骤失明、眼底出现比视网膜中央动脉阻塞更严重的改变时，可以诊断。

（2）荧光素眼底血管造影有助于诊断。

【治疗原则】

与视网膜中央动脉阻塞的治疗相同。

【治疗目标】

紧急抢救，力争阻塞的眼动脉不同程度地恢复通畅。

三、视网膜静脉阻塞

（一）视网膜中央静脉阻塞

视网膜中央静脉阻塞是常见的可致盲的视网膜血管疾患。多发生于 50 岁以上的人群中。男女发病无明显差异。

【临床表现】

（1）无痛性视力突然下降，大多降到数指或手动。也有于几天内视力逐渐减退者，或一过性视力减退。

（2）周边视野可正常或有不规则的向心性缩小，中心视野常有中心或旁中心暗点。

（3）眼底所见

①视乳头充血，边界模糊。

②视网膜静脉血流瘀滞，色紫暗；管径不规则，显著扩张，可呈腊肠状，甚至结节状。

③视网膜动脉因反射性功能性收缩或已有动脉硬化而呈现狭窄。

④视网膜水肿。视网膜血管好似出没于出血水肿的组织中。整个眼底满布大小不等的视网膜出血斑。浅层较多，亦有圆形或不规则形的深层出血。较大静脉破裂时可发生视网膜前出血甚至玻璃体内出血。当出血开始吸收时，可见不规则的灰白色斑块掺杂于出血之间。

⑤黄斑经常有弥漫或囊样水肿、出血。

（4）荧光素眼底血管造影

①缺血型 视网膜循环时间延长；视乳头边界不清，其上毛细血管扩张、渗漏。

眼底出血增加。未被出血遮掩的静脉显著扩张、迂曲，管壁着染。出血稀疏处可透见视网膜静脉渗漏到组织的荧光。发病2~3个月后，出血大多吸收，荧光造影显示大量毛细血管无灌注区，可见小动脉狭窄，动静脉短路，微血管瘤或新生血管形成。黄斑周围毛细血管渗漏。黄斑囊样水肿，造影晚期呈现花瓣样荧光积存。

②非缺血型　臂 – 视网膜循环时间与视网膜循环时间大致正常或延长，视乳头正常或有毛细血管扩张、轻度渗漏。视网膜静脉扩张、迂曲，有渗漏及管壁着染。阻塞静脉引流区内可见视网膜毛细血管扩张与微血管瘤。出血斑遮挡荧光，毛细血管扩张、微血管瘤均可有荧光渗漏，黄斑亦可有囊样水肿。

（5）并发症与后遗症

①黄斑水肿　持续的黄斑水肿可发展为囊样变性，甚至局限性视网膜脱离，乃至孔洞形成。出血可侵入囊样变性腔内，有时可见积血形成暗红色的水平面。

②新生血管　多见于视网膜中央静脉阻塞缺血型。

③新生血管性青光眼，或合并原发性开角性青光眼。

【诊断】

（1）根据视力严重减退和眼底改变，可以诊断。

（2）荧光素眼底血管造影可区别是否为缺血型。

【治疗原则】

（1）全身治疗高血压、动脉硬化、高血脂、糖尿病、血液情况和感染病灶等。

（2）溶栓和抗凝药物　早期可用溶血栓剂，如抗栓酶、血栓通、去纤酶和尿激酶等。

（3）降低血液黏稠度　20%低分子右旋糖酐，300~500ml静脉滴注，每日1次，10天为1个疗程。阿司匹林可抑制血小板聚集，每日1次，每次25~50mg，可长期服用。潘生丁可抑制血小板的释放反应、减少血小板凝集，每次25mg，每日3次。

（4）抗炎　青年患者可做针对性抗炎治疗，如抗痨、抗风湿、抗链球菌感染等。在抗炎治疗的同时可适当加用糖皮质激素。

（5）中医中药　结合全身辨证施治，以活血化瘀为主治疗。

（6）激光治疗　缺血型视网膜静脉阻塞可做全视网膜光凝术，防止新生血管及新生血管性青光眼。

（7）发生黄斑水肿、视网膜新生血管或新生血管性青光眼时，可以考虑抗血管内皮生长因子（抗VEGF）玻璃体腔内注射治疗。

【治疗目标】

尽可能恢复视网膜循环，保存视力，防止发生并发症。

（二）**视网膜分支静脉阻塞**

视网膜分支静脉阻塞较中央静脉阻塞多见。多发生在视网膜颞侧，尤其是颞上象限（54.9%）。在阻塞处均发现有静脉后位交叉压迫征。

【临床表现】

（1）视力正常或轻度减退。

（2）眼底表现

①于动静脉交叉处发生阻塞。眼底病变，如静脉扩张、充血、迂曲，视网膜出血、

水肿、渗出等，只限于阻塞静脉引流区域，呈一三角形分布，其尖端指示阻塞所在处。阻塞可发生在不同的分支，使视网膜受累范围不等。

②与阻塞静脉相符的动脉常有硬化。

③黄斑受累时，可发生水肿。

④有时可见新生血管像架桥样跨过阻塞部位或与邻近静脉支吻合形成侧支循环。

（3）荧光素眼底血管造影

①早期静脉充盈时间延长。阻塞远端静脉渗漏荧光素，管壁及周围组织着染，受累区域位于黄斑水平分界的上或下半侧，受累的一侧因组织着染呈现一界线分明的强荧光区。

②阻塞如未累及黄斑中心凹，则黄斑无水肿或只有很轻的水肿。如中心凹外围毛细血管受累，则该上或下半侧黄斑呈现囊样水肿。有时受累部位超过水平中线影响另一半侧。

③病程晚期，可现毛细血管闭塞的无灌注区。有时毛细血管前小动脉也表现闭塞。在毛细血管闭塞区内，还可见微血管瘤、新生血管与侧支循环形成。有时在阻塞部分由于再通作用重新出现血柱。

（4）视野出现相对或绝对中心暗点。周边视野向心性缩小。若合并视网膜动脉分支阻塞，则产生境界鲜明的扇形视野缺损。

（5）阻塞相应区的暗适应可有减退，视网膜电图仍可表现正常。

【诊断】

（1）根据患者视力变化和眼底所见，可以诊断。

（2）荧光素眼底血管造影可了解阻塞的静脉血流状况。视野检查可了解视功能损害状况。

【治疗原则】

（1）全身病因检查与溶栓和抗凝药物治疗。

（2）激光治疗　视网膜分支静脉阻塞合并持续的黄斑水肿，荧光素眼底血管造影证实有肯定的毛细血管无灌注区时可予激光治疗。

①光凝治疗前两周内的视野，荧光素眼底血管造影作为对照。

②光凝技术　参阅播散性光凝操作常规。光凝时需尽量避免光斑融合及重叠，并注意勿过量光凝。

（3）光凝后定期随诊。4~6周后仍有渗漏或新生血管不退，再补充治疗。以后每3~6个月复查，注意新生血管复发或在其他部位长出新生血管。

【治疗目标】

尽可能恢复视网膜循环，保存视力，防止发生并发症。

（三）视网膜黄斑分支静脉阻塞

视网膜黄斑分支静脉阻塞较为少见，因其位置近黄斑中心凹，因此早期视功能即受影响。

【临床表现】

（1）视物变形，中心视力减退。

（2）眼底表现

①由于病变邻近或已及中心凹，即使病变范围不大，视力会受到明显影响。

②整个黄斑区水肿、出血及外围环形渗出。

③病之初期，阻塞的分支小静脉往往被视网膜出血遮挡，又因位于黄斑，视网膜水肿严重，故不容易被发现。

④数月后，视网膜组织长期水肿，营养不良和变性，脂性渗出增多，形成环形或弧形的沉积。仔细观察可发现邻近的小支静脉不规则。

（3）荧光素眼底血管造影

①阻塞黄斑支小静脉管径不均，管壁着染，其引流区视网膜出血、水肿。

②附近毛细血管无灌注，其外围毛细血管扩张、微血管瘤，晚期明显渗漏。

【诊断】

（1）根据患者症状和眼底所见，可以诊断。

（2）荧光素眼底血管造影有助于诊断。

【治疗原则】

（1）治疗原则与视网膜分支静脉阻塞相同。

（2）视网膜水肿侵犯黄斑，视力受累重时，若予激光光凝应距中心凹 500μm 以外。

【治疗目标】

尽可能恢复视网膜循环，保存视力。

第二节　视网膜血管炎

本病以前称为 Eales 病或视网膜静脉周围炎，为慢性和复发性静脉炎为主的炎症，多见于青年男性，常双眼发病，邻近动脉也会累及。其病因仍不清楚，过敏可能是本病的病因。

【临床表现】

（1）视力突然减退至数指、手动、甚至光感。有的在发病前数日先有视力轻度模糊或有眼前飞蚊症状。

（2）多数患者只有单眼主诉，但详细检查眼底时可在其对侧眼发现视网膜周边血管病变。

（3）眼底所见　发病时因玻璃体内大量出血，看不见眼底。当玻璃体出血吸收，能看清眼底时才发现病变。

①玻璃体混浊　玻璃体出血遗留或多或少的不规则条状、块状或尘状混浊。

②视网膜血管　眼底周边部小静脉扩张、迂曲，管径不规则。静脉旁常伴有白鞘。在病变小静脉附近，有小点片状、火焰状视网膜出血、渗出，常形成边缘不清、宽窄不一的白色条带或白色结节，或不规则片块物覆盖于小静脉上或位于其邻近。

③开始时病变只限于眼底周边部，侵犯某支或某几支小静脉。以后逐渐增多，波及大支静脉。

（4）荧光素眼底血管造影

①受累静脉多曲张，亦有不规则变细，管壁有荧光素渗漏和组织着染。

②可见微血管瘤、毛细血管扩张及渗漏。

③周边眼底有不同程度的毛细血管闭锁（无灌注区）。

④黄斑水肿，花瓣状荧光素积存。

（5）并发症　前、后葡萄膜炎（虹膜睫状体炎或脉络膜炎）；增生性视网膜玻璃体病变；牵拉性视网膜脱离，如牵拉形成裂孔，可发展为孔源性视网膜脱离。晚期偶见并发性白内障和继发性青光眼。

【诊断】

根据发病前数日视力轻度下降，或有眼前飞蚊症状，发病时视力突然减退，以及玻璃体和眼底，特别是周边部视网膜静脉的改变，可以诊断。

【治疗原则】

1. 病因治疗

除去脓毒病灶。如有活动或陈旧结核病灶，或对旧结核菌素呈阳性反应者，应给予规范的抗结核治疗。首选链霉素，每日肌内注射 0.75g 至少 3 个月～100 天；同时联合口服异烟肼 0.1g 每日 3 次或利福平 0.15 每日 3 次，持续 6～12 个月。

2. 一般疗法

眼底新鲜出血时，少活动、高枕，丰富营养、补充钙剂、维生素 C 和路丁增强身体抵抗力。

3. 糖皮质激素治疗

控制全身病灶的同时，谨慎地加用糖皮质激素，降低机体高敏反应。

4. 视网膜激光光凝治疗

复习近两周内所作荧光素眼底血管造影，确定毛细血管无灌注的部位和范围。视网膜有大片无灌注，或已有微血管瘤出现，宜早做光凝治疗。

5. 手术

晚期增生性视网膜玻璃体病变合并牵拉者，需做玻璃体手术联合眼内光凝。

6. 中医中药

根据辨证，用清热凉血及止血药物，如白茅根、槐花、藕节、生地、栀子、茜草及三七等。待出血稳定后，可适当加用活血化瘀及理气药物，如赤芍、川芎、当归、红花及香附等。

【治疗目标】

控制炎症，恢复视力。

第三节　节段状视网膜动脉周围炎

节段状视网膜动脉周围炎好发于青年男性，多数为单眼发病，通常伴有活动性葡萄膜炎。

【临床表现】

（1）视物模糊、眼前黑点。有时视物变形。视力轻度或中度减退。

（2）有视网膜分支动脉阻塞者，在视野中有相应的缺损。

（3）合并葡萄膜炎者，眼前节可有睫状充血，角膜后壁有灰白色点状沉着物，房水闪光阳性，陈旧病变可见虹膜后粘连。

（4）眼底所见

①有活动性葡萄膜炎时，玻璃体高度混浊，眼底不易看清。

②视网膜动脉上节段状排列指环或串珠样白色、灰色或黄色渗出斑像指环套在动脉上。

③视网膜动脉管径狭窄，小支动脉阻塞呈白线状。

④病变附近视网膜水肿和出血。

⑤少数静脉扩张，或亦受累而出现炎症改变。

⑥后极部眼底也可在其他处出现急性渗出性脉络膜病灶。

（5）荧光素眼底血管造影

①视网膜血流速度减慢，视网膜各期循环时间延长。

②视网膜动脉管径不规则，充盈缓慢但血流仍通畅，管壁偶有荧光素着染。有视网膜静脉病变时，管径不规则，可显著扩张，晚期有明显渗漏，管壁着染。

【诊断】

根据视力下降，眼底视网膜动脉节段状白色或黄白色渗出斑、像指环或串珠套在动脉壁上的临床表现，可以诊断。

【治疗原则】

（1）活动期间可口服泼尼松或球后注射地塞米松，以减轻视网膜动脉的渗出性反应。

（2）尽量寻找病因，针对不同病因进行治疗。如发现结核，应采用正规的抗结核治疗。

（3）非特异性抗炎措施　如吲哚美辛、布洛芬、碘剂以及中医中药治疗等。

（4）如有前葡萄膜炎，眼部滴用糖皮质激素滴眼液和睫状肌麻痹剂。

【治疗目标】

控制炎症，恢复视力。

第四节　Coats 病

本病又称视网膜毛细血管扩张，好发于少年男性，也有小至 4 个月的婴儿或老至 60 岁长者。一般全身健康。多数为单眼发病，左右眼无差异。偶见双眼发病。

【临床表现】

（1）症状　早期病变位于眼底周边部时无自觉症状。病变波及黄斑时视力减退。儿童出现斜视或于瞳孔区出现猫眼征。家长发现患儿看电视头位不正或眯眼。

（2）眼底所见

①玻璃体一般清晰，偶见轻度混浊。

②视神经乳头正常或稍充血。

③视乳头或黄斑附近出现单块或多块白色或黄色不规则而高起的渗出。

④视网膜血管　早期主要为小动脉管径不规则、变细，并有球形或梭形瘤样局部扩张，多见于颞侧周边，也可先起于鼻侧者。

⑤黄斑常有水肿和渗出，呈星芒状或斑块状，以后可机化成瘢痕。

⑥病程缓慢进行，视网膜渗出加重，视网膜局部或全部脱离。

（3）晚期　可并发白内障、新生血管性青光眼、虹膜睫状体炎及眼球萎缩等严重并发症。

（4）荧光素眼底血管造影

①视网膜小动脉管壁呈囊样扩张，有梭形或串珠状动脉瘤、粟粒状动脉瘤、大动脉瘤、微血管瘤，这些异常血管极易渗漏，使病变区被荧光素着染成一片强荧光。

②病变区内毛细血管扩张、迂曲，动静脉短路及新生血管形成，血流缓慢。如有出血则遮挡荧光。

③黄斑受损，在其外丛状层沉集大片渗出。内层视网膜荧光素储存呈花瓣状。

【诊断】

（1）根据症状和眼底所见，可以诊断。

（2）荧光素眼底血管造影有助于诊断。

【治疗原则】

（1）无药物可阻止病情发展，糖皮质激素可促进水肿和渗出的吸收，缓解病情。

（2）光凝治疗

①激光光凝早期用激光光凝粟粒状动脉瘤、微血管瘤及毛细血管扩张区，可使异常血管封闭、萎缩。

②电凝或冷凝，如视网膜下积液多，渗出广泛，可行视网膜下放液，加以透热或冷凝，或放液术后激光治疗。

【治疗目标】

根据病情，进行激光光凝或冷凝治疗，以保存部分视力。

第五节　黄斑旁中心凹毛细血管扩张

本病常发生于一些影响微循环的全身及眼底病中，单眼多见，偶有双眼发病。可分为发育性或先天性黄斑旁中心凹毛细血管扩张及获得性黄斑旁中心凹毛细血管扩张。前者常单眼发病，典型的为男性，年龄在 40 岁左右。后者多见双眼发病，男女均可发病，年龄一般在 50～60 岁。

【临床表现】

1. 症状

视力轻度减退，或有视物变形。有的无自觉症状。

2. 眼底所见

黄斑部水肿，视网膜增厚，毛细血管扩张，微血管瘤。偶有小出血斑。在水肿区边缘有黄白色硬性渗出环。病变可围绕中心凹，多见于颞侧。

3. 荧光素眼底血管造影

（1）造影早期　病变区视网膜毛细血管扩张和充盈迟缓，邻近的小动脉和小静脉呈囊样扩张，有毛细血管无灌注区及大小不等的血管瘤。黄斑拱环破坏，环缘不规整，环外毛细血管网眼间隙扩大。

（2）造影过程中　病变区异常血管渗漏明显。

（3）造影晚期　持续强荧光。

【诊断】

根据眼底所见和荧光素眼底血管造影结果，可以诊断。

【治疗原则】

如持续的黄斑水肿影响视力，发现渗漏的微血管瘤位于黄斑拱环外，可谨慎地进行激光光凝治疗，但应注意不伤害拱环。

【治疗目标】

根据病情，进行激光光凝治疗，以保存部分视力。

第六节　早产儿视网膜病变

早产儿视网膜病变是未成熟或低体重出生婴儿的增生性视网膜病变。轻者遗留发病痕迹，不影响视力。重者双眼发生不可逆增生性病变，直至完全失明。

【临床表现】

1. 急性期

视网膜血管迂曲扩张，静脉更显。周边有细小的新生毛细血管，动静脉短路交通，视网膜新生血管及微血管瘤。荧光素眼底血管造影显示毛细血管无灌注区及扩张的毛细血管。

2. 进行期

新生血管增多，玻璃体出血，周边视网膜局限性隆起成嵴状，轻者局限性增生仅引起该区局部视网膜脱离，重者可扩展到相当大范围，甚至全视网膜脱离。

3. 退行期

急性期病变可在病程中不同阶段停止进行，所形成的瘢痕轻重不等。

4. 瘢痕期

轻者周边视网膜小块不规则的色素斑及玻璃体混浊。重者周边眼底机化团块，视乳头移位，视网膜皱褶。更重者，晶状体后充满瘢痕和机化膜，前房浅，虹膜前后粘连。睫状突伸长呈锯齿状。

5. 并发症

闭角型青光眼，角膜完全混浊，眼球小且内陷。

【诊断】

（1）根据早产、低出生体重及给氧史，双眼眼底改变，可以诊断。

（2）早产儿视网膜病变分类法

①部位

Ⅰ区：位于后极部，以视乳头为中心，半径30°，约2倍于视乳头至黄斑的距离。

Ⅱ区：Ⅰ区以外鼻侧至锯齿缘，颞侧至赤道部的范围。

Ⅲ区：Ⅱ区以外至颞侧锯齿缘。

②范围　以时钟位点标出视网膜病变的范围。

③程度

1 期：扁平的分界线将视网膜周边无血管区与后极部视网膜血管区分开。

2 期：分界线呈嵴状隆起，加宽，体积变大。

3 期：嵴状分界线伴有视网膜外纤维血管组织增生。

4A 期：中央凹以外视网膜脱离。

4B 期：包括黄斑区在内的次全视网膜脱离。

5 期：全视网膜脱离。

【治疗】

（1）在病变进行期，视病变的不同情况选择激光、冷凝或巩膜缩短、玻璃体切除手术。

（2）前房浅者，需注意眼压，如眼压高，则先用药物控制。必要时可考虑抗青光眼手术。

【治疗目标】

尽早发现，积极干预，尽量保存部分视力。

第七节　视网膜色素上皮病变

一、急性色素上皮炎

本病位于视网膜色素上皮水平，多发于中青年。可能与病毒感染有关。

【临床表现】

（1）起病急，视力减退，伴有视物变形，常为双眼受累。

（2）眼底所见急性病灶如灰白小斑，排列成簇或成串，数周后病变自行消退，遗留色素紊乱、脱失或少有增殖。

（3）荧光素眼底血管造影显示"内黑外亮"呈葡萄串样的病变，色素增生处呈弱荧光，外围色素脱失处为强荧光。

【诊断】

（1）根据中青年患者，有急性视力减退史，以及眼底改变，可以诊断。

（2）荧光素眼底血管造影有助于诊断。

【治疗原则】

（1）本病自限，视力预后好。

（2）尚无特殊处理。

【治疗目标】

本病尚无特殊处理，可以自限。

二、急性后部多灶性鳞状色素上皮病变

急性后部多灶性鳞状色素上皮病变是由于脉络膜血管炎和缺血所致的疾病，视网膜色素上皮病变为继发性改变。主要发生于 30 岁以上成年人，无性别差别。

【临床表现】

（1）起病急，50% 患者有头痛、上呼吸道症状及结节性红斑。部分患者伴有脑血

管炎，脑脊液中淋巴细胞增多，尿中可有管型。

（2）多数为双眼同时受累。视力明显减退。50% 患者有轻度前葡萄膜炎及玻璃体炎。

（3）眼底所见

①眼底后极部，也可远至赤道部，出现较多多边形或鳞状灰白色云彩状或似奶油状病灶，边界不清，偶尔融合成片，甚至如地图状。

②病变多起自黄斑后极部位于 RPE 水平，一般于数日至 10 日内消退，形成脱色素斑块。在同一眼底可见不同时期的病灶。陈旧者较为清晰，随之有色素沉着或（和）脱色素。

③有时伴有视神经乳头炎及视网膜血管炎。

④黄斑囊样水肿极少见。

（4）荧光素眼底血管造影　急性期病变处早期为弱荧光，其后有弥漫强荧光出现。病灶边缘为色素上皮脱失所致窗样缺损强荧光。晚期病变色素增生明显，色素始终遮挡其下荧光。

（5）急性期 EOG 及 ERG 均不正常。

【诊断】

（1）根据急性期视力轻度减退或严重降低，眼前节可合并上巩膜炎、虹膜炎、角膜周边变薄等，以及眼底后极部多灶性病损呈鳞状黄白色斑，平复，大小不等，可以诊断。

（2）急性期和晚期的荧光素眼底血管造影均各有特征性表现，可有助于诊断。

【治疗原则】

（1）找寻病因，抗炎治疗。

（2）急性期可合并应用糖皮质激素。

【治疗目标】

控制炎症，恢复视力。

三、特发性浆液性视网膜色素上皮脱离

单独存在的浆液性色素上皮脱离，即特发性浆液性色素上皮脱离，临床上较少见，经常伴发于浆液性神经上皮脱离。

【临床表现】

（1）好发于成年人，视力一般不受影响。常因其他原因检查眼底或做荧光素眼底血管造影时偶然发现。

（2）如病变正位于黄斑中心，视力亦可正常，或轻度减退。视物发暗或变形，很少有绝对性中心暗点。EOG 与对比敏感度可有轻度下降。

（3）眼底所见

①本病好发于黄斑或附近，表现为单个或数个 1/4～1DD 大小的圆形隆起，呈一拱形屋顶状。裂隙灯光线不能通过隆起的视网膜色素上皮，光彻照病灶呈黄红色。

②病程久者，病灶处有脱色素及色素增生，有的如圈形饼或十字形色素沉着。

（4）荧光素眼底血管造影　造影早期浆液性色素上皮脱离处出现与病灶形态大小

完全一致的强荧光，并随即荧光增强呈积存现象，持续至晚期，仍保持原有形态和大小。

【诊断】

（1）根据好发于成年人，一般无视力症状，眼底病灶局限，光彻照呈黄红色，病久有脱色素及色素增殖等特征，可以诊断。

（2）荧光素眼底血管造影有助于诊断。

【治疗原则】

（1）本病为一良性、慢性、可自愈病变。应积极找寻全身有无其他异常。

（2）口服维生素 B_1、维生素 C、维生素 E 等药物，增强身体抵抗力，避免过度疲劳和精神紧张。

（3）位于黄斑中心凹附近较大的浆液性色素上皮脱离，尤其旁中心凹呈一肾形者，要警惕中心凹下脉络膜新生血管的危险，勿轻易采用激光光凝治疗。

【治疗目标】

无视力受损时宜观察，不必急于行激光光凝治疗。

四、眼底黄色斑点症

眼底黄色斑点症是双侧进行性家族遗传性眼底病，与 Stargardt 病在本质可能是相同的眼病。为常染色体隐性遗传，少数为显性遗传。

【临床表现】

（1）常发生于青少年，双侧发病。

（2）早期的视力下降程度与眼底镜下所见改变不成比例。

（3）眼底所见

①眼底后极部散布着黄色或黄白色斑点，形状与大小均可有变异。位于视网膜血管后色素上皮的水平。旧的斑点消退后，新的斑点还可出现，可伴有少许色素斑点。

②疾病早期，视神经乳头、视网膜血管与周边眼底均为正常。但在晚期病例，视乳头颜色变浅，视网膜血管狭窄。中周部也能发现黄色斑点，在远周边部，这些斑点形成网织状。

（4）荧光素眼底血管造影

①脉络膜背景荧光发暗，包括整个眼底，且双眼对称。

②黄斑中心凹弱荧光，环以一圈窗样透见的强荧光有如"牛眼"外观。于中心区外有斑驳状窗样缺损。

③晚期，脉络膜毛细血管与视网膜色素上皮完全萎缩，可暴露出大脉络膜血管。

④在病变进行期，斑点不仅见于黄斑，也延至中周部及后极部。在远周边眼底，这些斑点形成网织状形态。荧光造影呈现出不规则的低荧光线条，外围以强荧光。

（5）视功能 暗适应多正常或轻度减低。EOG 亦正常或稍低。

【诊断】

（1）根据眼底改变，可以诊断。

（2）荧光素眼底血管造影可有助诊断。

【治疗原则】

（1）尚无特殊有效的治疗方法。

（2）可给予血管扩张剂，维生素 B、维生素 C 与维生素 E 等支持药物。

【治疗目标】

无有效治疗方法和预防措施。

第八节 黄 斑 病

一、中心性浆液性脉络膜视网膜病变

本病多见于 20～45 岁青壮年。感冒、过劳和情绪波动可能为诱发因素。易复发，但有自限的倾向。其发病可能是视网膜色素上皮（RPE）失代偿，屏障功能受损所致的病变。也可能其原发病变在脉络膜毛细血管。双侧性病例不少见。

【临床表现】

（1）自觉程度不等的视力下降，视物变形、变小，伴有色觉改变。

（2）出现中心或旁中心相对或绝对暗点。

（3）眼底改变

①黄斑部出现 1～3DD 的盘状浆液性视网膜浅脱离区。

②相应视网膜下有灰黄色小点或玻璃疣样改变。

③可伴有 RPE 脱离和（或）色素紊乱。

④中心凹光反射消失或弥散。

⑤病程长的病例中，眼底改变广泛，RPE 广泛色素变动，或有大小不等的 RPE 萎缩区。

（4）荧光素眼底血管造影

①可见渗漏点，表现为圆点扩大型和墨渍弥散型，或喷出型，呈冒烟状。也有显示极缓慢的渗漏或极不明显的渗漏。

②局限区域的 RPE 渗漏染色。

③浆液性 RPE 脱离。

④除上述改变外，伴发 RPE 萎缩带。

（5）视野　急性期中心视野存在相对或绝对性中心暗点。

【诊断】

（1）根据患者的症状、眼底改变，可以诊断。

（2）荧光素眼底血管造影可确定诊断和了解病变范围。

【治疗原则】

（1）去除诱因，戒烟酒，适当休息，避免过分劳累。口服维生素 B、维生素 C 等。

（2）如果渗漏点不在黄斑中心凹，适当时候（浆液性脱离持续 4～6 个月，或病变复发）可进行激光光凝治疗。可选用绿、黄、橙红、红光或半导体红外光治疗，光斑大小为 100～300mm，曝光时间 0.1～0.3 秒，输出功率 0.1～0.4W。

【治疗目标】

控制眼底病变，恢复视力。

二、中心性渗出性脉络膜视网膜病变

发生于黄斑或其附近的脉络膜视网膜肉芽肿性炎症病变。其发病与结核、弓形体病、组织胞浆菌病和莱姆病、结核和病毒感染等有关，但有的病例并不合并眼部其他异常或其他疾病。多见于 20～40 岁之间青壮年。常单眼患病。

【临床表现】

（1）中心视力下降，视物变形，或有中心暗点。

（2）眼底改变　可见黄斑部视网膜下一圆形灰白色膜状物，周围有出血，有时可见星芒状渗出病变部视网膜水肿，或有少量视网膜下液。

（3）荧光素眼底血管造影　显示典型的视网膜下新生血管渗漏荧光素，恢复期可见病变区透见荧光或色素遮挡荧光，机化膜荧光素染色。

【诊断】

（1）根据患者的症状、眼底改变，可以诊断。

（2）荧光素眼底血管造影和吲哚菁绿血管造影、相干光断层扫描（OCT）有助于诊断和了解病变范围和活动程度。

【治疗原则】

（1）查找可能的病因，如做结核菌素（PPD）皮试，检查弓形体和某些病毒，如单纯疱疹病毒、巨细胞病毒等抗体。如有阳性发现可对因治疗。如没有阳性发现可进行适当的非特异性抗炎治疗。

（2）视网膜激光光凝治疗　对位于黄斑中心凹 $200\mu m$ 以外的脉络膜新生血管膜可进行视网膜激光光凝治疗。中心凹下病变可进行光动力学激光治疗或温热激光治疗。

（3）玻璃体视网膜下新生血管膜取出术　可以治疗中心凹下或中心凹旁的脉络膜新生血管膜。

【治疗目标】

找寻病因，积极抗炎，手术或激光治疗脉络膜新生血管膜。

三、年龄相关性黄斑变性

本病又称老年性黄斑变性，是致盲的重要眼病之一。多起病于 50 岁以上，发病率随年龄增加而增加。其发病可能与遗传因素、环境影响、慢性光损害、营养失调、有毒物质侵害、免疫性和心血管疾病有关。根据临床表现分可分为非渗出性（干性）和渗出性（湿性）两型。

【临床表现】

（1）症状　非渗出型患者在早期无任何症状。以后中心视力进行性下降，Amsler方格表显示视野缺损。渗出型患者双眼可先后发病。视力下降迅速，视物时直线或边缘扭曲，中心或周边视野出现暗点。

（2）眼底改变

①非渗出型　几乎总是双眼发病。黄斑区色素紊乱，散在玻璃膜疣，视网膜色素

上皮增生和萎缩，视网膜和脉络膜毛细血管萎缩融合，出现地图状萎缩。

②渗出型 黄斑部玻璃疣融合，黄斑部脉络膜新生血管，视网膜及（或）色素上皮有浆液及（或）出血性脱离、视网膜下出血、渗出和机化瘢痕。

（3）荧光素眼底血管造影

①非渗出型 造影早期，玻璃膜疣及色素脱色处窗样缺损的高荧光，随背景荧光而增强、减弱或消退。造影晚期荧光增强。脉络膜毛细血管萎缩、闭塞处呈低荧光区。

②渗出型 造影早期可显示脉络膜新生血管，造影过程中新生血管迅速渗漏荧光素，并互相融合。晚期背景荧光消退后，病变处仍呈现相对高荧光。有时所显示的脉络膜新生血管边界不清，称为隐匿性新生血管。

（4）OCT 可以显示黄斑部病变。

【诊断】

根据视力改变，眼底改变的特征，荧光素眼底血管造影和 OCT 的检查结果，可以诊断。

【治疗】

（1）抗血管内皮生长因子（抗 VEGF）玻璃体腔内注射，对控制渗出型黄斑变性的脉络膜新生血管膜有较好疗效。

（2）光动力学治疗（PDT） 中心凹下脉络膜新生血管膜可以选择光动力治疗。对较小的膜可以延缓发展。

（3）视网膜激光光凝治疗 位于黄斑中心凹 200μm 以外的脉络膜新生血管膜可采用激光光凝治疗。

（4）经瞳孔温热激光治疗（TTT）对某些病例有一定效果。

（5）黄斑中心凹旁和中心凹下脉络膜新生血管膜也可考虑手术治疗，可选择黄斑转位术或视网膜下摘除脉络膜新生血管膜手术。视网膜移植术尚有待于进一步研究。

（6）对晚期视功能严重受损病例可使用助视器。

【治疗目标】

（1）补充维生素、胡萝卜素和某些微量元素如锌可预防年龄相关性黄斑变性向晚期发展。

（2）对渗出型病例采用抗 VEGF 药物玻璃体腔内注射，对控制病情和提高视力有一定效果。

四、卵黄样黄斑变性

本病又称为 Best 病，为常染色体显性遗传性疾病，发病年龄为 3～15 岁（平均 6 岁），常合并远视、内斜视和屈光不正性斜视。

【临床表现】

（1）视力轻度下降，可多年稳定于 0.4～0.6，低于 0.1 者少见。

（2）视网膜电图（ERG）a、b 波正常，c 波下降或消失。眼电图（EOG）异常。

（3）暗适应正常。

（4）根据视力受损程度，出现不同程度色觉障碍。

（5）视野早期有相对中心暗点，晚期为绝对暗点。

（6）眼底表现，可分为 5 个不同阶段。

0 期：视网膜黄斑区表现相对正常，眼电图异常。

Ⅰ期：黄斑区表现为斑点状色素紊乱。

Ⅱ期：黄斑区出现典型的卵黄样病损，表现为圆形、均一、界限清晰、约 1DD 大小的黄色囊样病灶，后期可退变为"煎鸡蛋"样外观。

Ⅲ期：卵黄样病损囊内的黄色物质渐液化，出现液面，呈现假性前房积脓样外观。

Ⅳa 期：以上病变继续发展，出现黄斑区视网膜色素上皮萎缩。

Ⅳb 期：黄斑区纤维瘢痕形成。

Ⅳc 期：黄斑区视网膜下新生血管膜形成。

最终，本病发展为多灶性卵黄样病损，可合并黄斑裂孔和视网膜脱离。

（7）荧光素眼底血管造影　由于卵黄样物质遮蔽，病灶区可表现弱荧光；卵黄样物质部分或全部吸收后，由于色素上皮萎缩，表现为透见高荧光。发生视网膜下新生血管膜时，可有荧光素渗漏。

【诊断】

（1）根据早期视力轻度下降，后期可明显减退，以及眼底特征性改变，可以诊断。

（2）荧光素眼底血管造影、眼电图、视野、色觉检查有助于诊断。

【治疗原则】

目前无有效治疗方法。

【治疗目标】

由于无特殊治疗方法，不能肯定恢复视力。

五、黄斑囊样水肿

本病临床上常见，是致盲性黄斑病变之一，可由于多种眼病或眼部手术，如白内障摘出术引起。

【临床表现】

（1）中心视力缓慢减退，可有相对或绝对中心暗点。

（2）早期，黄斑可以基本正常，多有中心凹光反射弥散或消失。病程发展中视网膜水肿区呈不同程度反光增强，视网膜增厚。晚期，黄斑水肿呈蜂窝状或囊状外观；囊壁厚薄不均匀，可见蜂窝状内部的分隔及血管暗影。有的小囊囊壁十分薄，甚至形成裂孔。

（3）荧光素眼底血管造影

①造影早期　囊样水肿区遮挡脉络膜背景荧光，故黄斑水肿范围内呈较大的暗区。

②静脉期　黄斑区毛细血管能见度增加，可见毛细血管扩张，血管逐渐变得模糊且有染料渗漏，形成黄斑区强荧光。

③造影后期　荧光素积存于黄斑区各小囊内，形成特有的花瓣形或轮辐状荧光素积存。

（4）视野中心相对或绝对暗点，Amsler 表中心暗点和变形更明显。

【诊断】

根据中心视力缓慢减退，可有相对或绝对中心暗点，以及眼底检查和荧光素眼底血管造影，可以确诊。

【治疗原则】

（1）药物治疗　糖皮质激素或吲哚美辛适于因炎症所致的黄斑囊样水肿，用以抑制炎症。

（2）对一些不明原因的黄斑囊样水肿，可口服乙酰唑胺，每次 125mg，每日 2 次，连续 2 周为 1 个疗程。

（3）手术治疗　一些玻璃体视网膜牵引引起的黄斑囊样水肿，尤其 Irvine – Gass 综合征，或视网膜前膜引起的黄斑囊样水肿，可行玻璃体切除术或（和）膜剥离术治疗。

（4）激光治疗

①白内障术后玻璃体巩膜伤口嵌塞引起的黄斑囊样水肿，可用 Nd∶YAG 激光断离牵引的玻璃体条索。

②脉络膜血管瘤引起的黄斑囊样水肿，可以激光治疗血管瘤。

③糖尿病性视网膜病变合并黄斑囊样水肿，行全视网膜光凝术后部分患者黄斑水肿消退。

④黄斑区激光治疗，黄斑区环形或 "C" 形格栅光凝，能量仅限于 I 级反应。光凝后 3 ~6 个月，荧光造影显示还存在水肿者，可以重复治疗 1 次。

【治疗目标】

控制黄斑部水肿，尽可能恢复视力。

六、黄斑裂孔

黄斑裂孔指黄斑区的视网膜裂孔。如果黄斑区处视网膜组织未完全缺损，称黄斑板层孔。根据发病原因，黄斑裂孔可分为特发性黄斑裂孔、高度近视黄斑裂孔和外伤性黄斑裂孔。

【临床表现】

（1）中心视力下降。注视直线时有断开的感觉。

（2）黄斑中心或中心凹旁可见新月形、椭圆形或圆形发红的视网膜裂孔。

（3）视野有中心或旁中心暗点。

（4）FFA 可显示黄斑区视网膜裂孔处呈窗样缺损。

（5）OCT 显示黄斑区神经上皮断裂或缺损。

【诊断】

（1）根据中心视力下降，黄斑区发红的圆形或椭圆形视网膜裂孔，可以诊断。

（2）视野、FFA、OCT 检查有助于诊断。

【治疗原则】

1. 随诊观察

无视力减退和视网膜脱离时不需要治疗，可随诊观察。

2. 手术治疗

视力出现减退，或视网膜脱离，应行玻璃体切除手术。

【治疗目标】

进行随诊观察或手术治疗，尽可能恢复中心视力。

七、黄斑部视网膜前膜

黄斑部视网膜前膜又称黄斑前膜，指黄斑部视网膜内表面生长的无血管性纤维增殖膜。根据发病原因常分为特发性黄斑前膜、继发性黄斑前膜和先天性黄斑前膜。

【临床表现】

（1）不同程度视力减退和视物变形。

（2）黄斑部反光增强，有菲薄半透明、灰白色增殖膜，常伴有视网膜细褶，视网膜血管迂曲。

（3）黄斑水肿，FFA 可见黄斑部荧光素渗漏。

（4）OCT 检查黄斑增厚，其表面有增殖膜生长。

【诊断】

根据临床症状和黄斑部改变，可明确诊断。

【治疗原则】

（1）轻度黄斑前膜不影响或轻微影响视力时，可随诊观察，不需手术治疗。

（2）视力减退，黄斑前膜明显，伴有黄斑水肿时予以玻璃体手术剥离黄斑前膜。

【治疗目标】

进行随诊观察或手术治疗，尽可能恢视力。

第九节　高度近视眼底改变

高度近视眼底改变指高度近视眼中发生的眼底后极部改变。近视眼是指来自无限远的平行光，在视网膜前形成焦点，在视网膜上不能清晰成像。屈光度为 −6D 或以上的近视眼为高度近视眼。

【临床表现】

（1）远视力降低，近视力正常。集合减弱，可有眼位外斜或外隐斜，常有视疲劳。

（2）多为轴性近视，眼球明显变长，眼球向外突出，前房较深。瞳孔较大而反射较迟钝。

（3）暗适应功能降低。在大于 6D 的高度近视眼中，EOG 多有减退。

（4）眼底所见

①视神经乳头呈椭圆形，长轴位于垂直方向。有近视弧。

②后葡萄肿　高度近视眼眼球后部显著增长，后极部局限性巩膜扩张，边缘成斜坡或陡峭，与凹底屈光差别明显，眼底镜下现出暗棕色的半月形线条。视网膜呈屈膝状爬出。

③脉络膜大血管常在后极部暴露，呈豹纹状眼底。局部萎缩，边界划限，并可有色素聚集。

④漆裂纹　表现为很细的线形或星状，粗细不规则的黄白色条纹。可并发黄斑区视网膜下出血。

⑤ Fuchs 斑　高度近视眼底后极部出现任何黑斑均可称为 Fuchs 斑。

⑥视网膜下或脉络膜新生血管膜　可诱发急性无痛性视力下降，常伴随视物变形。

⑦周边视网膜变性，包括格子样变性，雪球状沉着物及萎缩性视网膜裂孔。

（5）并发症

①玻璃体变性。

②白内障。

③在周边视网膜变性区内，易引起萎缩区内视网膜裂孔形成。在黄斑玻璃体变性及其与视网膜的粘连可发生黄斑裂孔。

④高度近视眼合并开角性青光眼比正常眼多6~8倍。

【诊断】

根据远视力、屈光度及眼底所见，可以诊断。

【治疗原则】

（1）提倡优生优育，尽量避免遗传因素。

（2）培养正确阅读习惯。

（3）注意全身健康与营养均衡，有助于高度近视的防治。

（4）矫正屈光不正，睫状肌麻痹下验光，配用适当的眼镜。

（5）手术治疗，可矫正远视力，但不能解决眼底改变。

【治疗目标】

（1）恰当的光学矫正，提高远视力。

（2）定期检查，防止并发症的发生。

第十节　视网膜脱离

一、孔源性视网膜脱离

本病是指视网膜神经上皮与色素上皮之间积聚液体而发生分离。由视网膜裂孔起的视网膜脱离称为孔源性视网膜脱离。视网膜变性、玻璃体液化及后脱离所致的视网膜裂孔是形成孔源性视网膜脱离的主要原因。常见于高度近视眼和周边部视网膜格子样变性眼。

【临床表现】

（1）眼前浮影飘动和闪光感。

（2）视力不变或突然下降、视物变形。

（3）视网膜脱离的相对应方向出现视野暗区。

（4）玻璃体液化、混浊及后脱离。

（5）视网膜隆起或脱离，其表面光滑，并可见视网膜裂孔，但视网膜脱离时间较久则出现视网膜皱褶及增殖。

（6）超声扫描提示视网膜脱离。

【诊断】

（1）临床症状提示视网膜脱离。

（2）眼底检查可发现视网膜脱离，并有裂孔，可明确诊断。

（3）超声扫描有助于诊断。

【治疗原则】

（1）无视网膜脱离或局限视网膜浅脱离可予以激光光凝或冷冻封闭视网膜裂孔。

（2）施行巩膜外冷冻或电凝、放液、巩膜外加压手术。

【治疗目标】

（1）视网膜复位。

（2）保存视功能。

二、牵拉性视网膜脱离

本病常因视网膜玻璃体增生牵拉视网膜而形成。常见于增生性糖尿病视网膜病变、视网膜静脉周围炎及眼球穿通伤等。

【临床表现】

（1）视力不变或减退。

（2）玻璃体内和视网膜前可见增生膜。

（3）超声扫描可发现玻璃体视网膜前膜状物与视网膜粘连、视网膜脱离。

【诊断】

视力不变或不同程度减退，视网膜脱离伴玻璃体视网膜前增生膜，合并有糖尿病、视网膜静脉周围炎、眼外伤或玻璃体视网膜手术后等均可诊断此病。

【治疗原则】

（1）视网膜前或其下有增生膜，牵拉视网膜浅脱离，可行巩膜外环扎术来松解增殖膜对视网膜的牵拉。

（2）行玻璃体切除手术，剥离、切除或切断增生膜，解除增生膜对视网膜的牵拉。

【治疗目标】

（1）视网膜复位。

（2）尽可能保存视功能。

三、渗出性视网膜脱离

本病是一种继发性视网膜脱离，主要因视网膜毛细血管和色素上皮屏障功能受到破坏，导致脉络膜大量渗出血浆和液体，并积聚在视网膜下而形成视网膜脱离。常见于视网膜或脉络膜肿物、炎症及全身血液和血管性疾病等。

【临床表现】

（1）视力减退、变形。

（2）脱离的视网膜表面较光滑、无皱褶和裂孔，视网膜脱离可随体位改变。

（3）超声扫描提示视网膜脱离及占位性病变。

（4）荧光素眼底血管造影可见病变部位荧光素渗漏。

【诊断】

根据视力下降，玻璃体无增生，脱离的视网膜可随体位改变，表面较光滑，无视网膜裂孔，则可以诊断。荧光素眼底血管造影可见渗漏，并伴有全身或局部的原发病灶。

【治疗】

（1）主要针对病因治疗。

（2）若视网膜下液体长期不吸收可考虑手术治疗。

【治疗目标】

（1）治疗原发病。

（2）视网膜复位。

（3）尽可能保存视功能。

第十一节　视网膜变性疾病

一、视网膜色素变性

本病为双眼视网膜慢性进行性遗传性营养不良性退行性病变。有明显的遗传性倾向，主要为常染色体隐性遗传，也有常染色体显性遗传、性连锁隐性遗传和散发病例。

【临床表现】

（1）夜盲是最早发生的症状。部分患者在昏暗光线下视力下降。晚期中心视力差和辨色困难。

（2）进行性视野缩小。

（3）眼底镜下可见视网膜骨细胞样色素改变。首先出现在视网膜赤道部，随病程延长范围增大。视乳头呈蜡黄色。视网膜血管一致性狭窄。这三种体征构成视网膜色素变性三联征。

（4）非典型改变

①无色素性视网膜色素变性时色素较少，其余改变与典型的视网膜色素变性相同。

②单侧性视网膜色素变性，病变只累及单眼。

③象限性视网膜色素变性，病变只累及部分象限。

④中心性视网膜色素变性，色素改变在黄斑区内，患者畏光，视野表现中央部暗点。

（5）视网膜电图　早期潜伏期延长，振幅进行性降低或消失。

（6）视野　杆锥型变性时 30°~50° 环状暗区，锥杆型变性时 5°~30° 环状暗区。

（7）暗适应　杆锥型变性时视杆细胞阈值高于 3.5Log 单位，锥杆型变性时视杆细胞阈值低于 2.0Log 单位。

【诊断】

（1）根据患者夜盲、视力下降等病史和眼底镜下所见可以诊断。

（2）电生理和暗适应检查有助于确定非典型性病变。

【治疗原则】

尚无有效疗法，可适量补充维生素 A 和维生素 E。

【治疗目标】

目前无特效治疗方法和有效的预防措施。

二、结晶样视网膜变性

结晶样视网膜变性又称 Bietti 结晶状视网膜营养不良，多于 20 ~ 40 岁发病。结晶样物质多位于眼底后极部，部分患者近角膜缘部角膜实质浅层也可见到沉积的结晶。为遗传性疾患，多为常染色体隐性遗传。

【临床表现】

（1）夜盲，进行性视力减退和视野缩小。

（2）视网膜不同层次上可见较多不规则的黄色结晶样反光点，眼底后极部和黄斑区较密集。同时也可见色素的游离及增殖性改变。

（3）视网膜电图（ERG）和眼电图（EOG）结果异常。

【诊断】

根据患者夜盲和眼底典型改变可以确诊。

【治疗原则】

无有效治疗方法。

【治疗目标】

目前无特殊治疗方法和有效预防措施。

第十二节　视网膜劈裂症

一、获得性视网膜劈裂症

本病是指视网膜神经上皮层层间裂开。获得性视网膜劈裂症发生于邻近内核层的外丛状层。有双眼对称发病的倾向。多见于老年人，发病与性别、屈光状况无明显关系。

【临床表现】

（1）早期病变位于眼底颞侧周边部，进行期之前无症状出现。以后可出现眼前飞蚊幻视、闪光感及视力减退。

（2）眼底所见

①早期　在视网膜劈裂前缘有一窄的囊变区将劈裂区与锯齿缘隔开。

②进行期　玻璃体内球形隆起的突出面为劈裂的内层，其上可见视网膜血管，常有白鞘伴随，受牵拉可破裂出血。可见大小与形态不一的蜂窝或筛孔样圆形或卵圆形的孔洞。

（3）劈裂向后发展致黄斑受累，常出现绝对性视野缺损。

（4）中心凹周围的视网膜劈裂常合并有周边的视网膜劈裂。劈裂腔位于中心凹的外周。

【诊断】

根据与眼底相应的视力症状，和眼底改变，可以诊断。

【治疗原则】

（1）早期视网膜劈裂，只需每年随诊 1 ~ 2 次，复查眼底与视野，记录病变区是否扩大。当病变区不断扩大时，可考虑作预防性治疗。

（2）光凝或冷凝整个劈裂区，促使进行性劈裂完全平复。

（3）当劈裂外层有裂孔尚未隆起时，患者可定期复查，至少每半年1次。

（4）若视网膜劈裂的内外层上均有裂孔，常有发生广泛视网膜脱离的危险，应立即手术。

【治疗目标】

控制病变的发展，尽可能保存视功能。

二、先天性视网膜劈裂症

本病病变主要位于视网膜神经纤维层。病变处视网膜神经纤维层裂开，常为双侧发病。常为性连锁隐性遗传。

【临床表现】

（1）绝大多数为男性。常在儿童期因自发性玻璃体出血而被发现患本病。

（2）患眼常为弱视、废用性外斜。双眼视力低下，眼球震颤。

（3）眼底所见

①玻璃体　非典型的细纤维凝聚、空泡形成、后脱离与浓缩。劈裂症通常呈球形。常位于颞下象限伸延至2个象限以上。

②劈裂的内层上面的血管经常可见白鞘。该层可出现多发性圆形与卵圆形裂孔。劈裂的外层可能也有很小裂孔。双层均有裂孔时可能发生视网膜脱离。如劈裂仅局限于后极部，通常不发生裂孔。

（4）黄斑型的先天性视网膜劈裂与获得性者相类似。

（5）视野　先天性视网膜劈裂症常有相对性中心暗点。黄斑型视网膜劈裂可有一小环形暗点。相应于球形劈裂区则有绝对的周边视野缺损。

（6）玻璃体出血常见于年青患者进行期中。出血在玻璃体内机化、收缩与牵拉，可产生全层视网膜裂孔与固定的视网膜皱褶。

【诊断】

根据自幼患眼视力差，及眼底所见，可以诊断。如有与眼底改变相符的视野缺损可证实诊断。

【治疗原则】

（1）视网膜劈裂如无发展，可定期随诊。

（2）预防性措施　可在劈裂尚未危及到黄斑时，用激光光凝劈裂后缘尚未隆起的视网膜，作一预防性堤坝式包围，以限制劈裂扩大至后极部。

（3）如有玻璃体出血，卧床休息几天，并每月随诊1次，有助于看清眼底。能看清劈裂处，可用激光封闭不正常的血管。

（4）一旦发生视网膜脱离，需手术治疗。

【治疗目标】

控制病变的发展，尽可能保存视功能。

第十三节 视网膜肿瘤

一、视网膜母细胞瘤

视网膜母细胞瘤是婴幼儿期最常见的眼内恶性肿瘤，可累及单眼或双眼，有遗传因素。环境污染可导致基因突变率的增加。

【临床表现】

（1）病变累及黄斑区时影响视力，出现斜视，或瞳孔区有黄白色反射如"猫眼"或称"白瞳症"。

（2）眼底

①早期肿瘤小，呈扁平透明或淡白色，长大后为白色或稍带粉白色的实体肿物。

②肿瘤长大后突破内界膜向玻璃体内生长（内生型），或向外突破外界膜至视网膜神经上皮与色素上皮间潜在间隙生长（外生型）。在脱离较高的视网膜下可见有单个或多个结节状肿物并伴有钙化点，最后视网膜全部脱离。

③晚期可向视神经蔓延，向后播及到视交叉及颅内；亦可向前侵及虹膜、睫状体和前房内。瘤细胞在角膜缘处破溃向外发展迅速，或向球外、球后生长。

④肿瘤细胞可在视网膜内呈弥漫性浸润性发展，视网膜增厚不明显，无症状，临床上很易被漏诊和误诊。

（3）虹膜可有新生血管，以致发生前房出血或新生血管性青光眼、眼压高、角膜混浊、患儿疼痛哭闹，不思饮食。

（4）肿瘤的转归为全身转移，或自发性退行，或复发。

（5）眼超声扫描 A型超声扫描可显示极高的反射波，但坏死液化区为超低的反射波；可有单个回声源和声影。B型超声扫描显示视网膜组织破坏，形状不规则的肿块和声影。

【诊断】

（1）根据患者为婴幼儿、有斜视或猫眼的外观、眼底的改变，可以诊断。

（2）眼眶X线检查、磁共振和眼超声检查有助于确诊。

【治疗原则】

1. 眼球摘除

眼球取出后应立即对视神经残端组织进行病理检查，如有肿瘤细胞需加放射治疗。

2. 放射治疗

视网膜母细胞瘤对放射治疗极为敏感。

3. 光凝治疗

只用于极早期小的视网膜母细胞肿瘤。

4. 冷凝治疗

适用于赤道前的小的视网膜母细胞瘤。

5. 化学治疗

虽有一定疗效，但全身副作用较大，应慎用。

【治疗目标】

控制肿瘤发展，积极挽救生命和视力。

二、视网膜大动脉瘤

视网膜大动脉瘤又称获得性视网膜大动脉瘤，是在视网膜动脉管壁上呈现纺锤状或梭形血管瘤样膨胀。多见于 60 以上老年人。与高血压、动脉硬化等周身情况有关。

【临床表现】

（1）早期多无症状。随着病情进展可影响中心视力。当瘤体破裂时，大量出血可使视力降至光感。

（2）眼底

①绝大多数动脉瘤位于颞上、下血管分支，或动静脉交叉处，呈纺锤状或梭形血管瘤样扩张，其大小约为视乳头上大血管直径至 1/4DD。

②动脉瘤附近形成环形或半环形黄色类脂质沉着，可侵犯黄斑。

③动脉瘤表面及其附近可有出血，部分或完全将瘤体掩盖。甚至可穿破视网膜内界膜进入玻璃体内。

④最后，瘤体逐渐缩小、机化，瘤腔闭塞，硬性渗出逐渐消退。

（3）荧光素眼底血管造影

①有出血遮掩时，视网膜大动脉瘤不能显影，呈现低荧光。

②典型病变在动脉期显影。晚期仅有管壁少许着染，有的则显著渗漏。亦可见毛细血管扩张与渗漏。环绕动脉瘤附近，动脉周围有毛细血管无灌注，微血管瘤，及动脉至动脉的侧支血管。

③黄斑部黄色类脂质沉着，特别浓厚者会遮挡荧光。

【诊断】

根据视力改变，眼底情况和荧光素眼底血管造影所见，可以诊断。

【治疗原则】

（1）无症状者无需治疗。

（2）如果黄斑渗出威胁中心凹或瘤体反复出血并危及黄斑，可早予以激光光凝治疗。

【治疗目标】

控制瘤体发展，尽可能保存视功能。

三、视网膜血管瘤

（一）视网膜毛细血管瘤

视网膜毛细血管瘤是系统性母斑瘤中的一种。它可为孤立性视网膜血管瘤，亦可为常染色遗传性疾病 von Hippel – Lindau 综合征的临床表现之一。多见于 10～30 岁青少年，无性别差异。

【临床表现】

（1）早期多无自觉症状。当血管瘤长大，黄斑区出现渗出、出血、水肿和纤维膜后，可有不同程度的视力减退或视物变形。

（2）眼底所见

①血管瘤位于眼底周边部。最早期为细小密集成团状的毛细血管扩张，生长缓慢，逐渐有供养动脉和回流静脉吻合形成血管瘤，呈暗红色或淡红色，或有白色不透明组织覆盖。

②血管瘤上扩张迂曲的动静脉中至少各有一支与视网膜中央动静脉相连，为供养动脉和回流静脉，其色调相似，有时难以区别。多发性血管瘤每一个肿瘤上均有一对迂曲扩张的血管。

③少数血管瘤位于视乳头附近。随时间推移，毛细血管瘤周围的视网膜出现水肿与渗出，因而根据临床表现可分为两型。

渗出型：黄斑部星芒状渗出，或伴有小出血斑。渗漏逐渐增多，数月后，视网膜下积液可随头位而转动．当视网膜下脂性渗出渐增多，并有胆固醇结晶，易疑诊为Coats病。

玻璃体视网膜型：血管瘤不断渗出，玻璃体视网膜纤维结缔组织增生，使毛细血管瘤被遮盖而不易发现。有时纤维条索严重牵拉，视网膜血管瘤与视网膜表面脱离呈"悬浮"状。以后还可出现新的血管瘤。

（3）荧光素眼底血管造影　早期显示供养动脉迅速充盈，随即荧光充满肿瘤及回流静脉，并可见血管瘤周围的毛细血管扩张。随着染料外漏，肿瘤边界模糊，附近组织着染。血管瘤本身的强荧光可持续至晚期。造影可显示黄斑区渗漏与囊样水肿。

【诊断】

（1）根据出现的症状，和详细检查眼底，能发现血管瘤的临床特点，可以做诊断。

（2）荧光素眼底血管造影、眼部超声检查对确诊视网膜血管瘤帮助极大。

【治疗原则】

（1）主要为破坏血管瘤，以便控制其发展。

（2）放射治疗　应用氡针缝于视网膜血管瘤相对应的巩膜上，但远期随访有并发白内障、放射性视网膜病变等并发症。

（3）电凝　于血管瘤周围的巩膜做表面透热，而在血管瘤相应的巩膜表面穿通透热或仅表面透热。后期血管瘤萎缩而成瘢痕。术后均保持相当的视力。

（4）光凝治疗　主要位于后部眼底者，易于操作。

（5）冷凝　球后麻醉下，对周边部视网膜血管瘤在间接检眼镜直视下，以冷凝治疗。

【治疗目标】

控制瘤体发展，尽可能保存视功能。

（二）视网膜海绵状血管瘤

视网膜海绵状血管瘤是系统性母斑瘤中的一种，是罕见的视网膜血管错构瘤。常伴有皮肤及中枢神经系统的海绵状血管瘤。多为单眼发病，青少年多见。

【临床表现】

（1）常无眼部自觉症状。少数患者偶有视力模糊，或因玻璃体出血而见到浮游物。

（2）眼底所见

①典型的视网膜海绵状血管瘤是由多数薄壁囊状的血管瘤组成的无蒂肿瘤，呈葡

萄串状外观；大小不一，位于视网膜的内层，微隆起，有时可突出于视网膜的表面。

②血管中充满暗红色的静脉血。有时可见小囊内的血浆细胞分离平面，表明其内血流相对停滞。部分瘤体的表面有白色的胶质纤维覆盖。

③少数病例肿瘤处视网膜下少量出血，甚至有玻璃体出血。视网膜或其下面没有脂质渗出物。

④视网膜血管管径及行径大致正常。

（3）荧光素眼底血管造影

①因瘤体表面有白色胶质纤维膜而呈弱自发荧光。

②视网膜海绵状血瘤充盈非常缓慢且不完全。早期通常为低荧光，往往从周边部开始充盈荧光，缓慢发展。

③中晚期可见一些血管瘤腔内呈现高荧光，终至血管瘤出现雪片状荧光，十分醒目。

④荧光残留时间长。由于囊腔内上方的血浆染荧光，而下方沉淀的细胞遮挡荧光，因此不少血管瘤仅上半部充盈荧光，呈现具有特征性的"帽状荧光"。

⑤显示视网膜海绵状血瘤与视网膜循环系统相对独立。造影过程中无渗漏。

【诊断】

（1）根据眼底所见的血管瘤形状、表面有白色胶质纤维膜覆盖、瘤体周围视网膜无硬性渗出，可以诊断。

（2）荧光素眼底血管造影有助于诊断。

【治疗原则】

（1）一般不需要治疗。

（2）光凝、冷冻或电透热可成功地破坏瘤体，但亦可能引起玻璃体出血和（或）瘢痕收缩。

【治疗目标】

一般不需要治疗。必要时以光凝、冷冻或电透热等控制瘤体发展。

第十四节　全身疾病的眼底改变

一、糖尿病视网膜病变

糖尿病视网膜病变是糖尿病全身小血管病变的一部分。其严重程度主要取决于病程长短和血糖控制状况。

【临床表现】

（1）有闪光感和视力减退的主诉。

（2）非增生性玻璃体视网膜病变

①早期出现微血管瘤、小点状或圆形出血、硬性渗出、棉絮斑。

②视网膜血管病变　视网膜小动脉硬化、闭塞。视网膜静脉充盈、扩张、管径不规则和血管白鞘。毛细血管闭锁、代偿性扩张及视网膜内微血管异常。微血管的异常可导致渗漏，引起视网膜水肿。

（3）增生性玻璃体视网膜病变

①新生血管形成　开始出现在毛细血管无灌注区的边缘，可沿血管生长，可与毛细血管、小动脉及小静脉相连接，受牵拉易于破裂出血。

②玻璃体增生性病变　新生血管在视网膜与玻璃体之间，使玻璃体产生后脱离；在玻璃体内形成纤维血管膜，其收缩、牵拉可致玻璃体出血、视网膜脱离，亦可形成视网膜前膜、视网膜下膜及黄斑皱褶等。

（4）黄斑病变　黄斑区水肿、渗出、出血、缺血及增生性病变、黄斑下膜及黄斑前膜等。

（5）视乳头病变　视乳头水肿、缺血和视乳头新生血管生成。

（6）临床分期

①我国将糖尿病性视网膜病变分为背景性（非增生性）和增生性两大类。

类型	期别	特征
非增生性	Ⅰ期	微血管瘤或合并小出血点
	Ⅱ期	硬性渗出合并Ⅰ期病变
	Ⅲ期	棉絮斑合并Ⅱ期病变 *
增生性	Ⅳ期	视盘新生血管或合并有玻璃体出血
	Ⅴ期	纤维血管增生，玻璃体机化
	Ⅵ期	牵拉性视网膜脱离

＊注：此期含增生前期，临床上其标志为：视网膜出血见于4个象限，静脉串珠见于2个象限，中等严重的视网膜内微血管异常至少出现在一个或更多象限

②国际分类

国际临床糖尿病性视网膜病变严重程度分级如下表。

疾病严重程度	散瞳后检眼镜下所见
无明显的糖尿病性视网膜病变	无异常
视网膜病变	
轻度非增生性糖尿病性视网膜病变	仅有微血管瘤
中度非增生性糖尿病性视网膜病变	不仅有微血管瘤，但其程度轻于重度非增生性糖尿病视网膜病变
重度非增生性糖尿病性视网膜病变	具有下列各项中任何1项： ①4个象限中任何一个象限有20个以上的视网膜内出血点 ②2个以上象限中有明确的静脉串珠样改变 ③1个以上象限中出现明确的视网膜内微血管异常 此外，无增生性视网膜病变的体征
增生性糖尿病性视网膜病变	具有下列各项中1项或多项： ①新生血管形成 ②玻璃体/视网膜前出血。

糖尿病性黄斑水肿严重程度分级如下表。

病变严重程度	散瞳后检眼镜下所见
糖尿病性黄斑水肿明确不存在	在后极部没有明显的视网膜增厚及硬性渗出

病变严重程度	散瞳后检眼镜下所见
糖尿病性黄斑水肿明确存在	在后极部有明显的视网膜增厚或硬性渗出

如有糖尿病性黄斑水肿，则可按如下规定分类。

黄斑水肿严重程度	散瞳后检眼镜下所见
轻度黄斑水肿	后极部视网膜有一定程度增厚及硬性渗出，但距黄斑中心较远
中度黄斑水肿	后极部视网膜有一定程度增厚及硬性渗出，接近黄斑中心，但并未累及
重度黄斑水肿	后极部视网膜有一定程度增厚及硬性渗出，累及黄斑中心

（7）荧光素眼底血管造影　微血管瘤呈清晰圆形强荧光斑；小点状视网膜出血表现为形态大小与之相符的荧光遮挡；浓厚的硬性渗出可遮挡其下脉络膜背景荧光。棉絮斑表现为弱荧光区。扩张的毛细血管管壁着染，有渗漏呈强荧光。早期新生血管显示血管芽形态，渗漏明显，呈强荧光团块。纤维血管增生膜早期遮挡呈弱荧光，晚期着染呈强荧光。黄斑部可显示毛细血管扩张、黄斑拱环结构破坏，黄斑区毛细血管闭塞。黄斑水肿表现为染料积存，晚期于拱环外围呈花瓣状或环形强荧光。

【诊断】

（1）根据糖尿病病史和眼底改变，可以诊断。

（2）荧光素眼底血管造影有助于诊断和了解眼底病变的严重程度。

【治疗原则】

1. 药物治疗

控制高血糖。同时也要治疗合并的高血压、高血脂及肾病等全身性疾病。常用药物有芦丁、阿司匹林、复方丹参片等。

2. 激光治疗

（1）非增生期做局部激光光凝，主要封闭有渗漏的微血管瘤、视网膜内微血管异常及黄斑病变。

（2）增生前和增生期做全视网膜激光光凝。

（3）冷凝治疗　增生期病变病情严重，虹膜有新生血管时，可考虑巩膜外表面冷凝视网膜周边部。

（4）手术治疗　当严重的玻璃体出血、增生性玻璃体视网膜病变引起牵拉性视网膜脱离、纤维增殖膜已侵犯黄斑或发生视网膜裂孔等并发症需要手术处置。

【治疗目标】

控制眼底病变的进展，尽可能保存视功能。

二、动脉硬化和高血压视网膜改变

视网膜动脉硬化可发生于视神经乳头周围的视网膜动脉及睫状动脉，主要有粥样动脉硬化和高血压性动脉硬化两型。不论原发或继发性高血压，视网膜血管都会发生不规则收缩和扩张，导致小区域的血循环障碍，出现高血压视网膜病变。

【临床表现】

1. 动脉粥样硬化的眼底改变

（1）视网膜中央动脉细，走行平直，分支呈锐角。

（2）视乳头附近视网膜动脉管径不规则，有局限性变细。

（3）狭窄处出现白色混浊斑点，严重时出现白鞘，甚至血管呈白线状。

2. 高血压性动脉硬化的眼底改变

（1）视网膜动脉反光增宽及血柱颜色变浅，重者可为铜丝动脉和银丝动脉。

（2）动静脉交叉征　视网膜动静脉交叉处动脉两侧的静脉血柱似被一层薄纱遮盖。当硬化增重时，动脉两侧的静脉血柱完全看不见，似被隔断。

（3）视网膜动脉狭窄。若合并痉挛，动脉狭窄而不规则。

3. 高血压视网膜病变

（1）视网膜动脉明显狭窄　相应动静脉管径之比可到1：2，甚至1：3。

（2）视网膜水肿　视网膜失去正常透明度，呈灰色或灰白色，以视乳头附近最为明显。

（3）视网膜出血斑　呈线条状、火焰状或放射状。少数呈圆形或不规则形。

（4）棉絮斑　为边界模糊、不规则形的白斑或灰白斑，边缘可有出血。

（5）硬性渗出　位于黄斑者呈放射状排列，呈星芒状或扇形。

（6）视乳头水肿　高血压病急进型或在缓进型基础上病情突然加重，出现视乳头水肿，称为高血压视乳头视网膜病变。

（7）高血压脉络膜病变　脉络膜毛细血管斑块状无灌注，其后可见中央色素增殖，边缘色素脱失。

（8）荧光素眼底血管造影　视网膜血循环时间迟缓。棉絮斑处毛细血管无灌注。环绕毛细血管缺血区，可见扩张的毛细血管及微血管瘤。视乳头水肿时，视乳头周围可见毛细血管异常的扩张。造影晚期，视乳头附近渗漏显著。

【诊断】

（1）根据动脉硬化和高血压病史和眼底改变，可以诊断。

（2）荧光素眼底血管造影有助于诊断和了解病变程度。

【治疗原则】

（1）降低血压是防治眼底病变最根本的措施。

（2）症状性高血压伴有全身及视力症状者，需做系统的原因检查，针对其主要原因进行治疗，如肾性高血压、嗜铬细胞瘤及妊娠高血压综合征等。

（3）口服维生素 B_1、维生素 C、维生素 E、路丁、钙剂等。

（4）应用中医中药。

【治疗目标】

积极控制高血压，防止视网膜病变的进展。

三、血液病眼底改变

（一）贫血的眼底改变

任何类型的贫血都会出现眼底改变，而且其轻重一般与贫血程度有关。

【临床表现】

（1）视神经乳头边缘模糊，颜色浅淡。有时可隆起数个屈光度。

（2）视网膜动脉大致正常或轻度扩张，视网膜静脉颜色接近动脉，在视乳头附近二者很难区别。

（3）视网膜出血常分布于视乳头附近和后极部。可为火焰状、线条状、圆点状、不规则形和视网膜内界膜出血。还有的出血含白色中心。

（4）多见棉絮斑和硬性渗出小点。少见为黄斑星芒状渗出和视网膜脱离。

（5）视网膜水肿呈现出弥漫的模糊的带灰色状态。

（6）眼底颜色呈现苍淡色调。

【诊断】

根据贫血史和眼底改变，可以诊断。

【治疗原则】

（1）大多数贫血随着原发病因的去除或原发疾病的治疗可得到不同程度的纠正。

（2）营养性缺铁性贫血可以根治。

【治疗目标】

治疗贫血，控制眼底病变的进展。

（二）白血病和淋巴瘤的眼底改变

各种类型的白血病均可有眼底改变，一般较多见于急性和粒细胞型。通常为双侧性。

【临床表现】

（1）视乳头边界模糊，水肿可涉及周围视网膜，隆起可高达数屈光度，酷似颅内压增高时的视乳头水肿。

（2）视网膜动静脉常呈黄红色或黄色，二者颜色相近。以后动脉显扩张，静脉更加明显。严重者，静脉肿胀迂曲，在交叉处呈腊肠状或节段状；慢性粒细胞性白血病，周边静脉可有白鞘伴随，周边视网膜还可有微血管瘤。

（3）不同形状、大小的出血分布于眼底不同部位。较典型者为含白色中心的梭形出血斑。

（4）视网膜水肿、渗出、棉絮斑、结节状白斑，严重时还可产生渗出性视网膜脱离。

（5）眼底颜色改变　在晚期或严重病例，可变为带黄色，苍白黄色甚至略带苍绿色。

（6）血常规　红细胞、血小板减少。红细胞愈少，出血的机会愈多。白细胞总数及不成熟白细胞比例增加。

【诊断】

根据白血病和淋巴瘤的病史和眼底改变，可以诊断。视网膜出血，静脉白鞘，视网膜白色渗出与视乳头水肿都是重要的眼底改变。

【治疗原则】

（1）治疗白血病。

（2）如果眼部淋巴细胞浸润，对全身化疗的反应不佳，可加用局部放射线治疗。

【治疗目标】

治疗白血病，控制眼底病变的进展。

（三）红细胞增多症的眼底改变

红细胞增多症是外周血液中单位体积的血红蛋白浓度、红细胞计数和红细胞压积明显高出正常范围的总称。任何一型红细胞增多症引起的眼底改变均相似。

【临床表现】

（1）视乳头正常或充血水肿，边缘不清，水肿可延伸到附近视网膜。

（2）视网膜动脉轻度扩张，色较暗，接近正常静脉的颜色。静脉高度扩张，呈深紫色或熟紫葡萄色。在动静脉交叉处呈腊肠样。动静脉走行迂曲，静脉更显著，不仅大支，且延及最小分支。所有血管中心光线均增宽，偶见白线条伴随。

（3）视网膜出血或有渗出。

（4）视网膜发绀伴发视网膜动脉痉挛性阻塞。还可并发视网膜中央静脉或分支静脉阻塞。

（5）偶见继发性青光眼。

【诊断】

根据红细胞增多症的病史和眼底改变，可以诊断。

【治疗原则】

全身内科治疗。

【治疗目标】

治疗红细胞增多症，控制眼底病变的进展。

（四）血小板减少性紫癜的眼底改变

血小板减少性紫癜分为原发型与继发型。前者原因不明，后者常伴有其他血液病，如再生障碍性贫血、白血病、继发于药物中毒、过量放射治疗以及肝脏疾病等。血小板低于 $50 \times 10^9/L$ 时开始出现出血倾向，容易在皮肤、黏膜和其他器官组织中出血。

【临床表现】

（1）视乳头可有轻度水肿，边界模糊。有时视乳头隆起甚高。

（2）视乳头附近浅层小出血，有的出血可有白心，继发于血液病者则合并有其他眼底改变。

（3）偶尔发生眼外直肌麻痹。

【诊断】

根据血小板减少性紫癜的病史和眼底改变，可以诊断。

【治疗原则】

全身内科治疗。

【治疗目标】

治疗血小板减少性紫癜，保存视功能。

（五）视网膜脂血症的眼底改变

视网膜脂血症为少见病，多发生于年轻伴有严重酸中毒的糖尿病患者；少数发生于非糖尿病原发性血脂过多症或高脂血症患者。

【临床表现】

（1）视乳头色正常或浅淡。

（2）视网膜血管颜色橙黄、黄色、黄白色以至乳白色。动静脉颜色难分，呈扁平带状，血管反光消失或存在，血管旁常伴有黄白色浅条。

（3）偶有小出血斑。

（4）视网膜可有水肿与渗出。

（5）眼底背景颜色大致正常或脉络膜血管有类似改变而稍苍白。

（6）少数病例的眼底后极部有广泛的硬性渗出，小的如点状，有的位于视网膜血管之上，有的密集在血管旁呈白鞘状；有的融合呈大片斑块，位于视网膜血管之下。

【诊断】

根据视网膜脂血症的病史和眼底所见，可以诊断。

【治疗原则】

主要治疗高脂血症，应用减少脂类的药物，控制脂类食物。

【治疗目标】

治疗视网膜脂血症，控制眼底病变的发展。

四、大动脉炎的眼部改变

大动脉炎是一种累及主动脉及其主要分支的非特异性慢性进行性炎症。当病变累及头臂动脉时，臂颈部脉搏消失，上肢血压不能自肘部测出。可引起眼部缺血性综合征。好发于年轻女性。

【临床表现】

1. 全身症状

病变累及主动脉弓和头臂动脉时，一侧或双侧上肢乏力、麻木、头痛、咀嚼无力乃至晕厥、偏瘫及失语等一系列缺血症状。

2. 眼部改变

（1）单侧或双侧闪光感，一过性黑矇。视力可轻度减退，甚至完全失明。有时伴眼痛；可突然发生或逐渐发展。发作时限从几秒到几分钟。有的1次发作后即完全失明。视力障碍的发生与体位的改变有关。

（2）结膜及上巩膜血管扩张；角膜混浊；瞳孔扩大或大小不等，调节麻痹；虹膜萎缩，虹膜新生血管形成；青光眼；白内障及轻度眼球内陷。

（3）可有低眼压、视野缺损等表现。

（4）眼底所见

①早期眼底可正常。眼动脉压显著降低，当视网膜中心动脉压降低到眼压水平时，视乳头上可见自发的动脉搏动。

②随病程延长，视网膜出现出血点、微血管瘤，甚至棉絮斑。

③视网膜静脉扩张、迂曲、管径不匀。重者可呈梭形或串珠状扩张，甚至呈节段状。有时可见聚集的细胞缓慢流动。视网膜动静脉间可出现吻合，短路及侧支血管。常在视乳头周围形成花圈状新生血管。

④眼底改变可因体位不同而变化。卧位或低头位置时，眼底的异常可有明显改善。

⑤病情发展至晚期，视神经乳头萎缩，视网膜周边血管消失。剩下视乳头附近的大支，形成动静脉大环。视网膜动脉静脉不能分辨，呈银丝状。

⑥当主-肾动脉或大动脉广泛受累时，眼底出现高血压性视网膜小动脉痉挛、视网膜动脉硬化、高血压性视网膜病变。严重者可为高血压性视乳头视网膜病变。

【诊断】

根据大动脉炎的病史和眼部改变，特别是眼底的改变，可以诊断。

【治疗原则】

（1）首先必须明确诊断，寻找引起病变的相关因素，并做相应治疗。

（2）在病变活动期，可用糖皮质激素治疗。

（3）如有结核或有链球菌感染，可同时给予抗结核药物或青霉素治疗。

（4）抗凝治疗在部分病例中效果良好。

（5）病变较为局限者可行血管外科手术。

（6）可采取针刺及中药治疗，以温经散寒，活血化瘀为主。

【治疗目标】

针对引起大动脉炎的相关因素进行治疗，控制眼部病变的进展。

五、眼部缺血综合征

眼部缺血综合征是颈内动脉狭窄或阻塞所致的眼前后节缺血综合征。患者主要为老年人。

【临床表现】

1. 脑部症状

反复发作性、暂时性或永久性对侧偏瘫，也有暴发脑血管意外以致死亡。罕见为脑的局灶性病变，症状类似脑瘤但颅内压不高。或产生广泛的脑组织变性，如老年前期痴呆样精神症状。

2. 眼部表现

（1）早期症状为暂时性同侧黑矇，可合并暂时性对侧偏瘫。也有1次急性发作完全失明者。

（2）可有眼部痛或眉部钝痛，可放射至颞部。

（3）可有虹膜新生血管。严重病例有虹膜色素外翻。常有前房闪光。

（4）眼底所见

①当黑矇发作前及恢复后立即观察，视网膜血管无异常。于视力丧失之际观察，可见视网膜动脉塌陷、自发性视网膜动脉搏动。

②眼底长期供血不足，可出现视网膜动脉狭窄，视网膜静脉扩张（一般不迂曲），视网膜出血、微血管瘤、棉絮斑、视乳头及（或）视网膜新生血管、黄斑"樱桃红点"、视网膜动脉自发搏动。

（5）荧光素眼底血管造影　眼底血循环时间延长，可见迟缓或斑块状充盈。延长视网膜动脉至静脉充盈时间，血管着染，黄斑水肿，微血管瘤，视网膜毛细血管扩张与无灌注。

3. 特殊检查

（1）视野　急性视力减退时可有扇形视野缺损，并持续数小时不恢复。同侧性偏盲比较少见。

（2）视网膜电图　a、b 波均降低。

（3）颈动脉造影　同侧颈内动脉或颈总动脉阻塞。

【诊断】

（1）根据眼部症状和体征，特别是眼底的改变，可以诊断。

（2）颈动脉造影可发现同侧颈内动脉或颈总动脉阻塞，有助于诊断。

【治疗原则】

（1）早期可用抗凝剂。

（2）如发生新生血管性青光眼，可选用全视网膜光凝术、房水引流装置植入术、睫状体冷凝术，以及抗血管内皮生长因子玻璃体腔内注射治疗。

（3）血管外科及血管内激光手术，动脉内膜切除术。

【治疗目标】

主要针对颈动脉供血不足进行治疗，控制眼部病变的进展。

六、亚急性细菌性心内膜炎眼底改变

患有亚急性细菌性心内膜炎时，带有细菌的赘生物脱落进入血流，在视网膜动脉内发生细菌性栓塞而引起眼底病变。其致病菌多为非溶血性链球菌，此外还有草绿色链球菌、葡萄球菌、脑膜炎双球菌等。

【临床表现】

（1）全身起病缓慢，发热、倦怠、脾肿大，白细胞增多及其他器官血管栓塞等。

（2）眼部表现

①一般无视力症状。如眼底出血、渗出累及黄斑区或出现视网膜中央动脉阻塞，则视力可突然明显下降，甚至黑矇。

②眼睑可出现小出血点，球结膜下可有反复性小出血。

③眼底所见

脓毒性视网膜炎型：由细菌的脓毒性栓子引起。主要表现为视网膜出血和渗出，多位于视乳头附近，通常不出现于黄斑区。一般为小圆形，或呈火焰状，偶见视网膜前出血。典型的出血斑中央呈小圆形或椭圆形灰白色斑，称为 Roth 斑。常伴有视乳头炎，偶见棉絮斑。

视网膜血管栓塞型：由心瓣膜赘生物脱落栓子所致，较少见。主要表现为视网膜中央动脉或分支动脉阻塞。

细菌栓子引起转移性眼内炎。

【诊断】

根据全身症状，眼睑和球结膜下反复性小出血，眼底的典型出血斑或视网膜中央或分支动脉阻塞，可以诊断。

【治疗原则】

（1）全身治疗　根据药物敏感试验，尽早选择敏感的抗菌药物。

（2）针对不同的眼部表现对症治疗，如发生视网膜动脉阻塞，立即给予血管扩张剂等抢救。

【治疗目标】

治疗亚急性细菌性心内膜炎，控制眼部病变的进展。

七、药物和营养物质毒性引起的眼底改变

以庆大霉素为代表的氨基糖苷类抗生素在眼科中应用广泛，如球结膜下注射和玻璃体腔内注射治疗眼内炎等。氨基糖苷类除了致耳神经毒性及肾功能损害之外，其对视网膜的毒性也不容忽视。

【临床表现】

（1）全身　耳神经毒性及肾功能的损害。

（2）眼底表现　玻璃体腔内注射庆大霉素 4000μg，可出现玻璃体浑浊、视网膜水肿、出血及视乳头水肿。引不出视网膜电图波形。如注药达 10000μg 后 5 分钟内可出现视网膜苍白、黄斑中心凹樱桃红点、视网膜动脉变细、静脉扩张，亦可有视网膜出血；90 分钟后视网膜电图引不出波形。也有报道球结膜下注射庆大霉素 20mg，1 周后出现黄斑区苍白，中心凹樱桃红点，后极部散在出血。

（3）荧光素眼底血管造影显示后极部视网膜血管完全闭塞。

【诊断】

（1）根据庆大霉素用药史，用药后视力显著减退、出现急性视网膜缺血性改变，可以诊断。

（2）荧光素眼底血管造影有助于确诊。

【治疗原则】

（1）采用与紧急抢救视网膜中央动脉阻塞患者相同的措施。

（2）如玻璃体腔内注射庆大霉素，而且注射的时间不长，可立即行玻璃体切除术。

【治疗目标】

紧急救治，保护视功能。

八、氯喹和羟氯喹引起的眼底改变

应用氯喹和羟氯喹治疗后可引起与累积剂量相关的色素性视网膜病变。这两种药物对黑色素具有选择性亲和性，其最早的组织学改变是形成膜性胞浆小体，光感受器外节变性，导致溶酶体损伤，磷脂崩解。

【临床表现】

（1）白发，多发。

（2）角膜轮状沉淀。

（3）眼底　起初表现为黄斑区色素变动，逐渐发展为旁中心凹的横卵圆形色素环，如"牛眼状"黄斑病变。可有周边色素性视网膜病变并伴有周边视野缺损。

（4）视力下降与黄斑病变的程度有关。

（5）静态阈值视野检查的发现比眼底检查、荧光血管造影早。

（6）普通视野、暗适应、视网膜电图、眼电图的改变较小。即使有变化也是在疾

病的较晚期。

【诊断】

（1）根据氯喹和羟氯喹的用药史，以及眼部的改变，可以诊断。

（2）静态阈值视野检查有助于了解视功能的改变。

（3）根据病史中用氯喹和羟氯喹药剂量及时间，计算患者用药的总量。一般认为，羟氯喹的毒性较氯喹小。氯喹引起视网膜毒性的限量为2mg/（kg·d），羟氯喹为3mg/（kg·d）。

【治疗原则】

早诊断，早停药，视网膜毒性作用多可减低。但由于其排泄率低，即使停药后，眼底病变还可进展。

【治疗目标】

早发现，早停用氯喹和羟氯喹，保存视功能。

九、巨细胞病毒性视网膜炎

巨细胞病毒是单纯疱疹病毒中的一种。典型的感染在儿童期发生，初次感染后，病毒潜伏隐藏于各种组织中，包括血细胞、涎腺和泪腺中。病毒被定期地释放到血液、尿道和呼吸道中。当免疫功能低下进一步加重时，从血液中培养出巨细胞病毒的几率增加。大多数人免疫缺陷病毒感染者是血清巨细胞病毒阳性者。巨细胞病毒感染是最常见的眼部机会性感染，是人类免疫缺陷病毒相关性眼病引起视力丧失的最主要原因，多发生于 CD_4^+T 淋巴细胞计数 < 100/ml 的患者。当 CD_4^+T 细胞计数小于 50/ml 时，40% 的患者将发生巨细胞病毒性视网膜炎。单眼发病多见。如果诊治不及时，对侧眼发病达 100%，并可出现视网膜脱离及视神经受累而失明。

【临床表现】

（1）由于巨细胞病毒病变主要累及周边部视网膜，因此大多数患者可无症状。如病变累及眼底后极部，可有显著的不可逆的视力丧失、眼前飘浮物、闪光和视野缺损。

（2）典型的病变呈奶油状、黄白色全厚层视网膜混浊。并有数量不等的视网膜出血。病变较大，常为多个，沿视网膜血管分布。病变呈"奶油加蕃茄酱"样改变。

（3）呈视网膜血管炎改变，呈现程度不等的狭窄、阻塞和血管白鞘。

（4）玻璃体透明或轻微混浊。

（5）角膜后可有细小色素性沉着物。

（6）晚期表现　视网膜萎缩呈灰色、视网膜血管硬化狭窄、视网膜色素上皮萎缩、脉络膜血管清晰可见、视网膜破孔出现于病损萎缩区与正常视网膜交界处，并可发生渗出性/孔源性视网膜脱离。

（7）荧光素眼底血管造影所见　早期病变区遮挡背景荧光，晚期荧光染色。病变区内视网膜血管荧光渗漏。出血遮蔽背景荧光。

【诊断】

如发现原因不明的视网膜棉絮斑、黄白色坏死区、视网膜出血、微血管瘤及视网膜血管炎时，应进行 HIV 抗体检查，如阳性，则可考虑为巨细胞病毒性视网膜炎。

【治疗原则】

（1）全身采用强效联合抗病毒治疗（HAART，即"鸡尾酒"疗法）。

（2）眼部玻璃体腔注射更昔洛韦 200～400μg，1～2 次/周。

【治疗目标】

控制眼部炎症，保存视功能。

第十一章　视神经、视路和瞳孔路疾病

第一节　视神经乳头水肿

视神经乳头水肿指视神经乳头非炎性被动性水肿，又称淤血乳头。常由颅内压增高引起，常见原因有颅内肿瘤、炎症、外伤及先天畸形等；其他原因则有恶性高血压、肺气肿、眶内占位性病变、低眼压等。

【临床表现】

（1）多双眼受累。

（2）早期视力可正常，或暂时性视力模糊，常由体位迅速变化而诱发。

（3）晚期视力可严重下降，甚至完全失明。

（4）典型的视神经乳头水肿分为四期：早期、进展期、慢性期和萎缩期。

①早期　可见视乳头充血水肿，边界模糊，隆起较轻，视乳头附近可有线状出血，视神经纤维层水肿。

②进展期　可见视乳头明显充血水肿，隆起显著，甚至达到 8～10 个屈光度，视乳头附近可有火焰状出血，视网膜静脉可迂曲充盈，神经纤维层可有棉絮状斑，黄斑可有星形渗出或出血。

③慢性期　视乳头呈圆形隆起，视乳头凹陷消失，视乳头充血水肿减轻，视网膜静脉充盈怒张亦减轻，出现闪亮的硬性渗出。

④萎缩期　视乳头色泽灰白，视网膜血管变细、有血管鞘形成，黄斑部可有色素改变。

（5）视野　早期生理盲点扩大；若有视神经乳头水肿所致的视网膜水肿累及黄斑时，可同时存在相对性中心暗点；慢性期发展至视神经萎缩时，可有向心性周边视野缩窄。

（6）可伴有致病因素导致的局部或全身症状，如眼球突出、头痛、呕吐等。

【诊断】

（1）根据与体位改变相关的双眼视力模糊，眼底改变，可以诊断。

（2）发现导致视乳头水肿的局部或全身疾病的临床表现时，有助于诊断。

（3）头颅或眶部 CT 或 MRI、视野检查，必要时做腰穿检查，均有助于诊断。并可考虑做甲状腺、糖尿病或贫血等方面的检查。

【治疗原则】

（1）请相关科室会诊，尤其请神经科会诊，针对导致视神经乳头水肿的原发病因积极治疗。

（2）支持疗法　可给予维生素 B 类和肌苷等营养性药物辅助治疗，如复合维生素 B_2 片，3 次/日，肌苷片 2 片，3 次/日。

【治疗目标】

主要是针对导致视神经乳头水肿的原发病因进行治疗，同时也可给以营养视神经等药物，作为辅助治疗。

第二节　视神经炎

一、视神经乳头炎

本病指发生在视神经球内段的急性炎症，发病急剧，视力障碍严重。常见的病因有脑膜、眼眶或鼻窦等炎症，多发性硬化、视神经脊髓炎等脱髓鞘性疾病，葡萄膜炎、视网膜炎等眼内炎症，以及儿童期的某些传染病如麻疹、腮腺炎、水痘等。

【临床表现】

（1）多累及双眼，可先后发病。

（2）发病初期，可有前额部或眼球后疼痛和压迫感。

（3）视力急剧下降，严重者可至无光感。

（4）早期眼底可见视乳头轻度充血，边界模糊。随着病情发展，视乳头充血明显、扩大，边界极度模糊，但视乳头隆起度一般不超过3个屈光度。

（5）视网膜静脉扩张弯曲，动脉正常或较细；有时也可以累及附近视网膜，出现视网膜水肿、渗出和出血，此时称为视神经网膜炎。黄斑部也可受到波及，渗出物多呈现扇形或星芒状排列。

（6）患眼瞳孔常散大，有相对性传入性瞳孔障碍。

（7）晚期视乳头可出现继发性萎缩，呈灰白色，边界不清，视网膜中央动脉变细。

（8）视野检查可见巨大致密的中心暗点，有时周边视野向心性缩小，严重者视野全盲。

（9）视诱发电位（VEP）检查可有 P_{100} 波潜伏期延长，振幅降低。

【诊断】

（1）根据视力严重障碍，视神经乳头的改变，可以诊断。

（2）视野和 VEP 检查可有助于诊断。

【治疗原则】

（1）认真寻找病因，针对病因进行治疗。

（2）糖皮质激素及抗菌治疗：开始时全身给予大剂量糖皮质激素。以后根据病情，逐渐减量。有感染者，应合并应用抗菌。

（3）支持疗法　可给予维生素 B 类、肌苷、维生素 E 烟酸酯等营养神经和扩张血管性药物辅助治疗。

【治疗目标】

首先是病因治疗。全身给以大剂量糖皮质激素。有感染时，应用抗菌抗感染。给予扩张血管和营养神经等药物作为辅助治疗。尽量保存视功能。

二、球后视神经炎

本病指视神经眶内段、管内段和颅内段所发生的炎症，而眼底无明显表现者。依据炎症损害的部位可分为：①轴性视神经炎：主要损害视神经轴心部的乳头黄斑束。②视神经束膜炎：主要侵犯视神经鞘及周围的神经纤维。③横断性视神经炎：炎症侵犯视神经整个横断面。根据发病的缓急分为急性和慢性球后视神经炎两型。常见病因与视神经乳头炎类似。

【临床表现】

1. 急性球后视神经炎

（1）多为双眼或单眼视力迅速减退，重者视力完全丧失。

（2）多有色觉障碍。

（3）眼球转动时有眶内胀痛感。

（4）如单眼或双眼患病时，视功能障碍严重一侧，相对性传入性瞳孔障碍征阳性。

（5）如单眼全盲，病侧瞳孔直接对光反射消失，间接对光反射存在。

（6）如双眼全盲，瞳孔对光反射消失。

（7）除少数患者因炎症邻近球壁而有视乳头轻度水肿外，眼底一般均正常。

（8）视野　急性横断性视神经炎患眼表现为全盲视野，轴性者表现为巨大中心暗点或哑铃状暗点性视野，束膜性表现为向心性缩小性视野。

2. 慢性球后视神经炎

（1）通常双眼视力缓慢减退，视功能障碍多为中度损害。

（2）一般无眼球转动性疼痛。

（3）外眼正常，瞳孔多无明显改变。

（4）早期眼底正常，晚期眼底颞侧可显苍白。

（5）视野　慢性球后视神经炎患眼的视野为相对性或绝对性中心暗点，有时也为哑铃状暗点，周边视野正常。

3. 视诱发试验（VEP）

可有 P_{100} 波潜伏期延长，振幅降低。

【诊断】

（1）根据视力障碍，伴有眼球转动时疼痛，视野中心暗点，及瞳孔改变，但眼底正常，可以诊断为急性球后视神经炎。

（2）根据远近最好矫正视力均有减退，内、外眼正常，视野中心暗点，可以诊断为慢性球后视神经炎。

【治疗原则】

（1）寻找病因，针对病因进行积极治疗。

（2）糖皮质激素及抗菌治疗　对急性球后视神经炎患者全身给予大剂量糖皮质激素，以后根据病情，逐渐减量。有感染者，应合并应用抗菌药物。

（3）支持疗法　可给予维生素 B 类、肌苷、维生素 E 烟酸酯等营养神经和扩张血管性药物辅助治疗。

【治疗目标】

首先是病因治疗。急性球后视神经炎全身给以大剂量糖皮质激素。有感染因素时应用抗菌药物。同时也可给以扩张血管和营养神经等药物作为辅助治疗。尽量保存视功能。

第三节 视神经乳头血管炎

本病是原发于视乳头之内的血管的炎症。病因不十分明确。根据临床表现分为两型：①视神经乳头水肿型，也称为Ⅰ型，为筛板前区的睫状动脉炎所致；②视网膜静脉炎型，也称为Ⅱ型，为视网膜中央静脉的炎症所致。

【临床表现】

（1）本病多为单眼发病。

（2）常见于健康男性青壮年。

（3）视力正常或轻度减退，可伴有眼前黑点或闪光幻觉。

（4）可伴有脑血管炎或颞动脉炎导致的头痛。

（5）视乳头充血、水肿，隆起度一般小于3个屈光度；视乳头及其边缘可见毛细血管扩张，有出血和渗出，有时血管旁伴有白鞘，黄斑部色素紊乱。

（6）视网膜静脉炎型可见视网膜静脉明显扩张迂曲，但视网膜出血不如视网膜中央静脉阻塞明显，动脉正常或稍细。

（7）晚期视乳头水肿消退后，可继发视神经萎缩，但视力减退一般不显著。

（8）视野可有生理盲点扩大及相应的改变，如扇形视野缺损或水平半盲等。

【诊断】

根据常见于青年男性，多单眼发病，视力损害轻微，以及眼底改变和视野检查结果，可以诊断。

【治疗原则】

（1）采用大剂量糖皮质激素治疗。

（2）支持疗法 给予维生素C、维生素B类、能量合剂、维生素E烟酸酯等营养神经及扩张血管性药物辅助治疗。

【治疗目标】

全身给以大剂量糖皮质激素治疗。同时也可给以扩张血管和营养神经等药物作为辅助治疗。尽量保存视功能。

第四节 缺血性视神经病变

一、前部缺血性视神经病变

本病指供应视乳头筛板前区、筛板区及筛板后区的睫状后血管的小分支发生缺血，使得相应血管供应区发生局部梗死所导致的一种视神经病变。本病多见于中老年人。常见病因为高血压、动脉硬化、糖尿病、颞动脉炎等血管性病变，急性大出血所致的失血性休克、低血压、严重贫血、全身血液黏稠度增高等血循环改变，眼压升高，眼眶和眼球局部的炎症等。

【临床表现】

（1）突发性无痛性视力减退。

（2）开始多为单眼，数周或数年后，另眼也可发生。

（3）发病早期视乳头轻度肿胀呈淡红色，多有局限性灰白水肿，相应处可见线形出血；后期出现视网膜神经纤维层缺损和继发性视乳头局限性萎缩。

（4）视野检查多见与生理盲点相连的大片视野缺损，有时呈水平或垂直偏盲。

（5）荧光素眼底血管造影　可见视乳头缺血区呈局限性弱荧光表现，未缺血区荧光正常；或者缺血区因有表层毛细血管代偿性扩张渗漏导致强荧光，而未缺血区荧光相对较弱。

【诊断】

（1）根据突发性无痛性视力减退和眼底所见，可以诊断。

（2）视野检查和荧光素眼底血管造影可有助于诊断。

【治疗原则】

（1）针对病因进行治疗。

（2）全身应用糖皮质激素，以缓解循环障碍造成的水肿和渗出对视乳头的损害。

（3）支持疗法　可给予维生素 B 类等营养神经及扩张血管性药物辅助治疗。

（4）降低眼压，如口服醋氮酰胺，以相对提高眼的灌注压。

【治疗目标】

全身给以糖皮质激素治疗，同时给以扩张血管和营养神经等药物作为辅助治疗。尽量保存视功能。

二、后部缺血性视神经病变

本病指供应后部视神经（包括眶内段、管内段和颅内段）的血管，主要是软脑膜血管网发生循环障碍，所导致的一种视神经病变。多见于老年人，多单眼发病。常见病因有颈内动脉狭窄、血栓、全身血液黏稠度增高、动脉硬化、高血压、低血压及糖尿病等。

【临床表现】

（1）绝大多数患者有前驱症状，表现为暂时性视力模糊；其后常继发永久性视力减退。

（2）发病早期视乳头和视网膜正常。

（3）发病 4～6 周，可见下行性视神经萎缩，视乳头色泽淡白，血管变细。

（4）视野缺损表现为多种类型，如中心暗点、视神经纤维束状缺损、偏盲及不规则周边缺损等。

（5）荧光素眼底血管造影可无异常，但臂－视网膜循环时间可延长。

【诊断】

（1）根据患者为老年人，多单眼发病，发病前有前驱症状，眼底检查发现疾病早期视乳头正常，晚期可见视乳头萎缩，可以诊断。

（2）视野检查和荧光素眼底血管造影有助于诊断。

【治疗原则】

（1）针对病因进行治疗。

（2）全身应用糖皮质激素，以缓解循环障碍造成的水肿和渗出对视神经的损害。

（3）支持疗法　可给予维生素 B 类、肌苷等营养神经及扩张血管性药物辅助治疗。

【治疗目标】

全身给以糖皮质激素治疗，同时给以扩张血管和营养神经等药物作为辅助治疗。尽量保存视功能。

第五节　脱髓鞘性视神经病变

一、多发性硬化

本病是主要侵犯中枢神经系统白质的脱髓鞘性疾病，以多发病灶和复发为特点，视神经、脊髓和脑干等为好发部位。病因不明，可能与家族易感性、自身免疫反应和病毒感染有关。本病常发生于 25～40 岁，以女性多见。

【临床表现】

（1）多数患者呈急性或亚急性起病，少数患者起病缓慢。

（2）可出现双眼或单眼视力进行性下降，或突然降至无光感。

（3）可有眼球后运动性疼痛。

（4）约半数患者发生球后视神经炎，通常在发病后数周内恢复，但易复发，导致永久性视力减退。

（5）发病早期眼底正常，也可出现视乳头水肿、视乳头炎或黄斑部星芒状渗出等改变；晚期可见视乳头萎缩和视网膜静脉白鞘形成。

（6）可有眼外肌麻痹、上睑下垂、眼球震颤、Horner 综合征等的发生。

（7）视野　可出现中心暗点、弓形缺损、旁中心暗点、中心周围型或中心盲点性暗点等。暗点多为一过性，时现时消。

（8）全身可出现感觉和运动障碍，如四肢刺痛、麻木无力，尿潴留、小脑共济失调等。

【诊断】

（1）临床确诊标准

①临床上有 2 个或 2 个以上中枢神经系统白质内好发部位的病灶，如视神经、脊髓、脑干等损害的客观体征。

②病程呈缓解复发，2 次发作间隔至少 1 个月，每次持续 24 小时以上，或阶段性进展病程超过半年。

③起病年龄在 10～50 岁间。

④能排除引起这些神经损害的各种其他原因，如脑瘤、脑血管性疾病、颈椎病等。

以上四项标准均具备者可诊断为"临床确诊"，如 1、2 缺少一项者，则诊断为"临床可能是多发性硬化"。如仅有一个好发部位首次发作，则只能作为"临床可疑"。

（2）根据患者的眼部和全身改变，可以诊断。

（3）辅助检查，如视诱发电位、磁共振（MRI）、脑电图及脑脊液检查等，有助于诊断。

【治疗原则】

（1）请神经内科协助治疗。

（2）急性期或复发期应用糖皮质激素或硫唑嘌呤等免疫抑制剂治疗，可望改善症状。

（3）要注意防止继发感染。

（4）支持疗法　可给予维生素 B 类、能量合剂、维生素 E 烟酸酯等营养神经及扩张血管性药物辅助治疗。

【治疗目标】

主要是全身给予皮质激素或免疫抑制剂治疗。尽量保存视功能。

二、视神经脊髓炎

本病又名 Devic 病，是一种主要侵犯视神经和脊髓的脱髓鞘性疾病。急性或亚急性起病，80% 的患者先后发生视神经炎，视神经炎与脊髓症状出现的间隔期长短不一，多在 2 个月内，也可长达数年。以青壮年多见，有反复发作的倾向。目前多认为本病是多发性硬化的一个亚型。

【临床表现】

（1）起病前可有头痛、咽痛、低热、周身不适等上呼吸道感染症状，或有腹痛、腹泻等消化道症状，或有疫苗接种史。

（2）双眼先后视力严重减退，完全失明者少见。

（3）经过一段时间，视力和视野可恢复。

（4）疾病早期的眼底改变多为视乳头炎，也可正常或视乳头水肿，晚期可发生视神经萎缩。

（5）瞳孔不同程度散大，对光反射迟钝或消失。

（6）少有眼球震颤、眼外肌麻痹和上睑下垂等发生。

（7）视野改变有多种类型，以中心暗点常见，也有向心性视野缩小，同向偏盲或象限盲。

（8）同时或先后出现脊髓病变导致的肢体感觉和运动障碍。

【诊断】

（1）根据患者为青壮年，病情有反复发作的倾向；具有视神经乳头炎或球后视神经炎的临床表现；脊髓损害的症状和体征，可以诊断。

（2）视野、脑脊液、CT 和 MRI 检查多有异常，有助于诊断。

【治疗原则】

（1）请神经内科协助治疗。

（2）发作期全身应用糖皮质激素。

（3）注意预防感染。

（4）支持疗法　可给予维生素 B 类、能量合剂、维生素 E 烟酸酯等营养神经及扩张血管性药物辅助治疗。

【治疗目标】

主要是全身给予糖皮质激素治疗。尽量保存视功能。

第六节　遗传性视神经萎缩

遗传性视神经萎缩是指与遗传因素有关的一类特发性视神经萎缩。可分为两大类，单纯性视神经萎缩和伴有精神神经症状及全身症状的视神经萎缩。其中后者又分为先天性视神经萎缩、婴儿型视神经萎缩和家族性视神经萎缩合并感音性耳聋和糖尿病等3种类型。单纯性视神经萎缩遗传方式为性连锁隐性遗传，婴儿型视神经萎缩为常染色体显性遗传，先天性视神经萎缩和家族性视神经萎缩合并感音性耳聋和糖尿病等的遗传方式为常染色体隐性遗传。

【临床表现】

1. 单纯性视神经萎缩（又称为 Leber 病）

（1）发病年龄多在 20 岁左右。

（2）开始时多双眼视力急剧下降，而后缓慢进展，一般在 2 个月内停止发展，很少有 6 个月后仍进行发展者。

（3）本病早期眼底可正常或轻度视乳头炎的表现，但无出血和渗出；晚期视乳头颞侧苍白或全部苍白。

（4）视野特征性改变为中心暗点内的注视点部位有更加浓密的绝对性暗点核，另外可有部分或扇形视野缺损。

（5）视诱发电位（VEP）检查 P_{100} 潜伏期延长和振幅降低。

2. 先天性视神经萎缩

（1）出生后不久即被发现有视觉障碍。

（2）瞳孔对光反射消失。

（3）眼底视乳头色淡或苍白，赤道部及周边部有黑色素沉积，并逐渐扩大。

（4）眼球震颤明显。

（5）可有圆锥角膜、白内障或虹膜缺损等。

（6）患儿可有弱智、运动障碍、共济失调，以及脑电图异常等。

（7）视网膜电图（ERG）波形微小。VEP 检查潜伏期延长、振幅降低，甚至消失。

3. 婴儿型视神经萎缩

（1）出生后不久或 2~4 岁视力开始严重减退，色觉缺陷。

（2）眼底视乳头苍白萎缩，赤道部及后极部有黑色粉末状色素，中心凹反射消失。

（3）有眼球震颤和夜盲。

（4）婴儿期智力出现迟钝，少数伴有锥体外系运动障碍和共济失调，有的伴有尿潴留或尿失禁。

（5）ERG 波形微小，VEP 检查波幅潜伏期延长、振幅降低，甚至消失。

4. 家族性视神经萎缩合并感音性耳聋和糖尿病

（1）多在 10 岁内发病。

（2）视神经萎缩进展快，类似 Leber 病。

（3）同时伴有感音性耳聋和糖尿病。

（4）常伴有癫痫发作、智力低下及神经源性膀胱等。

【诊断】

根据患儿的发病年龄、家族史、双眼眼底改变、视电生理检查以及全身相应的伴随症状，诊断多无疑问。

【治疗原则】

目前多无有效疗法。

【治疗目标】

目前尚无特殊治疗。

第七节　中毒性视神经病变

一、烟中毒性弱视

本病是由于吸烟过度或吸入含烟粉尘过多所引起的一种弱视。尤其见于吸旱烟、雪茄、咀嚼烟叶、或有晨起空腹吸烟习惯者。患者年龄一般偏大，常有饮食不良史，尤其缺乏维生素 B 类及蛋白质等食物。患者常有嗜酒习惯。烟酒中毒可同时存在。患者常患有胃酸缺乏、舌炎、周围神经炎等。病变主要部位是视神经乳头黄斑束，其病理改变为视网膜神经节细胞变性，特别是黄斑区的细胞呈空泡样变性及视神经乳头黄斑束变性。烟叶中含有氰，烟中毒是一种慢性氰中毒，而不是"烟碱"中毒。"氰"在体内被变成毒性较小的"硫氰化合物"，由小便排出。如果这一过程发生障碍，则氰在体内潴留较多，而发生中毒。

【临床表现】

（1）发病缓慢，偶有突然发生者。

（2）双眼视力逐渐减退，在傍晚或暗光线时明显，尤其对红色。大部分患者有色觉异常。因为有中心暗点，患者常感到在强光下视力更差。

（3）用无赤光检查眼底可见乳头黄斑束神经纤维模糊不清，中心凹反射消失。

（4）病程长久者，可见颞侧视乳头色泽苍白。

（5）有时可见眼外肌麻痹、眼球震颤、瞳孔缩小或强直等。

（6）烟中毒性弱视患者的典型视野改变为"中心注视点至生理盲点"之间的暗点，此暗点呈椭圆形，患者就诊时均已患病日久，故常见双眼有视野缺损，一眼较重。暗点中常有 1~2 个地区，视功能减退更严重，称为原暗点中的"核"。

【诊断】

（1）根据有明确吸烟或烟尘吸入史，病情渐进性发展，中心视力下降和视野哑铃状缺损，可以诊断。

（2）视诱发电位（VEP）P_{100}潜伏期延长和振幅下降。

【治疗原则】

（1）尽早开始治疗。

（2）病因治疗，严格限制或禁止吸烟。

（3）给予大量维生素 B_{12} 治疗，如肌内注射长效维生素 B_{12}，用法：先用 250~500μg，每日肌内注射 1 次，约 7~10 次，改为每 2~3 天注射 1 次，约 10 次，再改为每 1 ~ 2 周 1 次，可持续用数月。同时给予维生素 B_6 每日 30mg；维生素 B_1 25mg，每日 3 次。

（4）静脉注射 5% 硫代硫酸钠 30 ~ 40ml，每日 1 次，共 12 ~ 20 次。

（5）口服胱氨酸每日 4g，用药 4 ~ 6 个月。

（6）可同时给以能量合剂、维生素 E 烟酸酯等营养神经和扩张血管性药物治疗。

（7）改善饮食　多食蛋白质及维生素较多的食物。忌食带氰的食品，如苦杏仁等。

（8）如有其他疾病，如胃酸缺乏、舌炎、贫血等，应予治疗。有肝病者，应予保肝治疗。

【治疗目标】

主要是全身给予维生素 B_{12} 治疗。保存和恢复视功能。

二、药物中毒性弱视

本病是指 1 次用量过大或长期较大剂量应用某些药物导致的弱视。常见引起中毒性弱视的药物有奎宁类、水杨酸类、麦角类、异烟肼、乙胺丁醇等，尤其以奎宁类药物为多见。

【临床表现】

（1）双眼视力减退。

（2）可有色觉改变和夜盲。

（3）可有瞳孔大小和对光反射异常。如奎宁中毒，发病时瞳孔缩小，不久瞳孔很快扩大，对光反射迟钝或消失。

（4）不同的药物中毒，视野改变不同。如奎宁中毒视野改变为明显的向心性缩小，尤以蓝色视野改变明显。

（5）眼底可有视乳头水肿、视网膜水肿、视网膜血管或色素改变。

（6）不同药物所产生相应的全身伴随症状，如奎宁中毒常有头晕、耳鸣、耳聋等。

【诊断】

（1）有明确的应用某些药物历史。

（2）中心视力下降和视野改变。

（3）视诱发电位（VEP）潜伏期延长和振幅下降。

【治疗原则】

（1）请内科协助治疗。

（2）针对病因治疗，立即停止应用引起中毒性弱视的药物。

（3）急性期应洗胃排除药物，24 小时内应大量饮水或服用腹泻剂，以加速排泄药物。

（4）应用大剂量维生素 B 类以及能量合剂、维生素 E 烟酸酯等营养神经和扩张血管性药物辅助治疗。

【治疗目标】

停用诱发药物和对症治疗，保存和恢复视功能。

三、化学制剂中毒性弱视

本病是指某些化学制剂通过呼吸道、消化道、皮肤等不同途径进入体内所导致的中毒性弱视。常见化学制剂有铅、汞及其化合物等。

【临床表现】

（1）双眼视力减退。

（2）视野缺损可呈现中心暗点或向心性缩小。

（3）可有瞳孔不同程度散大和对光反射的异常。

（4）眼底可有视乳头充血水肿、视网膜出血渗出、视网膜血管痉挛以及晚期有视神经萎缩等改变。

（5）可有眼球运动障碍、上睑下垂或眼球震颤等的发生。

（6）不同化学制剂中毒产生相应的全身伴随症状。如铅及其化合物中毒出现消化道紊乱、牙龈蓝线、口炎等；汞及其化合物中毒产生性格改变、失语、听力障碍等。

【诊断】

（1）有密切化学制剂接触史。

（2）中心视力下降和视野改变。

（3）VEP检查P_{100}潜伏期延长和振幅下降。

（4）不同化学制剂中毒产生的特征性全身症状。

【治疗原则】

（1）请职业病科协助治疗。

（2）针对病因积极治疗，停止接触某些化学制剂。

（3）应用促进或中和相应化学制剂的药物。

（4）应用大剂量维生素B类以及能量合剂、维生素E烟酸酯等营养神经和扩张血管性药物辅助治疗。

【治疗目标】

停用接触某些化学制剂和促进其排出，保存和恢复视功能。

第八节　视神经萎缩

视神经萎缩是指视网膜神经节细胞及其轴突广泛损害，神经纤维丧失，神经胶质增生，所导致的严重视功能障碍性疾病。常见病因为颅内高压或颅内肿瘤，视网膜和视神经炎症、退变、缺血、外伤、肿瘤压迫，糖尿病等代谢性疾病和某些遗传性疾病等。临床上主要分为原发性视神经萎缩和继发性视神经萎缩两大类。前者的萎缩过程是上行的，后者的萎缩过程是下行的。

【临床表现】

（1）不同程度的视力下降，严重者甚至失明。

（2）有后天获得性色觉障碍，尤以红绿色觉异常多见。

（3）眼底改变

①原发性视神经萎缩　视乳头色泽淡或苍白，边界清楚，视杯上筛孔清晰可见，视网膜血管一般正常。

②继发性视神经萎缩　视乳头色泽灰白、秽暗，边界模糊，生理凹陷消失；视网膜血管动脉变细，血管旁伴有白鞘，后极部视网膜可有硬性渗出或未吸收的出血。

（4）视野检查　可出现中心暗点、鼻侧缺损、颞侧岛状视野，向心性视野缩小或管状视野等。

（5）视觉电生理的改变　原发性视神经萎缩时视诱发电位（VEP）振幅降低，潜伏值延长。继发性视神经萎缩时，除 VEP 异常外，还可有视网膜电图（ERG）的异常。

【诊断】

（1）根据视功能障碍明显，眼底视乳头改变，可以诊断。

（2）视野和电生理检查有助于诊断。

【治疗原则】

（1）积极治疗原发病，必要时请神经科协助诊治。

（2）对于某些原发性视神经萎缩，早期可采用手术治疗，如视神经管减压术、脑垂体肿瘤摘除术等。

（3）应用大剂量维生素 B 类以及能量合剂、维生素 E 烟酸酯等营养神经和扩张血管性药物治疗。

【治疗目标】

治疗原发病，尽可能保存和恢复视功能。

第九节　视神经乳头发育异常

一、视神经发育不良

从胎儿期的最初胚芽期、器官发生期至第 3 个月末的发育过程中，都可能因某种原因生长停滞或发育异常。视神经发育不良的眼中，其视网膜神经纤维层变薄或缺如，神经节细胞数目减少或消失。

【临床表现】

（1）视力较差，与视神经发育不良程度有关。轻者视力略低下或大致正常，重者可为全盲。

（2）视力弱者常有斜视和眼球震颤。

（3）多数患者的视网膜电图 b 波振幅轻度减低。

（4）眼底所见

①视乳头部分或全部缺损。

②视乳头周围有境界不清、裸露的巩膜或增生的纤维组织。有时伴有不规则的色素沉着。缺损的表面可见异常组织残留。

③视乳头无缺损处仍可见视网膜中央血管出入，行径无明显异常。视乳头缺损较大或近于全部缺损者，其血管多呈不正常分布。

（5）荧光素眼底血管造影　视乳头缺损处早期低荧光，晚期高荧光。视乳头周围病变区透见荧光增强，脉络膜毛细血管无灌注，晚期高荧光。

（6）视网膜电图 b 波振幅多数轻度减低。

【诊断】

（1）根据眼底，特别视乳头的改变，可以诊断。

（2）荧光素眼底血管造影可有助诊断。

【治疗原则】

无特殊治疗。

【治疗目标】

目前无特殊治疗和预防措施。

二、先天性视乳头小凹

本病是视乳头发育异常，在视乳头的神经实质内有局部先天性缺损，可能与胚胎裂闭合不全有关。多为散发性，无明显遗传倾向。可伴有其他先天异常，如视乳头部分缺损、视乳头下弧、视乳头前膜、残存玻璃体动脉等。并可合并黄斑部浆液性视网膜脱离，最终发生囊样变性，甚至破孔，造成永久性视力障碍。

【临床表现】

（1）病史　无自觉症状。一旦发生黄斑部浆液性脱离，视力可急剧下降并有视物变形。

（2）70%的视乳头小凹发生于视乳头颞侧，20%发生于视乳头中心，其他位置的小凹约为10%。

（3）眼底表现　视乳头直径较对侧大，形态不规则，在小凹处呈梨形扩大。小凹由发育不全的原始视网膜组成，其中有纤维组织填充，凹内可见小血管支，表面可见不完整薄膜。可合并与视乳头相连的黄斑浆液性脱离。

（4）荧光素眼底血管造影特点

①动脉前期与动脉期：视乳头小凹部位呈现边缘清楚的无荧光区。

②静脉期以后，小凹部位的无荧光区逐渐出现荧光，并逐渐增强。

③晚期，小凹内充满荧光，在视乳头内有轻度扩散，并形成一高荧光小区。

④合并有黄斑浆液性脱离时，脱离区晚期有染料积存，无渗漏点。

（5）视野检查　可为正常，亦可有旁中心暗点或与盲点相连的束状暗点。

【诊断】

根据眼底的改变和眼底荧光造影的结果，可以诊断。

【治疗原则】

（1）未发生黄斑部浆液性视网膜脱离时，可定期随诊。

（2）合并黄斑部浆液性视网膜脱离者，需尽早行激光视网膜光凝治疗。

【治疗目标】

定期复查，如发生合并症对症治疗，保存视功能。

三、视乳头玻璃疣

本病系玻璃样物质出现在视乳头部位。多数双眼发病。病因尚未确定，可能为先天性发育异常。本病有家族遗传性。视乳头玻璃疣也合并出现于其他眼底病如血管性疾病、视乳头炎、视神经萎缩、眼底变性类疾患及母斑病等。

【临床表现】

（1）无自觉症状，视力多为正常。有时可有阵发性视力模糊，可能由于疣体所致血管反射性痉挛而致暂时性缺血。偶有一过性视野缺损。

（2）眼底所见

①当视乳头玻璃疣位置表浅时，呈黄色或白色或为蜡黄色、半透明的、发亮的圆形小体。可为单个，也可多发，排列成串，或堆集成桑椹状，并可融合成不规则的较大团块，向玻璃体内突出。

②深埋在视神经组织内者称埋藏视乳头玻璃疣。视乳头稍扩大，隆起达 $1/2 \sim 3D$，边界不清，呈不规则起伏状。视网膜血管在视神经乳头上弯曲爬行，呈现假性视乳头水肿外观。视网膜血管行径正常，有时在玻璃疣表面稍隆起，或被遮蔽，或呈起伏不平。视网膜静脉可充血。视乳头邻近可见视网膜出血。偶见渗出斑，甚至新生血管。

（3）荧光素眼底血管造影

①浅表的视乳头玻璃疣自发荧光。此后渐被视乳头深部毛细血管网渗漏的荧光素着染。

②造影过程中荧光强度逐渐增强，晚期显示结节状荧光着染及不规整的视乳头边界。

③视乳头埋藏玻璃疣所致的假性视乳头水肿，凹陷不明显，其上毛细血管不似视乳头水肿时那样扩张，亦不渗漏荧光。视网膜血管也不怒张，血管无渗漏，晚期管壁无着染。

（4）视野 疣体较多但浅在者，虽然眼底改变明显，但视野可长期正常，或只有轻度改变，如生理盲点扩大，扇形或不规则缺损等。位于筛板前的深层玻璃疣，由于疣体直接压迫视神经纤维或压迫血管引起前部缺血性视神经改变，视野可出现与生理盲点相联的神经束状暗点。

【诊断】

（1）根据视乳头的改变，可以诊断。

（2）荧光素眼底血管造影有助于诊断。必要时再做视野检查。

【治疗原则】

（1）浅表及为数不多的埋藏视乳头玻璃疣对视力及视野的危害不明显，无需治疗。

（2）深在的较多玻璃疣长期存在，可致视力下降与视野缺损。宜给予支持药物，如维生素 B_1、维生素 C、维生素 B_{12}，及适当的血管扩张剂如甲巯咪唑、复方丹参等。

【治疗目标】

根据视乳头玻璃膜疣的位置，及其对视力和视野影响程度，决定是否给予药物治疗，来保护视功能。

四、视神经乳头缺损

本病是由于胚胎裂不完全闭合所致，是少见的先天性病变。虽然本病可以是常染色显性遗传，但大多数是散发的。可以是单眼发生，也可双眼发生。在一些患者中还有全身性病变。

【临床表现】

（1）视力较差，与视乳头缺损程度有关，重者可全盲。

（2）常伴有斜视和眼球震颤。

（3）眼底所见

①视乳头部分或全部缺损。视乳头有一不规则的漏斗形凹陷，小者局限于视神经鞘内，类似大的生理凹陷；大者深达 7～10mm，或伴有球后囊肿。凹陷最深处常位于下方，或稍偏向一侧。凹陷的底部平滑，看不见筛板的灰白色斑点。

②视乳头周围有境界不清和不规则的发亮白环，为裸露的巩膜或增生的纤维组织，有时伴有不规则的色素沉着。缺损的表面可见异常组织残留。

③视乳头缺损较大或近于全部缺损者，其血管多呈不正常分布。

（4）荧光素眼底血管造影

①视乳头缺损处早期低荧光，晚期高荧光。

②视乳头周围病变区透见荧光增强。

③脉络膜毛细血管无灌注，晚期高荧光。

④视网膜中央血管系统于上下盘缘发出多支辐射状血管从隆起嵴上屈膝而出。

【诊断】

（1）根据视乳头的改变，可以诊断。

（2）荧光素眼底血管造影有助于诊断。

【治疗原则】

无治疗方法。

【治疗目标】

目前无特殊治疗方法和有效预防措施。

五、牵牛花综合征

牵牛花综合征是一种先天性视神经视乳头发育不全的表现。男性略多于女性，眼别无差异。常为单侧，很少双眼发生。大多数病例没有全身性异常。

【临床表现】

（1）视力差，自幼患眼外斜。

（2）眼底所见

①相当于视乳头的部位较正常视乳头明显增大。底部凹陷，常被绒毛状或不透明白色组织填充，其边缘不规整，且隆起似一环形嵴，其上有色素沉着。嵴环外为视网膜脉络膜萎缩区。

②有较多支血管（一般为 20 支左右）从相当于视乳头边缘处，或穿过中央不透明组织，爬出嵴环向四周视网膜分布，走行平直，很少分支。其动静脉不易分辨，管径均细窄，有的伴有白鞘。

③在双目间接检眼镜下，中央凹陷区内增殖的组织有如一蒂，四周环形嵴及众多血管爬出，辐射状向周边走行，隆起嵴外萎缩区又呈一环，好像一朵盛开的牵牛花，故名牵牛花综合征。

（3）荧光素眼底血管造影

①视乳头早期低荧光。

②早期视乳头周围萎缩区内窗样缺损，透见高荧光。眼底可见脉络膜毛细血管无

灌注。晚期视乳头上增殖的组织着染，持续高荧光。由于眼底早晚期均有高荧光出现及众多平直血管，使荧光血管造影分外醒目。

（4）眼电生理检查有异常结果。

【诊断】

（1）根据视力低下、眼球震颤，以及眼底特征性的改变，可以诊断。

（2）荧光素眼底血管造影有助于诊断。

【治疗原则】

无特殊治疗。

【治疗目标】

目前尚无特殊治疗方法和有效预防措施。

第十节　视神经肿瘤

一、视神经胶质瘤

视神经胶质瘤为一种起源于视神经内胶质细胞的良性或低度恶性肿瘤。视神经胶质瘤约占神经系统胶质瘤的 1% ~2%，占眶内肿瘤的 1% ~6%。

【临床表现】

（1）患者多为 10 岁以下儿童，新生儿也可患病。成人发病者恶性程度较儿童高。

（2）女性多见。

（3）进度缓慢，多为良性，也可为低度恶性，不常发生血行或淋巴转移。

（4）常先出现视力下降。

（5）继而出现进行性眼球突出，常为非搏动性和不能压回的突眼，多数向正前方。但如果肿瘤过大，可使眼球前突偏向颞下方。

（6）眼球运动一般不受限。如果肿瘤过大，也可影响眼肌，发生眼球运动障碍。

（7）肿瘤较大，或距眼球较近者，可压迫眼球，导致脉络膜视网膜皱褶，或致视乳头水肿或视神经萎缩。少数人可因视神经受压而引起视网膜中央静脉阻塞。

（8）多为单侧。近眶尖部肿瘤可沿视神经交叉向对侧蔓延累及对侧。

（9）儿童视神经胶质瘤常伴有神经纤维瘤病。

（10）影像学检查　X 线检查可见视神经孔扩大。超声探查可示肿大的视神经和视乳头水肿。CT 和 MRI 扫描可清晰地显示肿瘤的部位、形状、边界、肿瘤实质和范围。

【诊断】

根据患者年龄、视力损害、单侧突眼，X 线片、CT 和 MRI 的检查，可以明确诊断。

【治疗】

（1）如果视力尚好，眼球突出不明显，在影像学监视下病变无进展，可严密观察。

（2）一旦发现肿瘤有蔓延趋势应立即手术切除。

【治疗目标】

根据视力和肿瘤有无蔓延趋势决定是否密切观察和手术切除，尽量保存视功能。

二、视神经脑膜瘤

视神经脑膜瘤起于视神经外周的鞘膜，由硬脑膜或蛛网膜的内层细胞组成。偶尔也可来自视神经鞘内的纤维组织，称为神经纤维瘤。通常肿瘤均起源于眶内段视神经，可经视神经孔逐渐向颅内生长，也可位于视神经孔处，以后逐渐向眶内及颅内两边发展。肿瘤自视神经外周鞘膜发生，逐渐向外生长，通常不侵入软脑膜以内的视神经实质，因此视神经仅受到机械性压迫的影响。偶尔也有少数病例肿瘤向内生长，侵入视神经、巩膜、甚至侵及脉络膜和视网膜。脑膜瘤生长缓慢，为良性肿瘤。也可恶变，恶变后发展迅速。发病年龄越小，恶性程度越高。

【临床表现】

（1）好发于中年女性。

（2）进行性眼球突出，多向正前方。后期可因肿瘤较大，占据眶内大部分空间时，眼球突出可偏向颞下方。

（3）当眼球缓慢前突相当长一段时间后，视力逐渐减退。

（4）当眼外肌受肿瘤压迫时，眼球运动受限。

（5）眼睑和结膜水肿。眼睑及眼眶显得极为丰满，眶内压力高。

（6）当球后段视神经受肿瘤压迫时，可有视乳头水肿和视神经萎缩，有时可并发视网膜中央静脉阻塞。有时可有脉络膜视网膜皱褶。

（7）影像学检查　X线检查和CT、MRI检查可见视神经孔扩大、视神经管壁硬化；眶壁骨质增生与破坏同时存在。CT与MRI还可显示视神经增粗，钙化及车轨样图像。超声检查可显示增粗的视神经，视神经与眼球间构成角度增加，边界清楚，内回声减少而衰减明显。有时病变处有钙化。

【诊断】

根据患者是女性、中年以后发病、单眼突出、视力缓慢下降、视神经孔扩大和眼眶扩大、骨质吸收等要点，可以明确诊断。必要时进行穿刺活组织病理检查，以便确定诊断。

【治疗原则】

（1）尽早手术摘除肿瘤。

（2）不宜手术或手术未能完全摘除者可采用放射治疗，但不敏感。

【治疗目标】

尽早手术摘除肿瘤。

三、视神经乳头血管瘤

本病为先天性发育性血管肿瘤。可单眼或双眼同时发病。可伴有视网膜毛细血管瘤。分为内生型和固着外生型两类。

【临床表现】

（1）早期无任何症状。累及黄斑时可影响视力。

（2）眼底所见

①内生型　为红色球形完全局限的血管性病损，边缘清楚，有包膜。它可向玻璃

体内生长突出，无明显的供养和回流血管的特征。视乳头边界清楚，但偶尔血管瘤的边缘也可模糊不清，易与视乳头水肿、视神经炎相混淆。

②外生型　常位于视乳头偏中心部位并遮挡视乳头的边缘。肿瘤境界不清，呈橘黄色，常从视乳头边缘伸入邻近的视网膜下间隙。瘤体内血管扩张并可侵及视网膜深层组织。视网膜常有黄色渗出。如果视网膜下积聚较多渗出，可导致视网膜脱离。

（3）荧光素眼底血管造影　造影早期瘤体迅速形成强荧光，其大小、形态基本保持不变。晚期无明显渗漏，周围组织无着染。视网膜尤其黄斑区有脂肪渗出者，则显示轻微荧光遮蔽。

（4）并发症　主要为继发性视网膜脱离、视网膜下出血，玻璃体出血、葡萄膜炎及继发性青光眼，导致患者失明。

【诊断】

（1）根据视乳头和眼底其他部位的检查，可以诊断。

（2）荧光素眼底血管造影有助于诊断。

【治疗原则】

（1）如果血管瘤不发展，可定期观察，不必治疗。

（2）如果血管瘤发展，或有并发症时，应当采用电凝、光凝或冷凝视网膜的血管瘤。采用经瞳孔温热疗法取得一定疗效。

【治疗目标】

根据血管瘤是否发展，可采取定期观察，或电凝、光凝或冷凝血管瘤的治疗。

四、视神经乳头色素细胞瘤

视神经乳头色素细胞瘤是视神经先天性良性黑色瘤。无性别差异，双侧发病罕见。常因体检而被发现就诊。

【临床表现】

（1）一般不影响视力。肿瘤很大时，视力可轻度降低。

（2）即使视力正常的患眼，也会出现瞳孔输入纤维功能障碍。

（3）常有视野缺损。

（4）眼底所见

①玻璃体清亮。

②视乳头内或其上有灰至深黑色的肿瘤，边界不规则，轻度隆起，一般为 1～2mm。个别的"瘤子"还可落至玻璃体内。通常肿瘤占视乳头一个象限。大多数肿瘤位于视乳头的颞下象限，但有的可累及整个视乳头。

③可有视乳头水肿的表现。

④视神经色素瘤可与典型的脉络膜痣相连接。

（5）荧光素眼底血管造影　肿瘤处为低荧光区。在瘤以外的视神经乳头组织，可见神经纤维被推向一侧，常有毛细血管轻度扩张造成该处染料的渗漏。

（6）视野　根据肿瘤的大小和范围，视野有不同表现：视野正常、生理盲点扩大、神经纤维束缺损或鼻侧阶梯。

（7）超声检查　为高反射、内部结构规则、伴有浆液性视网膜脱离和观察期间生长缓慢。

【诊断】

（1）根据眼底所见，可以诊断。

（2）荧光素眼底血管造影、视野和超声检查有助于诊断。

【治疗原则】

无需特殊治疗。

【治疗目标】

无需特殊治疗。

第十一节　视交叉病变

一、垂体瘤

垂体瘤是脑垂体的肿瘤。脑垂体位于视交叉的下方，因此脑垂体肿瘤可引起视交叉的损害。70%左右的脑垂体瘤为厌色细胞瘤，其次为嗜酸细胞瘤及混合瘤，嗜碱细胞瘤少见。

【临床表现】

（1）视力和视野的变化取决于垂体瘤生长的方向，以及视交叉、视神经和视束受压的情况。

（2）早期视交叉损害多无视力减退，晚期出现完全性损害后则影响视力；肿瘤压迫引起的视力减退一般出现较晚，发展缓慢。

（3）由于垂体瘤首先压迫视交叉鼻下纤维，可引起颞上象限视野缺损，随后出现颞下、鼻下、鼻上象限视野缺损。

（4）约70%的患者出现双颞侧偏盲。

（5）早期眼底正常，晚期可见原发性视神经萎缩。

（6）伴有内分泌障碍和头痛。如肥胖、性功能减退、男性无须、女性月经失调等症状。

【诊断】

根据视力障碍、特征性视野缺损和原发性视神经萎缩，内分泌障碍，以及 MRI 和 CT 检查的阳性结果，可以诊断。

【治疗原则】

请神经科或耳鼻喉科会诊，手术摘除肿瘤。

【治疗目标】

手术摘除肿瘤。

二、视交叉附近脑膜瘤

视交叉附近的脑膜瘤以鞍结节脑膜瘤为多见。该病变位于视交叉前缘与两侧视神经之间，多发于中年人。

【临床表现】

（1）根据肿瘤压迫视神经和视交叉的部位和程度不同，发生不同程度的视力减退和视野缺损不一。

（2）若肿瘤先压迫一侧视神经，后压迫视交叉，通常先有一侧缓慢进行性视力减退和中心暗点；晚期视力严重减退或失明。

（3）两侧视神经受压时症状为双侧性。

（4）若鼻侧视神经纤维首先受压，则有单眼颞侧偏盲。

（5）视交叉受压多为不对称性双颞侧偏盲，以下部为著。

（6）眼底可有原发性视神经萎缩发生。

（7）若肿瘤侵入海绵窦、眶上裂、视神经孔则有眼外肌麻痹和眼球突出。

（8）可有全身伴随症状，如头痛、精神症状或内分泌失调等改变。

【诊断】

根据视力障碍、视野缺损和原发性视神经萎缩，全身伴随症状，颅脑 CT 和 MRI 检查的阳性结果，可以诊断。

【治疗原则】

请神经科会诊，确诊后手术治疗。

【治疗目标】

手术切除肿瘤。

三、颅咽管瘤

颅咽管瘤多见于少年和儿童，好发于鞍上垂体结节部上端，少数位于鞍内，向鞍上发展，个别见于蝶窦或咽后壁等处。

【临床表现】

（1）根据肿瘤压迫视交叉、视神经和视束的程度不同，可产生不同程度的视力和视野缺损。

（2）视野缺损以双颞侧偏盲多见，因肿瘤压迫多来源于视交叉后上方，故视野缺损多自下方开始。

（3）若第三脑室受侵犯导致颅内高压发生，常有外展神经麻痹和视乳头水肿。

（4）可有原发性视神经萎缩。

（5）可有全身伴随症状，如颅内高压、内分泌功能障碍等。

【诊断】

根据视力障碍、视野缺损和原发性视神经萎缩，全身伴随症状，颅脑 CT 和 MRI 检查的阳性结果，可以诊断。

【治疗】

请神经科会诊，确诊后及早手术治疗，辅以糖皮质激素替代治疗。

【治疗目标】

手术切除肿瘤。

四、视交叉胶质瘤

视交叉胶质瘤是最常见的原发于视交叉的肿瘤。病理学改变以星形细胞瘤为多见，儿童常为Ⅰ～Ⅱ级，成年人为Ⅲ～Ⅳ级。

【临床表现】

（1）双眼视力减退多由一侧开始。

（2）双颞侧偏盲或不规则视野缺损。

（3）肿瘤如侵犯到视束、下丘脑等处，可引起中脑导水管阻塞、颅内高压、双侧视乳头水肿。

（4）肿瘤如侵入眶内，则可发生眼球突出和眼球运动障碍。

（5）眼底可有原发性视神经萎缩的表现。

【诊断】

根据视力障碍、视野缺损、视乳头水肿以及原发性视神经萎缩，颅内高压症状，颅脑 CT 和 MRI 检查的阳性结果，可以诊断。

【治疗原则】

请神经科会诊，确诊后及早手术治疗。

【治疗目标】

手术切除肿瘤。

五、蝶鞍区的炎症损害

蝶鞍区的炎症常造成视神经和视交叉的损害，最常见于蝶鞍区的脑蛛网膜炎。脑蛛网膜炎是指感染、外伤等作用下所发生的一种慢性炎症反应或其后遗症。蝶鞍区位于颅中窝蝶骨体上部，其中央的凹窝为垂体窝，窝前横沟为前沟交叉，是视交叉所在处，沟的两侧有视神经管通过。蝶鞍区与视交叉的关系密切。

【临床表现】

（1）视力下降　可突发失明或迁延数年。多先自一侧开始，数月后蔓延到对侧，或长期局限于一侧。

（2）视野损害　视神经受累时，多出现中心暗点或周边视野向心性缩小。视交叉和视束受累时，多有双颞侧偏盲、双鼻侧偏盲以及不对称性同向偏盲等。

（3）眼底可正常，也可有视乳头充血、水肿或原发性视神经萎缩等。

（4）可有瞳孔改变，两侧瞳孔不等大或一侧瞳孔对光反射消失。

（5）可有眼外肌运动障碍和眼球震颤。

（6）全身伴随症状，如头痛，低热，前额、眶部两颞侧或眼球后疼痛以及可能出现的内分泌功能障碍等症状。

【诊断】

根据眼部视力障碍、视野缺损和视乳头改变，全身相应的症状及脑脊液、颅脑 CT 和 MRI 等检查结果，可以诊断。

【治疗原则】

（1）请神经科会诊。

（2）采用抗感染或试用抗结核治疗。

（3）应用糖皮质激素和扩张血管性药物辅助治疗。

（4）根据病变情况，可采用手术方法剥离粘连、切除囊肿和减压。

【治疗目标】

控制炎症，保护视功能。

六、鞍区的血管性损害

在蝶鞍区上方有 Willis 环，两侧为海绵窦，窦内有颈内动脉通过，并接受眼静脉的血液。因此蝶鞍区的血管性病变常可损害附近的视神经和视交叉，产生相应的眼部症状。常见的病因有 Willis 环动脉瘤、海绵窦内动静脉瘘和血栓及颈动脉海绵窦段动脉瘤等。

【临床表现】

（1）不同程度的视力下降，严重者视力完全丧失。

（2）根据视神经和视交叉损害部位及程度的不同，出现多种多样的视野缺损。

（3）球结膜水肿、血管迂曲扩张、眼外肌运动障碍以及复视。

（4）视乳头水肿、原发性视神经萎缩。

（5）眼球突出，眼球运动障碍。

（6）常有眶部、额部头痛。

（7）根据不同病因，可伴随相应的症状。如 Willis 环动脉瘤常见瞳孔光反射异常；海绵窦内动静脉瘘常有耳际杂音；海绵窦血栓有时可有化脓病灶或发热等。

【诊断】

根据视功能和眼底改变，以及眼球突出和眼球运动障碍，全身相应的伴随症状，以及脑血管造影、颅脑 CT 和 MRI 检查的阳性结果，可以诊断。

【治疗原则】

（1）请神经科会诊。

（2）对海绵窦血栓患者采用抗炎治疗。

（3）对动脉瘤、海绵窦内动静脉瘘等可采用脑血管介入治疗。

【治疗目标】

针对病因进行治疗，保护视功能。

第十二节　视束病变

视束是指视路中位于视交叉与外侧膝状体之间的一段视神经通路。视束本身的病变较为少见，常由于邻近组织的肿瘤、血管病变或脱髓鞘性疾病所引起。

【临床表现】

（1）双眼视力减退。

（2）表现 Wernicke 偏盲性瞳孔强直，裂隙灯照射视网膜偏盲侧，不引起瞳孔收缩。

（3）晚期眼底可见原发性视神经萎缩。

（4）视野改变为"不可重"的同向偏盲。

（5）视诱发电位（VEP）异常。

【诊断】

根据特征性的 Wernicke 偏盲性瞳孔强直阳性和病变对侧的双眼"不可重"的同侧

偏盲，可以诊断。

【治疗原则】

（1）请神经科会诊，积极治疗原发病。

（2）应用大剂量维生素 B 类以及能量合剂、维生素 E 烟酸酯等营养神经和扩张血管性药物辅助治疗。

【治疗目标】

治疗原发病，保护视功能。

第十三节　外侧膝状体病变

外侧膝状体位于大脑角外侧，是视网膜神经节细胞纤维在此与外侧膝状体的神经节细胞形成突触，交换神经元后进入视放射的部位。临床上外侧膝状体病变较罕见。常见病因为外侧膝状体肿瘤，以胶质瘤为主，多见于儿童，少数为转移癌。

【临床表现】

（1）双眼视力进行性减退。

（2）双眼视野较为一致性的同侧偏盲。

（3）晚期眼底可见原发性视神经萎缩。

（4）可伴有原发病的症状，如精神症状、颅内高压等。

（5）视诱发电位（VEP）异常。

【诊断】

根据双眼视力下降，视野的特征性改变，以及 CT 和 MRI 等脑部影像学检查结果，可以诊断。

【治疗原则】

（1）请神经科会诊，积极治疗原发病。

（2）应用大剂量维生素 B 类以及能量合剂、维生素 E 烟酸酯等营养神经和扩张血管性药物辅助治疗。

【治疗目标】

治疗原发病，保护视功能。

第十四节　视放射病变

视放射病变常见病因为脑部肿瘤，多见颞叶、顶叶及枕叶的各种胶质瘤、转移癌或附近的脑膜瘤等。视放射是联系外侧膝状体与枕叶皮质的神经纤维结构。

【临床表现】

（1）双眼视力减退。

（2）多为一致性双眼同侧偏盲。

（3）有颞侧半月形视野缺损。

（4）有黄斑回避，在偏盲视野内的中央注视区，保留37°以上的视觉功能区。

（5）无视神经萎缩及 Wernicke 偏盲性瞳孔强直。

（6）视诱发电位（VEP）异常。

（7）可伴有相应的大脑损害症状，如失读、视觉性认识不能等。

【诊断】

根据双眼视力下降、视野特征性改变、瞳孔对光反射正常，以及 CT 和 MRI 等脑部影像学检查结果，可以诊断。

【治疗原则】

治疗原发病，保护视功能。

第十五节　视皮质病变

视皮质病变可以导致严重视功能障碍。其病因以血管瘤、脑外伤为多见，而脑脓肿及脑肿瘤较少见。视皮质在枕叶内侧，直伸至矩状裂的前端；一侧视皮质相当于两眼视网膜同向的一半；视网膜的上半与下半相当于矩状裂的上方与下方。视皮质是大脑皮质中最薄的区域。

【临床表现】

（1）双眼视力减退。

（2）双眼一致性同侧偏盲。

（3）伴有黄斑回避。

（4）瞳孔光反射完好和眼底正常。

（5）视诱发电位（VEP）异常。

（6）可伴有枕叶损害的相应症状，如失读、视失认等。

【诊断】

根据双眼视功能障碍、视野特征性改变、瞳孔光反射正常，以及 CT 和 MRI 等脑部影像学检查结果，可以诊断。

【治疗原则】

（1）请神经科会诊，积极治疗原发病。

（2）应用大剂量维生素 B 类以及能量合剂、维生素 E 烟酸酯等营养神经和扩张血管性药物辅助治疗。

【治疗目标】

治疗原发病，保护视功能。

第十六节　瞳孔异常

一、麻痹性瞳孔散大

麻痹性瞳孔散大为瞳孔传出径路及其中枢性损害所致的瞳孔异常。按照病变部位分为核性、节前性和节后性和中枢性（核上性）麻痹性瞳孔散大。核性、节前性和节后性麻痹性瞳孔散大常见病因有神经系统感染、维生素缺乏脑病、神经退行性变、遗传性运动失调、多发性硬化、中毒、侵及脑干和动眼神经核等脑部占位性病变，以及累及颅底、脑干和眶上裂、眶内、睫状神经节等的外伤。中枢性损害导致的麻痹性瞳孔散大是由颅内压增高导致沟回疝所产生的，常见病因有脑脓肿、脑出血、脑外伤、颅骨骨折等。

【临床表现】

（1）由于核性及节前性损害不能使瞳孔扩约肌张力完全丧失，故瞳孔呈现中度散大。

（2）睫状神经节或睫状短神经病变所致的节后性瞳孔传出通路损害，瞳孔括约肌张力完全消失，瞳孔极度散大；且对胆碱能性药物产生超敏感，滴用0.5%毛果芸香碱滴眼液眼可见瞳孔缩小。

（3）核上性麻痹性瞳孔散大除瞳孔散大外，眼轮匝肌反射存在，此点与核下性麻痹性瞳孔散大不同。

（4）可伴有原发性病变的临床表现，如发热、昏迷、抽搐等。

【诊断】

根据瞳孔直径较正常为大的特征，诊断多无疑问。应用CT和MRI等检查，可以了解眶内、颅内出血、骨折和占位性等病变，明确病因。

【治疗原则】

（1）请神经科会诊，积极治疗可能的原发病。

（2）对由于眶部占位或外伤后骨折、血肿等因素导致的麻痹性瞳孔散大，可根据情况考虑手术摘除肿物、眶内减压或眶壁骨折整复等手术治疗，手术后给以营养神经扩张血管性药物辅助治疗。

（3）因瞳孔散大而致畏光严重者，可配戴有色眼镜。

【治疗目标】

根据原发病因进行治疗。

二、痉挛性瞳孔散大

痉挛性瞳孔散大是由于交感中枢或其交感路上的病灶刺激，导致交感神经兴奋引起的瞳孔扩大。病变可位于下丘脑、中脑、延髓、颈髓、交感神经链等部位。常见的病因有肿物、脑炎、脊髓空洞症、脊神经根瘤、胸血管瘤、纵隔瘤、肋膜结核、咽后肿瘤、甲状腺瘤、颈部外伤出血、左主动脉弓扩张、急性胆囊炎、结肠炎等。

【临床表现】

（1）瞳孔扩大。

（2）睑裂开大，眼球突出。

（3）伴有病变侧萎缩、低体温、多汗等症状。

（4）可伴有原发性病变的临床表现。如结核的低热、脊髓空洞症的感觉障碍等。

【诊断】

根据瞳孔较正常为大的特征，诊断易于确立。

【治疗原则】

（1）请神经科会诊，积极治疗原发病。

（2）畏光严重者，可配戴有色眼镜。

【治疗目标】

根据原发病因进行相应治疗。

三、痉挛性瞳孔缩小

痉挛性瞳孔缩小可能系 Edinger – Westphal（E – W）核兴奋性支配和抑制性支配同时受阻，所产生的一种瞳孔异常。病变部位可能在中脑。常见病因有动脉硬化、糖尿病、乙醇中毒及变性疾病等。

【临床表现】

（1）双侧瞳孔缩小。

（2）双侧瞳孔多不等大。

（3）常有双侧性瞳孔对光反射迟钝或丧失。

（4）常有调节反应的减弱或丧失。

（5）暗室中瞳孔不扩大，扩瞳药效果差。

【诊断】

根据双侧瞳孔缩小、瞳孔在暗室中反应和对扩瞳药反应等特点，可以诊断。

【治疗】

请神经科会诊，积极治疗原发病。

【治疗目标】

治疗原发病因。

四、麻痹性瞳孔缩小

麻痹性瞳孔缩小是 Horner 综合征的最主要体征，是由于交感神经病变引起的一种瞳孔反射异常。病变部位从丘脑开始，脑干、颈髓以至颈交感神经的损害均可引起此综合征。常见病因有颅内病变、颈部和纵隔病变以及颈脊髓部等外伤。

【临床表现】

（1）病变侧瞳孔缩小，光反射、近反射存在。

（2）由于瞳孔括约肌失去开大肌的拮抗作用，在暗处患侧不如健侧瞳孔大，此时双侧瞳孔大小差别更为显著。

（3）病变侧上睑下垂，眼球内陷。

（4）眼部一过性血管扩张，如结膜、色素膜、视网膜的血管扩张。

（5）可有虹膜异色症、白内障。

（6）伴有面部皮肤温度升高、潮红无汗等。

【诊断】

根据双侧瞳孔大小不等，在暗光下更为明显，瞳孔光反射和近反射存在，患侧眼睑下垂，面部无汗、眼球内陷等典型体征，可以诊断。

【治疗原则】

（1）请神经科会诊，积极治疗原发病。

（2）如发生白内障，可行白内障摘除联合人工晶状体植入术。

【治疗目标】

针对原发病因进行治疗。

五、Argyll – Robertson 瞳孔

Argyll – Robertson 瞳孔是指由于中脑顶盖前区病变阻断了由顶盖前核发至动眼神经 Edinger – WestphAl（E – W）核的瞳孔二级神经元——顶盖动眼束，而引起的瞳孔光反射消失，而瞳孔集合反应正常的一种瞳孔异常。发病原因有梅毒、糖尿病、多发性硬化、脑膜炎、中脑肿瘤等。

【临床表现】

（1）多为双眼发病，偶见单眼。

（2）双侧瞳孔缩小，形态多样，如瞳孔可为卵圆形、水滴形、多角形等。

（3）瞳孔直接和间接对光反应消失。

（4）瞳孔的集合反应存在，甚至比正常更为活跃。

（5）视近物时瞳孔缩小。

（6）对毒扁豆碱反应好，对阿托品反应较正常弱。

（7）虹膜萎缩。

【诊断】

根据双侧瞳孔缩小、形态多样、光反射消失、集合反射存在以及对缩瞳散瞳药反应等特点，可以诊断。

【治疗原则】

请神经科会诊，积极治疗原发病。

【治疗目标】

针对原发病进行治疗。

六、紧张性瞳孔

紧张性瞳孔可分为眶性强直性瞳孔、神经病性强直性瞳孔和 Adie 综合征 3 种类型。眶性强直性瞳孔常见病因有眶部肿瘤、脉络膜肿瘤、乙醇球后注射以及眶部外伤、手术等；神经病性强直性瞳孔的病因有带状疱疹、水痘、麻疹、猩红热、流感病毒及糖尿病等；Adie 综合征的病因尚不清楚。

【临床表现】

（1）眶性强直性瞳孔表现为单侧瞳孔扩大和对光反射消失；由于损害了睫状神经节或节后纤维，瞳孔多为极度散大。

（2）神经病性强直性瞳孔眼部表现与眶性强直性瞳孔相似，同时可有如带状疱疹、水痘、麻疹等原发性疾病的临床表现。

（3）Adie 综合征多见于 20～40 岁女性，多单眼发病，瞳孔散大和光反射微弱或消失，2.5% 乙酰胆碱即可明显缩小瞳孔；还可有视物模糊、畏光、调节痉挛等其他眼部症状。Adie 综合征常伴有膝、踝关节反射和上肢深反射等的消失。患者常有焦虑、急燥和精神紧张等症状。

【诊断】

根据单眼瞳孔散大、对光反射消失以及膝踝关节反射消失和相应原发病的临床表现，可作出诊断。

【治疗原则】

（1）请神经科和感染科会诊，积极治疗原发病。

（2）对于眶性强直性瞳孔，针对诱发因素，进行治疗。如根据病情可行眶部肿瘤摘除、眶壁骨折修复等手术。

【治疗目标】

积极治疗原发病。

第十二章　眼眶疾病

第一节　眼眶炎症

一、急性眶骨炎与眶骨膜炎

眼眶骨炎与骨膜炎可单独发生，也可同时发生。原发性骨膜炎多见，骨炎少见。本病常继发于副鼻窦炎症，通过血管周围间隙，或较薄的眶壁传播至骨及骨膜。猩红热、百日咳及远离感染灶的脓毒栓子也可引起眼眶骨炎与骨膜炎。

【临床表现】

病变位置的不同可以有不同的临床表现。

1. 眶缘骨炎与骨膜炎

（1）局部红肿、放射性疼痛、烧灼感、压迫时疼痛。

（2）眼球向病变对侧移位，向患侧转动时轻度受限。

（3）脓肿形成时可见充血性肿胀，肿物有波动感。破溃后形成瘘道，经久不愈。

2. 眶中部骨炎与骨膜炎

（1）有深部疼痛及压痛。

（2）眼球突出，并向病变对侧移位，眼球运动障碍明显。

3. 眶尖骨炎与骨膜炎

（1）眼球后部疼痛及压迫眼球时疼痛加剧。

（2）眼睑和球结膜水肿。

（3）伴有眶上裂综合征，出现动眼神经、滑车神经和外展神经麻痹。眼神经分布区域感觉减退或丧失。

（4）如视神经累及可致眶上裂综合征。

（5）早期视乳头水肿，晚期萎缩。

（6）眶中部或眶尖部脓肿形成，可在骨膜下向前引流，在眶缘处溃破。向后蔓延可引起脑膜炎。

【诊断】

（1）主要根据临床表现诊断。

（2）对于眶中部或眶后部的病变应进行影像学检查。X线检查多显示正常，或有副鼻窦密度增高，发现眶骨侵蚀或腐骨形成。超声扫描可发现骨膜下积液、鼻窦内积液。CT扫描显示病灶区骨膜肥厚，骨膜下积液和骨破坏。

【治疗原则】

（1）应用广谱抗菌治疗。

（2）当有骨膜下积液时，行切开引流。

（3）如有腐骨及瘘管，应予切除。

【治疗目标】

积极控制炎症，解除症状和体征。

二、眼球筋膜炎

本病是巩膜周围潜在性空隙发生的炎症，比较少见。一般分为浆液性和化脓性两种。前者多伴有风湿性关节炎、结节性动脉炎、红斑狼疮、复发性多软骨炎等全身免疫性疾病。后者多因眼球或邻近组织的化脓性炎症，或因局部外伤感染而引起，可伴有流行性感冒、肺炎或白喉等疾病。

【临床表现】

1. 浆液性

（1）多发生于双眼。

（2）突然发生，发展较快。

（3）可有疼痛，球结膜水肿、充血。

（4）如邻近病灶的眼外肌受累，可有眼球运动障碍。

（5）如发生于眼球后部，可有眼睑和结膜水肿，压痛较轻，轻度眼球突出，明显的眼球运动障碍。

（6）超声扫描可发现眼球壁外弧形暗区。CT 扫描可见眼球壁增厚。

2. 化脓性

（1）眼部疼痛、水肿、眼球突出、眼球运动障碍，均比浆液性眶筋膜炎严重。

（2）可引起眶内脓肿或眼内炎症。

【诊断】

（1）主要根据病史和临床表现诊断。

（2）眼部超声扫描或 CT 检查结果有助于诊断。

【治疗原则】

1. 浆液性

全身及眼部应用糖皮质激素治疗。

2. 化脓性

以广谱抗菌治疗为主。局部可行热敷及其他对症治疗措施。如出现脓肿及时切开引流。

【治疗目标】

控制炎症，解除症状和体征。

三、眶蜂窝织炎

本病为眶内软组织的急性化脓性炎症，不仅引起视力严重丧失，而且可能通过颅内蔓延或败血症而危及生命，因此是严重的眼部感染之一。本病的病原体多为溶血性链球菌或金黄色葡萄球菌。可通过外伤直接感染、周围组织的炎症蔓延或血行感染引起。

【临床表现】

（1）起病急骤，出现全身症状，如发热、周身不适、恶心、呕吐、头痛。外周血嗜中性粒细胞增多。

（2）眶区疼痛，压迫眼球或眼球转动时疼痛加重。

（3）眼睑红肿、发硬、血管扩张。

（4）球结膜高度水肿，突出于睑裂外，表面干燥、结痂，可嵌塞于睑裂发生坏死。睑裂闭合不全可引起暴露性角膜炎。

（5）眼球运动障碍，严重者眼球固定。

（6）眼底视乳头水肿、视网膜出血和静脉扩张。如累及视神经可发生视力减退及视神经萎缩。

（7）眼眶炎症向后蔓延至海绵窦时，可引起海绵窦血栓、脑膜炎及脑脓疡。如炎症蔓延至眼内时，可引起眼内炎。

【诊断】

（1）主要根据临床表现诊断。

（2）X线检查和CT扫描可发现副鼻窦的炎症、骨折或异物等，可有助于诊断。

【诊断】

（1）主要根据病史和临床表现诊断。

（2）眼部超声扫描或CT检查结果有助于诊断。

【治疗原则】

（1）查明病原体之前，应尽早使用大剂量抗菌药物静脉点滴。

（2）进行细菌培养，包括血、鼻喉腔和副鼻窦的培养。根据药效试验选择有效药物。

（3）脓肿形成后可行脓腔内抗菌药物灌洗或切开引流。

【治疗目标】

积极控制感染，解除症状和体征。

第二节　特发性眼眶炎性假瘤

本病为原发于眶内的慢性非特异性炎性反应。因其临床症状类似肿瘤，组织病理学改变属于特殊炎症，因此称为炎性假瘤。可累及眶内各种软组织，如眼外肌、泪腺、巩膜球筋膜、视神经鞘及其周围的结缔组织。目前认为本病是一种免疫反应性疾病。

【临床表现】

（1）好发于中老年，多侵犯单眼，但可双眼发病，可同时或间隔数年发病。

（2）组织学上，炎性假瘤分为淋巴细胞浸润型、纤维增生型和中间型。影像学检查则根据病变部位和形态分为泪腺型、肿块型、弥漫型和眼肌型。

（3）主要症状和体征为疼痛、水肿，眼球突出和移位，眼部肿块隆起，视力下降，复视，眼球运动障碍，视乳头水肿和萎缩。

（4）淋巴细胞浸润型和中间型的病程进展较快，多有疼痛、复视、视力下降，早期就发生眼球突出、移位，眼球运动障碍，眼睑和结膜水肿和充血。部分患者中，从眶缘可扪及圆形或椭圆形肿物。累及眼外肌时，肌肉附着点处水肿充血明显。

（5）纤维增生型少有炎症现象，眼球突出较轻，正常甚或内陷。眶深部可扪及缺乏明显边界的硬性肿物，眼球不能后退，眼球各方向活动受限。可发生视神经萎缩，最后视力丧失，眼球固定。

【诊断】

（1）主要根据临床表现诊断。

（2）超声扫描、CT 或 MRI 检查有助于诊断。

（3）活体组织病理学检查可以确诊。

【治疗原则】

（1）全身应用糖皮质激素治疗，如口服泼尼松。因本病易复发，小剂量用药应延续 3 个月或更长。

（2）眼局部滴用糖皮质激素滴眼液，有助于控制浅表炎症和前房内炎症反应。

（3）对于不能使用糖皮质激素的患者，可用环磷酰胺等免疫抑制剂。

（4）当不能使用糖皮质激素时，可进行放射治疗。

（5）对于局限性肿块，可行手术切除。

（6）对于疼痛不止、视力丧失、眼球高度突出及角膜暴露者，可采用眶内容部分切除或眶内容物摘除术。

【治疗目标】

抗炎治疗为主，解除症状和体征。

第三节　甲状腺相关性眼病

甲状腺相关性眼病是单、双侧眼球突出的最常见原因，除了眼部表现外，还有不同程度的甲状腺功能改变。尚不清楚其确切病因，目前认为是一种自身免疫性疾病。中青年发病较多，女性多于男性。

【临床表现】

（1）自觉眼胀、流泪、异物感、视疲劳、复视、视力下降等。患眼呈凝视状态，瞬目减少。

（2）眼睑肿胀。上睑或（和）下睑退缩。向下注视时上眼睑迟落。严重时睑裂闭合不全。

（3）球结膜充血、水肿和血管扩张，外眦部多见。眼外肌止端呈暗红色充血。

（4）眼球突出　为单侧或双侧的轴性突出，晚期向下方突出多见。

（5）复视和眼外肌运动障碍　眼外肌肌腹呈梭形肥厚；肌腱一般不受累。下直肌最易受累，其次为内直肌、外直肌和上直肌。眼球运动受限，出现复视。但当双眼的眼外肌受累程度相似时，反而没有复视。

（6）可发生浅层点状角膜病变，活动期患者严重时因睑裂闭合不全导致暴露性角膜炎，甚至角膜穿孔而失明。

（7）静止期患者可发生牵制性斜视。

（8）由于瞬目减少，泪液不能经常均匀分布于角膜表面，可发生结、角膜干燥症。

（9）眼压升高。

（10）肥厚的眼外肌在眶尖部压迫视神经时，会有传入性瞳孔反应障碍、色觉障碍、视野缺损和视力下降、视乳头水肿。轻度眼球突出也可能发生眼外肌压迫视神经。

（11）常有甲状腺功能亢进的表现，如脉率加快、皮肤发热干燥、甲状腺弥漫性肿大、体重减轻、消瘦、肌无力、手震颤、胫前皮肤病变或黏液水肿，有时会有心律失常。

【诊断】

（1）根据病史、眼部表现和全身状况可以初步诊断。

（2）眼眶部 CT、磁共振检查有助于诊断。

【治疗原则】

1. 无自觉症状和体征时

无需眼科治疗。

2. 具有眼睑征时

有异物感时可滴用人工泪液、抗菌药物滴眼液，睡时涂抗菌眼膏。滴用交感神经阻滞剂，如 10% 胍乙啶滴眼液。当病情稳定 6～8 个月，肌肉炎症和充血消退，为矫正眼睑回缩，可采用提上睑肌延长术、Müller 肌切除等手术。

3. 眼球突出时

当眼球突出不伴有角膜暴露和视力减退时可观察。眶内压明显增高时应及时治疗：

（1）免疫抑制剂　对于活动期患者可采用口服、静脉输入及球后或结膜下注射方式给予糖皮质激素。环孢素 5～10mg/（kg·d），不但可改善眼球突出，还可恢复眼外肌和视功能。对于非急性眶压增加病例，免疫抑制剂无明显效果。

（2）眶内放射治疗　是一种非特异性的抗炎治疗，适用于初发期和活动期患者，显效时间为治疗后的几天到几周，部分患者需 3 个月。

（3）放射与糖皮质激素联合治疗　适合于重度患者。

4. 眼外肌侵犯时

（1）对于初起和活动期患者给予糖皮质激素治疗。

（2）为了克服复视可戴用三棱镜。

（3）手术治疗　当有明显复视、眼球运动受限、代偿头位时可考虑手术。应在眼外肌功能障碍稳定 1～2 年后、牵拉试验证实肌肉已失去弹性时进行。选择产生牵拉最严重的肌肉进行手术松解后徙。纤维化肌肉牵拉时对眼球产生的压迫力，与眶内软组织水肿，眼球突出相互作用，降低了眼动脉的血流速度，当手术解除牵拉后，松解了对眶内软组织的压力，使眼部血流供应得到改善，慢性缺血状态得到部分缓解，因此可能会恢复部分视野及视力。

5. 角膜侵犯时

（1）采取保护角膜措施　戴湿房或简便潜水镜，滴人工泪液，涂抗菌眼膏，保持角面湿润。

（2）预防感染　局部或全身应用广谱抗菌。对于暴露性角膜溃疡、细菌感染时应用敏感药物结膜下注射。

（3）睑裂缝合。

（4）行眼眶减压术。

6. 视神经侵犯

（1）糖皮质激素冲击疗法。

（2）眶内放射治疗。

（3）眼眶减压术。

【治疗目标】

甲状腺相关眼病尚缺乏根治疗法，目前的治疗措施往往针对其发病机制某一环节或对症治疗。糖皮质激素治疗应谨慎，选择好适应证，除外禁忌证。应进行针对性治疗，防止并发症和视功能的丧失。

第四节　眼眶循环障碍和血管异常

一、眶水肿

由于眼眶本身的原因，或颅内、头面部的病变，可导致眶循环障碍。眼眶水肿是眼眶循环障碍的表现之一。它可分为：①炎性水肿：多系眶内组织炎症，如眼球筋膜炎、眶骨膜炎、眶蜂窝织炎、栓塞性静脉炎等引起。急性鼻窦炎时也可引起眶水肿。②非炎性水肿：包括由于眶静脉回流受阻产生的淤滞性水肿；由于中毒因素，如肾病产生的内毒素或其他的外毒素引起的中毒性水肿；由于血管神经性因素产生的血管神经性水肿。

【临床表现】

（1）眶压增高。

（2）眼球突出。

（3）球结膜和眼睑水肿。

（4）可发生暴露性角膜炎。

（5）程度不等的眼球运动障碍。

（6）如长期眶水肿，使视神经长期受压，可导致萎缩。

【诊断】

根据临床表现可以诊断。

【治疗原则】

1. 炎性水肿

控制感染，局部热敷。

2. 非炎性水肿

针对病因进行治疗。治疗的目标是降低眶压，保护眼球和视神经。一般不采用手术。如果眶压甚高，一般治疗无效时，可考虑手术减压。

【治疗目标】

根据炎性和非炎性眶水肿进行不同的处理，解除眼部症状和体征。

二、眶淤血及血栓形成

眼眶的炎症和肿瘤压迫均可引起静脉淤血及血栓形成。由于眶静脉的联系较广泛，单纯的眶内静脉淤血及血栓形成较少见。

【临床表现】

1. 特发性眼眶静脉血栓形成

（1）眼睑、结膜及浅层巩膜静脉充盈。

（2）程度不一的眼球突出。

（3）视网膜静脉充血及出血，常并发青光眼。

（4）眶静脉造影可见眼上静脉阻塞。

2. 特发性海绵窦血栓形成

（1）多发生于体弱清瘦的老人或儿童。三叉神经痛、患重病后较易发生。贫血、血液凝固性增加。脱水及低血压时血流淤滞，可导致海绵窦血栓形成，栓塞可蔓延至眶静脉。

（2）一般为单眼，有时为双眼。

（3）眼球突出，可有搏动。

（4）眼球运动受限，完全性眼内和眼外肌麻痹，Ⅲ、Ⅳ、Ⅵ颅神经受累。

（5）剧裂疼痛。

（6）视力减退。

（7）视网膜静脉充盈，易并发青光眼。

【诊断】

根据病史和临床表现可以诊断。对于特发性眼眶静脉血栓形成可行眶静脉造影。

【治疗原则】

1. 特发性眼眶静脉血栓形成

给予抗凝剂和糖皮质激素治疗。如发生青光眼应做降眼压治疗。

2. 特发性海绵窦血栓形成

发病早期可用抗凝药物治疗。

【治疗目标】

促进血流通畅，解除眼部症状和体征。

三、眶出血

眶内出血可因下列情况而发生：①自发性出血：有出血素质、周身或局部动脉疾病或血管舒缩功能不稳定时。②淤血性出血：当胸部受挤压、痉挛性咳嗽、举重、分娩等情况下眶内静脉极度充盈时。③外伤性出血：当眼眶及周围组织的外伤、球后注射时。

【临床表现】

（1）眼球突出，发生快，并且逐渐加重。当眶内组织出血时，眼球向正前方突出。当眶骨膜下出血时眼突可偏斜。

（2）可有恶心、呕吐和疼痛。

（3）严重时眼球固定，眼睑闭合不全，角膜暴露，视力下降。

（4）眼睑浮肿，皮下淤血，结膜下出血。

（5）有时伴有外伤性瞳孔散大、视乳头水肿、视网膜出血，也有发生眼压升高。

【诊断】

根据突然发生的眼球突出、临床表现可以诊断。

【治疗原则】

（1）休息、冷敷、压力绷带包扎。

（2）治疗全身疾病。

（3）少数严重影响视力、眼压明显升高、血肿较大者，可考虑手术减压。

【治疗目标】

促进眶内出血吸收，减少并发症的发生。

四、眼眶动脉瘤

眼眶动脉瘤分为原发和继发两种。原发于视神经管内或眶尖部的眼动脉瘤少见。颅内动脉和眼动脉管壁较薄弱，如某处有先天性中层或外层缺失，可形成动脉瘤。身体其他部分感染灶脓毒栓子栓塞于动脉内，动脉壁感染，管壁坏死，因血管内压力而膨出形成动脉瘤。高血压、动脉粥样硬化的管壁发生粥样斑，局部脆弱，也可形成动脉瘤。继发者多为颅内动脉瘤经眶上裂扩展到眶内。

【临床表现】

1. 原发于视神经管和眶尖部的动脉瘤

（1）压迫视神经可导致早期视力减退、色觉障碍、视野中盲点和幻视，最终视力完全丧失。眼底可见视乳头水肿或原发性视神经萎缩。肿物较大时，视神经管可因受压扩张、管壁变薄。

（2）眶尖部动脉瘤压迫可引起眶尖综合征，表现为视力下降，眼球运动障碍，眼神经分布区痛觉消失，搏动性眼球突出，压迫颈内动脉搏动消失。

（3）动脉瘤破裂可引起眶内大出血。

2. 继发于颅内的动脉瘤

（1）多发生于颈动脉海绵窦前段和前床突下段，向眶上裂方向发展，延伸入眶尖部。

（2）原发部位的肿物可引起头痛和眼球运动神经的麻痹。破裂出血引起剧烈头痛、呕吐、意识丧失甚至死亡。

（3）蛛网膜下隙出血或颈动脉–海绵窦瘘时，动脉瘤延伸至眶内，首先引起眶上裂综合征，继而眶尖综合征及搏动性眼突。肿瘤破裂于眶内罕见。

3. 影像学检查

X线及CT扫描显示视神经管扩张或眶上裂扩大。可见高密度肿物，强化非常显著。并可见骨压迫征。超声检查可见眶尖囊性搏动性肿物。血管造影可以特异性地显示血管瘤的动、静脉属性，供血情况和受累范围。

【诊断】

根据临床表现和影像学检查结果，可以诊断。

【治疗原则】

（1）颈内动脉结扎　如果发生在眼动脉，可用银夹闭锁眼动脉起始段。

（2）动脉瘤蒂结扎和切除。

（3）介入治疗　安全性相对较高，选择性强，微创，但价格较贵。

【治疗目标】

根据肿物部位选择治疗方案，解除症状和体征。

五、动静脉血管瘤

动静脉血管瘤由动脉和静脉两种成分构成。发病部位多在四肢、头颈和颅内，局限于眶内者少见，多由扩张的眼动脉和眶下动脉双重供血，输入动脉和输出动脉一般均有数支，管径较一般血管粗。两种血管间为异常的小动脉、小静脉和动、静脉直接交通而成的血管团。

【临床表现】

（1）肿物位于球后者，引起搏动性眼球突出和血管杂音。开始时眼突较轻，逐渐进展，严重时眼球脱出于睑裂之外。

（2）肿物位于眼眶前部或波及眼睑时，可扪及搏动性或震颤性肿物，皮下静脉迂曲扩张，压迫后肿物体积缩小。

（3）眼球表面血管扩张，常伴有结膜水肿，严重时突出于睑裂外，睑裂闭合不全，引起暴露性角膜炎。

（4）多数患者眼底正常。可发生视乳头水肿或萎缩。如伴有视网膜动静脉血客畸形的，可见血管高度迂曲扩张和异常吻合，视网膜水肿、渗出和出血。

（5）伴有颅内动静脉血管瘤者可有头痛、癫痫、偏瘫、失语、蛛网膜下隙出血等。病变延伸至翼腭窝及颞窝时，颞部隆起，伴有面额部血管畸形，局部可见搏动性肿物。

（6）影像学检查

①超声扫描　显示肿物内回声较多，及波动的血管腔。彩色多普勒可示眶内动脉血流入静脉内。频谱多普勒表现为静脉内血流呈低阻型动脉化频谱，供血支眼动脉呈较低阻力频谱，血流速度明显加快。

② CT扫描　显示眶内及邻近结构可见形状不规则的高密度块影，增强后显示血管粗大的高密度条影，之间有不强化的间隔影。

③ MRI检查　受流空效应影响，T1加权像及T2加权像均可见眶内多数盘曲的条状或团状低信号影，周围可见较粗大的血管流空影。

④血管造影　可显示颈内、颈外动脉系统的血管畸形。

【诊断】

病变位于眼眶表浅部位，因搏动性肿物、皮下粗大血管和皮肤热感，即可诊断。

【治疗原则】

（1）手术结扎、栓塞供血血管，切除肿物。

（2）介入治疗。

【治疗目标】

需手术治疗，解除症状和体征。

六、眼眶静脉曲张

静脉曲张是常见的眶内血管畸形。其畸形血管由大小不等的静脉构成，输入和输出血管均为静脉。畸形血管间缺乏或很少有增生的纤维组织联系。临床以体位性眼球突出为特征。

【临床表现】

（1）虽为先天性血管异常，但一般在青少年时期才出现症状。

（2）常在低头、弯腰、咳嗽和憋气等颈内静脉压增高时发生体位性眼球突出。多为轴性突出。眼球突出后出现眶压增高的症状，如眶区疼痛、恶心、呕吐、视力减退、复视、眼球运动障碍和眼睑遮盖眼球等。直立后这些症状消失。

（3）由于长期眶内静脉充血，压迫脂肪组织，使之吸收，体积减少，直立时发生眼球内陷。

（4）曲张的静脉压迫眶上裂，使之扩大，脑搏动通过眶上裂传递至眼眶，引起眼搏动。

（5）曲张的静脉可破裂出血，眼球突出。出血可弥散至结膜下或皮下吸收。

（6）部分病例可发生视力丧失和视神经萎缩。

（7）结膜下穹窿部或内侧可有结膜血管团。眼睑、额部可见粗大静脉呈紫蓝色网状或条状，直立时凹陷，低头时充血扩张，延长至发际内与颅内异常血管沟通。硬腭、颊黏膜和颏面部也可见紫蓝色血管性肿物。

（8）影像学检查

①超声扫描 可确定异常血管位置。在颈部加压后，眼球向前突出同时，球后脂肪内出现圆形、管状或形状不规则，大小不等之声学空腔。去除加压，眼球复位同时，声腔消失。

彩色多普勒尚可对血流作频谱分析，表现为连续的非搏动性静脉波形。颈部加压后，眶内充血过程可见大片红色血流，去除压力后，见蓝色血流。

②X线检查 多数正常，有时能发现静脉石。

③CT扫描 当眼球未突出时，可为正常表现。对于静脉石的显示敏感。

④MRI检查 显示曲张的静脉。其信号强度视曲张静脉的血流状况和有无血栓而异。交替使用脉冲序列可帮助确定病灶性质。增强扫描也可较好地揭示这种与血流相关的信号。

【诊断】

根据临床表现和影像学检查结果可以确诊。

【治疗原则】

（1）目前尚无标准的治疗方法。

（2）较轻的病例可以随诊观察。

（3）对于进展较快、症状明显、影响正常生活和工作时，则应予以处理。浅部病灶，适用于硬化剂注射治疗。手术治疗是可行的有效的方法。可采用前路或外侧开眶，切除、破坏、填塞和压迫异常血管的综合处理。

【治疗目标】

根据病变范围和受累程度采用保守或手术治疗，解除眼球突出。

七、颈动脉–海绵窦瘘

本病为颈动脉与海绵窦之间发生异常交通，可因颅底骨折或头部轻微外伤，颈内动脉及其分支或颈外动脉硬化及动脉瘤或其他动脉壁疾病自发形成裂隙或破裂，颈内动脉分支与海绵窦间存在先天性交通畸形、或先天性动脉壁薄而后破裂等所引起。如果形成的瘘口大，血液流量大，称为高流量瘘。如果形成的瘘口小，血液流量小，称为低流量瘘。虽然颈动脉－海绵窦瘘的原发部位在颅内，但由于眶、颅静脉的特殊关系，其症状和体征几乎均表现在眼部。

【临床表现】

（1）多见于中老年人，开始多发生于一侧眼。

（2）搏动性眼球突出　高流量瘘均有此征。眼突方向为轴性或稍向下移位。眼突伴有与脉搏同步的搏动。眼眶可闻吹风样杂音。压迫同侧颈动脉搏动与杂音均消失。低流量瘘时搏动性眼球突出与血管性杂音均不明显。

（3）眼球表面血管扩张　高流量瘘形成后，即刻出现明显结膜水肿和静脉扩张，低流量瘘则逐渐缓慢产生。血管高度迂曲扩张，呈螺丝状，为深色，呈"红眼"样。血管排列以角膜为中心，从角膜缘开始，向四周放射，直至穹窿部消失。

（4）眼睑肿胀。

（5）复视及眼外肌麻痹。外展神经不全麻痹最多见。

（6）眼底改变　视乳头充血，视网膜静脉扩张，眼静脉压增高。压迫眼球可见视网膜中央静脉搏动。视网膜常有小量出血。

（7）巩膜静脉窦充血和眼内压增高。

（8）视力下降　可由视网膜出血或眼压升高而引起。在高流瘘，眼动脉中血流可逆流，长期眼球缺血缺氧，可导致视神经萎缩、白内障和角膜变性，视力丧失。

（9）约一半的患者有头痛主诉。

（10）影像学特征

①超声扫描　可显示眼上静脉扩张与搏动、静脉血倒流（应用彩色多谱勒超声）和眶内软组织结节样肿胀三种特征。

② CT 和 MRI 检查　可见眼上静脉扩张，海绵窦扩大和眼外肌轻度增厚，视神经增宽。MRI 尚可准确地显示血流速度、血管内血栓。

③动脉造影　可显示破裂的动脉位置和血流量，但低流量瘘一般颈动脉造影难以显示，数字减影血管造影术（DSA）可清晰显示各级血管及其相互联系。

【诊断】

根据外伤史、临床表现可以诊断。影像学检查有助于诊断。根据动脉造影结果可以确诊。

【治疗原则】

1. 低流量瘘

（1）有自发形成血栓倾向，可反复压迫颈内动脉，促进痊愈过程。

（2）部分患者病情轻微，可自然缓解，因此只需随诊观察。

2. 高流量瘘

（1）颈部动脉结扎。

（2）介入性栓塞治疗。

（3）海绵窦孤立术。

3. 继发青光眼的治疗

以药物降低眼压，必要时行眼外滤过手术。

【治疗目标】

对于高流量瘘应进行介入或手术栓塞治疗，解除眼部体征。

第五节　眼球突出

眼球突出指眼球向前移位并外突。可因眶内容物增多或眼外肌张力减退而引起。眼球突出可呈急性过程，如眶内出血或气肿时很快引发，或者眶内炎症或恶性肿瘤时于数日或一两周内发生。也可呈慢性过程，如：眶内良性肿瘤、囊肿和肉芽肿时。眼球突出可单侧或双侧发生。

【临床表现】

1. 炎性突眼

眶内或眶壁相邻组织如泪腺、鼻窦、海绵窦的急性炎症，或假瘤、结核瘤、树胶肿、结节病、眶部慢性泪腺炎均可引起眼球突出。炎症过程愈是急剧，对眼球危害也愈大。根据眼球突出主要是沿眼眶矢状轴或偏离矢状轴的各个方位，可以估计炎症病变的来源部位。此外还有显著的眼球运动障碍、眼球自发性疼痛和压痛、眼睑和球结膜红肿、发热和全身伴有败血症状。

2. 非炎性单纯性突眼

主要由循环障碍引起的水肿、眼眶肿瘤或全身病变引起。动眼神经麻痹时眼肌张力不足可引起麻痹性眼球突出，逐渐或亚急性地发生，不伴有急性、严重的全身和局部症状，很少有痛感。

3. 间歇性突眼

常因眶内静脉曲张引起。此外眶内血管瘤、淋巴管瘤、反复眶内出血、眶内静脉淤血也可发生。这种突眼出现在低头或迸气时，而在仰卧位或正直头位时消失。

4. 搏动性突眼

眼突伴有搏动，可为血管性或脑性搏动。血管性搏动见于颈动脉－海绵窦、硬脑膜动－静脉瘘、眶内动－静脉瘘、动－静脉血管瘤等；脑性搏动发生于眶壁缺损的情况，如先天性、外伤或手术后眶壁缺失，额窦黏液囊肿与颅、眶沟通，婴儿期发生眶静脉曲张后眶上裂高度扩大等。另外供血丰富的肿瘤如动脉瘤、动静脉血管瘤和富含血管的眶内肿瘤也会产生搏动性突眼。

5. 外伤性突眼

起因于眶内出血或颅底骨折性外伤。球后注射造成眶内大量出血时也会造成外伤性突眼。

6. 内分泌性突眼

见于甲状腺相关眼病。

【诊断】

根据病史、眼部检查，必要时根据超声检查和 CT、MRI 等影像学检查，可做出诊断。

【治疗原则】

（1）针对眼球突出的不同原因进行治疗，例如甲状腺相关眼病主要以药物治疗，球后肿瘤则需手术治疗。

（2）如果眼球突出后眼睑闭合不全，引起角膜暴露时，应用抗菌眼膏等保护角膜，必要时行睑裂缝合。

（3）眶压升高导致眼球突出，并严重威胁视功能时，应进行眼眶减压术。

【治疗目标】

根据不同的原因分别进行针对性治疗，解除眼球突出。

第六节　眼球内陷

眼球内陷指眼球向眶内陷入的一种状态。可能双侧发生，也可能单侧发生。

【临床表现】

（1）双侧眼球内陷　与消瘦和脱水有关，常为全身消耗性疾病或严重失水的后果。

（2）眼眶外伤，如眶暴力性骨折时，眼球及眶内组织往往下沉进入上颌窦腔，眼球明显内陷，而且向下移位，合并复视。

（3）眶内肿瘤长期压迫，使眶脂肪萎缩，当眶内手术或眶内良性肿瘤切除后，会发生眼球内陷。

（4）眶内慢性炎症或出血后的机化组织，日后发生收缩，会导致眼球内陷和运动障碍。

（5）颈部交感神经损害所致的 Horner 综合征的典型表现之一是眼球内陷，此外还有瞳孔缩小和睑裂缩小。

【诊断】

根据病史、眼部和全身检查，一般可以可做出诊断。

【治疗原则】

（1）针对眼球内陷的不同原因进行治疗。

（2）去除原因之后仍不能恢复者，可根据具体情况考虑修复整形手术。

【治疗目标】

针对不同的原因分别进行针对性治疗，解除眼球内陷。

第七节　眼眶肿瘤

一、皮样囊肿和表皮样囊肿

两者均为鳞状上皮构成的囊肿，前者含有皮肤附件和表皮组织，后者仅含有表皮。其组织来源、临床表现、诊断和治疗无区别，故统称为皮样囊肿。皮样囊肿是眼眶囊肿最多见的一种。它是由于胚胎时期上皮植入深层组织形成的。

【临床表现】

（1）皮样囊肿生长缓慢，有静止期。

（2）眶缘后的囊肿发现较晚，至青少年甚至老年方出现症状。

（3）临床表现取决于囊肿的位置。

①眶缘囊肿　眶缘囊肿在婴幼儿期即可发现。常位于眶外上方，其次为眶上缘和眶内上缘。眶缘局部隆起，为圆形肿物，皮肤色泽正常，边界清、略有弹性，无压痛，可推动。视力、眼位及眼球运动无变化。肿物较大时可影响上睑外形。

②眶缘外颞窝上部囊肿　额弓外侧扁平隆起，边界不清，有波动感，不能推动。肿物较大时压迫眶外壁使其凹陷，眼眶容积变小，可有眼球突出。

③眶内囊肿　多位于眶外上方前中段，其次为内上象限，眶下部者少见。囊肿压迫骨壁形成凹陷。囊肿刺激骨膜使骨凹陷缘增厚形成多处骨嵴。眶深部囊肿首显眼球突出，并向下方移位。囊肿进展缓慢，甚至静止较长时间。肿物可压迫眼球导致屈光不正、视力下降。少数病例因炎症反应有眼眶压痛、眼睑水肿、瘘管形成、颞侧膨隆、眼球运动障碍及视神经萎缩。

（4）影像学检查

① X 线检查　眼眶外侧或上壁有凹陷形成，中央透明区绕以硬化环。

②超声扫描　见圆形或椭圆性占位病变，边缘清楚，透声性强，可压缩。回声因囊肿内容物不同呈多样性。

③ CT 扫描　肿物内高度不均质，有负 CT 值区。位于骨膜下者有骨壁凹陷或缺失，骨窝内可见骨嵴或骨孔。

④ MRI 检查　因肿物内含水与脂肪，T1 较短，T1WI 和 T2WI 均为高信号。

【诊断】

（1）根据发生年龄、肿物位置和触诊结果，一般可以诊断。

（2）影像学检查有助于确定诊断。

【治疗原则】

（1）如肿物较小，不影响功能和外观，可进行观察暂缓治疗。

（2）肿物较大，影响视功能或美观者应手术摘除囊肿。手术时应尽量彻底切除囊壁上皮，以免术后复发。

【治疗目标】

根据囊肿大小及美容情况选择手术。手术应尽量彻底切除囊壁上皮，防止复发。

二、血管瘤

（一）毛细血管瘤

本病多发生于婴儿期，又名婴儿型血管瘤。在组织学上难与良性血管内皮瘤相鉴别。可发生于身体任何部位。

【临床表现】

（1）多发生于出生后 3 个月内，早期生长快。有自行消退倾向。但发生于眶内者很少自行消退。

（2）浅层毛细血管瘤可单发于眼睑皮肤，形状不规则，边缘清楚，稍隆起，呈鲜红色，表面有小凹陷，形如草莓，故又名草莓痣。小者为点状，大者可波及整个眼睑甚至颜面部。压之褪色，手指离去后恢复红色。

（3）深层毛细血管瘤侵及眼睑深部及眶隔之后，多位于上睑内侧，局部肥厚隆起，呈青蓝色，哭闹时肿物增大，颜色更显。肿瘤侵犯全眼睑可致上睑下垂遮盖瞳孔，影响患儿视觉发育，发生弱视、斜视、散光。肿物表面光滑，边缘不清，供血丰富者有细小搏动。

（4）位于眶前1/3段的肿瘤可使眼球向下移位，位于球后者可致眼球突出。

（5）影像学检查　超声扫描可显示低反射性和可压缩性，超声多普勒检查可显示供血血管和肿瘤内血循环状况。CT扫描可显示病变的形状不规则、边界清楚或不清楚的高密度区。

（6）细针穿刺活检　眶深部肿瘤诊断不清时需进行细针穿刺活检，可见分化良好的内皮细胞。

【诊断】

（1）根据发病年龄、典型的皮肤及眼睑征象，诊断多无困难。

（2）眶深部肿瘤需借助超声扫描和CT检查明确诊断。

（3）细针穿刺活检也可帮助确诊。

【治疗原则】

（1）肿瘤小、发展缓慢时可观察。

（2）糖皮质激素　肿瘤发展较快、影响视力和外观时可口服或肿瘤内注射糖皮质激素。

（3）硬化剂注射　对于肿瘤较小的皮下病变，可采用鱼肝油酸钠、50%尿素或无水乙醇肿瘤内注射。

（4）冷冻及激光治疗　可用于浅层病变。

（5）放射治疗　小剂量放射治疗对防止肿瘤增长、促其萎缩有肯定效果。

（6）手术治疗　当以上治疗无效或不能实行，眼睑遮挡瞳孔，眼球突出，角膜暴露，压迫视神经时，可考虑手术治疗。

【治疗目标】

根据大小和发展速度选择治疗方案，使瘤体消失或缩小。

（二）**海绵状血管瘤**

本病因肿瘤内呈海绵样血管窦腔而得名，是血管多种细胞成分形成的肿瘤。为成人最常见原发于眶内的肿瘤。

【临床表现】

（1）成人多见，女性多于男性。

（2）多发生于一侧眼眶，可以是一眶一发，也可一眶多发。

（3）病程进展缓慢。

（4）眼球突出　肿瘤多位于肌锥内，出现慢性渐进行性轴性眼球突出，且不受体位影响。

（5）视力减退　由于肿瘤压迫眼球、眼轴缩短、脉络膜视网膜改变和压迫视神经引起。位于肌锥外的肿瘤，除非因体积大、压迫眼球或角膜暴露而影响视力外，一般能保持视力正常。位于眶尖部的肿瘤，早期即有视力改变。

（6）眼睑和结膜的改变　位于眶前部的肿瘤常引起眼睑隆起，皮肤或结膜透见紫蓝色肿物。

（7）眼球运动障碍　在海绵状血管瘤晚期，因肿瘤机械性的阻力，使眼球运动障碍。

（8）眼底改变　位于眶尖部的肿瘤，早期即可引起视神经萎缩。肌锥内肿瘤压迫视神经可使视乳头水肿。接触于眼球的肿瘤，可产生眼球压迫征，如眼底后极部隆起、脉络膜皱褶、视网膜水肿和放射状皱褶、黄斑变性。

（9）眶缘肿物　眶前部肿物可扪及肿物，中等硬度，稍具弹性或囊性感，表面光滑，边界清楚，可推动，有漂浮感。

（10）影像学检查

① X 线检查　早期正常，后期见眶容积增大、骨密度增高。

②超声扫描　可探及边缘清楚的类圆形占位病变，透声性中等，可显示后界，压迫眼球可变形。

③ CT 扫描和 MRI 检查　可显示肿瘤的位置、大小和范围。

【诊断】

根据临床表现和影像学检查，可以诊断。

【治疗原则】

（1）手术切除肿瘤。

（2）如视功能较好，眼球突出不明显，或年老体弱的患者可先行观察。

【治疗目标】

手术切除瘤体。

（三）**静脉性血管瘤**

静脉性血管瘤又称静脉性蔓状血管瘤，是由比较成熟的粗细不等的静脉与纤维组织形成的肿物，其中常含有扩张的淋巴管。

【临床表现】

（1）儿童期发病。好发于眼眶鼻上象限，其次为鼻下和颞上象限。

（2）为渐进性肿物，很少自行消退。

（3）眼球突出　多位于肌肉圆锥的外上方，眼球向前突出，向下方移位。

（4）眶内肿块　眶缘可扪及软性肿物，表面光滑，边界不清。哭闹，低头或憋气时眼球突出加重，但复位后仍保持一侧性突出。局部压迫可使瘤体缩小。但不易推动。

（5）眼睑和结膜改变　肿物局部眼睑前隆，呈紫蓝色，结膜下可见异常血管团，可压缩，无搏动。

（6）视力和眼底　视力和眼底检查多为正常，但眶尖部肿物可引起视力下降、视乳头水肿或萎缩。

（7）眼球运动障碍　肿瘤可侵犯眼外肌，使之肥大、纤维变性，引起不同程度的眼球运动障碍。

（8）常因颈内静脉压增高反复引起眶内出血，形成血肿、血囊肿、眼睑皮下和结膜下出血。眶尖部瘤体出血形成的血肿可使视力突然下降，甚至黑矇，是自发性眼眶出血最常见的原因。

（9）影像学检查

① X 线检查　可显示眶腔扩大，偶见静脉石。

②超声扫描　可显示眶内占位病变，形状不规整，有血管性声学空腔，可压缩。

③CT扫描　显示不规则边缘不清的肿物，不匀质，CT值大于50Hu，对比剂明显增强。可见静脉石。

④MRI检查　显示肿瘤的位置、形状、边界和范围与CT相同。颅内蔓延时，MRI可显示蔓延途径和病变在颅内的位置和范围。

【诊断】

根据发病年龄、临床表现和影像学检查，可以确定诊断。

【治疗原则】

手术切除肿瘤。

【治疗目标】

手术切除肿瘤。

三、眼眶脑膜瘤

脑膜瘤是常见的眼眶内肿瘤。眼眶内脑膜瘤可原发于眶内，也可起自颅内或副鼻窦内，蔓延至眶内。原发于眶内的脑膜瘤以源于视神经鞘蛛网膜细胞者多见，还可见源于眶内骨膜和埋藏于眶脂肪内的异位的脑膜细胞。前者已于"视神经脑膜瘤"节中叙述，本节主要叙述后者。

【临床表现】

（1）多见于中年女性。

（2）良性肿瘤，进展缓慢。

（3）源于眶骨膜的肿瘤早期不影响视力，早期即可见眼球突出，一般为轴性。源于蝶骨大翼骨膜者，眼球多向下内方移位，眼球突出可不明显。

（4）晚期出现视力减退。眶区可因脑膜、骨膜压迫和牵拉引起疼痛。

（5）早期发生视乳头水肿，长期存在，发生继发性视神经萎缩。脑膜瘤所致的继发性视神经萎缩具特异性，视乳头边界不清，色调灰白污秽，向前轻度隆起。视乳头表面往往出现视神经睫状静脉。后极部向前扁平隆起及脉络膜视网膜皱褶。

（6）影像学检查　X线检查可显示视神经孔扩大、视神经管壁硬化；眶壁增生和破坏同时存在。CT扫描及MRI可见发生于骨膜的脑膜局部眶壁增厚及软组织肿物。可显示肿瘤部位、形状、边界及范围。增强扫描有重要意义。

【诊断】

根据患者是女性、中年以后发病、单眼突出、视力缓慢下降、视神经孔扩大和眼眶扩大、骨质吸收等要点，可以明确诊断。必要时进行影像学检查或穿刺活组织病理检查，以便确定诊断。

【治疗原则】

（1）手术切除肿瘤。但手术不易完全切除，术后易复发，预后差。

（2）不宜于手术或手术未能完全部切除者采用放射治疗。

【治疗目标】

根据肿瘤的范围选择不同的手术方式进行切除。

四、横纹肌肉瘤

横纹肌肉瘤是儿童期最常见的原发于眶内的恶性肿瘤，恶性度高，病情进展快，如不及时治疗，往往于1年内死亡。

【临床表现】

（1）多见于10岁以下儿童，常发生于一侧眼眶。

（2）可发生于眼眶任何部位，但多见于眼眶鼻上部或上部。

（3）眼球突出并向下方移位。

（4）上睑呈紫蓝色，隆起、肥厚、下垂，可遮盖眼球。

（5）肿瘤发展快，可在1~2周内明显增长。如肿瘤内部出血或坏死，可使眼球突出突然增加，甚至可脱出眼裂外。眼睑见紫黑色淤血斑。

（6）眶缘可扪及肿物，肿物较软，早期时边界清楚，轻度压痛，不能推动。晚期肿瘤可占据全眼眶，睑裂不能闭合，角膜暴露形成溃疡。

（7）早期时结膜水肿，晚期时实性肿胀，呈紫红色，突出于睑裂，干燥，结痂。

（8）早期时出现复视、眼球运动障碍或固定，但无视力减退。

（9）眼底见视乳头水肿，视网膜脉络膜皱折，视网膜水肿等。

（10）肿瘤可破坏眶壁，侵犯鼻窦和鼻腔，还可经血行转移至肺，肝等重要器官。

（11）影像学检查

① X线检查　可见密度增高软组织影，眶容积增大，晚期有骨破坏。

②超声扫描　见形状不规则的低回声区或无回声区，压痛不变形，呈实体性病变。彩色多普勒探查有丰富血流，脉冲多普勒检测瘤内呈动脉频谱。

③ CT扫描　肿瘤呈软组织密影，形状不规则，边界清楚，密度比较均匀或不均质。可发现眼睑肥厚，肿物包围眼球被压迫变形。眼球突出、眶腔扩大、眶骨破坏。

④ MRI检查　所见同CT扫描。

【诊断】

根据儿童期发病、快速发展的眼球突出、睑红肿和肿物，可以诊断。影像学检查有助于诊断。病理学检查对诊断非常必要。

【治疗原则】

（1）手术切除肿瘤。

（2）化学药物治疗。

（3）放射治疗。

【治疗目标】

采用手术切除、化疗和放疗等综合治疗，使瘤体消失，延长生命。

五、转移性眼眶癌

眶内软组织转移癌均经血行转移而来。身体各部位恶性肿瘤都可转移至眼眶，成年患者多来自乳腺、前列腺、呼吸道和消化道，儿童的转移性癌以神经母细胞瘤多见。一些身体深部的肿瘤如肺癌、肝癌，往往以眼部症状首先出现，而后方发现原发部位肿瘤，所以对中、老年眼部恶性肿瘤患者，应进行细致的全身检查，以除外转移性眼眶肿瘤。各种恶性肿瘤所引起眼眶转移性肿瘤的临床表现均相类似。

【临床表现】

1. 占位体征

位于眶前部的可于眶缘扪及肿物，但于眶后部的眼球回纳受阻。如有出血或坏死有波动感。转移性肿瘤多发生于眶组织的周边部位，除眼球突出外，还可向一侧移位。

2. 浸润体征

转移性肿瘤呈浸润性增长。侵犯眼外肌及其供血血管会出现复视和眼球运动障碍。侵犯视神经或其供血血管，可发生视力减退、视乳头水肿和萎缩。眶脂肪浸润引起眼球突出。

3. 炎性体征

炎症反应可引起自发疼痛和肿物触痛，局部皮肤可引起眼睑、结膜充血和水肿。

4. 眼周结构转移癌导致的眼眶体征

颅内转移癌可引起颅内压增高征和双侧视乳头水肿；副鼻窦转移癌蔓延至眶内，引起鼻塞、鼻衄、颊部疼痛和眼球向前上方或前外侧突出。脉络膜转移癌致使视力减退、眼球向前方突出、眼内肿物。

5. 影像学检查

（1）X线检查　可见眼眶壁骨破坏。

（2）超声扫描　可探测到不规则、内反射弱的占位病变。可显示瘤内的坏死和出血改变。

（3）CT扫描和MRI　显示不规则外形的肿瘤和继发的眼肌肥大和眶环增厚，还可显示肿瘤蔓延方式以及颅内和眶周结构的情况。

6. 穿刺活检

病理组织学检查对诊断非常重要。

【诊断】

既往癌瘤史及原发部位的症状和体征对眼眶转移癌的诊断有较大帮助。影像学检查有助于诊断。当临床和影像学检查不能肯定诊断时，病理检查是必要的。

【治疗原则】

（1）原则上采用化学治疗延长患者生命，放射治疗眼部病灶，减少痛苦。

（2）根据情况可考虑手术切除眶部肿瘤。

【治疗目标】

采取综合治疗，控制瘤体，防止扩散，延长生命。

六、先天性眼眶异常

眼眶骨壁由环绕在发育的眼球周围的中胚叶组织所构成。眶骨的发育须依赖于大脑、眶内容物，特别是眼球的发育。一些颜面骨畸形也会影响眶骨的形态。

【临床表现】

1. 颅面畸形

（1）颅面骨发育不全　为胚胎发育过程中颅面骨缝愈合过早所致。临床可见颅骨畸形，脑积水；额前突，上颌骨发育不良，下颌骨前突，牙畸形，反𬌗位，硬腭高位，腭裂；鼻短；双眼突出和过宽，眶距增宽；可有视神经萎缩和弱视、眼裂歪斜、眼球震颤、先天性白内障、虹膜缺损或青光眼；智力低下。X 线检查显示冠状缝、矢状缝骨融合明显，上颌发育不全。CT 扫描显示两侧突眼，眼眶浅，上颌发育不全。

（2）尖头畸形 头颅横径、前后径短，垂直径明显大。4 岁以内发展较快，7～8 岁后脑增长缓慢，畸形停止发展。颅顶突出似圆顶，上颌小，前颌平，眉弓和鼻前隆，眼眶变浅。长期高颅压使颅骨变薄、垂体窝变窄。因颅脑发育不全而智力不全，因颅压高而有明显头痛。眼球突出，严重者眼睑闭合不全，可引起暴露性角膜炎。视力严重减退，常有外斜视、眼球震颤和运动障碍。因视乳头缺血或静脉回流受阻引起视乳头水肿、静脉扩张和继发性视神经萎缩。X 线检查显示除矢状缝以外骨裂融合，颅顶上升，颅底下降，颅骨变薄，蝶鞍小和骨疏松。

（3）眶距过宽 为胚胎颅面发育不良，眶距异常增宽。两眼过度分开，向外移位。可有眼球运动受限，视力下降，视神经萎缩。前颌突出，鼻梁宽平。智力多无影响。

2. 先天性小眼球合并眼眶囊肿

为胚胎发育过程中神经上皮增殖，穿过不能闭合的胚裂而形成眼眶囊肿。出生后即发现小眼球，多为一侧，亦可双侧。早期眼窝塌陷，睑裂变小。眼球过小可被结膜遮盖而不能见。囊肿多发生于眶内下角，使下睑隆起，可随眼球活动。囊肿为灰黄色，可透照。超声检查可见小眼球和囊肿；CT 扫描见眶腔增大，钙化的小眼球及囊肿。

3. 脑膜－脑膨出

为先天性异常，由于颅内结构通过骨缺损处疝入眶内所致。单纯脑膜疝出，其中含有脑脊液，在眶内形成囊性肿物，名脑膜膨出。如脑膜与脑组织一并疝出者名脑膜－脑膨出。分为以下两种类型。

（1）眶前型 膨出物通过额骨与泪骨之间疝入眼眶前部。病变可一侧或两侧。出生后即可发现内眦侧肿物膨出，肤色正常或充血，表面光滑，有波动感。肿物增大使眼球向外侧移位，咳嗽或低头时肿物可增大。用力压迫可使其变小。压迫时使较多脑脊液突然进入颅内，颅内压突然升高，可引起恶心、呕吐、头晕甚至昏迷。骨孔较大时，脑组织搏动可传至肿物出现搏动。

（2）眶后型 膨出物通过视神经孔或眶上裂疝入眶后部。多见于视神经纤维瘤病。膨出物因受眼球限制，一般较小，眼球逐渐向前突出，并向下移位。可产生搏动性眼球突出，无血管杂音，压迫患侧颈动脉，搏动不消失。低头时眼突加重，加压可使眼球还纳入眼眶，但不出现脑症状，重症可有眼球脱出或眼睑水肿或眼睑下垂。脑膜－脑膨出常合并其他眼先天畸形，如小眼球、牛眼、无眼球及其他畸形。X 线检查可见眶骨质缺损。超声扫描可见搏动性囊性肿物，可压缩。CT 扫描和 MRI 显示骨缺失和低密度块影。穿吸检查的吸出液证实为脑脊液。腰穿注入色素，肿物内液体染色，证明眶内肿瘤与颅内相通。

4. 神经纤维瘤

为发生于多系统的先天性显性遗传性疾病，表现为多发性肿瘤样增生。部分患者合并有视神经胶质瘤。上睑外侧丛状神经瘤好发于上睑及邻近颞部，睑皮弥漫性增厚、下垂，常有色素沉着及毛发、皮下肿物和硬性条索。眶内肿瘤可见眶下部扪及边缘不清的软性肿物。结膜软性增生，突出于睑裂。角膜混浊，虹膜有棕色隆起的结节，视网膜和脉络膜亦可见大小不等的瘤结节。房角发育不全或瘤体异常阻塞可引起先天性青光眼。颅神经纤维瘤可出现麻痹性斜视、眼球运动障碍。眶壁蝶骨缺损可导致脑膜–脑膨出，在眶上缘可扪及中等硬度搏动性肿物，眼球搏动性前突、移位。肿瘤侵犯视神经引起原发性视神经萎缩，视力减退。躯干部棕色素斑，逐渐增大，边缘清楚，大小不等，形状多异。可有皮肤及皮下神经纤维瘤。中枢神经系统可有神经纤维瘤。骨骼神经瘤引起脊柱侧弯、长骨弯曲等。X线检查可见颅骨缺失，蝶鞍扩大，脊柱侧弯，长骨囊样变或骨质增厚。超声检查可见眶内占位病变，有搏动，可压缩。CT扫描及MRI显示眶容积增大和眶上、下裂扩大，能发现占位病变和骨质缺损。

【诊断】

根据病史和临床表现可以诊断。影像学检查结果有助于诊断。

【治疗原则】

1. 颅面骨发育不全

早期行颅减压术，以便保存视力。广泛颌面骨切除及牵引可改进面部畸形。

2. 尖头畸形

早期手术减轻颅压，保存视力。

3. 眶距过宽症

手术矫正。

4. 先天性小眼球合并眼眶囊肿

眼球大小接近正常、结构完整时，可保留眼球仅摘除囊肿。如眼球过小、无视力者，将眼球与囊肿一并摘除。

5. 脑膜–脑膜膨出

手术治疗。

6. 神经纤维瘤

手术治疗。

【治疗目标】

根据不同情况采取手术治疗，保存视力，改善外观。颅内压升高时应降低颅内压。

第十三章　屈 光 不 正

第一节　近 视 眼

近视眼是眼在调节松弛状态下，平行光线经眼的屈光系统屈折后聚焦在视网膜前方，视网膜上只能形成弥散光圈，因此看不清远处目标。发生近视眼的确切原因尚不清楚，主要与遗传和环境两大因素有关。近视眼按其性质可分为轴性近视、曲率性近视和屈光指数性近视；按其程度可分为轻度近视（屈光度 -3.00D 以下）、中度近视［屈光度（-3.00）~（-6.00)D］和高度近视（屈光度 -6.00D 以上）。

【临床表现】

（1）视觉障碍　远视力减退，但近视力正常。看远处目标时常眯眼。

（2）出现视疲劳。

（3）眼位偏斜　可引起外隐斜或外斜视。

（4）引起弱视　为儿童期近视眼影响视觉发育所致。

（5）眼球改变　眼球前后径增加，眼球较突出，高度近视者明显。眼轴的变化一般限于赤道部以后。

（6）眼底改变　低、中度近视一般无变化，高度近视可发生程度不等的眼底退行性改变，如近视弧形斑，豹纹状眼底，黄斑部出血或有脉络膜新生血管膜、形状不规则的白色萎缩斑及色素沉着呈圆形的 Fuchs 斑，巩膜后葡萄肿，周边部视网膜格子样变性、囊样变性、视网膜裂孔、继发视网膜脱离，玻璃体液化、混浊和后脱离。这类近视眼又称为病理性近视眼。

（7）屈光检查呈近视屈光状态。

【诊断】

根据临床表现和屈光检查结果可以确诊。

【治疗原则】

1. 光学矫正

（1）配戴框架眼镜　是目前最安全的矫正近视眼的方法，原则是选用使患者获得正常视力的最低度数凹镜片。合并外斜视者应全部矫正。

（2）配戴角膜接触镜　角膜接触镜的优点是对成像放大率影响较小，视野较大，不影响外观。透气性好的硬性角膜接触镜对青少年近视的发展有一定的阻止作用。

（3）角膜塑型术（OK）治疗镜　应用非球面逆转技术而特殊设计的透氧硬性角膜接触镜，通过压迫角膜中央视区，使角膜中央曲率变小，从而使角膜屈光力降低，起到矫正近视的作用，并可在摘镜后的一段时间内保持这一作用，但无防止近视发展的作用。一旦停戴，迅即回退。如使用不当，可发生严重并发症，因此使用时应严格掌握适应证和使用规则。

2. 手术矫正

（1）角膜屈光手术　如准分子激光角膜切削术、准分子激光原位角膜磨镶术、角膜基质环植入术等。

（2）眼内屈光手术　如晶状体摘除及人工晶状体植入术、有晶状体眼人工晶状体植入术等。

（3）巩膜屈光手术　后巩膜加固术适应于高度近视的发病初期，期望巩膜加固阻止近视眼的发展。

【治疗目标】

目的是矫正远视力。

第二节　远 视 眼

远视眼是眼在调节松弛状态下，平行光线经眼的屈光系统屈折后聚焦在视网膜后，在视网膜上形成一弥散光圈，不能形成清晰的物像。远视眼按其性质可分为轴性远视、曲率性远视和屈光指数性远视；按其程度可分为轻度远视（屈光度 +3.00D 以下）、中度远视［屈光度（+3.00）~（+5.00)D］和高度远视（+5.00D 以上）。

【临床表现】

（1）视觉障碍　与远视程度有关。轻度远视可表现为隐性远视，无视力障碍。随着远视度数增加，先表现为近视力下降，远视力可正常。高度远视时远、近视力均下降。视力的下降程度也与患者年龄有关。

（2）出现视疲劳症状，如眼球和眼眶胀痛、头痛，甚至恶心、呕吐等，尤其在近距离工作时明显，休息后减轻或消失。

（3）眼位偏斜　由于过度调节所伴随的过度集合导致内斜视。

（4）引起弱视　高度远视且未在 6 岁前适当矫正的儿童易发生。

（5）远视眼患者常伴有慢性结膜炎、睑缘炎或睑腺炎。

（6）眼球改变　角膜扁平，弯曲度小。眼球各部分均较小，晶状体大小基本正常，前房浅。视乳头较小、色红、有时边缘不清、稍隆起。

（7）眼超声检查显示眼轴短。

（8）屈光检查呈远视屈光状态。

【诊断】

根据屈光检查结果可以确诊。

【治疗原则】

1. 戴镜治疗

需用凸透镜片矫正。轻度远视者，视力正常，且无症状者，不需配镜。轻度远视者，如有视疲劳和内斜视者，应配镜矫正。中度以上远视应配镜矫正，以便增进视力，解除视疲劳和防止内斜视发生。

2. 手术治疗

准分子激光屈光性角膜手术：应用准分子激光切削周边部角膜组织，以使角膜前表面变陡屈折力增加。此手术对 +6.00D 以下的远视矫治效果良好。

【治疗目标】

矫正视力。

第三节　散光眼

散光眼是指眼球各条经线的屈光力不等，平行光线进入眼内后不能形成焦点而形成焦线的一种屈光状态。角膜各经线的曲率半径不一致是散光的最常见原因。这一类散光称做曲率性散光，又分为规则散光和不规则散光。

（1）规则散光　有相互垂直的两条主径线，根据相应两条焦线的位置又将规则散光分为：①单纯近视散光，一个焦线在视网膜上，另一焦线在视网膜前。②单纯远视散光，一个焦线在视网膜上，另一焦线在视网膜后。③复性近视散光；两个焦线均在视网膜前，但屈光力不同。④复性远视散光：两个焦线均在视网膜后，但屈光力不同。⑤混合散光：一条焦线在视网膜前，另一焦线在视网膜后。

生理上垂直径线屈光力大于水平径线的屈光力，如果散光符合这种规律称为循规性散光，反之称为逆规性散光。

（2）不规则散光　眼球的屈光状态不但各径线的屈光力不相同，在同一径线上各部分的屈光力也不同，没有规律可循。

【临床表现】

1. 视力障碍

除轻微散光外，均有远、近视力障碍。单纯散光视力轻度减退，复性及混合散光视力下降明显。

2. 视力疲劳

是散光眼常见的症状，表现为眼痛，眶痛，流泪，看近物不能持久，单眼复视，视力不稳定，看书错行等。

3. 代偿头位

为消除散光的模糊感觉，求得较清晰视力，出现头位倾斜和斜颈等。

4. 散光性儿童弱视

多见复性远视散光及混合性散光。

5. 眯眼视物

看远近均眯眼，以起到针孔和裂隙作用，减少散光。

6. 屈光状态

屈光检查呈散光屈光状态。

【诊断】

根据屈光检查结果可以确诊。

【治疗原则】

（1）规则散光　配戴圆柱透镜进行光学矫正，远视散光用凸柱镜，近视散光用凹柱镜。

①轻度散光如没有临床症状，不必矫正。

②儿童，尤其是学龄前儿童，一定充分矫正散光，这样有助视觉发育，是防治弱

视的必要手段。

（2）不规则散光　可配戴角膜接触镜矫正。

（3）准分子激光屈光性角膜手术。

【治疗目标】

影响视力时应矫正视力。

第四节　屈光参差

双眼屈光状态不等，无论是屈光不正的性质的不同，还是度数的不同，均称为屈光参差。

【临床表现】

（1）双眼视力不等。

（2）轻度屈光参差可无症状。屈光参差如超过 2.50D，因双眼物像大小不等产生融合困难而破坏双眼单视。为使物像清晰将引起双眼调节之间的矛盾，故有视力疲劳和双眼视力降低。

（3）可产生交替视力，即两眼看物时，交替地只使用一只眼，易发生于双眼视力均好的病例。如一眼为近视，另一眼为轻度远视时，看近用近视眼，看远用远视眼，因为不需用调节也不用集合，故无症状。

（4）屈光参差大者，屈光度高的眼睛常发展为弱视或斜视，此类弱视称为屈光参差性弱视。

【诊断】

根据屈光检查结果可以确诊。

【治疗】

（1）如能适应戴镜，应予以充分矫正，并经常戴镜，以保持双眼单视功能且消除症状。

（2）对不能适应戴镜，对低度数眼应充分矫正使达到最好视力，对另眼适当降低度数。

（3）屈光参差太大，无法用镜片进行矫正时，可试戴角膜接触镜。

（4）可行屈光性角膜手术。

（5）无晶状体眼性屈光参差，应行人工晶状体植入术。

（6）如有弱视，应行弱视训练和治疗。

【治疗目标】

根据屈光检查结果矫正视力。

第五节　老视眼

老视眼是一种生理现象，指由于年龄增长所致的生理性调节减弱。一般开始发生在 40～45 岁。晶状体逐渐硬化，弹性减弱，睫状肌功能逐渐减低，是导致眼调节功能下降的原因。

【临床表现】

（1）出现阅读等近距离工作困难。

（2）初期常将阅读目标放得远些才能看清，光线不足时尤为明显。

（3）常产生因睫状肌过度收缩和相应的过度集合所致的眼疲劳症状。

【诊断】

根据年龄及所出现的视觉症状，可以诊断。

【治疗原则】

（1）进行远近视力检查和验光。

（2）根据被检者工作性质和阅读习惯，选择合适的阅读距离进行老视验配。

（3）可选用单光眼镜、双光眼镜和渐变多焦点眼镜矫正。

【治疗目标】

配戴老视镜，可以近距离工作和阅读。

第十四章 眼外肌病

第一节 隐 斜 视

隐斜是一种潜在的眼位倾斜，能在融合反射控制下保持双眼单视，不显露出眼位偏斜。任何去融合的方法均可暴露潜在的眼位偏斜，如遮盖单眼时被遮盖眼出现眼位偏斜，去遮盖后偏斜眼立即恢复正位。解剖、调节和神经支配等因素是导致隐斜的主要原因。根据偏斜眼偏斜的方向可分为：有向鼻侧偏斜趋势者为内隐斜；有向颞侧偏斜趋势者为外隐斜；有向上方偏斜趋势者为上隐斜；有向下方偏斜趋势者为下隐斜；角膜垂直轴上端有向鼻侧偏斜趋势者为内旋转隐斜，反之有向颞侧偏斜趋势者为外旋转隐斜。

【临床表现】

（1）如果患者隐斜度小，融合储备力大时，则可无任何症状。

（2）如果患者隐斜度大，融合储备力小，当视物久时常出现肌性视疲劳的症状。当遮盖一眼或仅用一眼阅读时，症状可完全消失。这些症状有：

①阅读稍久后即有头痛、眶周酸痛或球后疼痛感。有时有上睑沉重或强直感。

②患者改变注视点困难，当其看近后再看远距离目标时视物模糊，反之亦然。

③出现神经反射症状，如恶心、呕吐、球结膜充血和其他神经官能症状。

④长时间用眼后可出现间歇性斜视，以致患者诉说间歇性复视。

（3）患者的空间定位及深径觉较差，如驾车、打网球的准确性差等。

（4）内隐斜患者的视疲劳与外隐斜不同。内隐斜是在双眼视线平行看远的视标，如看电影、球赛时出现，与近距离工作无关，常有整个头痛，尤其在看快速移动的景物时出现。外隐斜患者是在近距离工作后出现，严重者完全不能进行近距离工作。

（5）严重隐斜患者可产生睑缘炎。

【诊断】

（1）根据视物后眼部及全身不适的症状。

（2）交替遮盖法检查 嘱患者注视前方视标，用挡眼板交替遮盖双眼，当去遮盖时被遮眼移动，则有隐斜。

（3）马氏杆检查 马氏杆竖着或横放在非注视眼前，双眼注视前方光点，光点和光柱呈交叉分离时则有隐斜。

（4）三棱镜法检查 在前两种方法基础上加用三棱镜可准确测定隐斜度数，一只眼前放置三棱镜，交替遮盖检查，直至去遮盖后眼球不再移动。此时的三棱镜度数即为隐斜度数。

【治疗原则】

（1）当患者双眼单视功能正常，无视疲劳症状，则无需治疗。但对有症状的患者应给予治疗。

（2）矫正屈光不正，消除精神紧张和过度疲劳。

（3）因 AC/A 比值过高引起的内隐斜可配双焦点镜矫正，或试用缩瞳剂使睫状肌痉挛，以便加强调节作用，从而减少调节时所伴有的集合力，减轻或消除视疲劳症状。

（4）应用同视机训练融合功能，以便扩大融合范围。集合训练适合于中青年集合不足导致的外隐斜。分开训练对小于 $15^\triangle$ 的非调节性内隐斜患者也适用。

（5）配戴三棱镜，多用于矫正上隐斜及老年人的内、外隐斜，但不适用于中青年的外隐斜。

（6）手术治疗　隐斜度数大或经上述治疗不能改善的患者可行手术治疗。手术原则同麻痹性斜视手术原则。

【治疗目标】

矫正眼位，消除症状。

第二节　共同性内斜视

一、调节性内斜视

（一）屈光调节性内斜视

屈光调节性内斜视是调节性内斜视中的一种，是由于远视未经矫正，过度使用调节引起集合过强，加上融合性分开功能不足，而引起内斜视。

【临床表现】

（1）多为中高度远视（+3.00）~（+10.00）D，平均 +4.00D。

（2）好发年龄为 2~3 岁，斜视角常在 $20^\triangle$ ~ $30^\triangle$。

（3）发病初期，内斜呈间歇性，与情绪有关系，多在视近物或哭闹、注意力不集中时出现。

（4）戴眼镜矫正屈光不正后，内斜视可消失而呈正位。

（5）AC/A 比值正常。

（6）部分患者伴有单眼或双眼弱视。

（7）延误治疗，可转为部分调节性内斜视。

（8）不尽早治疗，双眼视破坏或不健全。

【诊断】

充分睫状肌麻痹下验光，如发现有中度远视且有内斜视，应观察散瞳后及散瞳戴镜下的眼位，如果正位或者明显好转，基本可确诊为调节性内斜视。

【治疗原则】

（1）在睫状肌充分麻痹下检影验光。按检影的屈光度给予眼镜处方，必要时继续麻痹睫状肌下戴用眼镜。

（2）治疗弱视。

（3）双眼视功能训练。

【治疗目标】

戴用矫正眼镜，矫治眼位。

（二）非屈光性调节性内斜视（集合过强性调节性内斜视）

非屈光性调节性内斜视又称集合过强性调节性内斜视，是调节性内斜视中的一种。它的发生与屈光因素无关，是调节与调节性集合间的一种异常联合运动，表现为调节力引起的一种异常高调节性集合反应。

【临床表现】

（1）验光戴镜矫正远视后，视远时双眼可以正位，视近仍内斜大于 $10^\triangle$ 以上。

（2）屈光状态可以是近视、正视、远视，以中度的远视多见。

（3）看近时内斜度大于看远时内斜度，一般大于 $10^\triangle$ 以上。

（4）AC/A 比值高。

（5）可伴有弱视。

【诊断】

主要通过屈光矫正、全矫戴镜后，视远物可能正位，视近目标仍内斜，以及 AC/A 比值一般大于 7，进行诊断。

【治疗原则】

（1）戴双焦点眼镜　上镜为检影的屈光度，看远目标用；下镜是在上镜度数基础上增加（+2.50）~（+3.00）D 的屈光度，看近目标用，以达到控制眼位的目的。

（2）滴用强缩瞳剂　用于不宜配戴双光镜者。开始以高浓度药液滴眼，每日双眼 1 次，观察眼位。如有效，6 周后降低药液浓度及用药次数，以维持双眼单视的强缩瞳剂的浓度和次数为宜。

（3）同时治疗弱视，并行双眼视训练，增加分开性融合的范围以抵消内斜视。

（4）当上述方法效果不好或者出现眼位回退时，可行手术治疗。

【治疗目标】

首选戴双焦点眼镜或者强缩瞳剂使眼位正位。配合同视机双眼视外融合训练，增强融合性分开的范围，消除内斜。如治疗后效果不好可行手术矫正。

（三）部分调节性内斜视（失代偿性调节性内斜）

本病是共同性内斜视的一种，是由于眼外肌和不平衡，以及由于调节/集合的不平衡所引起。因此屈光矫正后内斜视度数减小，但不能完全正位。它可能是由先天性内斜视随年龄增长而使调节因素增加转化而来，也可能是完全调节性内斜视治疗不及时，失代偿所致。

【临床表现】

（1）矫正屈光不正戴镜后仍残留内斜视，一般大于 $10^\triangle$。

（2）AC/A 比值正常。

（3）常伴有弱视。

（4）异常视网膜对应，双眼视功能不健全。

（5）常合并垂直斜视　原发下斜肌亢进或 A－V 综合征。

【诊断】

根据发病于大龄儿童的内斜视，通过麻痹睫状肌下检影，矫正屈光不正后斜视角变小，但不能正位，AC/A 比值正常，可以诊断。

【治疗原则】

（1）戴矫正眼镜以获得最佳视力，矫正部分内斜。

（2）治疗弱视，进行双眼视训练。

（3）待双眼视力相对平衡后，剩余的内斜行手术矫正。

【治疗目标】

矫正眼位。

二、非调节性内斜视

（一）先天性内斜视

出生后 6 个月内发生的恒定性内斜视称为先天性内斜视。其发生可能是由于支配集合和发散活动的上核神经控制系统的问题，部分病例是由于主持水平活动的眼外肌的解剖微量错位而引起。

【临床表现】

（1）斜视角大，一般在 $50^{\triangle}$ 以上。斜视度稳定，远近不同距离斜视角相同。

（2）AC/A 值正常。

（3）屈光状态多呈轻度远视，其次是中度远视。

（4）眼球运动　内转呈亢进，外转不足。

（5）如果是交替注视，弱视发生机会少；若为单眼注视则非注视眼很易发生弱视。

（6）伴发病　分离性垂直性偏斜（DVD）、下斜肌功能亢进和眼球震颤。

【诊断】

根据发病年龄，具有斜视角大和稳定，AC/A 比值正常的特点，可以诊断。

【治疗原则】

（1）早期手术矫正内斜视是预防弱视的重要手段，应在生后 6 个月～2 岁前行手术，以获得功能性治愈的机会。

（2）术后处理

①过矫或欠矫　低度的过矫可用三棱镜补偿。低度的欠矫（小于 $10^{\triangle}$ 内）交替注视者不必处理，大于 $20^{\triangle}$ 的残余内斜择期再手术。

②弱视　术后残留小角度内斜或过矫呈外斜会导致弱视，因此术后要定期复查，用选择观看等婴幼儿检查视力的方法早期发现，尽早治疗弱视。

③术后发生的调节性内斜视　需戴眼镜矫正远视以控制内斜再发生，因此术后的屈光检查非常必要。

④DVD 的处理　若为隐性 DVD 无需手术，若为间歇性 DVD 要根据出现的频率和斜视度大小决定是否手术。

【治疗目标】

早期手术治疗矫正眼位。

（二）后天获得性内斜视

1. 基本型内斜视

出生 6 个月后直至儿童期结束前所发生的内斜视称为基本型内斜视，或获得性内斜视。与先天性内斜视相似，在基本型内斜视发生中调节因素不起作用。虽然大多数患儿的其他系统是健康的，但可能有中枢神经系统的异常。

【临床表现】

（1）无明显屈光不正。

（2）看远看近斜视角相等，斜视角比先天性内斜视小。

（3）发病早期呈间歇性，时有复视。

（4）斜视度逐渐增加。

（5）在全身麻醉下内斜视消失或呈外斜位，牵拉试验阴性。

（6）外伤、疾病、情绪波动等诱因导致内斜视的发生。

（7）部分患儿有中枢神经系统的异常，如损伤、畸形、肿瘤等，头颅 CT 或 MRI 检查可发现相应的病变。眼底可能会有视乳头水肿、视神经萎缩。

【诊断】

根据发病时间、屈光状态和眼位，及可能伴有的中枢神经系统病变，可以诊断。

【治疗原则】

（1）针对可能的病因进行治疗。

（2）针对弱视进行治疗。

（3）对偏斜的眼位尽早施行手术矫正。

【治疗目标】

尽早手术矫正眼位。针对可能的病因和弱视进行治疗。

2. 非调节性集合过强型内斜视

本病又称近距离内斜视。引起本病的集合过强不是由调节因素引起的，而是由于神经紧张所致。

【临床表现】

（1）发病年龄在 2～3 岁。

（2）屈光度为正视或远视。

（3）远距离为正位或小度数内斜，看近时内斜加大一般 $20^\triangle \sim 40^\triangle$。

（4）用梯度法检查 AC/A 比值正常或低于正常，调节力正常。

（5）戴双焦点眼镜或用缩瞳剂不能改变视近的斜视度。

（6）可发生弱视。

【诊断】

根据发病年龄、看远和看近时眼位、AC/A 比值，可以诊断。

【治疗原则】

（1）矫正屈光不正。

（2）弱视治疗。

（3）必须尽早、择期手术矫正内斜。

【治疗目标】

矫正屈光不正，尽早手术矫正眼位。

3. 分开不足型内斜视

又称远距离内斜视，为看远时的内斜视大于看近时的内斜视度数。

【临床表现】

（1）看远时呈内斜视，看近时正位或内斜视的度数小，相差达 10^Δ 以上。

（2）无屈光不正，双眼视力相等。

（3）AC/A 比值低。

（4）远近距离的分开性融合范围均下降。

（5）外展功能下降。

【诊断】

根据临床表现可以诊断。

【治疗原则】

（1）如看远内斜度数小于 10^Δ，可给予底向外的三棱镜治疗。

（2）如看远内斜度数大于 10^Δ 的可手术治疗。手术可行双侧外直肌少量截除。

【治疗目标】

应用三棱镜治疗或手术治疗矫正眼位。

4. 内斜视伴近视眼

在非调节性内斜视患者中约有 3%～5% 伴有近视眼。由于近视眼看不清远距离目标，只能看清近距离目标，其远点在眼前有限距离，故视近距离目标必须加强两眼集合，日久形成内斜视。

【临床表现】

（1）复视型

①近视度数一般为 ≤ -5.00D。

②开始时视远复视，后来视近也出现复视。

③多见年轻人。

④眼位可呈内隐斜或内斜视。

（2）内斜视合并高度近视的成年人

①近视度多在（-15.00）～（-20.00）D 之间。

②病程为缓慢的进行性。

③病程后期类似固定性内斜视，呈极度内斜位，外展明显受限，被动牵拉各方向运动受限。

【诊断】

可根据眼位、屈光状态而诊断。

【治疗原则】

（1）对复视型患者。如果斜视度数小，可给予三棱镜治疗。如果内斜度数大，可行手术矫正，行斜视眼内直肌后退和外直肌截除。

（2）对于内斜视合并高度近视的成年人，应做牵引缝线将眼球固定在外侧眶骨膜上。但即使这样处理，内斜视也可复发。

【治疗目标】

根据不同的类型进行不同处理来矫正眼位。

5. 急性共同性内斜视

临床上偶见年长儿童、成人甚或老年人突然出现复视，发生内斜视，但无眼外肌麻痹症状，神经科检查无器质性病变，称为急性共同性内斜视。其发病可能与融合受到人为破坏有关，或与近视有关。

【临床表现】

（1）多见于成年人。

（2）发病突然：先感觉复视，或者斜视与复视同时出现。

（3）复视为同侧水平位，各方向复视距离相等，看远距离大，看近距离小。

（4）眼球运动正常，无眼外肌麻痹征。

（5）各个诊断眼位的斜视角相等。左右眼注视斜视角相等。看远、看近的斜视角相等，在 $10^\Delta \sim 40^\Delta$ 之间。

（6）双眼视功能正常。

【诊断】

根据急性发病，有复视，无眼外肌麻痹的症状和眼位改变，可以诊断。

【治疗原则】

（1）内斜度小，复视可耐受者，可观察或配戴底向外的三棱镜。

（2）内斜度大，症状稳定时可行手术治疗。

【治疗目标】

矫正眼位。

6. 眼球震颤阻滞综合征

一些内斜视患者合并眼球震颤。当眼球内转或集合时眼震减轻或消失，呈现内斜视。当眼球外转时眼震加剧。这种病症称为眼球震颤阻滞综合征。

【临床表现】

（1）内斜视 发生于婴儿期，常为单眼，也可双侧，突然发病。内斜视度数的大小与眼震的幅度成反比。

（2）眼球震颤 一般为水平位，显性冲动型眼震，也可伴有隐性眼震，当眼球在内转位时眼震消失或不明显，随着眼球向外转动，眼震强度及幅度明显变大。

（3）代偿头位 双眼视力相差大时，患者将面部较向注视眼侧，以便为该注视眼处于内转位。当双眼视力相差不大时，则面部转动有时向右，有时向左。

（4）AC/A 比值正常。

（5）假性外展神经麻痹 当双眼视力相仿时，会出现明显假性外展神经麻痹，表现为双眼同向水平运动时，外直肌力弱，眼球外展障碍。如遮盖一眼，令另眼作单眼水平转动时，外转不受限。

（6）神经系统异常的发生率高。

【诊断】

根据内斜视和眼球震颤的临床表现，可以诊断。

【治疗原则】

采取手术治疗，可采用双眼内直肌后徙，双眼内直肌后固定缝线或双内直肌后徙加固定缝线。

【治疗目标】

矫正眼位。

（三）微型斜视

微型斜视又称单眼固视综合征，斜视度一般小于 5^Δ，映光法检查眼位无斜视，遮盖法也看不出眼球的移动，称为微型斜视。以微型内斜多见。常合并弱视。双眼注视时，弱视眼有中心抑制暗点。旁中心注视发生的原因见于大角度斜视治疗后，或继发于屈光参差，继发于单眼黄斑病变或者原发于双眼黄斑融像功能障碍。是一种不影响外观，使视功能受到损害的斜视。

【临床表现】

（1）常以轻度弱视就诊。

（2）异常视网膜对应。

（3）有黄斑抑制暗点，多为旁中心注视，也有中心注视者。

（4）正常或者接近正常的周边融合功能。

（5）伴有屈光参差，可能是微型斜视的原因，以远视性屈光参差多见。

（6）立体视功能受到损害。

【诊断】

（1）对单眼视力下降的患者，尤其是儿童，经检查没有斜视及斜视病史，没有屈光不正和屈光参差，眼部无器质性病变，应该考虑微型斜视的诊断。

（2）4^Δ 三棱镜试验是检查微型斜视简易、快速、准确的方法。先做 4^Δ 三棱镜底向外查微型内斜视，如果阴性再做底向内查微型外斜视。

（3）或者用 Bagolini 线状镜查中心暗点。

【治疗】

（1）大龄儿童及成人不需治疗。

（2）对适龄儿童的弱视应先矫正屈光不正或参差，常规弱视治疗。

【治疗目标】

矫正屈光不正和弱视。

三、继发性内斜视

（一）知觉性内斜视

婴幼儿期因一眼失明或视力低下，如角膜瘢痕、白内障、眼外伤、视神经萎缩及黄斑部病变等引起知觉性融合障碍而形成的斜视，称为知觉性斜视。知觉性斜视可为内斜视或外斜视。外斜视主要发生在年龄较大的儿童或成年人中。知觉性内斜视常伴发下斜肌或上斜肌过强，以下斜肌过强为多见。

【临床表现】

（1）一般呈共同性，眼球运动各方向不受限制。

（2）长时间的内斜视可出现外转障碍，内转过强，牵拉试验阳性，外转有阻力，这与内直肌、球结膜及眼球筋膜的挛缩有关。

【诊断】

根据眼部有引起视力低下的病变及眼位状况，可以诊断。

【治疗原则】

（1）对于单眼先天性白内障的患儿应早期做白内障手术，戴角膜接触镜，并矫正斜视。对有外伤性白内障的成人，应做白内障手术，术后早期矫正斜视。

（2）对于角膜云翳、视神经萎缩或黄斑部病变等所致的斜视，手术矫正眼位只能取得美容的效果。

（3）一眼已失明的内斜视施行手术时，应欠矫 10^{Δ} ~ 15^{Δ}。

（4）手术方法可选择斜视眼的内直肌后退和外直肌截除。如有下斜肌过强，则行下斜肌减弱术。

【治疗目标】

手术治疗，矫正眼位，增加视力。

（二）连续性内斜视

一般指因外斜视手术过矫引起的内斜视，或在无外因及外直肌麻痹史等情况下自然转变成的内斜视，均称为连续性内斜视。

【临床表现】

外斜视矫正术后发现大角度过矫，复视难忍。

【诊断】

根据外斜视手术矫正史和眼位，可以诊断。

【治疗原则】

（1）术后第一天发现外斜视明显过矫，且有运动障碍，应立即手术探查。

（2）当内斜角度小于 10^{Δ} ~ 15^{Δ} 时，常会逐渐缓解，因此 2 周内不宜任何处理。

（3）以后若持续复视，可用缩瞳剂或戴远视矫正眼镜，使内斜视角减少到患者的融合范围内。

（4）上述处理无效时可以遮盖单眼消除复视和内斜视。

（5）为避免复视，可戴用基底向外的三棱镜。

（6）观察 3 ~ 6 个月后，内斜视仍在 10^{Δ} 以上且有复视者，可再次手术。

【治疗目标】

矫正眼位和复视。

第三节　共同性外斜视

一、先天性共同性外斜视

本病少见，一般发生于 1 岁以内，不伴有眼部或全身异常。

【临床表现】

（1）斜视度大，在 30^{Δ} ~ 50^{Δ} 之间。

（2）多为交替性恒定性外斜，因此双眼视力较好。

（3）眼球运动正常。

（4）可合并分离性垂直偏斜（DVD）或上斜肌功能亢进所致的 A 型外斜视。

（5）部分患者看近时外斜度变化。

【诊断】

根据发病时的年龄和临床表现，可以诊断。

【治疗原则】

尽早手术矫正斜视，恢复或建立双眼视功能。

【治疗目标】

尽早手术治疗，矫正眼位。

二、后天性共同性外斜视

（一）间歇性外斜视

此型外斜视是介于外隐斜和共同型外斜视之间的一种过度性斜视。可随年龄增长，失代偿发展成为恒定性外斜视。可分为：①分开过强型：远距离斜视度大于近距离斜视度，AC/A 比值高。②集合不足型：近距离斜视度大于远距离的斜视度。AC/A 比值低。③基本型：远、近距离斜视度相同，AC/A 比值正常。④类似外展过强型：远距离外斜度大于近距离外斜度，遮盖一只眼一段时间后双眼相似。

【临床表现】

（1）斜视角变化大　外斜视可受内融合控制为正位或减轻。斜视度因注视距离不同而不同，视远时内融合困难易出现外斜视。斜视是否出现与患者的健康状况及注意力有关系。

（2）双眼控制正位时，为正常视网膜对应，出现外斜位时为异常视网膜对应，因此，多数患者远距离立体视不好，而近距离容易控制正位，立体视较好或正常。

（3）因为有单眼抑制，一般没有复视、视物模糊及视力疲劳的主诉。

（4）有些患者可以感知眼位是处于外斜还是正位，外斜位时只用单眼注视物体清晰。

（5）在户外强光下畏光，喜闭一只眼。

（6）可伴有 A－V 综合征或垂直斜视。

【诊断】

（1）外斜位的间歇出现及斜视度的变化为本病突出的特征。就诊时或者手术前因为紧张始终控制正位。可通过反复交替遮盖法，注视 5m 以外的目标，破坏内融合，引出确切的外斜程度。

（2）短期遮盖法遮盖 30 分钟~1 小时后查斜视度，结合远和近不同距离的斜视度检查，可鉴别真正的分开过强型外斜还是类似分开过强型外斜，前者遮盖后视近外斜增加接近视远斜视度。

（3）查 AC/A 比值作为间歇性外斜的分型依据，为手术设计提供依据。

【治疗原则】

（1）一般需择期手术治疗。在等待手术期间，可做增强融合功能的训练，部分小度数的患者可能通过非手术治疗达到正位而避免手术。

（2）非手术治疗

①矫正屈光不正　明显的屈光不正，如散光或屈光参差必须矫正。近视者应完全矫正。远视者根据年龄、屈光度大小及 AC/A 比值酌情处理。通常小于 +2.00D 的儿童远视不予矫正，如有屈光性视力疲劳的成人应予矫正。

②负透镜治疗　AC/A 比值高的外斜视患者戴负透镜增加调节性集合减少外斜程

度。集合不足型外斜视儿童将负透镜放在双光镜的下镜。外展过强型外斜的负透镜放在双光镜的上镜，这样可增强正常双眼刺激。

③三棱镜治疗　外展过强型外斜使用底向内的三棱镜，增加内融合功能，可使部分小度数间歇性恢复正位。

④正位视训练　可增强融合范围，作为手术的辅助疗法。

⑤暂时观察　对尚不能接受手术和双眼视功能好的、小角度外斜儿童应定期检查，如果外斜出现的频率增加，持续的时间长，集合近点变远，双眼视功能减退应及时手术。

（3）手术治疗

①外展过强型外斜　首选外直肌后退。

②类似外展过强型和基本外斜型　可行一只眼的外直肌后退，内直肌截除，也可双外直肌后退。

③集合不足型　首选内直肌截除，但不能过量，预防术后运动不足。

【治疗目标】

矫正眼位。

（二）恒定性外斜视

本病有二种情况。一种为发生于幼年，预后差的外斜视。另一种发生于成年人，开始为间歇性外斜视，以后因调节力减退，失去代偿，成为恒定性外斜视，预后好，术后可获得双眼视功能。

【临床表现】

（1）常无症状，在强光下要闭合一眼。

（2）外斜度恒定。

（2）集合不足。

（3）屈光不正。

（4）单眼注视可引起弱视。

（5）向右或左侧注视时斜视减轻，称为侧向非共同性。

（6）可伴 A－V 综合征或垂直斜视或斜肌功能异常，或有垂直位斜视。

【诊断】

根据发病年龄，及临床表现，可以诊断。

【治疗】

（1）发生在幼年者应尽早手术。

（2）成人一旦确诊为本病也应手术。

【治疗目标】

手术治疗，矫正眼位。

第四节　眼外肌麻痹引起的斜视

一、麻痹性斜视

本病是支配眼外肌的神经核、神经干或者肌肉本身病变所致的斜视。根据肌肉瘫痪的程度可分为完全性或部分性肌肉麻痹。其病因复杂，与全身性疾病关系密切，可能是全身性疾病的一部分或者是全身性疾病的最早表现。先天性麻痹性斜视是先天肌肉发育异常或产伤及生后早期的疾病所致。后天性麻痹性斜视多由炎症、血管性疾病、内分泌性疾病、肿瘤、外伤等引起。

【临床表现】

（1）复视与视混淆　患者自觉视物呈双，双眼同时视物时感觉模糊。

（2）眼性眩晕与步态不稳　遮盖一只眼后眩晕减轻或消失，为眼性眩晕的特征。眼位的突然偏斜，视觉定位被破坏，故患者走路向某方向偏斜。

（3）异常投射　发病初期患者用麻痹眼注视物体并触摸该物体时，总是摸不准。

（4）眼位偏斜　患眼向麻痹肌作用相反方向偏斜。麻痹很轻时，没有偏斜或表现为隐斜。

（5）第二斜视角大于第一斜视角。

（6）斜视角因注视方向而异。眼球向麻痹肌作用方向转动时斜视角明显增大。

（7）运动受限　麻痹眼向麻痹肌作用方向运动受限，受限的程度反映麻痹程度。

（8）代偿头位　患者通过头位的变化使其注视野内的复视消失，保持双眼单视的异常姿势，又称眼性斜颈。先天性麻痹性斜视多有代偿头位。由三部分组成：①面向左/右转。②下颌上举或内收。③头向左/右肩倾斜。

（9）续发共同化　某一条肌肉麻痹后，会引起同侧眼和对侧眼其他肌肉的功能失调和继发改变。常见的改变是麻痹肌的对抗肌作用亢进，配偶肌也亢进，而配偶肌的对抗肌（称间接拮抗肌）因发生抑制性麻痹而表现不足。经过一段时间后麻痹肌的功能有所恢复，双眼其他肌肉相互间也重新调整协调，表现出共同性斜视的特点，叫做麻痹性斜视共同化。

【诊断】

（1）根据自觉症状，如发病突然、复视、眩晕、双眼同时视物模糊及异常投射，眼球运动及眼位的检查，可以诊断。

（2）应用复视像和 Hess 屏检查，可确定麻痹肌。代偿头位的分析帮助确定麻痹肌。

（3）Parks 三步法对先天性陈旧性垂直肌麻痹的诊断有帮助。

【治疗原则】

1. 先天性麻痹性斜视

（1）如有弱视，应及早积极地治疗弱视。

（2）如双眼视力正常，以不明显的代偿头位能保持双眼外观正位和双眼视觉者，可不予处理。

（3）有代偿头位或斜视度大者应予手术治疗。

2. 后天性麻痹性斜视

（1）主要是针对病因进行治疗。

（2）对症治疗　遮盖一眼，可解除复视症状。

（3）可用针灸、理疗和药物作为辅助治疗。常用的药物有维生素 B_1、维生素 B_6 和维生素 B_{12}，肌苷、三磷酸腺苷、辅酶等神经能药物。

（4）保守治疗 6 个月，待病情稳定后，可考虑手术治疗。

【治疗目标】

消除复视，矫正眼位。

二、滑车神经麻痹

滑车神经麻痹又称上斜肌麻痹，是垂直斜视中发病率最高的一种。它可分为先天性或后天性、单侧性或双侧性，以单侧性不完全麻痹为多见。先天性滑车神经麻痹与神经肌肉的发育异常有关。头颅的闭合性外伤可引起滑车神经麻痹。中枢神经系统血管病变、糖尿病或颅内肿瘤也可引起滑车神经麻痹。额窦手术引起眶骨骨折或滑车移位，可导致上斜肌麻痹或不全麻痹。

【临床表现】

1. 单侧的上斜肌麻痹

（1）原在位健眼注视时患眼呈上斜视。

（2）代偿头位 70% 的患者出现代偿头位。头向健侧肩倾斜，下颌内收又称眼性斜颈。少部分患者头向患侧倾斜，目的是增加复像距离。

（3）双眼运动时患眼的上斜肌运动减弱，下斜肌亢进。病程发展中可发生继发改变，对侧眼（健眼）的上直肌表现出部分或完全麻痹，称抑制性麻痹。

（4）部分先天性上斜肌麻痹患者可有面部发育不对称。

（5）部分合并患侧的假性上睑下垂。用患眼注视时上睑下垂消失。

（6）后天性上斜肌麻痹患者若发病突然，则自觉症状，如头晕、恶心、呕吐等明显。

（7）患者 Bielschowsky 征阳性。

（8）马氏杆复视像或眼底检查患眼呈外旋位。

2. 双侧上斜肌麻痹

（1）侧向注视时出现交替上斜视。原在位可无垂直偏斜。

（2）Bielschowsky 征双侧阳性。

（3）常见 V 征和下颌内收，以内斜 V 征多见。

（4）双眼运动时，双侧上斜肌均弱，下斜肌均亢进。

（5）无代偿头位或头向麻痹轻的一侧倾斜。

（6）双眼呈外旋位。外旋大者可达到 20^{Δ}。

【诊断】

根据眼位，Bielschowsky 征阳性，以及代偿头位，可以诊断。

【治疗原则】

（1）先天性上斜肌麻痹 小于 10^{Δ} 的上斜视可配戴三棱镜消除斜颈。大于 10^{Δ} 的上斜视或有代偿头位，即使斜视度数并不大的患者也需手术治疗，首选下斜肌减弱术。

（2）后天性的上斜肌麻痹 应针对病因进行治疗，并给予神经能药物。小于 10^{Δ} 的可配戴三棱镜矫正原在位的复视。半年后病情稳定者可考虑手术治疗。

【治疗目标】

消除复视，矫正眼位。

三、外展神经麻痹

外展神经麻痹的发病率高，单侧比双侧多见，可能为完全麻痹或部分麻痹。先天性外展神经麻痹多为神经肌肉发育不良或肌肉缺如所致。后天性外展神经麻痹原因复杂，较常见的有颅底炎症或脑膜炎，传染性疾病如流行性感冒、白喉、外伤，各种原因引起的颅内压升高、脑肿瘤或邻近组织的肿瘤侵犯颅底如鼻咽癌、血管性疾病等。临床上常见的是外展神经的周围神经麻痹。

【临床表现】

（1）内斜视。

（2）后天性新发病例可见第二斜视角大于第一斜视角，患眼外转完全或部分受限，向麻痹侧注视时眼球震颤。

（3）后天性者水平同侧复视，向麻痹肌作用方向注视复视明显。先天性外直肌麻痹多无复视，而有弱视。

（4）代偿头位　面水平转向患侧。

【诊断】

根据眼位和复视像可以诊断。

【治疗原则】

（1）先天性外直肌麻痹以手术治疗为主，病情稳定半年后可行手术治疗。行患眼内直肌后退术或 Jensen 直肌联接术。

（2）后天性外直肌麻痹以病因和神经能治疗为主。

【治疗目标】

矫正眼位。

四、双上转肌麻痹

一只眼的上直肌、下斜肌同时麻痹称双上转肌麻痹，少见。先天性双上转肌麻痹可能是神经肌肉发育不良所致，后天性双上转肌麻痹可能因甲状腺功能不全或外伤性眶底骨折引起。

【临床表现】

（1）垂直斜视明显。健眼注视时，患眼下斜视，伴有假性上睑下垂；患眼注视时，健眼明显的上斜视。

（2）代偿头位　头向后倾、仰头。

（3）眼球运动向鼻上方（下斜肌）及颞上方（上直肌）均受限，其他方向运动正常。

【诊断】

根据眼位和代偿头位，可以诊断。

【治疗原则】

以手术治疗为主。根据注视眼不同，采用不同的手术设计。若健眼为注视眼，麻痹眼下斜视，轻者应选择做麻痹眼的下直肌后退术，重者行上斜肌减弱术加下直肌后退术，或者内外直肌联合移位术。若患眼为注视眼，健眼呈上斜视者，应选择健眼的上直肌后退加下斜肌后退或移位术。

【治疗目标】

矫正眼位。

五、动眼神经麻痹

动眼神经进入眼眶前分上下两支，上支支配上直肌与提上睑肌；下支支配下直肌、内直肌、下斜肌及瞳孔括约肌与睫状肌。无论病变发生在神经核、神经干均会引起多条眼外肌的功能障碍。神经病变部位和麻痹的程度不同，临床表现也就各不相同。

【临床表现】

1. 完全性动眼神经麻痹

（1）眼位为外斜，合并轻度下斜，内旋位，上睑下垂。

（2）只有外转运动正常，其余各方向不能，外转时伴轻度下转。

（3）眼球轻度突出。

（4）眼内肌受累：瞳孔散大，调节麻痹，对光反射和近反射消失。

2. 不完全麻痹的表现

动眼神经支配的各条肌肉尚有部分功能。

（1）急性动眼神经麻痹　应考虑炎症、血管病及肿瘤所致。

（2）部分先天性动眼神经麻痹再生后迷失方向，又称迷走再生，表现如下。

①假性 Graves 征，眼睑迟落。

②眼球内转时睑裂开大，外转时缩小。

③假性 Argyll – Robertson 瞳孔，患眼瞳孔散大，对光反应消失。眼球集合时瞳孔缩小。

④眼球上转时伴眼球内转和退缩。

3. 先天性动眼神经麻痹

可致斜视性弱视。

【诊断】

根据眼位及眼部其他改变，可以诊断。

【治疗】

（1）针对病因治疗。

（2）治疗弱视。

（3）手术治疗　完全性动眼神经麻痹的手术应分 2 次以上进行。上睑下垂矫正术要在斜视矫正术后进行。术前应检查是否有 Bell 现象，避免术后睑裂闭合不全。如果患眼下斜视矫正不好，尽量不做上睑下垂手术。

【治疗目标】

矫正眼位。

第五节　A – V 综合征

A – V 综合征是一种特殊类型的水平斜视，临床常见。由于本症水平斜视患者同时伴有垂直性麻痹，所以向上和向下注视时斜视角不同。用字母 A 和 V 的形态表示上、下斜视角的集合和分开。V 型斜视较 A 型多见，V 型外斜居首位。分为：①外斜 V 征：向上注视时斜视角比向下注视时的 $\geqslant 15^\Delta$。②内斜 V 征：向上注视时斜视角比向下注视时的 $\leqslant 15^\Delta$。③外斜 A 征：向上注视时斜视角比向下注视时的 $\leqslant 10^\Delta$。④内斜 A 征：向上注视时斜视角比向下注视时的 $\geqslant 10^\Delta$。

【临床表现】

（1）视力疲劳　患者常有间歇性、一过性复视和视力疲劳。向下注视时斜视角加大，患者（外斜 A 或内斜 V 征）的视力疲劳较外斜 V 或内斜 A 征者明显。

（2）代偿头位：患有水平斜视伴下颌上举或内收应考虑 A－V 征的存在。为获得双眼视轴平行，患外斜 V 征和内斜 A 征时下颌上举，患外斜 A 征和内斜 V 征时下颌内收。

（3）发育性弱视。

（4）异常视网膜对应。

【诊断】

（1）向上注视与向下注视的斜视度之间的差异必须 $>10^\Delta$ 才能诊断 A 现象。

（2）向上注视与向下注视的斜视度之间的差异必须 $>15^\Delta$ 才能诊断 V 现象。

【治疗原则】

（1）有以下情况时应考虑手术治疗。

①正前方与向下注视有斜视者需要手术。外斜 V 征向上 15^Δ 外斜，向下为正位，如无症状无需手术。

②有明显的代偿头位。

③明显影响美容　如下斜肌功能亢进。

（2）手术方法

①水平肌的垂直移位或垂直肌的水平移位：斜肌功能无异常者或者轻度 A－V 征可选用此法。

②水平直肌止端的倾斜移位治疗。

③斜肌手术　通过加强上、下斜肌或减弱上、下斜肌的作用而矫正 A－V 征。

【治疗目标】

使原在位和下方位获得视轴平行和双眼单视功能，改善代偿头位和美容。

第六节　眼球震颤

眼球震颤为一种有节律的不自主的眼球摆动，它是中枢神经系统、眼外肌、视觉系统和内耳迷路疾病的常见体征。按其震颤节律分为冲动性和钟摆型两类。前者有快、慢相的差别。按其震颤形式分为水平性、垂直性、旋转性和混合性四型。眼球震颤又可分为生理性和病理性两大类。后者按发病时间分为先天性眼球震颤和后天性眼球震颤两型。

【临床表现】

1. 生理性眼球震颤

发生于正常眼，例如两眼极度向侧方注视时终位性眼球震颤，采用旋转、冷热、注视黑白条纹转鼓或其他刺激所诱发的眼球震颤。

2. 先天性眼球震颤

先天性者无症状。

（1）婴儿型眼球震颤　生后即发现眼球震颤，且终生不变。双眼多见，极个别为单眼。部分患儿常以侧头视物为主诉。生后 2~3 个月发病者，有大的摇摆性眼球运动；到 4~6 个月时又有小的钟摆样眼球运动；6~12 个月时，出现冲动性眼球震颤和零点征（双眼处于眼球震颤最轻或完全消失位置，即为零点位，或称中间带）。常为水平摆动性，偶为斜向性、旋转性或混合性。震荡的频率较高。可伴有点头动作。可发生代偿性头位异常，面部总是转向快相侧，双眼转向慢相侧而形成慢相侧的侧视现象，是为了使双眼处于眼震的零位。除特发性眼球震颤外，常伴有白化病、无虹膜、Leber 先天性黑矇、双侧先天性白内障、视神经或黄斑病变。

（2）隐性眼球震颤　隐性眼球震颤为双眼睁开时无眼球震颤，遮盖一眼后可诱发双眼眼球震颤，震颤为冲动型，快相向注视眼一侧。多合并有斜视或弱视。隐性眼球震颤常发生于一眼有斜视或视力下降的儿童中，为双眼睁开时非注视眼或视力差的一眼起到遮盖眼的作用，因此仅用一眼注视，就出现眼球震颤。快相指向注视眼。

（3）眼球震颤阻滞综合征　为先天性冲动性眼球震颤合并内斜视。婴儿早期出现眼球震颤时，采取注视眼内斜视来减轻或消除眼球震颤。

3. 后天性眼球震颤

视力严重丧失，可因致密的白内障、外伤、锥体营养不良引起。表现为单眼及双眼眼球震颤。可见于中毒及代谢性疾病，如乙醇、锂、巴比妥酸盐、苯妥英钠、水杨酸盐及其他抗惊或镇静药中毒。也可见于维生素 B_1 缺乏时，及神经系统疾病，如丘脑出血、肿瘤、中风、外伤、多发性硬化等。

【诊断】

（1）病史　注意发病年龄，有无点头症状，有无眼部和全身异常，有无滥用药物及嗜酒史，有无眼球震颤、白化病家族史。

（2）全面眼部检查　观察眼球运动，检查虹膜透照除外白化病，有无视神经和黄斑部疾病。

（3）确定有无面部转动的代偿头位，及面部转动的角度，观察眼球震颤有无零点位及其方向。

（4）如果婴儿型眼球震颤的诊断难于确定时，可做眼球运动的电生理检查。

（5）做与药物、中毒、饮食因素相关的尿液或血清学检查。

（6）必要时头颅部 CT 或 MRI 影像学检查，以除外器质性病变。

【治疗原则】

1. 婴儿型眼球震颤

（1）矫正屈光不正，尽量提高视力。

（2）应用增视疗法治疗弱视者，提高视力。

（3）对于小角度的面部转动代偿头位，配戴三棱镜，其基底朝向面部转动相反。

（4）对于大角度的面部转动代偿头位，而且固定在一定的方向时，可行眼肌手术。

2. 隐性眼球震颤

（1）矫正屈光不正，尽量提高视力。

（2）应用增视疗法弱视者，提高视力。

（3）如果伴有斜视，并有症状时，可考虑眼肌手术。

3. 眼球震颤阻断综合征

对于大角度面部转动代偿头位时，一般采用手术矫正内斜视。

4. 后天性眼球震颤

（1）必须找出原发病因。

（2）定期交替性眼球震颤可考虑药物治疗。

【治疗目标】

尽量减轻眼球震颤。

第十五章 眼 外 伤

第一节 眼球前节机械性眼外伤

一、角膜外伤

多见于钝挫伤、表浅的异物划伤或手指擦伤。钝力可引起角膜浅层组织擦伤。钝力也可使角膜组织急剧内陷，角膜内皮层和后弹力层破裂，造成角膜基质层水肿混浊。严重时可导致角膜破裂。

【临床表现】

（1）眼部外伤史。

（2）角膜浅层擦伤 视力减退、剧烈疼痛、畏光、眼睑痉挛和流泪。可造成上皮脱落及前弹力层损伤。瞳孔反射性缩小，角膜缘有睫状充血。荧光素染色可确定角膜上皮脱落的范围。

（3）角膜基质层损伤 症状较少，疼痛、畏光和流泪都较轻。基质层水肿、增厚和混浊，后弹力层出现皱褶。

（4）角膜破裂 角巩膜缘较易发生。可有虹膜脱出或嵌顿，前房变浅或消失，瞳孔呈梨形。

【诊断】

根据眼部外伤史和眼部的改变，可以诊断。

【治疗原则】

（1）角膜浅层擦伤、板层裂伤滴用抗菌药物滴眼液，涂抗菌眼膏或配戴软性角膜接触镜。禁忌为了止痛而使用局部麻醉剂。角膜基质水肿混浊时，眼部可滴用糖皮质激素眼药水，必要时滴用睫状肌麻痹剂。

（2）角膜全层裂伤，长度大于3mm者需缝合伤口，脱出的虹膜数小时内经抗菌冲洗后可复位，时间长者需剪除以避免感染。

（3）必要时结膜下注射或全身抗菌治疗。

【治疗目标】

闭合伤口，预防感染，促进愈合。

二、角巩膜缘和前部巩膜外伤

严重钝挫伤可致眼球破裂，常见部位为角巩膜缘和前部巩膜，尤其在眼直肌下。这种外伤可造成严重后果。

【临床表现】

（1）眼部钝挫伤史。

（2）视力降低，甚至为光感以下。

（3）眼压常降低，但可以为正常或升高。

（4）球结膜出血水肿。

（5）角膜可变形。

（6）在眼球破裂方向，眼球运动受限。

（7）伤口内葡萄膜嵌顿，或玻璃体、晶状体脱出。

（8）直肌下巩膜破裂时，外部检查不易发现，称为隐匿性巩膜破裂。

【诊断】

根据外伤史和眼部所见，可以诊断。

【治疗原则】

（1）一期缝合伤口。如外伤累及玻璃体，可于术后2周左右行玻璃体手术，尽量保留眼球甚至有用视力。

（2）除非眼球不能缝合，不应做一期眼球摘除。

（3）眼部应用抗菌治疗，预防感染。

（4）必要时应用糖皮质激素。

【治疗目标】

手术修复伤口，预防感染。

三、外伤性前房出血

外伤性前房出血又称前房积血，见于眼球钝挫伤或手术后，以运动伤最常见。出血来源为虹膜动脉大小环、睫状体血管。伤后立即出现前房出血者称为原发性前房积血。伤后2～5天出现者为继发性前房积血。积血在1周以内者为新鲜出血，1～2周为亚急性陈旧性出血，2周以上者为慢性出血。

【临床表现】

（1）前房积血较多时，血液沉积于前房下部，于其上缘形成血平面。

（2）根据前房积血量，前房积血分为三级：积血量不到前房容积的1/3，血平面位于瞳孔下缘之下者为Ⅰ级；积血量占据前房容积的1/2，血平面超过瞳孔下缘者为Ⅱ级；积血量超过前房容积的1/2，甚至充满整个前房者为Ⅲ级。

（3）前房积血多能自行吸收，有时前房积血吸收后，因血管扩张而再度出血。

（4）复发性前房积血一般要比第1次出血量更多。

（5）前房积血可引起许多并发症，最重要的是继发性青光眼，多见于继发性出血。

（6）其次是角膜血染，在前房充满血液和眼压升高时，更易发生。

【诊断】

根据有外伤史和明确的临床表现，可做出诊断。

【治疗】

（1）半卧位安静休息。

（2）双眼包扎，限制眼球活动。

（3）不扩瞳，不缩瞳。

（4）先冷敷，阻止继续出血。然后热敷，促进积血吸收。

（5）精神紧张者，给予安眠镇静药。

（6）给予止血药，如止血芳酸、安络血等。

（7）可行前房穿刺术，防止积血。

（8）手术适应证为前房出血后眼压达 60mmHg，用降眼压药 72 小时后毫无好转；眼压达 50mmHg，持续 5 日不降；裂隙灯下可见角膜呈水肿及少量血染；眼压为 25mmHg，前房积血为全量，持续 6 日；或前房积血为Ⅱ级，持续 9 日。

【治疗目标】

前房出血消失。

四、外伤性虹膜根部离断

外伤性虹膜根部离断是指虹膜根部与睫状体相连处分离。当钝力从正面作用于眼球后的一瞬间，瞳孔发生阻滞，周边巩膜扩张，潴留于前房内的房水向无晶状体支撑的周边部虹膜冲击，钝挫伤的力量除在打击部位产生直接损伤外，由于眼球是不易压缩的球体，钝力在眼内传递，致外伤性虹膜根部离断；或穿通伤直接致外伤性虹膜根部离断。

【临床表现】

（1）裂隙灯活体显微镜或前房角镜下，虹膜周边部新月形黑色裂缝或破损，通过离断处看见晶状体周边部或睫状突，甚至玻璃体疝出，可伴前房出血。

（2）有时全部虹膜从根部完全离断，称外伤性无虹膜。

（3）小的虹膜根部离断，无自觉症状。

（4）中等大小的离断可产生瞳孔变形，引起视觉混乱。

（5）大的虹膜根部离断，可产生双瞳，出现单眼复视。

【诊断】

根据外伤史和临床表现，可做出诊断。

【治疗原则】

虹膜根部离断伴有复视时，可行虹膜根部缝合术，将离断的虹膜缝合于角巩膜缘内侧。

【治疗目标】

当虹膜根部离断伴有复视时，可行虹膜根部缝合术，将离断的虹膜缝合于角巩膜缘内侧。

五、外伤性前房角后退

当钝力从正面作用于眼球后的一瞬间，瞳孔发生阻滞，周边巩膜扩张，潴留于前房内的房水向无晶状体支撑的周边部虹膜冲击，钝挫伤的力量波及睫状体的前面，导致环状肌及放射状肌纤维与纵行肌的纤维分离，纵行肌仍附着于巩膜突上，环状肌及放射状肌纤维及虹膜根部均痉挛后退，前房角变宽，周边前房加深，称为前房角后退。

【临床表现】

（1）前房角变宽，周边前房加深。

（2）有前房出血的病例，在出血吸收后多能查见不同程度的前房角后退。

（3）前房角镜下可见。

①一度撕裂　虹膜末卷及睫状体带撕裂。

②二度撕裂　睫状肌撕裂，睫状体带变宽。

③三度撕裂　睫状肌撕裂加深，前房角明显加宽。

（4）少数患者前房角后退较广泛，在伤后数月或数年，因房水排出受阻发生继发性青光眼，称前房角后退性青光眼。伤后 1～10 年是发生青光眼的高峰时间。

【诊断】

根据外伤史、临床表现和房角镜检查结果，可做出诊断。

【治疗原则】

以降眼压药物或眼外滤过术治疗继发生性青光眼。

【治疗目标】

如发生继发性青光眼，降低眼压至合理范围。

六、外伤性晶状体脱位

眼球突然遭受钝挫伤时，外力使眼球变形，房水冲击晶状体。随后玻璃体回跳冲击晶状体。经反复震动，将晶状体悬韧带部分或全部扯断，引起晶状体脱位。

【临床表现】

（1）部分断裂时，晶状体向悬韧带断裂的相对方向移位。

（2）在瞳孔区可见部分晶状体的赤道部，可有部分虹膜震颤、散光或单眼复视。

（3）晶状体全脱位时，可向前脱入前房或嵌顿于瞳孔区，引起继发性青光眼和角膜内皮损伤。

（4）晶状体全脱位时，可向后脱入玻璃体，前房变深，虹膜震颤，出现高度远视。

（5）如果角巩膜破裂，晶状体也可脱位于球结膜下。

【诊断】

根据外伤史和临床表现，可做出诊断。

【治疗原则】

（1）晶状体嵌顿于瞳孔或脱入前房，需急诊手术摘除。

（2）晶状体半脱位时，可用眼镜矫正散光，但效果差。

（3）晶状体脱入玻璃体，可引起继发性青光眼、视网膜脱离等并发症，应行晶状体切除和玻璃体手术。

【治疗目标】

改善患者视力，必要时摘除脱位的晶状体。

七、外眼及眼前节异物

外眼及眼前节异物伤较常见。大多数异物为铁质磁性金属。也有非磁性金属异物如铜和铅。非金属异物包括玻璃、碎石及植物性（如木刺、竹签）和动物性（如毛、刺）异物等。不同性质的异物所引起的损伤及处理有所不同。异物的损伤因素包括机械性破坏、化学及毒性反应、继发感染等。眼内的反应取决于异物的化学成分、部位和有无带菌。

【临床表现】

1. 眼睑异物

多见于爆炸伤时，可使眼睑布满细小的火药渣、尘土及沙石。

2. 结膜异物

常见的有灰尘、煤屑等，多隐藏在睑板下沟、穹窿部及半月皱襞，异物摩擦角膜会引起刺激症状。

3. 角膜异物

以铁屑、煤屑较多见，有明显刺激症状，如刺痛、流泪、眼睑痉挛等；铁质异物可形成锈斑；植物性异物容易引起感染。

4. 前房及虹膜异物、晶状体异物

常伴有穿通伤的表现。如角膜有线状伤口或全层瘢痕，相应的虹膜部位有穿孔，晶状体局限性混浊，表明有异物进入眼内。

【诊断】

（1）诊断主要根据外伤史、临床表现和影像学检查。

（2）诊断前房、虹膜和晶状体异物时，发现眼球壁伤口是诊断的重要依据。

【治疗】

1. 眼睑异物

对眼睑异物可用镊子或无菌注射针拨出。

2. 结膜异物

滴用表面麻醉剂后，用无菌湿棉签拭出异物，然后滴用抗菌药物滴眼液。

3. 角膜异物

（1）对于角膜表层异物，在表面麻醉后，用棉签拭去。

（2）对于较深的角膜异物，可用无菌注射针头剔除。如有锈斑，尽量1次刮除干净。

（3）对多个角膜异物可分期取出，即先取出暴露的浅层异物，对深层异物暂不处理。

（4）若角膜异物较大，已部分穿透角膜进入前房，应行显微手术摘除异物。异物取出后滴用抗菌药物滴眼液或眼膏。

4. 前房及虹膜异物

靠近异物的方向或相对方向作角膜缘切口取出，磁性异物可用电磁铁吸出，非磁性异物用镊子取出。

5. 晶状体异物

若晶状体大部分透明，可不必立即手术；若晶状体已混浊，可连同异物摘出。

【治疗目标】

去除异物，预防感染。

第二节 眼球后节机械性眼外伤

一、眼球内异物

眼球内异物是一类比较常见的严重危害视功能的眼外伤。进入眼内异物的种类繁多，理化性质各异。眼内异物对眼部损伤作用包括机械性损伤、化学及毒性反应、继发感染以及由此造成的后遗症等。对于任何眼部或眶部外伤，都应该高度怀疑并排除球内异物的可能，以免造成不必要的损害。

【临床表现】

（1）多有异物本身对眼球的机械性损伤的表现，如结膜、角膜、虹膜的穿通伤口，晶状体局限性混浊、眼底出血等。

（2）根据异物的性质、球内位置以及有无带菌等因素，可有不同的临床表现。

（3）性质不活泼的异物如沙石粒、玻璃、塑料、睫毛等，由于其性质比较稳定，眼内耐受性较好，异物本身对眼球的损害较轻。

（4）性质活泼的异物，如铁、铜、铝、锌等是较常见的性质活泼的球内异物。当异物较大时，可引起眼部严重刺激性反应，其中尤以铁和铜反应为重。

（5）铁质沉着症　铁质异物可发生铁质沉着症，引起夜盲、视野向心性缩小或失明等症状。角膜基质铁锈沉积、虹膜异色、瞳孔扩大、光反射迟钝、晶状体前铁锈棕色沉着、玻璃体棕褐色混浊、视网膜色素增殖、血管变细、视乳头色浅、萎缩以及继发性青光眼等；视网膜电图（ERG）检查多见 a 波和 b 波反应异常。

（6）铜质沉着症　铜质异物可发生铜质沉着症，角膜周边部可见 Kayser – Fleischer 环、虹膜黄绿色变、瞳孔中度散大光、反射迟钝、晶状体前后囊黄绿色物附着、玻璃体内金黄色反光、视网膜上可见血管两侧金黄色反光、黄斑部出现黄色病变区；有时出现无菌性炎症。

（7）还可发生玻璃体出血、化脓性眼内炎、虹膜睫状体炎、白内障、视网膜脱离、眼球萎缩等

【诊断】

（1）根据明确的眼外伤史，眼球穿通伤痕以及临床表现，可以诊断。

（2）前房角镜、三面镜以及眼部超声、X 线、CT 和 MRI 等检查有助于诊断。

（3）对于视网膜毒性异物，可有 ERG 结果的异常，也有助于诊断。

【治疗原则】

（1）积极抗炎治疗和及早手术摘除。手术方法取决于异物性质、位置、可见度等因素。

（2）前房及虹膜异物　经靠近异物的方向或相对方向作角膜缘切口取出。

（3）晶状体异物　若晶状体大部透明，可不必立即取出；若晶状体已经混浊，可连同异物一起摘除，根据具体情况决定是否一期植入人工晶状体。

（4）玻璃体或球壁异物　较小未包裹、可见度好的磁性异物可应用磁铁取出；异物较小且完全包裹于球壁内时，视具体情况决定是否取出；其他玻璃体内或球壁异物，可采用玻璃体切除手术取出。

（5）积极治疗相关并发症，如继发性青光眼、虹膜睫状体炎、外伤性白内障等。

【治疗目标】

及早取出异物，防止并发症的发生。

二、外伤性玻璃体积血

眼部遭受钝挫伤和穿通伤时，可引起睫状体、脉络膜和视网膜血管破裂，导致玻

璃体积血。

【临床表现】

（1）玻璃体积血程度不同，对视力的影响不同，严重者仅有光感。

（2）弥漫性积血时瞳孔红色反光消失。

（3）玻璃体积血混浊严重时，窥不见眼底。

（4）出血易使玻璃体液化或有胆固醇性结晶沉积。

（5）严重者可发生增生性玻璃体视网膜病变，视网膜脱离及继发性青光眼。

【诊断】

（1）根据明确的眼外伤史、玻璃体积血性混浊以及相关的眼底病变，可以诊断。

（2）眼部超声检查，可见低回声光点、光斑或光团、后运动活跃，有助于诊断。

【治疗原则】

（1）可给予止血药和促进血液吸收的药物治疗，如云南白药。

（2）少量积血多可自行吸收。

（3）外伤后 1 个月，积血不吸收者，可行玻璃体切除术；如伴有视网膜脱离者，应该及早手术治疗。

【治疗目标】

消除玻璃体积血。

三、外伤性视网膜脱离和增生性玻璃体视网膜病变

机械性眼外伤可使血眼屏障崩溃、产生严重炎性反应、眼内出血、玻璃体嵌顿、外伤性视网膜脱离和增生性玻璃体视网膜病变（PVR）。其中后二者后果严重，其手术时机和方式的选择均与患者视力预后相关。

【临床表现】

（1）多见于青少年。

（2）有明确眼球外伤史。

（3）视力明显下降。大量、浓厚玻璃体出血可致光感消失。

（4）可发现眼球受伤部位。

（5）前房炎性反应或出血。

（6）瞳孔散大，对光反应可为灵敏、也可能会消失。

（7）晶状体位置正常或脱位，透明或混浊。

（8）玻璃体出血，根据出血量的多少，决定可否窥见眼底。

（9）视网膜表面出血，视网膜脱离。

（10）玻璃体内机化条索，牵拉性视网膜脱离。

（11）可出现视网膜裂孔。

（12）严重玻璃体出血时眼底不能窥入，B 超声检查可显示视网膜脱离及 PVR。

【诊断】

（1）根据眼外伤史和临床表现，可以诊断。

（2）眼部超声扫描，有助于诊断。

【治疗原则】

（1）有眼球穿通伤时应首先急诊处理。显微镜下关闭伤口，直肌止端之后的伤口需行巩膜外环扎术。

（2）眼外伤后 7～14 天行视网膜脱离复位术或玻璃体切除术。

（3）外伤性视网膜脱离

①详细检查眼底，若发现有视网膜裂孔，术中行巩膜外冷凝或光凝所有裂孔。

②巩膜外切开放视网膜下液。

③巩膜外加压。

④巩膜外环扎。

（4）外伤性 PVR

①行玻璃体切除术，须将玻璃体基底部的牵引增生膜切净。

②将伤口处视网膜表面的玻璃体切净。

③将视网膜从嵌闭的伤口中充分分离。

④伤道与正常视网膜之间要有一个隔离带。

⑤视网膜下机化条索必须切除。

⑥首选眼内激光封闭裂孔及视网膜切开处。

⑦倾向手术后硅油填充至少半年。

【治疗目标】

在手术显微镜下Ⅰ期处理眼球伤口。伤后 7～14 天进行Ⅱ期视网膜和玻璃体手术。无光感的患者也有恢复部分视功能的可能，因此不要轻易放弃治疗。

四、视网膜震荡与挫伤

视网膜震荡与挫伤是一种常见的眼外伤。其发病机制是由于眼球顿挫伤时，在对应的后极部视网膜上发生对冲力，造成视网膜组织功能或器质性的损伤。

【临床表现】

1. 视网膜震荡

（1）受伤后视力减退较轻微，伤后数天后视力可恢复。

（2）眼底可见视网膜轻度灰白色混浊、水肿，黄斑中心凹光反射可消失。

（3）一般无视网膜出血，痊愈后眼底正常，不遗留色素变性和其他病理性改变。

（4）伤后早期荧光素眼底血管造影可有轻度低荧光，无荧光渗漏和视网膜屏障的破坏。

2. 视网膜挫伤

（1）视力呈现不可逆性减退。

（2）眼底可见视网膜乳白色混浊、出血，水肿范围大，中心凹光反射消失，严重者黄斑区出现类似樱桃红样改变，愈合后眼底有脱色素区或色素紊乱。

（3）荧光素眼底血管造影多有荧光渗漏。

（4）视网膜电图（ERG）检查可见 a 波和 b 波波幅下降。

【诊断】

（1）根据明确的眼外伤史、特殊的眼底改变，可以诊断。

（2）荧光素眼底血管造影和 ERG 检查有助于区分视网膜震荡与挫伤的诊断。

【治疗原则】

可应用糖皮质激素、血管扩张剂、维生素类等药物治疗。目前对药物治疗视网膜震荡与挫伤的有效性仍未有定论。

【治疗目标】

对症治疗，促进视网膜的恢复。

五、视神经损伤

视神经损伤是一种严重影响视功能的眼外伤。由于视神经主要位于眼眶和视神经管内，眼球后面，又有软组织围绕，为此视神经损伤多为间接性外伤，直接外伤较少见。常见病因有颅脑外伤、颅底骨折、视神经管骨折以及眼部严重锐器冲击伤或眼球严重挤压伤等。根据视神经损伤性质和机制的不同，可分为视神经挫伤、视神经撕脱伤和视神经鞘膜内出血 3 种类型。

【临床表现】

（1）视力突然性减退，甚至完全丧失；瞳孔散大，对光反射异常。

（2）不同类型视神经损伤，眼底改变可不同。

①视神经挫伤 视乳头水肿多见于外伤性蛛网膜炎，颅内视神经损伤，眼底早期多正常，晚期可出现视神经萎缩的表现。

②视神经撕脱伤 部分性撕脱者，可见撕脱处视乳头下陷呈类似青光眼样视杯凹陷；完全撕脱者，待眼底出血吸收后，可见视乳头呈井状凹陷，酷似无底的洞穴，周围有严重挫伤样改变。

③视神经鞘膜内出血 视网膜静脉怒张、迂曲，视网膜出血、渗出，视乳头水肿，邻近视乳头有红色圈形成，晚期可有视神经萎缩。

（3）视诱发电位（VEP） P_{100} 波幅显著降低，潜伏期显著延长，严重者呈现熄灭型改变。

（4）根据视神经损伤程度不同，视野损害呈多样化改变。

（5）颅脑、眼部 CT 可见相应的阳性结果，如视神经管壁骨折、颅底骨折等。

【诊断】

（1）有明确的眼外伤史，明显的视功能障碍，瞳孔散大和对光反射异常，眼底出现的病理性改变，可以诊断。

（2）VEP 和 CT 检查的阳性结果有助于诊断。

【治疗原则】

（1）针对病因治疗。如视神经管骨折，早期可试行视神经管减压术；如视神经鞘膜内出血导致的视神经损伤，可试行视神经鞘膜切开术。

（2）给予糖皮质激素和高渗剂，以减轻水肿对视神经的进一步的损伤。

（3）可给予维生素 B_1、维生素 B_6、维生素 C、维生素 E 烟酸酯等营养神经和扩张血管性药物作为辅助治疗。

【治疗目标】

针对病因进行治疗，促使视神经功能的恢复。

六、眼球破裂

眼球破裂是一种极其严重的眼外伤。当眼球遭受的钝挫力足够强时，可在撞击部位或远离撞击部位处发生眼球破裂。直接的眼球破裂极少见，而间接性眼球破裂较多见。发生破裂的部位多见于角膜缘，也可见于结膜下、直肌下或后部巩膜，称为隐匿性巩膜破裂。

【临床表现】

（1）视力明显减退，严重者无光感。

（2）眼压降低。

（3）结膜下出血或血肿，角膜可变形，前房及玻璃体积血，眼球向破裂方向运动时出现障碍。

（4）眼部 B 超声扫描可显示球壁裂口；CT 检查可有眼环变形或不连续样改变。

【诊断】

（1）有明确的眼部外伤史，视力和眼压明显减低，可以诊断。

（2）眼部 B 超声和 CT 检查的阳性结果有助于诊断。

【治疗原则】

（1）仔细检查眼球伤口。

（2）尽可能缝合伤口，恢复眼球完整的解剖结构。

（3）根据损伤愈合情况，再决定进一步处理，如行玻璃体切除术。

（4）若眼球结构已经彻底破坏，无法修复，应行眼球摘除术，以防交感性眼炎。

（5）应用抗菌和糖皮质激素，预防感染，治疗眼部炎症反应。

【治疗目标】

修复眼球的完整性，预防感染。

第三节　眼附属器机械性眼外伤

一、眼睑外伤

眼睑为眼附属器中最容易受伤的部位。根据致伤物的性质、大小、力量的不同，可发生不同类型的眼睑损伤，一般分为钝挫伤和切裂伤。

【临床表现】

1. 钝挫伤

（1）有钝挫伤史。

（2）眼睑皮肤擦伤，眼睑水肿或者气肿，皮下出血，严重时可有血肿。但眼睑结构和眼睑皮肤基本完整。常常合并结膜下出血或者结、角膜的外伤的表现。

2. 切裂伤

（1）有锐器导致的眼睑切割伤或钝伤（常导致裂伤）史。

（2）眼睑皮肤裂开，深度可达眼睑全层。切裂伤的创缘整齐，而挫裂伤的创缘不规则。严重的外伤可有眼睑组织的部分或全部缺失。

【诊断】

根据眼外伤史，眼睑肿胀、出血或皮肤破裂，甚至眼睑组织缺损，可以诊断。

【治疗原则】

（1）顿挫伤 首先是促进止血，局部 48 小时冷敷，以后改为热敷。如有血肿且长时间不吸收时需考虑切开引流，同时加用全身广谱抗菌预防感染。

（2）切裂伤 进行清创、止血、探查伤口、清除异物。眼睑的各层组织应分层缝合。尽量顺皮肤纹理加以对合。应尽量保留睑部组织，使眼睑位置尽可能恢复。并尽量保证眼睑的结构和形态的完整。口服广谱抗菌预防感染，肌内注射破伤风抗毒素。伤口愈合良好时，可于术后 4~5 天拆线。

（3）如果发生眼睑缺损，且不能一期完整修补时，注意保护暴露的结、角膜，避免继发感染。

【治疗目标】

清创缝合，保持眼睑的完整性，预防感染。

二、泪小管断裂伤

泪小管断裂伤多因为内眦侧的眼睑切断或撕裂伤所导致，下泪小管裂伤较多见，上、下泪小管同时受累少见。

【临床表现】

（1）眼睑切裂伤病史。切裂伤位于内眦侧眼睑。

（2）眼睑组织常常全层或次全层裂开，从上、下泪小点冲洗泪道时可发现皮肤裂开处有液体流出。

【诊断】

（1）根据眼睑外伤史，泪小管部位的眼睑切裂伤，可以诊断。

（2）泪道冲洗可发现皮肤裂开处有冲洗液体流出，必要时可用染色剂证实。

【治疗原则】

（1）清洁创面，尽量一期吻合断裂的泪小管。

（2）泪小管内置入支撑物，并留置 2~4 周后拔除。

（3）滴用抗菌眼药水，必要时加用抗生素口服。

【治疗目标】

吻合断裂的泪小管。

三、爆裂性眼眶壁骨折

爆裂性眼眶壁骨折是由于间接外力引起的一组综合征。一般眶缘完整，眶壁薄弱处裂开，软组织嵌顿疝出。多由于在外力作用下，眶压突然增高，导致眶壁最薄弱处爆裂，骨折多位于眶底的眶下管、筛骨纸样板处。爆裂性眼眶壁骨折多于运动、打斗或车祸事故中发生。

【临床表现】

（1）外伤后即可有眼睑淤血、水肿、皮下气肿、眼球突出、复视等表现；而后出现典型的临床症状，如眼球内陷、眼球运动障碍等。

（2）眼球内陷，见于眶底和眶内壁骨折。多在外伤10天后发生，轻者眼球突出度较健侧低 2～3mm，重者可达 5～6mm，睑裂变小；因眶下部脂肪、下斜肌、下直肌、眼球悬韧带等软组织疝入上颌窦，可导致眼球向下移位，重者脱入筛窦或上颌窦；若眶下神经管骨折伤及眶下神经，则伤侧颧面部感觉异常。

（3）眼球运动障碍，眼球向上运动不足为常见，偶有下转受限，出现复视症状。

（4）可有眼球破裂伤、视神经管骨折，导致视功能严重障碍，甚至完全丧失。

【诊断】

（1）根据明确的眼和颅脑部外伤史，爆裂性眶壁骨折典型的临床表现，可以诊断。

（2）眼部 X 线和 CT 检查的阳性结果有助于诊断。

（3）视诱发电位（VEP）可以了解视神经功能损伤情况。

【治疗原则】

（1）伤后早期应用糖皮质激素，可减轻水肿和组织粘连，如泼尼松口服 60mg/d，每晨 1 次；应注意逐渐减量。同时应用抗菌防止感染。

（2）水肿消退后，若眼球内陷和眼球运动障碍较轻者，可以观察；若眼球内陷和眼球运动障碍重者，考虑及早行眶壁修复手术。

（3）有视神经管明显骨折者，可行视神经管减压术。

（4）伴有颅脑外伤者，请神经外科会诊。

【治疗目标】

减轻眼眶组织的水肿和粘连，修复骨折，保持眼眶的完整性。

四、眶内异物

外伤导致异物进入并停留在眼眶内，成为眶内异物。眼眶周围有骨壁保护，因此眶内异物多从前方进入。也可以进入眼球后再度穿透球壁进入眼眶。常合并眼球的穿通伤。异物种类以金属最为多见，其次为植物性异物。眶内异物对眼部损伤作用的机制包括机械性损伤、异物反应、继发感染以及化学性损伤等。任何眼部或眶部外伤，都应该高度重视和怀疑眶内异物的可能，以免贻误治疗。

【临床表现】

1. 机械性损伤

异物切割软组织，引起组织出血、水肿以及各种相应的结构和功能障碍；当眼球同时受累时，有眼球穿通伤性表现。

2. 异物性反应

任何异物均可引起受损组织异物性反应，最终被纤维组织包裹。眶内某些部位的异物性包裹可以导致继发性功能障碍，如眼外肌瘢痕粘连，眼球运动障碍，视神经受压引起视神经萎缩。

3. 细菌感染

以植物性异物伤多见，可引起眶蜂窝组织炎，眶脓肿，脓肿破溃，多形成瘘管，经常有脓性分泌物排出。

4. 化学性损伤

尤以铜、铁等金属性异物多见。铜性异物常引起无菌性化脓性反应，周围组织发生坏死；铁性异物，周围软组织常有铁锈沉着，少有功能障碍。

【诊断】

（1）根据明确的眼眶部外伤史，眼睑皮肤和眼球壁的穿通伤痕，眶内异物所引起的一系列症状和体征，可以诊断。

（2）眼部 B 超声扫描、CT、MRI 和 X 线等检查所显示的眶内阳性结果有助于诊断。

【治疗原则】

（1）冲洗伤口，应用大量抗菌治疗，积极预防感染。

（2）植物性异物原则上应手术取出，并行瘘管切除。

（3）对于金属性异物，应视异物性质和部位决定是否手术取出。如邻近眶前部磁性金属性异物，可手术吸出；邻近视神经较大异物，因纤维组织收缩，影响到视神经血供，可外侧开眶取出；铜性异物常可引起化脓性炎症，通常需要手术取出。

（4）其他眶内非刺激性异物，如塑料、玻璃等，一般不必手术取出。

【治疗目标】

根据异物性质和部位决定是否手术取出，进行积极的抗炎治疗。

第四节　化学性眼外伤

一、眼部酸性烧伤

酸性烧伤是指酸性化学物质接触眼部所致的化学伤。致伤物质的浓度、剂量、作用方式、与眼部接触面积、时间以及温度、压力等情况不同，其对眼部组织损害程度也不同。酸性化学物质基本上是水溶性的，可使组织蛋白发生凝固。当其浓度低时，对眼部仅有刺激作用。当其浓度高时，可使组织蛋白发生凝固性坏死，在结膜和角膜表面形成焦痂，可减缓酸性物质继续向深部组织扩散，因此组织损伤比碱烧伤为轻。

【临床表现】

1. 轻度

（1）多由于弱酸引起。

（2）眼睑结膜轻度充血水肿，角膜上皮点状脱落或水肿；修复后水肿消退，上皮修复，不留瘢痕。

（3）无明显并发症，视力多无影响。

2. 中度

（1）由强酸引起。

（2）眼睑皮肤可起水疱或糜烂。

（3）结膜水肿，出现小片缺血坏死。

（4）角膜明显混浊水肿，上皮层完全脱落，或形成白色凝固层。愈合后可遗留角膜斑翳，影响视力。

（5）可伴有虹膜睫状体炎。

3. 重度

（1）眼睑皮肤肌肉出现溃疡。

（2）结膜广泛性缺血性坏死。

（3）角膜全层混浊，甚至穿孔。

（4）巩膜坏死。

（5）有时引起眼球萎缩。

【诊断】

根据明确的眼部酸烧伤史，眼睑皮肤和眼球的临床表现，可以诊断。

【治疗原则】

（1）急救处理　争分夺秒，彻底冲洗眼部，是处理眼部酸烧伤最重要的一步。可用自来水或生理盐水冲，冲洗时间不少于15分钟。

（2）应用抗菌药物，积极控制感染。

（3）结膜下注射5%磺胺嘧啶钠1～2ml。

（4）早期应用糖皮质激素，抑制炎症反应和新生血管的形成。

（5）滴用自家血清。

（6）应用胶原酶抑制剂防止角膜穿孔，可点用2.5%～5%半胱氨酸滴眼液或10%枸橼酸钠滴眼液，也可口服四环素等药物。

（7）如发生虹膜睫状体炎，可给滴用1%阿托品滴眼液。

（8）切除坏死组织，防止睑球粘连；若角膜溶解变薄，可行角膜板层移植术。

（9）晚期针对出现的并发症进行相应的治疗，如行睑部整形术，穿透性角膜移植术等手术治疗。

【治疗目标】

进行现场急救和后续治疗，尽量保持眼部组织的完整性和功能。

二、眼部碱性烧伤

碱性烧伤是指碱性物质接触眼部所导致的一种化学烧伤。视碱性物质的性质、浓度、剂量、作用方式、接触面积、时间以及温度、压力等情况的不同，对眼部组织损害程度亦不同。常见的碱性烧伤多由氢氧化钠、生石灰、氨水等引起。由于碱能够溶解脂肪和蛋白质，与组织接触后能很快渗透到深层组织和眼内，使细胞分解坏死，一般来说，碱烧伤比酸烧伤的后果严重。

【临床表现】

1. 轻度

（1）多由于稀释的弱碱引起。

（2）眼睑结膜轻度充血水肿。

（3）角膜上皮点状脱落或水肿；修复后水肿消退，上皮修复，不留瘢痕。

（4）无明显并发症，视力多无影响。

2. 中度

（1）由较稀的弱碱引起。

（2）眼睑皮肤可起水疱或糜烂。

256

（3）结膜水肿，出现小片缺血坏死。

（4）角膜明显混浊水肿，上皮层完全脱落，或形成白色凝固层。烧伤愈合后可遗留角膜斑翳，影响视力。

（5）常伴有较严重的虹膜睫状体炎。

3. 重度

（1）多由强碱引起。

（2）眼睑皮肤肌肉出现溃疡。

（3）结膜广泛性缺血性坏死。

（4）角膜全层混浊变白，溃疡形成，基质溶解，甚至穿孔，巩膜坏死等。

（5）晚期愈合后，常有睑球粘连、假性翼状胬肉、角膜白斑、角巩膜葡萄肿、继发性青光眼、白内障、甚至眼球萎缩等发生。

【诊断】

根据明确的眼部碱烧伤史，眼睑皮肤和眼球由碱烧伤所产生的一系列临床表现，可以诊断。

【治疗原则】

（1）急救处理　争分夺秒，彻底冲洗眼部，是处理眼部碱烧伤最重要的一步。可用自来水或生理盐水冲，冲洗时间不少于 15 分钟。

（2）应用抗菌，积极控制感染。

（3）应用维生素 C，如结膜下注射维生素 C 2ml，每日 1～2 次，也可口服或静脉点滴维生素 C。

（4）早期应用糖皮质激素，抑制炎症反应和新生血管的形成。

（5）滴用自家血清。

（6）应用胶原酶抑制剂防止角膜穿孔，可滴用 2.5%～5% 半胱氨酸眼药水或 10% 枸橼酸钠眼药水，也可口服四环素等药物。

（7）如发生虹膜睫状体炎，滴用 1% 阿托品滴眼液。

（8）0.5% 依地酸钠（EDTA）滴眼，可促进钙质排出，可用于石灰烧伤的患者。

（9）切除坏死组织，防止睑球粘连；若角膜溶解变薄，可行角膜板层移植术。

（10）晚期针对出现的并发症进行相应的治疗，如行睑部整形术、睑球分离术、穿透性角膜移植术等手术治疗。

【治疗目标】

采取现场急救和后续治疗，尽量保持眼组织的完整和功能。

第五节　热烧伤性眼外伤

高温物质，例如火焰、沸水、铁水，直接接触或者通过周围的高温气体的传导接触，导致的眼部的热损伤，称为眼的热烧性眼外伤。根据致伤原因的不同可以分为火焰性热烧伤和接触性热烧伤两大类。热烧伤性眼外伤多于日常生活或工农业生产事故中发生，也可见于战争。

【临床表现】

（1）眼部疼痛。

（2）视力下降，甚至失明。

（3）轻度热烧伤性眼外伤

①可见眼睑皮肤红斑、水疱。

②结膜充血水肿。

③角膜轻度混浊。

④虹膜纹理不清。

（4）重度热烧伤性眼外伤

①可见眼睑皮肤全层坏死。

②结膜凝固性坏死，其下巩膜也常受累出现坏死穿孔。

③角膜瓷白色混浊，边界清晰，角膜混浊坏死后，轻者形成溃疡，重者形成局部葡萄肿，甚至发生角膜穿孔。

④严重者引发睑球粘连、眼内容物脱出、眼内炎、眼球萎缩、眼睑缺损等。

【诊断】

根据明确的眼部热烧伤史，眼睑皮肤和眼球由热烧伤导致的一系列临床表现，可以诊断。

【治疗原则】

（1）防止感染，促进创面愈合，预防并发症的发生。

（2）对轻度热烧伤性眼外伤，眼部滴用抗菌药物滴眼液；有虹膜睫状体炎发生时，给予散瞳药散大瞳孔。

（3）对重度热烧伤性眼外伤，大剂量应用抗菌药物控制感染，去除坏死组织。有角膜坏死时，可行羊膜移植或角膜移植术；巩膜局限性坏死，可行巩膜修补术。

（4）晚期主要根据具体病情，针对相关的并发症进行治疗。如行睑球分离术、眼睑整形术等。

（5）若合并全身烧伤，请烧伤科协助诊治。

【治疗目标】

防止感染，促进创面愈合以及针对后遗症的处理。

第六节　眼辐射性损伤

电磁波或者放射性离子对眼睛产生的损伤称为辐射性眼外伤。根据致伤辐射线电磁谱中波长的长短分为非电离辐射性眼损伤和电离辐射性眼损伤两类。非电离辐射性电磁波包括波长大于 100nm 的紫外线、可见光线、红外线、微波等，其对组织损伤的作用机制为热效应和光化效应；电离辐射性电磁波包括 γ 射线、X 射线、中子、质子和波长在 100nm 以下的极短波紫外线，其对组织损伤的作用机制为电离效应。

【临床表现】

1. 紫外线损伤

一般在接触紫外线 3～8 小时后发生，有强烈眼部异物感，刺痛，畏光，流泪及眼睑痉挛，结膜充血，角膜上皮点状脱落，荧光素钠染色阳性，瞳孔缩小；24～48 小时后，角膜上皮愈合，症状减轻或痊愈。

2. 可见光损伤

多由观察日蚀引起，也可由眼科仪器的强光源长时间照射引起。视力减退依据光损伤程度的不同而不同，严重者有中央黑点，视物变形；眼底检查可见黄斑水肿，出血或裂孔形成，中心凹光反射消失，黄斑区色素紊乱。视野检查可见中心暗点，眼底荧光造影可有荧光增强。

3. 红外线损伤

多发生于高温环境下的工作人员，由于短波红外线可被虹膜和晶状体吸收，产生热作用，导致晶状体混浊，白内障形成，以及虹膜发生萎缩。

4. 微波损伤

微波频率在 3000～300 万 MHz，穿透性强，可引起白内障或视网膜出血等发生。

5. 离子辐射性损伤

对肿瘤行放射治疗是常见的致病原因。可有放射性白内障、放射性视网膜病变、放射性视神经病变、放射性角膜炎、放射性虹膜睫状体炎等发生。

【诊断】

根据明确的眼部辐射线损伤史，及临床表现，可以诊断。

【治疗原则】

（1）主要是对症处理。

（2）紫外线性角膜病变　促进角膜上皮愈合，同时应用抗菌药物防止继发感染。

（3）辐射性白内障　可行白内障摘除联合人工晶状体植入。

（4）辐射性视网膜损伤　早期可给以糖皮质激素、血管扩张药、能量合剂以及维生素 B 类、维生素 C 等药物治疗；晚期根据视网膜病变的具体情况，可行眼底激光治疗。

【治疗目标】

主要是对症治疗，保持眼组织的完整性和功能。

第十六章　与全身疾病相关的眼病

第一节　与糖尿病相关的眼病

糖尿病是以糖代谢紊乱为主的全身疾病，可引起多种眼部并发症，包括糖尿病视网膜病变、白内障、屈光不正、虹膜睫状体炎、虹膜新生血管和新生血管性青光眼、眼球运动神经麻痹等。

【临床表现】

1. 糖尿病视网膜病变

见第十章视网膜病。

2. 糖尿病白内障

见第六章晶状体疾病。

3. 屈光不正

糖尿病患者当血糖出现波动时，可出现一过性屈光状态的改变。当血糖升高，房水渗入晶状体，使之变凸，形成近视。当血糖降低，晶状体内水分渗出，晶状体变扁平，形成远视。

4. 虹膜睫状体炎

多见于青少年型糖尿病。

5. 虹膜新生血管和新生血管性青光眼

由于视网膜缺血，诱发血管内皮生长因子，刺激虹膜及前房角产生新生血管，虹膜上出现一些细小弯曲、不规则的新生血管，多位于瞳孔缘，并可发展到虹膜周边部。前房角的新生血管牵拉小梁网和周边部虹膜，引起前房角关闭和新生血管性青光眼。

6. 眼球运动神经麻痹

糖尿病可引起眼外肌运动障碍和复视，一般可以恢复。

【诊断】

根据高血糖和临床表现可做出诊断。

【治疗原则】

主要是控制糖尿病。

【治疗目标】

控制血糖，并针对不同的并发症进行不同的处理，如对于糖尿病白内障，应进行手术治疗；对于新生血管性青光眼应及时应用药物或手术降低眼压，并进行激光全视网膜光凝，以便减少虹膜和前房角新生血管。

第二节　与肾脏病相关的眼病

急性和慢性肾小球肾炎均可引起眼部改变。

【临床表现】

1. 急性肾小球肾炎

（1）眼睑水肿。

（2）因高血压引起的眼底改变，包括视网膜小动脉痉挛、视网膜出血和渗出等。

2. 慢性肾小球肾炎

（1）眼底改变　视网膜动脉变细，呈铜丝状或银丝状，动静脉交叉压迹，静脉迂曲扩张。视网膜呈弥漫性灰白色水肿，有硬性渗出。视网膜出血、棉絮斑。视乳头充血、水肿。

（2）慢性肾功能不全时可出现带状变性和白内障。

【诊断】

根据肾脏病史和眼部表现，可以诊断。

【治疗原则】

主要控制肾脏病。

【治疗目标】

控制原发病，预防或减轻眼部并发症。

第三节　与感染性心内膜炎相关的眼病

患有亚急性细菌性心内膜炎时，带有细菌的赘生物脱落进入血流，可引起眼睑、球结膜、虹膜睫状体和眼底病变。其致病菌多为非溶血性链球菌，此外还有草绿色链球菌、葡萄球菌、脑膜炎双球菌等。

【临床表现】

（1）全身起病缓慢，发热、倦怠、脾肿大，白细胞增多及其他器官血管栓塞等。

（2）一般无视力症状。如眼底出血、渗出累及黄斑区或出现视网膜中央动脉阻塞，则视力可突然明显下降，甚至黑矇。

（3）眼睑可出现小出血点。

（4）球结膜下可有反复性小出血。

（5）可发生眼底改变。

【诊断】

根据全身症状，眼睑和球结膜下反复性小出血，眼底的典型出血斑或视网膜中央或分支动脉阻塞，可以诊断。

【治疗原则】

（1）全身治疗　根据药物敏感试验，尽早选择敏感的抗生素。

（2）针对不同的眼部表现对症治疗，如发生视网膜动脉阻塞，立即给予血管扩张剂等抢救。

【治疗目标】

全身应用抗菌治疗，防止或减轻眼部并发症。

第四节　与血液病相关的眼病

许多血液病可以有眼部病变，特别是眼底的病变。有关血液病的眼底改变已在第十章视网膜病中叙述。

【临床表现】

（1）贫血可出现视力下降，视觉疲劳或视野缺损；结膜苍白；眼底改变。

（2）白血病可引起视力下降或失明，偶有视野缺损、夜盲、眼球突出和眼底改变。白血病还可发生眼眶浸润，这种情况多发生于幼儿。急性粒细胞性白血病时，眶内组织受白血病细胞浸润，引起眼球突出、眼球运运障碍、上睑下垂、结膜充血水肿等。在眶缘可触及肿物，质地坚硬，称为"绿色瘤"。急性淋巴细胞性白血病时还可出现虹膜浸润，出现类似急性虹膜睫状体炎的表现。此外还可能发生角膜溃疡、玻璃体混浊、继发性青光眼和眼前段缺血等改变。

（3）真性红细胞增多症时，可有视物模糊、夜视力障碍、视野缺损，并有闪光感、飞蚊症、畏光、视物疲劳及复视等症状。

【诊断】

根据原发病和眼部的临床表现诊断。

【治疗】

主要针对原发病治疗。

【治疗目标】

治疗原发病，减少眼部并发症。

第五节　与维生素缺乏相关的眼病

一些维生素对于维持眼部正常结构和功能是十分重要的。如果一些维生素摄入不足或消耗过多，会引起眼部改变。

【临床表现】

1. 维生素 A 缺乏

除全身皮肤干燥、毛囊角化、骨生长发育障碍及免疫功能低下外，眼部可有夜盲症、暗适应功能下降，持续数周后出现结膜角膜干燥症，可有 Bitot 斑，严重时发生角膜软化症。

2. 维生素 B$_1$ 缺乏

除全身引起脚气病外，眼部可有结膜角膜损害、浅层角膜炎、眼肌麻痹、眼球震颤、球后视神经炎和视神经萎缩等。

3. 维生素 B$_2$ 缺乏

除出现口角、唇和舌等皮肤黏膜病变外，眼部可出现睑缘炎、结膜炎、酒渣鼻性角膜炎、角膜缘新生血管形成等。

4. 维生素 C 缺乏

可有眼睑、结膜、前房、玻璃体、视网膜和眼眶等部位出血。

5. 维生素 D 缺乏

常见于 3 岁以下的儿童，可引起眼球突出、眼睑痉挛、屈光不正和低钙性白内障。但如果摄入过量，可发生角膜带状变性。

6. 维生素 PP 缺乏

可出现视网膜和视神经炎症。

【诊断】

根据全身和眼部的临床表现而确诊。

【治疗原则】

（1）补充所缺乏的维生素。

（2）及时治疗导致维生素缺乏的原发病。

【治疗目标】

及时补充缺乏的维生素，治愈眼部并发症。

第六节 与颅脑外伤相关的眼病

颅脑外伤可引起眼部病变。根据外伤部位、暴力程度、受伤方式的不同而有不同的眼部表现。

【临床表现】

1. 硬脑膜外血肿

常见于顶骨或颞骨骨折。眼部的重要体征为瞳孔改变。伤后几分钟同侧眼瞳孔缩小。持续几分钟后瞳孔散大，1~2 小时后呈僵直性散大。如果一侧或双侧瞳孔散大达 30 分钟以上，患者很少存活。眼部还有眼球运动神经麻痹。

2. 硬脑膜下血肿

可有急性、亚急性或慢性发病。眼部表现为同侧瞳孔散大。较重者可有视乳头水肿、视网膜水肿、静脉充盈，眼球运动神经麻痹。

3. 颅底骨折

双侧眼睑、结膜、眼眶皮下淤血。颅前凹骨折时可有眼球突出或眼眶皮下气肿。

4. 颅骨骨折

视神经管骨折可压迫视神经引起失明。

5. 视路损伤

严重的颅脑损伤可引起不同部位的视路损伤，如视交叉、视束损伤，产生相应视野缺损，或有眼球运运神经麻痹。

【诊断】

根据外伤史和眼部临床表现，可以诊断。

【治疗原则】

治疗颅脑外伤。

【治疗目标】

治疗颅脑外伤，防止和减轻眼部并发症。

第七节　与外伤有关的视网膜病变

一、远达性视网膜病变

本病是严重的胸腹部挤压伤或粉碎性骨折后发生的一种特殊的视网膜病变。头部钝伤或挤压伤后，由于突发性胸腔、腹腔或颅内压增高，使静脉回流受阻，动脉反射性收缩，小动脉痉挛，毛细血管渗透性增高，引起视网膜出血、水肿、渗出和黄斑部改变。类似的改变也发生于一些其他全身性病变中，如急性胰腺炎、系统性红斑狼疮及分娩等情况，称为 Purtscher 样视网膜病变。

【临床表现】

（1）眼底可见渗出、出血、水肿、棉絮斑及黄斑改变，棉絮斑大小不一，主要位于视乳头黄斑之间至颞侧血管附近。出血多接近圆形，小的为瘀斑，大的呈片状。

（2）视网膜水肿以黄斑区最明显。

（3）荧光素眼底血管造影显示毛细血管无灌注区及出血的遮挡荧光。

（4）伴有眼睑和结膜充血、水肿，眼球突出。

【诊断】

根据特殊的外伤史，以及眼部临床表现，可以诊断。

【治疗原则】

给予血管扩张药物及支持疗法。一般预后良好，多能自行恢复。

【治疗目标】

采用血管扩张和支持疗法，促使眼底改变恢复正常。

二、Terson 综合征

本病是由于蛛网膜下隙出血所导致的玻璃体和视网膜前出血。对于其发生机制尚有不同看法。有的认为是由于颅内压升高使蛛网膜下隙出血通过筛板进入眼内。也有人认为可能是颅内压突然升高，压力传递至视网膜血管，使视网膜静脉破裂而出血。

【临床表现】

（1）根据眼内出血量的多少，视功能可有不同程度的障碍。

（2）玻璃体出血，可与蛛网膜下腔出血同时发生，或在其后发生。

（3）视网膜出血后可发生视网膜前膜、视网膜脱离。

【诊断】

根据颅内出血，并排除了眼本身出血的疾病后，如有突然视力下降玻璃体或视网膜出血，则可以诊断。

【治疗原则】

（1）玻璃体和视网膜出血可慢慢吸收。

（2）如果玻璃体出血浓密者，可早期进行玻璃体切除术。

【治疗目标】

采用观察或玻璃体切除术，促使眼底出血吸收。

三、婴儿摇晃综合征

本病的眼底表现与 Terson 综合征、远达性视网膜病变或视网膜中央静脉阻塞时相似，可有视网膜内、下及视网膜前出血。其发病机制可能是在摇晃儿童时由于加速和减速运动导致硬脑膜的桥状血管撕裂出血，导致颅内压升高，从而引起视网膜的出血。也可能是加速和减速性力量引起颅内出血，同时作用于玻璃体切线方向的力量使得视网膜的内界膜层的分离和深层视网膜撕裂，视网膜小血管的破裂出血。视网膜出血一般可完全吸收，视力恢复正常，少数患者可有视神经萎缩和黄斑部的瘢痕形成。

【临床表现】

（1）心动过缓，呼吸暂停，体温下降（低温）。

（2）嗜睡，易激惹，癫痫发作，肌张力降低，前囟前突，头部体积增大。

（3）视网膜出血及棉絮斑。

【诊断】

根据病史及眼部检查作出诊断。

【治疗原则】

可待视网膜和玻璃体出血自行吸收。

【治疗目标】

视网膜和玻璃体出血自行吸收。

四、Valsalva 视网膜病变

Valsalva 视网膜病变是由于摒住呼吸，快速增加腹内压，如提起重物、咳嗽、呕吐及其他紧张活动时发生眼底出血。一般认为其发生机制为急剧增加腹内压后，静脉压增加，导致视网膜的浅表的毛细血管破裂出血。

【临床表现】

（1）少数患者的视力下降。

（2）眼底检查可见在内层视网膜下有红色呈圆顶状出血。黄斑区出血可影响视力。

（3）出血多在几天内吸收，眼底表现可完全恢复正常。

（4）少数患者可合并玻璃体出血。

【诊断】

根据视网膜出血，且排除其他原因，同时患者进行了瓦尔萨尔瓦类活动，可以诊断。

【治疗原则】

（1）无特殊治疗，可待视网膜出血自行吸收。

（2）如有大量玻璃体出血，可考虑行玻璃体切除术。

【治疗目标】

促进玻璃体出血消失。

第八节　与妊娠相关的眼病

妊娠高血压综合征主要发生于妊娠后 3 个月，以高血压、水肿和蛋白尿为特征。

常发生眼部改变，特别是眼底改变。本症与胎儿和孕妇的健康密切相关。如眼部病变出现早而广泛时，胎儿死亡率高，也影响孕妇的产后视力。如果发生严重的视网膜病变时，应建议中止妊娠。

【临床表现】

（1）眼睑及结膜水肿，并有贫血的表现。

（2）球结膜血管迂曲呈蛇行状。

（3）眼底　与急性高血压性视网膜病变相同，视网膜血管痉挛，变细变窄，水肿、出血和渗出。

（4）荧光素眼底血管造影显示视网膜血管周围及毛细血管荧光渗漏。

【诊断】

根据妊娠、高血压及眼部改变，可以诊断。

【治疗原则】

（1）针对妊娠高血压综合征进行治疗。

（2）如果发生严重视网膜病变时，应建议中止妊娠。

【治疗目标】

针对妊娠高血压综合征进行治疗。

第九节　肝豆状核变性

本病又称 Wilson 病，系 ATP7B 基因突变致铜代谢障碍，为常染色体隐性遗传。发病可从 3 ~50 多岁。

【临床表现】

1. 全身表现

黄疸，肝功能异常，晚期肝硬化；手足震颤，说话口齿不清，吞噬困难，舞蹈症，癫痫发作，肾功能衰竭。

2. 眼部表现

角膜后弹力层有铜盐沉着，在角膜周边形成宽约 1 ~4mm 褐色或蓝绿色的环，称为 Kayser – Fleischer 环。在晶状体前囊下有葵花样混浊。

【诊断】

根据临床表现及血的铜蓝蛋白和铜水平降低，尿排出的铜增加，可以诊断。

【治疗原则】

螯合剂和替代疗法，眼科无特殊治疗。

【治疗目标】

主要是内科处理。

第十节　与全身性免疫异常相关的眼病

一、系统性红斑狼疮

系统性红斑狼疮是一种多系统的自身免疫性疾病，好发于 30 ~ 40 岁女性。病因不明。由于全身受害广泛，故临床表现多种多样。有的患者视力减退为本病最早的症状。本病临床上并不少见。

【临床表现】

1. 全身

皮肤黏膜红斑，关节肌肉与浆膜，心脏、肺、肾、胃肠、神经、血液系统及眼等均可受累，90%患者有不等程度的发热。患者血中可有抗核抗体及其他多种抗体，如抗心磷脂抗体、抗磷脂酸抗体等。有的患者最早的症状为视力减退。

2. 眼部

（1）侵犯眼睑皮肤。

（2）继发性 Sjögren 综合征。

（3）视网膜血管病　视网膜血管炎为最常见的眼底表现，可见棉絮斑及出血，严重的视网膜血管病变为视网膜中央动脉阻塞，视网膜中央静脉阻塞，并常有新生血管形成。浆液性视网膜神经上皮或（和）色素上皮脱离也较常见。

（4）神经眼病　包括颅神经麻痹，系统性红斑狼疮视神经病变。最常见者为球后视神经炎，视神经乳头水肿及缺血性视神经病变。有时表现为慢性视野缺损，局部脱髓鞘。更严重者为轴索损害，视神经梗阻。视诱发电位检查常显示视神经异常。

【诊断】

（1）根据全身表现和眼前、后节改变，可以诊断。

（2）血中有抗核抗体及其他多种抗体，可有助于诊断。

【治疗原则】

（1）治疗原发病。

（2）对严重病例，有视网膜新生血管形成者，可施行激光全视网膜光凝治疗。

【治疗目标】

治疗原发病。如有视网膜新生血管，可施行激光全视网膜光凝治疗，尽量保存视力。

二、干燥综合征

是一种侵犯唾液腺和泪液腺为主的全身多系统自身免疫性疾病。老年女性多见。

【临床表现】

（1）全身多器官，包括眼、皮肤、黏膜、泪眼、口涎腺及其他排泄腺分泌障碍。

（2）眼部干燥、异物感、灼热感、痒感。

（3）检查　眼睑皮肤干燥，结膜干燥充血、角膜干燥，上皮剥脱。

【诊断】

（1）病史　有的患者已在内科明确了诊断。

（2）眼部干燥症状。

（3）泪液学检查　Shirmer 泪液分泌试验小于 10mm；泪膜破裂时间小于 10 秒；角膜荧光素染色阳性。以上三项指标二项为可疑，三项为确定诊断。

（4）球结膜或唇黏膜活检、泪液乳铁蛋白或 β_2 微球蛋白测定有助于病变的诊断。

【治疗】

（1）治疗全身病。

（2）应用泪液替代品滴眼。

【治疗目标】

应用泪液替代品，解除或减缓症状。

三、重症肌无力

重症肌无力是由于自身免疫异常导致神经肌肉接头乙酰胆碱受体减少而引起的疾病，可出现在任何年龄。最常见的眼部表现包括上睑下垂、斜视和复视。约70%的患者以上睑下垂（单眼或双眼）合并或不合并眼外肌麻痹为首发症状。随着病情进展，90%的重症肌无力患者最终都有眼部症状。

【临床表现】

（1）单眼或双眼眼睑下垂。

（2）可有复视。

（3）眼球运动受限。

（4）患侧眼轮匝肌无力，不能像健侧一样用力。

（5）出现 Cogan 征　当眼球从向下注视向原在位注视时，下垂的眼睑向上抽动。

（6）乏力、吞咽困难、咀嚼无力、构音障碍。

（7）疲劳后加重，休息后减轻。

（8）不损害特定的颅神经。一般不累及瞳孔。

（9）10%～15%合并胸腺肿物。

（10）5%合并甲状腺功能异常。

（11）60%～88%患者的乙酰血胆碱能受体抗体阳性。

【诊断】

根据临床表现和下列辅助检查可以诊断。

（1）肌疲劳试验　令患者重复运动，如眨眼、闭眼、举臂等，观察肌无力症状是否加重，休息后是否好转。

（2）血乙酰胆碱受体抗体检查。

（3）新斯的明试验　皮下或肌内注射新斯的明0.5～1mg后30～60分钟内肌力明显减轻者为阳性。为减轻新斯的明毒蕈碱样反应，可同时注射阿托品0.5mg。

（4）腾喜龙（tensilon）试验　适用于成人。方法如下：①确定试验期间可容易观察的一个临床特征，如上睑下垂或复视。②静脉注射腾喜龙0.2ml，观察1分钟。如果所观察的临床特征有所改善，则判断结果为阳性，停止试验。如果无反应，则继续试验。③静脉注射腾喜龙0.4ml，观察30秒，确定观察的临床特征是否改善，或是否发生副作用。如果两者都没有发生，继续试验。④静脉注射腾喜龙0.4ml。如果在2分钟内没有观察到临床特征有改善，则判断试验为阴性。注意在腾喜龙试验时，虽然发生胆碱能危象（表现为出汗、心动过缓和呼吸停止）和晕厥的可能性很小，但仍可发生。因此在试验前应准备好心脏监护的设备和可供注射的阿托品。一旦发生这些不良反应，静脉注射阿托品0.4mg，并监测生命体征。

（5）进行眼轮匝肌单纤维肌电图检查。

（6）睡眠试验　适用于儿童。1～2小时小睡后立即观察体征有无好转。

（7）胸部 CT 扫描以除外胸腺瘤。

（8）检查抗核抗体、类风湿因子及其他试验，除外自身免疫性疾病。

【治疗原则】

（1）应与神经科医师合作治疗。

（2）病情轻微时，一般无需治疗，或仅遮盖一眼以避免复视。

（3）如果患者出现吞咽和呼吸困难，应急诊住院治疗。必要时给予气管切开或气管插管，辅助呼吸。

（4）抗胆碱酯酶药物治疗　新斯的明 15～45mg，口服，每日 4～6 次。吡啶斯的明 60～150mg，口服，每日 4 次。

（5）免疫抑制剂　大剂量糖皮质激素，如泼尼松 60～80mg/d，口服，显示疗效后逐渐减量。环磷酰胺 200mg/d，静脉注射，或硫唑嘌呤 50～150mg 口服，每日 2～3 次。

（6）对有胸腺瘤者行胸腺摘除术或胸腺放射治疗，可使部分患者病情缓解。

【治疗目标】

眼科无特殊处理，应请神经科和外科医师具体处理。

四、获得性免疫缺陷综合征

获得性免疫缺陷综合征又称艾滋病，是由人类免疫缺陷病毒（HIV）感染引起的一种传染病。其特征是 HIV 病毒特异性地侵犯人体免疫系统的中枢部分 $CD4^+T$ 淋巴细胞，导致 $CD4^+T$ 淋巴细胞数量进行性减少，细胞免疫功能不全，出现多种机会性感染和一些肿瘤。感染途径为性生活感染、静脉注射滥用毒品、接触和输入污染的血液或血制品、母亲为 HIV 感染的婴儿等。AIDS 患者常合并眼部病变，有时眼部为首发部位。

【临床表现】

1. 全身表现

（1）长期发热、消瘦、不适、肌痛、腹泻、淋巴结肿大、皮疹等。

（2）出现各种神经系统病变，如急性感染性多神经炎、慢性脱髓鞘神经病变、面神经麻痹等。

（3）出现各种机会性感染，如巨细胞病毒、白色念珠菌、卡氏肺囊虫、鸟型结核分支杆菌、新型隐球菌、单纯疱疹病毒、鼠弓浆虫、水痘带状病毒等感染。

2. 眼部表现

（1）外眼和角膜　出现眼睑带状疱疹病毒感染，病变沿三叉神经眼支分布，疼痛明显，可伴有眼部的其他异常，如角膜炎、虹膜炎、巩膜炎。球结膜微血管管径不规则、节段性血柱、毛细血管瘤、小动脉狭窄等。眼睑、结膜和眼眶发生卡波西肉瘤、眼眶淋巴瘤。此外，眼睑可发生传染性软疣，小孢子性角结膜炎、真菌性角膜炎、单纯疱疹性角膜炎、巨细胞病毒角膜炎等。

（2）眼后节　视网膜出现棉絮斑、眼底后极部片状或火焰状出血及 Roth 斑、毛细血管瘤、血管白鞘等、黄斑区视网膜水肿和渗出。可发生眼后极部机会性感染，如巨细胞病毒性视网膜炎、急性视网膜坏死综合征、弓形体性视网膜脉络膜炎、梅毒性脉络膜视网膜炎、卡氏肺囊虫性脉络膜炎、结核性视网膜脉络膜炎和转移性眼内炎。

（3）可发生Ⅲ、Ⅳ、Ⅵ颅神经障碍引起上睑下垂、眼肌麻痹。

（4）可发生视神经乳头水肿、视乳头炎、球后视神经炎、视神经萎缩。

【诊断】

根据病史、高危人群、全身症状和体征、不明原因的细胞免疫缺陷、有一种以上条件致病微生物反复感染，应进行检查，包括末梢血淋巴细胞计数、测定TH、TS及其比值和CD4$^+$T细胞计数，血清酶联免疫吸附试验（ELISA）测定HIV抗体、免疫印迹试验（Western blotting，WB）确认。如果血淋巴细胞小于500～1000/mm^3，TH/TS小于1，CD4$^+$T细胞小于2000/mm^3，为细胞免疫功能低下。HIV抗体和免疫印迹试验阳性，可确诊为HIV感染。

【治疗原则】

目前仍缺乏根治HIV感染的药物，多采用综合治疗：抗HIV病毒治疗，预防和治疗机会性感染，增加机体免疫功能，支持疗法以及心理方面的关怀，其中以抗病毒治疗最为关键。

【治疗目标】

请感染科会诊治疗，延长生命，保存视力。

五、结节性多发性动脉炎

结节性多发性动脉炎是一种与自身免疫有关的全身性结缔组织病。其特点为中、小动脉的非化脓性炎症，伴有管壁结节样增厚。肾脏常受侵犯。神经系统亦可受害。

【临床表现】

（1）平均发病年龄为40～50岁。约有10%乙型肝炎病毒抗体阳性。

（2）大多数患者有高血压和蛋白尿。

（3）眼部表现

①眼睑及结膜水肿。

②表层巩膜炎。

③虹膜睫状体炎。

④眼球筋膜炎。

⑤泪腺病变。

⑥眼球突出。

⑦眼外肌麻痹和视神经病变。

（4）眼底所见

①视网膜血管炎　动脉管腔狭窄，重者可致视网膜动脉阻塞。视网膜动脉分支有肿胀或结节，形成梭形动脉瘤，附近视网膜可有水肿、渗出、棉絮斑和出血，远端动脉管径狭窄，晚期血管可呈白线。由于全身血压升高，眼底出现视网膜动脉痉挛，轻度动静脉交叉征，甚至高血压性视网膜病变。视网膜静脉表现充血扩张。

②渗出性视网膜脱离　最常见于由于继发性高血压所致的高血压性脉络膜视网膜病变。

③视神经乳头水肿。

④脉络膜损害　眼底周边可有散在带白色的病灶，甚至类似结核结节。以后逐渐变为有色素沉着的瘢痕。

（5）荧光素眼底血管造影　后极部及其附近视网膜动脉扩张，管径不规则，管壁增厚，着染，周围弥漫荧光素渗漏。

【诊断】

（1）全身症状。

（2）眼前节不同表现。

（3）眼底视网膜分支动脉上出现动脉瘤，是最有临床意义的表现。

（4）荧光素眼底血管造影视网膜动脉的表现特别有助确立诊断。

【治疗原则】

（1）主要为全身治疗。查找病灶，并予以治疗。

（2）避免致敏物质。

（3）可用糖皮质激素，抗炎松或阿司匹林等药物治疗。

（4）中医以清热凉血、活血通络为主要治则。

【治疗目标】

全身治疗结节性多发性动脉炎。

第十七章 视功能障碍

第一节 盲

盲是指一种视觉状态，不论何种原因所致的严重视力损伤，导致不能独自行走者，就称为盲。他们通常需要职业和社会的扶持。

【临床表现】

（1）一个人双眼中较好眼的日常生活视力为 0.02~0.05，或者即使较好眼的中心视力没有损害，但视野以注视点为中心，半径不大于 10，但大于 5 时，为 3 级盲。

（2）一个人双眼中较好眼的日常生活视力为光感~0.02，或者即使较好眼的中心视力没有损害，但视野以注视点为中心，半径不大于 5 时，为 4 级盲。

（3）一个人双眼均为无光感时，为 5 级盲。

【诊断】

（1）根据日常生活视力和视野检查结果，可以判断患者是否是盲，以及盲的程度。

（2）当判断是否为视力残疾时，根据我国残疾的国家标准，应当应用最好矫正视力进行判断。

【治疗原则】

（1）目前我国盲的主要原因为白内障、未矫正屈光不正、角膜混浊、青光眼、沙眼、维生素 A 缺乏、儿童盲、老年性黄斑变性、糖尿病性视网膜病变等，其中 80% 是可以预防和治疗的。例如对于白内障盲和角膜盲应采用手术复明，对于未矫正屈光不正应当进行光学矫正，对于沙眼应采用手术治疗、抗菌治疗、清洁脸部和改善环境卫生等手段控制其发病和严重程度，降低致盲率。对于青光眼等不可逆致盲眼病应强调早期发现、早期治疗，避免发展到盲的状态。

（2）对于虽然经积极治疗和光学矫正，但仍处于盲状态的患者，应当积极采取康复措施，使其尽快适应生活，或者采用光学助视器和非光学助视器来改进其视觉活动能力，使他们充分利用其残余视力进行工作和学习，以便获得较高的生活质量。

【治疗目标】

针对患者的具体情况，采用不同的治疗方法，提高视功能。属不可治盲者，尽早采用助视器。

第二节 中、重度视力损伤

中、重视力损伤是指不论何种原因所致的一种视觉状态，导致视物模糊。

【临床表现】

（1）一个人双眼中较好眼的日常生活视力为 0.1~0.3，为中度视力损伤。

（2）一个人双眼中较好眼的日常生活视力为 0.05 ~ 0.1，为重度视力损伤。

【诊断】

（1）根据日常生活视力，可以判断患者是否是中、重度视力损伤。

（2）当判断是否为视力残疾时，根据我国残疾的国家标准，应当应用最好矫正视力进行判断。

【治疗】

目前我国导致中、重度视力损伤的主要原因为白内障、未矫正屈光不正、角膜混浊、青光眼、屈光不正、沙眼、儿童盲、老年性黄斑变性、糖尿病性视网膜病变等，其中极大部分是可以预防和治疗的。例如对于白内障所致的中、重度视力损伤可采用手术复明。对于未矫正屈光不正所致的中、重度视力损伤可进行光学矫正。对于青光眼等不可逆损伤的眼病应强调早期发现、早期治疗，避免发展到中、重度视力损伤的状态。

【治疗目标】

根据具体情况处理。属可治低视力者，应及时安排治疗。属不可治低视力者，尽早采用助视器。

第三节　弱　　视

弱视是指在视觉发育期间，由于各种原因引起的视觉细胞有效刺激不足，导致单眼或双眼最好矫正视力低于同龄正常人，而这种视力下降又不能直接归因于眼球的结构和视路的异常的一种视觉状态。

【临床表现】

（1）通常为单眼，但也有双侧发生。

（2）导致弱视可能的原因　①儿童期患共同性斜视，称为斜视性弱视。②双眼屈光参差，称为屈光性参差性弱视。③双眼高度远视或高度近视，且未戴矫正眼镜的儿童中，称为屈光性弱视。④眼球屈光介质混浊或不透明，限制了充分的视觉感知输入，扰乱了视觉发育，称为觉剥夺性或遮盖性弱视。

（3）阅读时出现拥挤现象，即患眼对大小相同、排列成行字母的识别能力比同样大小的单个字母的识别能力小得多。

（4）对比敏感度检查显示全频段降低，高峰左移。

（5）图形视诱发电位显示 P_{100} 波振幅降低，潜伏期延长。

【诊断】

根据病史、视功能和眼部伴发病变可作出诊断。

【治疗原则】

（1）早期发现、早期治疗是获得良好疗效的关键。

（2）应针对引起屈光介质混浊的疾病进行治疗，如先天性白内障应尽早手术治疗。

（3）行睫状肌麻痹下屈光检查，配戴合适的矫正眼镜。

（4）对于大多数单眼弱视患儿或双眼视力不相等的患儿，限制使用视力好的眼，强迫使用视力差的眼。

①健眼全遮盖疗法。

②压抑疗法：用正镜片或滴 0.5% ~1% 阿托品滴眼液压抑健眼功能，弱视眼戴矫正眼镜。

③视觉刺激疗法：如采用视刺激仪进行训练。

（5）手术矫正斜视，应在弱视治疗后双眼视力相等或弱视眼获得最大矫正视力后进行。

（6）对于年龄大于 12 岁的儿童，尚无特效疗法。如果没有采用过遮盖疗法，可试行之。

【治疗目标】

提高弱视眼的视力。

第四节　色觉障碍

色觉是视网膜锥体细胞的一种功能，可识别自然光谱中的各种颜色。如果患者丧失辨色力，则为色盲。如果患者对颜色辩别能力降低，则为色弱。如果患者对不应有色泽的物体看成各种颜色，则为色视症。

【临床表现】

1. 先天性色觉障碍

常与遗传有关，红绿色盲（色弱）属性连锁隐性遗传。

（1）全色盲　极为少见。属完全性锥细胞功能障碍。患者全无色感，只有明、暗和黑、白的感觉。常伴有畏光、眼球震颤和弱视。

（2）红色盲　又称第一型色盲，对红色及其补色（青绿色）都不能分辨。看光谱时，感到红色端显著缩小，而呈灰色。对绿色感觉也不正常。光谱中最明亮处为黄绿色段。

（3）绿色盲　又称第二型色盲，对绿色及其补色（红紫色）都不能分辨。看光谱时，不能分辨红、绿色，但红色段并不缩短。光谱中最明亮处为橙色段，而将绿色段看成一中性带，无颜色感觉。由于绿色盲与红色盲性质接近，因此常合称为红绿色盲。

（4）黄蓝色盲　又称第三型色盲，较少见。看光谱时，不能看出黄和蓝紫一段，而且该色段缩短，把光谱中黄色及蓝色紫色段均看作为中性无色带，光谱中最明亮处仍为黄色段。

（5）全色弱　视力无任何异常，可以分辨深而鲜明的颜色，但对颜色浅而不饱和时，则分辨困难，特别对于蓝黄色分辨不清。

（6）色弱　有红色弱（第一型色弱）、绿色弱（第二型色弱）、蓝黄色弱（第三型色弱）和红绿色弱等，以红绿色弱为多见。红绿色弱对红绿色感受力差，照明不良时，其辨色力接近于红绿色盲；如果物体颜色深而鲜明，以及照明度好时，其辨色力接近正常。

（7）色觉疲劳　检测色觉时，患者开始时能迅速辨别颜色，但如果辨色时间较久，或颜色复杂、对比强烈、耀眼眩目时就不能辨认或否定开始时辨认结果。如休息片刻后又能辨认。

（8）隐色盲　患者面对一系列色觉检查，特别是对颜色差别较小的试标，反应不够敏捷可靠，识别颜色的过程是由犹豫不决而逐渐正确，经过反复考虑才能决定。这可能是由于视网膜感光化学物质产生不足所致。

2. 后天性色觉障碍

见于视神经病变，如烟酒中毒性弱视、球后视神经炎、Leber病、铊中毒等，常为红绿色觉障碍。也见于视网膜和脉络膜病变，常为黄蓝色觉异常。

3. 色视症

（1）黄视症　见于核性白内障，或洋地黄、链霉素、磺胺、巴比妥、水杨酸等中毒。

（2）蓝视症　见于白内障摘除术后、洋地黄中毒或过敏、一氧化碳中毒、磨菇中毒。

（3）红视症　见于无晶状体眼、雪照、虹膜缺损、瞳孔散大、玻璃体出血、烟中毒、碘氰化合物中毒、白化病、杂技飞舞时。

（4）绿视症　见于使用洋地黄或巴比妥后、视网膜脉络膜炎。

（5）其他色视症　视网膜中央动脉阻塞恢复期、山道年中毒可有紫色视。

【诊断】

根据病史、色觉检查可做出诊断。

【治疗原则】

（1）对于先天性色觉障碍无特殊治疗。

（2）对于后天性色觉障碍，应针对病因给予不同治疗。

【治疗目标】

（1）无预防先天性色觉障碍的措施。

（2）针对后天性色觉障碍的原发病进行治疗。

第五节　夜　　盲

夜盲是指患者暗适应能力差，在光线昏暗处出现视觉障碍、行动困难，但在明亮处视力仍比较好或可保持正常的一种症状。

【临床表现】

1. 先天性静止性夜盲

先天性静止性夜盲是一种遗传性眼病，属常染色体显性遗传或隐性遗传，除夜盲外，视力、视野和眼底都无异常，是遗传因素决定的杆体视紫质再合成功能障碍引起的。

2. 先天性进行性夜盲

常并发其他遗传性视网膜疾病，如原发性视网膜色素变性、白点状视网膜变性、结晶样视网膜变性等。

3. 后天性夜盲

由于后天性眼病损害视细胞，影响视功能，导致夜视力障碍，例如青光眼、视神经炎、视神经萎缩、视网膜脉络膜炎、高度近视、出血性视网膜病、铁质沉着症和铜质沉着症等。

4. 全身病引起的夜盲

发生于维生素 A 缺乏的情况下，如有患营养不良性疾病、消耗性疾病、肝病和消化道疾病时，早期即发生夜盲，继而发生结膜、角膜干燥，严重者角膜糜烂、溃破和穿孔。

【诊断】

根据病史、眼部检查和暗适应检查，可做出诊断。

【治疗】

（1）对于先天性夜盲，一般无特殊治疗，不易治愈。

（2）对于后天性夜盲，应针对病因给予不同治疗，可有程度不等的疗效。对于维生素 A 缺乏者，及时补充维生素 A 可获得满意的效果。

【治疗目标】

针对不同的原因分别进行针对性治疗。对于各种可能发生维生素 A 缺乏的疾病，应适时补充维生素 A，可预防发生夜盲。

第六节　昼　　盲

昼盲是指在光线明亮的环境下，视力反较光线昏暗时为差的一种反常现象。

【临床表现】

（1）黄斑部中心凹或与中心凹处的锥体细胞相连系的传导途径上的任何病变，可引起昼盲，如先天性全色盲、黄斑变性、轴性视神经炎后的视神经萎缩等患者。

（2）角膜或晶状体中央部混浊而周边部仍然透明的一些眼病，如核性白内障、先天性绕核性白内障或前后极白内障、角膜中央部小白斑等。

（3）病理性瞳孔散大时，因白昼强光下畏光，视力差。

【诊断】

根据病史和眼部检查，可做出诊断。

【治疗原则】

（1）因视网膜或视神经引起的昼盲，一般不易治愈。

（2）因角膜或晶状体病变引起的昼盲，可采用手术治疗。

（3）对于因病理性瞳孔散大患者，可采用戴太阳镜来缓解。

【治疗目标】

针对不同的原因分别进行针对性治疗。

第七节　复　　视

观察一个物体时能看到两个影像称为复视。对于一个物体，用双眼看到两个影像时称为双眼复视，用单眼看到两个影像称为单眼复视。

【临床表现】

（1）双眼复视　常是一眼发生偏斜，致使一个物像同时落在双眼视网膜非对应点上，即一个像落在注视眼的黄斑中心凹，另一个落在偏斜眼的黄斑中心凹周围的视网膜上引起的。健眼所见的为真像，患眼所见的为虚像。根据真像与虚像的位置和方向不同，复视又分为水平性复视、垂直性复视和旋转性复视。根据眼球偏位的方向不同，复视又分为交叉性复视和非交叉性复视。病理性复视常见于以下情况。

①双眼单视功能建立后眼轴发生偏斜，最常见于集合功能不足和麻痹性斜视。

②已形成视网膜异常对应，由于斜视手术使眼位改变产生复视。

③黄斑病变、屈光参差、中枢性病变等造成双眼后天性融合功能障碍。

④眼眶骨折或眶内病变、睑球粘连、视网膜脱离复位术后眼球运动障碍。

⑤配镜不合适，镜片光学中心与视不符。

（2）单眼复视　是由于一个物像同时落在视网膜上两个不同部位所引起。常见于晶状体脱位或半脱位、早期白内障、虹膜根部离断等眼病。

（3）麻痹性斜视所致复视时可出现眩晕、恶心等不适和视觉紊乱。

【诊断】

根据病史和仔细的眼部检查，特别是复视检查，一般能做出诊断。

【治疗】

（1）针对病因治疗。

（2）暂时遮盖一眼可消除复视引起的眩晕、恶心等不适和视觉紊乱。

（3）经非手术治疗半年后，如病情保持稳定，但不再好转时可考虑手术治疗。术后仍有轻度复视者，可再配戴三棱镜。

【治疗目标】

针对引起复视的原发病进行治疗，消除复视。

第八节　视物变形症

视物变形症是指患者观看某一物体时，物像扭曲畸形、拉长变扁，以致于无法辨认物体的真实形态。

【临床表现】

视物变形症可出现物像放大、缩小或变形，多与视网膜病变有关。

（1）黄斑部病变，如水肿、渗出物、出血、扁平脱离，常可见于中心性视网膜脉络膜病变、黄斑盘状变性、黄斑裂孔等病变。

（2）视网膜脱离、瘢痕、出血、血管瘤、寄生虫和视网膜脉络膜新生物等。

【诊断】

根据病史、眼部检查和 Amsler 表检查，可做出诊断。

【治疗原则】

找出引起视物变形症的原发病，给予针对性治疗。

【治疗目标】

针对引起视物变形症的原发病进行治疗。

第九节　闪光视觉

闪光视觉是一种眼前出现闪光样感觉的自觉症状。

【临床表现】

引起闪光视觉的原因可分为以下两种。

1. 有器质性病变的闪光视觉

（1）视网膜脱离　在视网膜受玻璃体牵引、或将发生视网膜裂孔或视网膜孔洞趋向扩大时，均可有明显的闪光视觉。

（2）急性脉络膜炎、脉络膜视网膜炎时可有闪光视觉。

（3）外伤性无晶状体或晶状体脱位时，可有虹膜震颤，引起闪光视觉。

（4）眼球外伤时患者眼前有闪光、光星、光点或光环。

（5）脑外伤、脑瘤或脑动脉硬化症也可出现闪光视觉。

2. 无器质性病变的闪光视觉

（1）晕厥发生时，眼前出现银色或有色泽的光空砾。

（2）偏头痛发生前，眼前出现闪砾光点、光线，持续时间较长。

（3）循环性虚脱、低血压、低血糖时常先发生闪光视觉。

（4）过于疲劳、体质虚弱者或精神受强烈刺激后，也会出现闪光视觉。

【诊断】

根据病史和仔细的眼部检查，一般能做出病因诊断。

【治疗原则】

（1）尽量找出引起闪光视觉的原因，并给予针对性治疗。

（2）在排除了眼部器质性病变后，应针对患者全身情况进行治疗和解释。

【治疗目标】

处理的关键是针对引起闪光视觉的原发病进行治疗。

第十节　虹　视

虹视是指在灯光周围看到彩虹一样的色环的症状。

【临床表现】

（1）眼压突然升高，角膜上皮发生水肿，进入眼内的光线经角膜上皮细胞内过多水分折射，由于分光作用产生红、橙、黄、绿、蓝、靛、紫七种颜色，形成虹视。

（2）结膜膜内有分泌物。

（3）非眼压升高引起的角膜上皮水肿或小点状混浊。

（4）初期核性白内障。

（5）眼镜片上蒙有水汽时。

【诊断】

根据病史和仔细的眼部检查，包括测量眼压，一般能做出病因诊断。

【治疗原则】

根据引起虹视的原因进行针对性治疗。

【治疗目标】

针对引起虹视的原因进行治疗。

第十一节　幻　视　症

幻视症是指患者在主观上"见到"光亮、色泽或图像，但客观上并不存在光源或实物的一种虚幻视觉。

【临床表现】

（1）幻视症可分为不成形幻视和成形性幻视。

①不成形性幻视　"见到"的不是图像，而是闪光、亮点或色幻觉。常因大脑枕叶或顶枕叶的病变引起。

②成形性幻视　可"见到"具体的景物，常提示大脑颞叶或颞顶部病变。精神障碍，如癔病，也可出现各种各样成形性幻视。

（2）一般不产生成形性幻视。视网膜感光细胞受到刺激可产生不成形性幻视，如视网膜脱离前或复位手术后出现的闪光与玻璃体对视网膜牵引有关。视网膜出血、视网膜脉络膜炎、对视网膜机械性或电刺激，都可以出现闪光感。闪辉性暗点中出现的锯齿形光幻觉，与供应枕叶部的动脉痉挛有关。

【诊断】

根据病史，特别是神经、精神方面的病史，以及眼部检查结果，可做出诊断。

【治疗原则】

针对引起幻视症的各种原因进行治疗。

【治疗目标】

针对不同的原因分别进行治疗，消除幻视。

第十二节　视　疲　劳

视疲劳又称视力疲劳，是一种常在用眼后发生的眼部和眼眶周围的感觉模糊但又确实存在的不适感。

【临床表现】

1. 轻度

患者用眼后自觉眼部不适、视物模糊、眼部发干、烧灼感、眼部有压迫感、轻度钝痛、鼻根部或颞部酸胀感、畏光、流泪、视物双像等。

2. 重度

自觉眼痛、头痛、甚至胸部胀满、面色苍白、心动徐缓、肩部酸痛、恶心、眩晕、或呕吐。常有精神萎靡、思睡、记忆减退和失眠等精神症状。

3. 导致视疲劳的可能原因

（1）眼部因素

①屈光方面问题　如屈光不正（远视、散光）、屈光参差，未配戴合适的矫正眼镜等。

②调节功能障碍　如老视眼、调节衰弱、调节痉挛等。

③肌功能障碍　如外隐斜、内隐斜。集合无力、融合无力等。

④眼病所致的视力不良，如原发性开角型青光眼早期可以视疲劳为主要症状。

⑤单一目标注视过久。

（2）全身因素　身体虚弱、久病恢复期、内分泌紊乱、哺乳期、更年期、神经衰弱、神经官能症、过度疲劳。

（3）环境因素　光线过强或过暗、阅读材料过于细小、字体与背景对比度低、视标不稳定、长期工作在显示器前（显示器终端综合征）。

【诊断】

根据病史，以及除屈光、调节和眼肌方面眼病外眼部无其他器质性病变的情况，可做出诊断。

【治疗原则】

尽量找出引起视疲劳的原因，给予针对性治疗，消除或减轻视疲劳的症状。

【治疗目标】

消除视疲劳。

第十三节　功能性视觉丧失

功能性视觉丧失也称非生理性视觉丧失，是指患者主诉的视力丧失程度明显重于客观检查所估计的程度。一些患者可能因为经济方面等特殊目的故意地谎称实际上健康的一眼或双眼视力高度减退或完全"失明"，则为诈盲。但也有患者并不清楚自己所称的视觉丧失是非器质性的，相信自己真的丧失了视力，这些患者可能具有潜在的精神方面的疾病，如癔病。

【临床表现】

（1）患者主诉视力严重减退，但眼科和神经眼科的检查结果正常，瞳孔对光反应正常。

（2）除了视觉丧失，患者常有复视、疼痛等主诉。

【诊断】

（1）仔细了解病史，注意视力减退或丧失的时间、发病的诱因、精神状态、既往治疗经过、有无屈光参差和斜视等。

（2）对诈盲患者应慎重诊断，应做多次反复检查，除了眼部外，还应除外视路疾病，必要时请神经科医师会诊，除外皮质盲等神经系统疾病。

（3）进行详细眼部检查，包括视力、屈光、前节、眼底、视野等。怀疑微小内斜视时应做 4^{Δ} 向外的三棱镜试验。

（4）进行必要的客观检查，如电生理和影象学检查：视网膜电图（ERG）、视诱发电位（VEP）、荧光素眼底血管造影（FFA）、头颅 CT 或 MRI。

（5）通过对患者行为的观察，了解其视觉状态。在问病史或检查的同时，观察患者是否能做一些需要视力的行动和注视一些物体。在室内移动时，真盲通过障碍物时不会躲避而被绊倒，但诈盲者一般不会被绊倒，或者即使碰到障碍物或绊倒时也是很轻的，极少伤害他们自己。

（6）对于主诉"无光感"的患者，观察每眼的瞳孔对光反应。虽然一眼"无光感"，但双眼直接和间接对光反应均灵敏，遇强光有闭眼反射时，应考虑是功能性视觉丧失。

（7）对于视力为"手动～无光感"的患者

①如果单眼视力下降到"手动～无光感"的程度，应出现传入性瞳孔反应障碍。如果没有出现这一障碍，可以做出功能性视觉丧失的诊断。

②镜子试验　如果患者主诉单眼视觉丧失，用眼罩遮盖视力好的一眼；如果主诉双眼视觉丧失，则双眼均不遮盖。检查者请患者睁眼向前看，然后将一面大镜子缓慢地从患者眼前的一侧向另一侧倾斜，并将镜子后退到视力为手动所能看到的距离之外，如果患者的眼部仍有运动，表明患者的视力比"手动"要好。

③视动性眼球震颤法　单眼"视觉丧失"者，遮盖未受累眼；双眼受累者，双眼交替进行试验。请患者向前注视，在受检眼前转动黑白条纹相间的视动转鼓或移动条栅带，如能诱导出眼球震颤，表明该眼的视力比"手动"好。

④视野检查法　检查健眼视野时不遮盖"视觉丧失"眼，如周边视野鼻侧大于60°，或中心视野无生理盲点，表明"视觉丧失"眼是有视力的。

⑤立体镜检查法　用立体镜或同视机进行检查，如果存在同时知觉或立体视觉者必有双眼视觉，表明"视觉丧失"是功能性的。

（8）对于视力为"0.5～0.05"的患者

①采取变换距离或字型大小的方法检查患眼，注意结果是否矛盾。如在不同距离检测结果都是相同的，则该眼"视觉丧失"是功能性的。

②如果近视力是正常的，则可能是功能性视觉丧失或是近视眼。

③ Goldmann 视野或视野屏检查时发现几次结果明显不一致，或呈螺旋状。

（9）高度怀疑是功能性视觉丧失，但又不能证实时，应在 1～2 周后复查。

【治疗原则】

（1）明确地告诉患者未发现任何导致视力下降的眼部异常。

（2）对癔症患者可采用暗示疗法，告诉他们一切都将正常，下次复诊时视力将会恢复。但应当请精神科医师进一步诊治。

【治疗目标】

（1）如诊断没有十分把握，应进行随诊观察。

（2）采用暗示疗法，促使恢复视力。

第二篇

眼科检查技术操作常规

第十八章 视力检查

第一节 远视力检查

【适应证】

（1）眼科就诊及其他科室要求会诊的患者。

（2）健康体检。

【禁忌证】

（1）全身状况不允许检查者。

（2）因精神或智力状态不配合者。

【操作方法及程序】

（1）可选用对数视力表、国标标准视力表、ETDRS（早期治疗糖尿病视网膜病变研究）视力表。前两种视力表的检查距离为5m，后者的检查距离是4m。视力表的1.0一行应与被检眼等高。视力表的照明应均匀，无眩光。可采用自然照明。如用人工照明，照明强度为300~500lux。

（2）两眼分别检查，先查右眼，后查左眼。检查时用挡眼板遮盖一眼。如受检者戴镜，应先查裸眼视力，再查戴镜视力。

（3）下面以国际标准视力表为例叙述远视力检查方法。该表分12行，能看清第一行为0.1，第10行为1.0，第12行为1.5。若能辨认第8行全部视标，同时辨认第9行半数以下视标时则记0.8＋；如能辨认第8行全部视标，同时辨认第9行半数以上视标时则记0.9－。

（4）如被检查者不能辨认视力表上最大视标时，可移近视力表，直至看清第1行视标（0.1），记录的视力为0.1×被检者与视力表的距离（m）/5，例如在2m处能看清0.1，视力为0.1×2/5＝0.04。

（5）如在1m处不能辨认最大视标，则检查指数（counting finger，CF）。嘱受检者背光而坐，检查者伸手指让被检者辨认手指数目，记录其能辨认指数的最远距离，如指数/30cm或CF/30cm。如果在眼前5cm处仍不能辨认指数，则检查者在受试者前摆手，记录能辨认手动（hand motions，HM）的最远距离，如手动/30cm或HM/30cm。

（6）对只能辨认指数或手动的受检者，应在暗室中进一步检查光感（light perception，LP）及光定位（light projection）。检查光感时，将患者一眼完全遮盖，检查者一手持烛光，放在被检眼前5m处开始检查。若受检者看不见烛光，则将烛光向受检者移近，直至受检者能辨认为止。记录受检者能看见烛光的最远距离。检查光定位时将烛光置于患者前1m处，嘱受检者向正前方注视，不要转动眼球和头部，分别将烛光置于左上，左中、左下、正上、正中、正下、右上、右中、右下，同时询问受检者是否能看见烛光。如应答正确记录为"＋"，应答错误记录为"－"。如患者全无光感，记录为"无光感"。

【注意事项】

（1）如果检查室的最大距离小于5m，采用反光镜法检查视力。将视力表置于被检查者坐位的后上方，于视力表对面2.5m处放一平面镜，嘱受检者注视镜内所见的视力表来检查远视力。

（2）每个字母辨认时间约为2~3秒。

（3）未受检眼遮盖要完全，但不要压迫眼球。

（4）检查时受检者头位要正，不能歪头用另一只眼偷看，也不能眯眼。

（5）对于裸眼视力小于1.0，而且没有矫正眼镜的受检者，应加用针孔板后再查小孔视力。

（6）视力检查是心理物理检查，评价结果时应当考虑到这一点。

第二节　近视力检查

【适应证】

（1）屈光不正患者。

（2）老视患者。

（3）需要检查近视力的其他情况。

【禁忌证】

（1）全身状况不允许时。

（2）精神或智力状态不允许时。

【操作方法及程序】

（1）可选用徐广弟E字近视力表、Jaeger近视力表、对数近视力表。近视力表的照明不易固定，可采用自然弥散光，也可采用人工照明，但注意避免眩光。

（2）两眼分别检查，常规先查右眼，后查左眼。检查时用挡眼板遮盖一眼。

（3）检查距离一般为30cm。对于屈光不正者，要改变检查距离才能测得最好近视力。如将近视力表向受检眼移近时视力逐渐增加，该眼可能为近视眼或假性近视眼。如将近视力表向受检眼移远时视力逐渐增加，该眼可能为远视眼或老视眼。

（4）以能看清的最小一行字母作为测量结果。可采用小数法记录。如用Jaeger近视力表，则以J_1至J_7记录，并注明检查距离。

【注意事项】

（1）每个字母辨认时间约为2~3秒。

（2）未受检眼遮盖要完全，但不要压迫眼球。

（3）检查时受检者头位要正，不能歪头用另一只眼偷看，不能眯眼。

第三节　婴幼儿视力检查技术常规

【适应证】

（1）需要检查远视力的婴幼儿。

（2）特别是怀疑弱视的婴幼儿。

【禁忌证】

（1）全身状况不允许时。

（2）精神或智力状态不配合者。

【操作方法及程序】

1. 视动性眼球震颤检查法

（1）可测定6个月内婴幼儿视力。

（2）将黑白相间条纹的转鼓放在婴儿眼前30cm处，使其转动。观察婴儿的眼部反应。

（3）如果眼球出现震颤为有视力，反之无视力。

（4）检查者可观察婴幼儿双眼球对不同宽窄光栅条纹的反应，记录引起眼球震颤的最细条纹。所用的转鼓条纹越细，表示婴儿的视力越好。

2. 根据婴幼儿反应来判断视功能

（1）对于婴儿至2周岁幼儿，可交替遮盖双眼，根据观察幼儿反应，来判断视功能。

（2）若一眼被遮盖，另一眼视力好，并能保持中心注视，则患儿头位基本不动；若健眼被遮盖，另一眼视力差，患儿就会发出反抗的声音，或移动头位。

3. 选择性观看检查法

（1）适用于6个月~2周岁幼儿。

（2）在暗室中进行检查，距离约为50cm，检查者随机调换条纹及灰板的方向，观察婴幼儿是否随条纹而转动头位。

（3）如对某一条纹的反应率达到75%时为通过，并可根据所用条纹的宽窄将其换算为Snellen视力表视力。

4. 幼儿视力检测卡

（1）适用于2~3岁儿童。

（2）在自然光下分别检测双眼，距离为5m。

（3）检查者手持视力检测卡，令幼儿用手指或语言回答检测卡上条纹的走向。检查者可随机转换检测卡上条纹的方向。从1号、2号……依次检查，直到不能辨认为止。

（4）检查结束时，可将其换算为Snellen视力表视力。

5. 点状视力表

（1）是一种近视力检测法，适合于1~5岁儿童。

（2）双眼分别检查，测试距约为25cm。

（3）从最大视标开始辨认。令患儿指出黑点的位置，逐一更换小视标，直到不能辨认为止。

6. 儿童图形视力卡

（1）适用于4~5岁儿童。

（2）在室内自然光线下进行，检查距离为5m。

（3）双眼分别检查，测试前要向儿童解释图形。

（4）以看清最小图形的视力卡记录视力。

7. 图形视觉诱发电位（VEP）视力

（1）适用于4~6个月儿童。

（2）图形视觉诱发电位是以翻转棋盘格或翻转黑白条栅作为刺激源。随棋盘格逐渐变小，其P波也变小。直至能测出最小波幅的VEP为止。

（3）根据这时的空间频率来对视力进行推测。

【注意事项】

（1）检查者必须耐心。

（2）最好由经治医师或专科护士进行检查。

（3）检查环境应安静。

（4）被检者应保持精力充沛。

第十九章 眼部检查

第一节 眼睑检查

【适应证】

（1）就诊的眼病患者。

（2）健康体检。

【禁忌证】

无。

【操作方法及程序】

（1）眼睑的一般检查可在自然光或人工照明光下进行。

（2）检查者可在肉眼下进行检查。必要时应用放大镜或裂隙灯活体显微镜进行检查。

（3）一般采用先右后左的顺序检查。

（4）注意双侧是否对称，睁眼和闭眼是否自如。

（5）注意眼睑皮肤有无充血、水肿、压痛，有无皮疹、溃疡、瘢痕、肿物以及皮下结节、皮下出血、皮下气肿等情况。

（6）注意眼睑位置、形态、睑裂大小，有无上睑下垂、缺损或眼睑闭合不全。

（7）注意睑缘有无内翻、外翻、充血、肥厚及炎症等。

（8）注意睫毛有无乱生、倒睫、秃睫或睫毛脱色；睫毛根部皮肤有无充血、鳞屑、溃疡和脓痂。

（9）若有提上睑肌功能异常，应测定提上睑肌肌力。

【注意事项】

（1）若遇感染性眼病，应先查健眼，后检查患眼，以免发生交叉感染。

（2）若有眼球严重外伤、角膜穿孔或即将穿孔时，反转眼睑时要格外小心，以免眼内容物脱出。

第二节 泪器检查

【适应证】

（1）流泪、溢泪的患者。

（2）眼干的患者。

（3）怀疑有泪器炎症或肿瘤的患者。

（4）怀疑泪器损伤的眼外伤患者。

【禁忌证】

无。

【操作方法及程序】

一、泪腺检查

1. 泪腺的一般检查

（1）触摸颞上方眶缘，有无肿物。如有，应判断其质地、硬度、有无结节等。

（2）患眼向鼻下方注视，翻转上睑，以拇指将外眦部向外上方牵引，并轻轻地将眼球向外上方推动，可将脱垂的泪腺、或由于炎症或肿物引起肿胀的睑部泪腺暴露在外眦部上穹窿部结膜下，以便检查。

（3）泪腺有炎症时可有压痛。

2. 泪液分泌试验（Schirmer I 试验）

（1）怀疑泪液分泌减少时可行泪液分泌试验。

（2）用准备好的 5mm×35mm 的消毒滤纸，将其一端折弯 5mm，夹持于下睑外 1/3 处结膜囊内，另一端垂挂于睑外。嘱受检者轻闭双眼。

（3）5 分钟后以 mm 为单位测量滤纸条被泪液浸湿的长度（折叠端的 5mm 不记在内）。10mm 为正常。

（4）如果不到 5 分钟内滤纸条全被泪液浸湿，应记录泪纸条全被浸湿所需的时间，以分钟为单位。

3. 泪膜破裂时间（BUT）测定

（1）在裂隙灯下用钴蓝色滤光片观察。

（2）在结膜囊内滴入一小滴 0.125% 或 1% 荧光素钠溶液。

（3）嘱受检者眨眼数次后，睁大受检眼，凝视前方，并开始计时，同时持续观察角膜，直到角膜表面出现第一个深蓝色斑（泪膜缺损）时为止，记录时间，以秒为单位。测量 3 次，取平均值。若小于 10 秒为 BUT 缩短。

二、泪道检查

1. 泪道的一般检查

（1）泪小点检查　应用放大镜或裂隙灯活体显微镜进行检查。注意泪小点有无外翻、狭窄、闭塞或赘片增生。

（2）泪囊区有无红肿、压痛或瘘管。

（3）挤压泪囊部有无分泌物自泪点流出。

2. 荧光素钠试验

（1）怀疑泪道阻塞时可选用本试验。

（2）将 1% ~2% 荧光素钠溶液滴入结膜囊内。

（3）2 分钟后擤鼻，如带有黄绿色，表示泪液可以通过泪道，泪道没有阻塞。

3. 冲洗泪道

（1）怀疑泪道狭窄或阻塞时可冲洗泪道。

（2）冲洗泪道前先挤压泪囊部，观察有无黏液或脓性分泌物排出，并尽量将分泌物排空。

（3）用沾有 0.5% 地卡因的棉签夹在上、下泪点之间 1~2 分钟。

（4）受检者通常取坐位，头部微后仰并固定，眼向上注视。将下睑近内眦部轻轻地向下牵拉，暴露下泪点。

（5）如泪小点较小，先用泪点扩张器垂直插进泪小点 1～2mm，再向鼻侧转至水平方向，轻轻捻转，扩张泪小点。

（6）将大小合适的泪道冲洗针头垂直插入泪小点 1～2mm 后向鼻侧转动，使针头呈水平位，继而顺沿下泪小管走行方向将针头推进约 4～6mm，注入生理盐水。此时应询问受检者有无水液进入咽部，或请受检者低头观察有无水液从鼻孔流出，并注意注水时有无阻力及泪小点有无水液返流。

（7）冲洗完毕时，滴用抗菌眼药水。

（8）泪道冲洗结果分析

①泪道通畅：注入冲洗液时无阻力，泪道无液体返流，受检者诉液体流入口咽部，或观察到液体从鼻孔流出。

②泪道狭窄：下冲上返，但加压注入冲洗液后通畅。

③泪小管阻塞：注入冲洗液时有阻力，冲洗液从原路返回，口咽部无液体流入。

④泪总管阻塞：注入冲洗液时有阻力，从下泪点冲洗时冲洗液自上泪点返流，口咽部无液体流入。

⑤鼻泪管阻塞：注入较多冲洗液后从上泪点返流，并可带有黏脓性分泌物，表明鼻泪管阻塞并合并慢性泪囊炎。

4. 泪道碘油造影

（1）了解泪道阻塞的部位及泪囊大小，为手术做准备。

（2）造影时，先挤压泪囊部排出泪囊中分泌物，并冲洗泪道。

（3）按泪道冲洗法，由下泪点注入 40% 碘化油或 30% 碘苯脂（乙碘油）0.3～0.5ml，随即行 X 线摄片。

【注意事项】

（1）进行泪液分泌试验时，放置泪纸条的动作要轻柔，以免损伤球结膜等组织。

（2）测定 BUT 时，检查室内避免使用电风扇。

（3）泪道冲洗时，动作要轻柔，以免造成泪道机械性损伤。

（4）泪道冲洗注入液体时，若出现下睑浮肿，表明冲洗时形成假道，应即刻拔出冲洗针头，停止冲洗。必要时应用抗菌药物，预防发生感染。

（5）进行泪道碘油造影时，应在 X 线申请单上标注注入造影剂的时间。

第三节　结膜和半月皱襞检查

【适应证】

（1）眼部常规检查的一部分。

（2）怀疑患有结膜疾病。

（3）眼部外伤者。

（4）健康体检。

【禁忌证】

无。

【操作方法及程序】

（1）上睑结膜暴露法

①单手翻转法：嘱受检者向下注视，检查者用拇指和示指轻轻挟提上睑皮肤，在示指向下轻压睑板上缘的同时，拇指向上方捻转，即可暴露上睑结膜。

②双手翻转法：用一手挟提上睑皮肤向上翻卷的同时，用另一手示指或棉棍、玻璃棒轻轻向下推压睑板上缘，即可将上睑翻转暴露上睑结膜。

（2）上穹窿结膜暴露法　用拇指将已翻转的上睑向上、向后固定于眶上缘，同时让受检者向下注视即可暴露上穹窿部结膜。翻转上睑后，若用另一手的拇指由下睑中央将眼球轻轻往上推压，同时将上睑稍向上牵引，可使上穹窿部结膜向前突出，暴露得更充分。

（3）下睑翻转法　以拇指向下牵拉下睑中部，嘱受检者向上注视，即可充分暴露下睑结膜和下穹窿结膜。

（4）球结膜暴露法　用拇指和示指把上、下睑分开，然后嘱患者向各个方向注视，可暴露球结膜部分。

（5）检查睑结膜及穹窿结膜时，应观察其颜色、透明度、光滑性；有无充血、水肿、乳头、滤泡、瘢痕、结石和睑球粘连；有无异物及分泌物潴留等。检查球结膜时主要观察有无充血、出血、水肿和色染；有无异物、疱疹、结节、溃疡、斑块和分泌物。

【注意事项】

（1）检查时动作要轻柔，尤其在检查眼球破裂伤的患者时，绝对避免对眼球加压。

（2）特别注意区分睫状充血与结膜充血。

（3）注意结膜囊内分泌物的色泽和性质。

（4）若怀疑传染性结膜疾病的患者，应先检查好眼，再检查患眼；检查患者后，应消毒双手，避免交叉感染。

第四节　眼前节的检查

【适应证】

（1）眼部常规检查的一部分。

（2）眼病患者。

（3）健康体检。

【禁忌证】

无。

【操作方法及程序】

1. 角膜检查

（1）以聚光手电光联合放大镜进行检查。用裂隙灯活体显微镜检查可获得更为满意结果。

（2）注意角膜大小、形状、透明度、弯曲度，表面是否光滑。注意角膜有无混浊、水肿、浸润、溃疡、异物、瘢痕、新生血管或血管翳、角膜后沉着物等。

2. 巩膜检查

（1）分开上下眼睑，嘱受检者向个方向转动眼球后进行检查。

（2）仔细观察巩膜颜色，有无充血、局限性结节、隆起、溃疡及肿瘤等。

3. 前房检查

（1）注意中央和周边前房深浅。可用手电筒侧照法对中央前房深度作大致估计，并用裂隙灯显微镜测量周边前房深度（详见前房深度测定的章节）。

（2）在裂隙灯显微镜下注意房水有无混浊、闪光、浮游体、渗出物、积血或积脓等。

4. 虹膜检查

（1）在裂隙灯活体显微镜下对双侧虹膜进行对比检查。

（2）注意虹膜色泽、纹理、形态，有无色素增生及脱失、萎缩、缺损、结节、新生血管、前后粘连、瞳孔残膜、虹膜震颤和根部离断。

5. 瞳孔检查

（1）先在自然光线下以肉眼观察其自然状态，继而用手电筒光检查其对光反应，最后在裂隙灯显微镜下观察其细微结构。

（2）注意瞳孔大小、位置、形状，边缘是否整齐。瞳孔大小可用 Haab 瞳孔计或 Bourbon 瞳孔计测量。

（3）瞳孔对光反应包括直接和间接两种。直接对光反应是指瞳孔在暗光环境下对光的反应程度，可将手电光直接照射一眼瞳孔，若其立即缩小，为直接对光反应灵敏。应注意两侧反应的速度和程度是否相同。间接对光反应是指瞳孔在暗光环境下，用手遮盖一眼使其不受手电光照射，再用手电光直接照射另眼瞳孔，然后打开遮盖眼，若该眼瞳孔缩小，为该眼间接对光反应存在。

6. 晶状体检查

（1）可在手电光下、直接眼底镜下检查晶状体。裂隙灯活体显微镜下可仔细地检查晶状体。

（2）如需详细了解晶状体情况，应散大瞳孔后进行检查。

（3）注意晶状体的位置、密度、透明度，有无混浊及混浊的部位和形态。如无法应用裂隙灯显微镜进行检查时，可根据虹膜投影来估计白内障的成熟程度。

【注意事项】

（1）区分是否由于黄疸引起巩膜黄染时，必须在自然光下检查。

（2）检查时应注意双眼对比观察。

（3）测量瞳孔大小时，应在弥散光下，嘱受检者注视 5 米以外的目标。应注意瞳孔大小与光照强弱、年龄、调节以及集合等情况有关。一些药物也会影响瞳孔大小。

（4）检查晶状体时，应注意晶状体改变是否与视功能的改变相对应，以免误诊。

第五节　眼后节的检查

【适应证】

（1）眼部常规检查的一部分。

（2）眼病患者。

（3）健康体检。

【禁忌证】

无禁忌证。但屈光间质混浊时无法检查眼的后节。

【操作方法及程序】

1. 玻璃体检查

（1）可用直接检眼镜、间接检眼镜、裂隙灯活体显微镜联合前置镜或接触镜进行检查。

（2）最好在散大瞳孔后检查。

（3）直接检眼镜检查时，一般先用（+8）~（+10）D 的镜片，检查距离距受检眼10~20cm。正常情况下，光线经瞳孔射入眼内后，瞳孔区呈橘红色反光。检查时嘱受检者上、下、左、右转动眼球数次后，立即停止眼球转动，并注视前方。如在瞳孔区红色反光中有黑影呈飘动状，且其移动方向与眼球转动方向相反，表明屈光间质混浊部位位于玻璃体。

（4）裂隙灯活体显微镜检查 常规行裂隙灯活体显微镜检查时，将裂隙灯光源与显微镜之间的夹角尽量变小、光源裂隙尽量调窄，便可获得较为清晰的玻璃体光学切面；若要观察后2/3玻璃体，须借助前置镜或三面镜，可获得满意的检查结果。

（5）注意玻璃体有无混浊、液化、积血、后脱离，并注意玻璃体病变的形态、及其与视网膜和晶状体位置的相互关系。

2. 视网膜检查

（1）可用直接或间接检眼镜进行检查。如需详细检查，特别检查周边部眼底时，须散瞳后检查，或借助于前置镜、三面镜、全视网膜镜，在裂隙灯显微镜下进行检查。

（2）检查顺序为先后极部，再周边部。

（3）注意观察视乳头大小、形态、色泽、盘沿和凹陷；视网膜血管粗细、形态、颜色、管壁反光、动静脉比例及相互关系；黄斑部有无水肿、渗出、出血、瘢痕、色素改变和中心凹反光是否存在等；视网膜有无渗出、出血、色素改变或脱离等。

【注意事项】

（1）对于浅前房者，散瞳时要格外谨慎，以免导致闭角型青光眼发作。

（2）如角膜有炎症、溃疡或穿孔伤时，避免用三面镜和全视网膜镜来检查。

（3）若眼前节屈光间质混浊影响眼底检查时，可应用超声等其他检查方法。

第六节　眼球的检查

【适应证】

（1）怀疑眼球突出或内陷者。

（2）有复视或斜视的患者。

（3）眼球外伤者。

（4）怀疑眶内占位性病变者。

【禁忌证】

无。

【操作方法及程序】

（1）一般在自然光线下以望诊的方法进行检查。

（2）注意眼球大小、形态和位置，有无突出或内陷、震颤（眼球震颤检查详见相关章节）。

（3）检查眼球大小和形态时，用两手拇指和示指分别将两眼上、下眼睑分开，进行比较。

（4）嘱受检者眼球追逐并注视眼前检查者的手指或手电光，以检查眼球各个方向运动情况。

（5）对于眼球突出或内陷者，可用两面有刻度的透明尺估计眼球突出度。将尺的一端向前水平放在颞侧眶缘最低处，检查者从侧面观察，读出和记录眶缘至角膜顶点的距离，即为眼球突出度。或以 Hertel 眼球突出计测量眼球突出度。

【注意事项】

（1）检查眼球形态时，注意有无角膜大小的改变。

（2）利用透明尺测量眼球突出度时，务必准确地放置透明尺的位置，且方向水平向前，否则容易出现误差。

第七节　眼眶的检查

【适应证】

（1）疑有外伤导致的眶骨骨折。

（2）眶内占位性病变。

（3）眶内炎症。

（4）眶内出血。

（5）疑有眶压升高时。

【禁忌证】

（1）眼部皮肤急性炎症者。

（2）受检者因精神状况或全身其他疾病不能配合检查时。

【操作方法及程序】

（1）可用两手拇指对比触摸眶缘。

（2）必要时可用示指或小指自眶缘沿眶壁向眶深部探入，进行检查。

（3）检查眼眶时，应注意眶缘大小、形态、有无缺损、骨折移位及压痛，同时注意眶内有无炎症、出血或肿瘤等。

【注意事项】

（1）对眶骨骨折的患者，检查时动作务必轻柔，以免进一步加重损伤。

（2）伴有眼球外伤时，检查时切勿对眼球加压。

（3）若有眶内占位性病变，触诊时一定注意眶内占位性病变与眶骨间的关系。

第八节　婴幼儿外眼检查

【适应证】

眼病患儿，尤其是不合作者。

【禁忌证】

无。

【操作方法及程序】

（1）应固定头部后进行眼部检查。须请家长或助手协助。

（2）常用的固定患儿头部的方法为：检查者与家长面对面相坐，将患儿两腿分开，头朝向检查者仰卧于家长双膝上。家长用双肘压住患儿两腿，同时用手握住患儿两手和前臂并借此压住其胸腹，检查者则用双膝相夹固定患儿头部。

（3）或让患儿平卧于检查床上，助手或家长在检查床一侧，两手握住患儿两手及前臂并压住患儿的胸部，同时以身体压在患儿身上以固定其全身。检查者在检查床患儿头端进行检查。

（4）需要散瞳的患儿，在滴用散瞳药后应压迫泪囊部 3～5 分钟，以避免药物中毒反应。避免药物反应的另一方法是减少散瞳药的用量，用圆头玻璃棒取少量药液（约为一般眼药水药滴的 1/5～1/4），涂于颞侧下睑结膜表面。

（5）需做详细的眼底检查、眼压测量、冲洗或探通泪道的患儿，若不配合，可应用催眠镇静药，如口服 10% 水合氯醛合剂，每次 10～15mg/kg。也可施于短暂的全身麻醉。

【注意事项】

（1）固定患儿头部及体位时用力要适当，以防意外。

（2）对于全身麻醉的患儿，麻醉前应进行必要的全身检查。一般情况下，应在无全身麻醉禁忌证时方可进行麻醉。

（3）对婴幼儿进行眼部检查时，因固定其头部和体位，难免其哭闹，因此检查前必须征得家长或监护人的同意和配合。

第二十章　裂隙灯活体显微镜检查

【适应证】

（1）眼病患者。

（2）健康体检。

【禁忌证】

因全身状况不允许坐位者。

【操作方法及程序】

（1）检查者根据自已的屈光度调节目镜，并调节目镜间距。

（2）检查应在暗室或半暗室内进行。

（3）嘱受检者坐在裂隙灯前，调整座椅、检查台、颌架及裂隙灯活体显微镜的高度，使受检者下颌舒适地置于下颌托上，前额紧贴于头架的额带横档上。

（4）前后、左右及上下调节操纵杆，使裂隙灯光线聚焦于检查的部位。

（5）一般先用低倍镜进行检查。若需要观察某一部位的细微改变时，可换用高倍镜。并根据需要，调节裂隙灯与显微镜之间的夹角、光线强弱和裂隙光的宽窄。

（6）光源一般从受检眼的颞侧射入，然后从颞侧到鼻侧逐一做光学切面，按照从前到后的顺序进行检查。

（7）裂隙灯活体显微镜的检查方法有多种，包括弥散光照射法、直接焦点照射法、角膜缘分光照射法、后部反光照射法、间接照射法和镜面反光照射法等。可根据检查部位和病变情况，选择适当的检查方法。

①弥散光照射法　以裂隙灯弥散宽光为光源，通常在低倍镜下将光源以较大角度斜向投向眼前部组织，进行直接观察。所得印象比较全面，且有立体感。

②直接焦点照射法　最常用。操作时应使裂隙灯光线的焦点与显微镜的焦点二者合一。根据光带形态可分为宽光照射法、窄光照射法和圆点光照射法。

宽光照射法：所用的裂隙灯光较宽，形成较宽的光学切面，可用于检查弥散光照射时所发现或未被发现的病变。

窄光照射法：将裂隙灯光带尽量调窄，尽管照入的光线较弱，但周围背景更暗，这样便于观察病变的位置和细微改变。

圆光点照射法：将入射光调节为圆点状，用于观察房水的改变。

③角膜缘分光照射法　将光线照射在一侧的角膜缘，除在角膜缘上形成一个光环和因巩膜突所致环形暗影外，角膜应呈黑色，此时能清晰可见角膜云翳、斑翳、穿孔等。

④后部反光照射法　将灯光照射到所要观察组织的后方，把显微镜聚焦到检查部位，借助后方组织反射回来的光线检查透明、半透明、正常或病变组织。本法适用于角膜和晶状体的检查。

⑤间接照射法　将裂隙灯光线聚焦到所要观察部位旁边的组织上。可以观察虹膜

细小变化和角膜新生血管等。借助三面镜或前置镜，可以观察视网膜细小的改变。

⑥镜面反光照射法　将光线自颞侧透照，在角膜可出现两个光亮区，即鼻侧的光学切面和颞侧出现的反光区。这时嘱受检眼稍向颞侧注视，再将裂隙灯向颞侧偏移，当光学切面与反光区重合时，检查者就会感到有光线刺目，此时将显微镜焦点对好，即可进行观察。本法适于检查角膜和晶状体的前、后表面。

【注意事项】

（1）检查结膜、角膜、巩膜时，光源与显微镜的夹角一般为40°。检查前房、晶状体和前部玻璃体时，夹角应小于30°；检查后部玻璃体和眼底时，除需加用前置镜或三面镜等辅助设备外，夹角应调为10°或更小。

（2）实际检查时，应综合使用裂隙灯显微镜的6种不同的使用方法，以免遗漏病变的细微改变。

（3）注意裂隙灯活体显微镜的维护和保养。

第二十一章　检眼镜检查

第一节　直接检眼镜检查

【适应证】

（1）眼病患者，特别怀疑玻璃体或眼底有病变时。

（2）健康体检。

【禁忌证】

（1）屈光间质明显混浊者。

（2）瞳孔明显缩小者。

【操作方法及程序】

（1）开始检查时转动检眼镜转盘，先用（+8）~（+10）D 的镜片，检眼镜距受检眼 10~20cm。以侧照法检查眼屈光间质。由前逐次向后，分别检查角膜、晶状体、玻璃体。正常情况下，瞳孔区呈现橘红色反光，如有屈光间质混浊，红色反光中出现黑影。此时嘱受检者转动眼球，根据黑影移动方向与眼球转动方向的关系，判断混浊的屈光间质部位。

（2）检查眼底时，将检眼镜置于受检眼前约 2cm 处。根据检查者和受检眼的屈光状态，旋转检眼镜转盘，直至看清眼底。

（3）检查时嘱受检者先注视正前方，检眼镜光源经瞳孔偏鼻侧约 15°可检查视神经乳头，再沿血管走行观察视网膜后极部，最后嘱受检者注视检验镜的灯光，检查黄斑部。若要观察周边部视网膜，嘱受检者转动眼球，以扩大观察范围。

（4）眼底检查的记录内容　以眼底解剖结构为基础对视乳头、视网膜血管、黄斑等部位进行描述。可以视乳头和血管直径来描述病变大小，以屈光度描述病变隆起高度。

【注意事项】

（1）直接检眼镜下所见并不是眼底的实际大小，检查所见比实际物像约放大 14~16 倍。

（2）若要观察视网膜神经纤维层改变时，应在无赤光下观察。

（3）检查结束时，应将检眼镜的转盘拨到 0 处，以免转盘上的镜片受到污染。

（4）一般检查时可不散大瞳孔。若要详细检查眼底时，需要散瞳后检查。

（5）直接检眼镜观察范围小，屈光间质混浊可影响眼底的观察。

（6）怀疑闭角型青光眼患者或前房浅者，散瞳时要格外谨慎，以免导致闭角型青光眼发作。

（7）对于高度屈光不正者，直接检眼镜检查较为困难，可应用间接检验镜进行检查。

第二节　间接检眼镜检查

【适应证】

（1）眼病患者，特别怀疑玻璃体或眼底有病变时。

（2）健康体检。

【禁忌证】

（1）屈光间质明显混浊者。

（2）瞳孔明显缩小者。

【操作方法及程序】

（1）检查者自己调节好间接检眼镜头带或镜架，使间接检眼镜目镜与检查者双眼的水平相接近，并调节目镜的瞳距。

（2）受检者瞳孔散大后，取坐位或仰卧位进行眼底检查。检查者一般用左手持物镜，并用左手无名指协助分开受检眼眼睑，固定于眶缘。右手不持巩膜压迫器时，用其中指辅助牵开受检眼眼睑。

（3）先以弱光线从眼底中周部开始检查，这样可给受检者一个对光线的适应过程，以便用较强光线检查眼底后极部时，受检者可以较好地配合。

（4）根据屈光间质混浊程度调整检眼镜的照明强度，根据瞳孔大小选择不同直径照明光斑，根据眼底病变情况选择不同度数的非球面镜。

（5）检查眼底时，先在物镜中心找到以视乳头为中心的眼底后极部。从视乳头开始，沿着某一眼底血管走向从后极部向周边部眼底观察，直至尽可能周边部眼底。然后再沿其临近部位由周边部眼底向着视乳头观察。

（6）请患者分别注视上、下、鼻、颞、鼻上、鼻下、颞上和颞下 8 个检查眼位，以便检查全部眼底。对于病变或可疑病变部位进行重点检查。

（7）检查眼底锯齿缘和睫状体平坦部等远周边部眼底时，需用巩膜压迫器辅助检查。

（8）绘图记录检查结果时，应以不同颜色代表不同组织的病变。

【注意事项】

（1）由于间接检眼镜所见图像放大倍数较小，因而不易发现细微病变。

（2）检查时所见眼底像为倒像。

（3）对于浅前房者和闭角型青光眼患者，散瞳时要格外谨慎，以免导致散瞳后眼压升高。

（4）检查时避免强光长时间照射黄斑部，以免引起黄斑部光损伤。

（5）使用物镜时，将其表面弧度大的一面向上。否则反光过强，图像变形扭曲。

（6）注意保持物镜清洁，否则会影响成像效果。

第二十二章　角膜的特殊检查

第一节　角膜厚度测量

【适应证】

（1）角膜接触镜配戴者及戴镜后复查。

（2）屈光性角膜手术前检查。

（3）评价一些角膜疾患，如圆锥角膜、角膜水肿、角膜基质炎、边缘性角膜溃疡等。

（4）间接地了解角膜内皮细胞层的功能。

（5）高眼压症和原发性青光眼。

【禁忌证】

（1）严重畏光或其他原因不能配合裂隙灯检查者。

（2）结膜急性炎症者。

（3）大面积角膜溃疡、角膜穿孔。

【操作方法及程序】

1. Haag – Streit 厚度测定法

（1）测量前，将裂隙灯活体显微镜右侧目镜换上裂隙分影目镜。调整裂隙灯，使其与显微镜呈40°~45°，并使裂隙光束通过厚度测定器的裂隙光阑，垂直聚焦于瞳孔中央的角膜表面。

（2）受检者注视裂隙光带。检查者转动厚度测定器上方的刻度盘，并调整裂隙灯显微镜的高度，使分裂影像分成上下相等的两半，且位于瞳孔领内。

（3）刻度盘恢复至"0"位。转动刻度表，使分裂影像的上方后表面（角膜内皮层）与下方前表面（角膜上皮层）相交。

（4）读取刻度盘上读数。

（5）以上测量步骤重复2~3次，取平均值。

2. A 型超声角膜厚度测量法

（1）受检者取平卧位或坐位。

（2）结膜囊滴表面麻醉剂。

（3）消毒超声探头。

（4）嘱受检者向正前方注视。先查右眼，后查左眼。

（5）检查者一手分开患者眼睑，一手持超声检查探头测量各点角膜厚度。

（6）保持超声探头垂直于角膜，并维持适度压力。

（7）测量角膜厚度，同一测定点重复3次，取平均值，打印结果。

【注意事项】

1. Haag – Streit 厚度测定法

（1）判断测量终点时受测量者主观因素的影响，准确性和重复性低于超声波测量法。

（2）由于 Kappa 角的影响，左右眼测量结果常不一致，通常左眼偏高，右眼偏低。

2. A 型超声角膜厚度测量法

（1）检查时注意保持探头与角膜垂直。

（2）探头对角膜的压力太大时会导致检测角膜厚度变薄，压力太小时则无法显示结果。

（3）角膜表面要保持一定的湿度，过干或过湿均会影响检查结果。

（4）注意超声探头的消毒。

（5）测试后嘱患者不要用力揉眼，以免发生角膜上皮损伤。

（6）超声探头应定期检测。

（7）也可以采用浸入法行 A 型超声生物测量，方法见超声检查章节。

第二节　角膜曲率计检查法

【适应证】

（1）判定有无散光及散光性质。

（2）用于某些疾病的诊断，如圆锥角膜、扁平角膜或大散光等。

（3）角膜手术后的追踪观察。

（4）指导配戴角膜接触镜。

（5）指导屈光性角膜手术。

（6）人工晶状体植入术前准备。

【禁忌证】

严重角膜疾患，无法进行准确测量者。

【操作方法及程序】

（1）双眼分别测量。

（2）受检者将下颌置于颌架上，前额贴住头架，受检眼直视镜筒。

（3）调节下颌托架，改变眼位，使角膜曲率计的图像投照在受检眼角膜的正中央。

（4）检查者观察受检眼角膜上的影像，调节旋钮，使影像清晰。

（5）为主子午线定位。记录屈光力和曲率半径值。

（6）将镜头转到与第一主子午线呈 90°的垂直位，或者直接由镜筒内看到轴向垂直的两圆圈，旋转微调至垂直影像恰相接触或重合。

（7）记录垂直轴向及标尺上的屈光力和曲率半径值。

【注意事项】

（1）应用角膜曲率计测量时，因为所测的角膜面积仅限于角膜中央 3mm 范围，所以不适于评估屈光性角膜成形术的疗效。

（2）一些自动验光仪、角膜地形图也可用以进行角膜曲率的测量。

第三节　角膜知觉检查

【适应证】

临床怀疑角膜知觉减退时，如病毒性角膜炎、三叉神经受损和角膜营养不良者。

【禁忌证】

急性结膜炎。

【操作方法及程序】

1. 棉签法

（1）双眼注视前方。

（2）将消毒棉签头端的棉花捻出一细长的棉丝，并折弯使与棉棍呈45°。

（3）以棉丝尖端从受检眼侧面接近并轻轻触及角膜。

（4）结果判断　角膜知觉正常者，可立即出现反射性瞬目或有感知。若不发生瞬目反射或无感知，为角膜知觉消失。如瞬目反射迟钝或感知不敏感或低于对侧眼为角膜知觉减退。

2. 角膜知觉测定计

（1）双眼注视前方。

（2）将角膜知觉测定计的尼龙丝从60mm开始在受检眼的颞侧以纤维细丝轻轻触及角膜。

（3）角膜知觉正常者，尼龙丝弯曲并可立即出现反射性瞬目或有感知。若不发生瞬目反射或无感知为角膜知觉消失。如瞬目反射迟钝或感知不敏感，将尼龙丝从60mm依次减少直至40mm，若低于35mm为角膜知觉减退。

【注意事项】

（1）注意无菌原则，避免感染。

（2）检查时棉丝或纤维不可触及眼睑和睫毛。

（3）两眼分别做检查，以便对照。

第四节　角膜内皮层检查

【适应证】

（1）通过角膜内皮层检查，估计其功能状态。

（2）诊断某些眼病，如多形性角膜营养不良、Fuchs角膜内皮营养不良。

（3）评价某些疾病对角膜内皮的损害。

（4）指导角膜接触镜配戴者选用适当的材质和配戴方式。

（5）评价内眼手术可能造成角膜功能失代偿的风险。

（6）指导前房内给药。

（7）为穿透性角膜移植术优选高质量供体材料。

【禁忌证】

（1）角膜大面积擦伤。

（2）基质层水肿。

（3）角膜混浊。

（4）结膜、角膜感染。

（5）角膜穿孔。

【操作方法及程序】

角膜内皮层检查以角膜内皮显微镜检查法（specular microscopy）：较常用，它可分为非接触型和接触型检查法两种。也可以通过共聚焦显微镜（confocal microscopy）进行检查。

1. 非接触型接触法

更适用于儿童、心理紧张或角膜有新鲜伤口的患者。

（1）受检者头部放置托架上。

（2）机器自动取像，根据所拍摄的照片分析角膜内皮的形态、大小。

（3）点击细胞数目分析角膜内皮的细胞密度。也可应用计算机直接分析角膜内皮的细胞密度及大小。

（4）可对角膜上、中、下，鼻侧、颞侧几个点的内皮进行检查。

（5）分析后打印结果。

2. 接触型检查法

适用于配合检查的成年受检者。

（1）首先进行角膜厚度测量。

（2）滴用0.5%地卡因滴眼液，进行角膜表面麻醉。

（3）患者头部固定于托架上，物镜须接触患者角膜。

（4）调节焦点使图像清晰。

（5）进行摄像或录像。

（6）分析检查结果。

【注意事项】

（1）进行角膜内皮层检查之前，需常规行裂隙灯显微镜检查。

（2）结果定性分析的内容包括：细胞大小一致性、细胞形态一致性、细胞内或细胞间有无异常结构。

（3）定量分析的内容包括细胞密度、平均细胞面积、细胞面积变异系数、六角形细胞百分比等。

（4）非接触型检查法所得图像的放大倍率较低，照相范围较大，所见内皮细胞数目多。但对角膜内皮细胞的分辨率较差，仅可宏观了解角膜内皮细胞密度及有无空泡或滴状赘疣。

（5）接触检查法成像清晰，且图像放大，便于观察。但检查时须滴用表面麻醉剂。

（6）正常角膜内皮细胞呈六角形，镶嵌连接成蜂巢状。随年龄增加细胞趋于变性，细胞密度逐渐降低，细胞面积逐渐增大。正常人30岁前，平均细胞密度为3000～4000/mm^2，50岁左右2600～2800/mm^2，69岁以上为2150～2400/mm^2。

第五节　角膜地形图检查（计算机辅助的角膜镜摄影检查）

【适应证】

（1）了解角膜表面的屈光状态。

（2）怀疑为临床前期或临床期的圆锥角膜。

（3）各类角膜屈光手术的术前和术后常规检查。

（4）了解某些手术，如翼状胬肉切除术、角膜移植术等对角膜的影响。

（5）了解角膜外伤后角膜表面的屈光状况。

【禁忌证】

（1）大面积角膜溃疡、角膜穿孔。

（2）全身状况不允许坐位者。

【操作方法及程序】

（1）将患者有关资料，如姓名、年龄、性别、诊断等输入计算机。

（2）患者取座位，下颌放在下颌托上，必要时用头带固定。

（3）嘱患者睁大被检眼，注视角膜镜中央的固视灯光。

（4）检查者操作摄影把手，使荧光屏上的交叉点位于瞳孔中央，即角膜镜同心圆中心与瞳孔中心点重合，并调好焦距，直至屏幕上的 Placide 盘同心圆影像清晰，按下按钮固定图像。

（5）选择最佳影像存盘并打印。

（6）结果分析

①色彩图：以不同的颜色代表相应的屈光度，即暖色表示屈光力大，而冷色表示屈光力小；其具体等级位于图像的左侧。

②统计数据：包括角膜表面不对称指数 SAI，角膜表面规则指数 SRI，角膜预测视力 PVA，模拟角膜镜读数，最小角膜镜读数；其通常位于彩色图像的下方。

【注意事项】

（1）检查前应询问病史，并向患者讲明注意事项。

（2）在检查时如发现受检者面部阴影影响检查，可嘱其变换头部。

（3）如受检眼上睑下垂，可让他人协助检查。

（4）对于角膜曲率过大、过小或角膜中心下方 3mm 与角膜中心上方 3mm 处屈光力差值大于 3D，应结合临床进行鉴别诊断。如圆锥角膜、角膜基质炎症。

第六节　角膜染色检查

【适应证】

（1）怀疑角膜上皮损伤者。

（2）怀疑为干眼患者。

（3）怀疑角膜瘘者。

（4）观察角膜移植术后伤口状况。

（5）了解角膜接触镜配戴是否合适。

（6）观察青光眼眼外滤过术后滤过泡情况。

【禁忌证】

无。

【操作方法及程序】

（1）常用的染色剂有荧光素钠、孟加拉红等，根据需要可以选用。

（2）荧光素染色　用荧光素纸条或 0.5% ~2% 荧光素钠溶液将荧光素涂于结膜囊内，在裂隙灯活体显微镜下用钴蓝光观察。角膜上皮缺损处有黄绿色着染。

（3）孟加拉红染色　用1%孟加拉红溶液涂于结膜囊内，在裂隙灯活体显微镜下用无赤光观察，角结膜上皮的变性和死亡细胞着染为玫瑰红色。

【注意事项】

（1）荧光素钠溶液最易受污染，尤其绿脓杆菌污染，使用时应格外注意。

（2）孟加拉红溶液有明显刺激性，染色后眼部往往有明显的烧灼感。应染色时同时滴少许表面麻醉剂可减少这种不良反应。

第二十三章　前房深度测量

第一节　中央前房深度测量法

【适应证】

（1）了解眼球的解剖参数。

（2）筛查闭角型青光眼患者。

（3）评估青光眼类型，如恶性青光眼等。

（4）治疗术后浅前房的疗效评价。

（5）在一些疾病中，如眼外伤后，间接了解睫状体病变。

【禁忌证】

在角膜大面积擦伤或结膜、角膜感染等情况出现时，不宜进行此项检查。

【操作方法及程序】

1. 手电筒光测量法

（1）检查时将聚光手电筒光水平从受检者颞侧，沿虹膜平面向内眦方向照入，观察虹膜被照亮的部分。

（2）结果判断　鼻侧虹膜全被照亮时为深前房；鼻侧虹膜小环至其到虹膜周边部中点被照亮时为中深前房；仅鼻侧瞳孔缘虹膜被照亮时为浅前房。

2. Haag–Streit 测定法

（1）用 Haag–Streit 厚度测定器 I 和 II 测量。测定器 I 测量角膜厚度，测定器 II 测量晶状体前囊膜至角膜上皮层之间距离，将后者的结果减去前者的结果为中央前房深度。

（2）测量前，将裂隙灯活体显微镜右侧目镜换上裂隙分影目镜。

（3）将 Haag–Streit 厚度测量器附装于 Haag–Streit 900 型裂隙灯上，调整裂隙灯，使其与显微镜呈 40°～45°，并使裂隙光束通过厚度测定器的裂隙光阑，垂直聚焦于瞳孔中央的角膜表面，沿受检眼视轴照入。

（4）受检者注视裂隙光带。检查者转动厚度测定器上方的刻度盘，并调整裂隙灯显微镜的高度，使分裂影像分成上下相等的两半，且位于瞳孔领内。

（5）刻度盘恢复至"0"位。转动刻度表。使用测量器 I 时，使分裂影像的上方后表面（角膜内皮层）与下方前表面（角膜上皮层）相交。使用测量器 II 时，使分裂影像的上方后表面（晶状体前囊膜）与下方前表面（角膜上皮层）相交。

（6）读取刻度盘上读数。

（7）以上测量步骤重复 2～3 次，取平均值。

3. 超声波测量法

（1）受检者采用平卧位。

（2）眼部滴表面麻醉剂。

（3）受检眼球表面加盛有生理盐水的水浴杯，将超声探头浸于水内，距眼球0.5～1.0cm，并位于角膜顶点正上方，指向眼轴方向。

（4）从示波器上选取波型，测量角膜后表面至晶状体前表面的距离，即为前房深度。

【注意事项】

（1）手电筒光测量法是简易的初步评价前房深度方法。Haag – Streit 测定法和超声波测量法的准确性均较高。

（2）应用 Haag – Streit 测定法时，也可单用测量器 II 直接测量晶状体前囊膜至角膜内皮层之间的距离，但结果不如应用测量器 I 和 II 测量时准确。

（3）应用超声波法测量时，超声探头不能触及角膜。

第二节　周边前房深度测量法

【适应证】

（1）筛查闭角型青光眼患者。

（2）间接了解前房角的宽窄。

（3）常规散瞳检查前评价散瞳后闭角型青光眼急性发作的风险。

（4）治疗术后浅前房的疗效评价。

【禁忌证】

不能安坐在裂隙灯活体显微镜前接受检查的患者。

【操作方法及程序】

（1）患者头部固定于裂隙灯托架，注视前方。

（2）裂隙灯光尽量调窄，与周边部角膜大约呈垂直方向照入。

（3）测量部位位于颞侧角膜缘角膜和虹膜快要消失的地方。

（4）将角膜显微镜调至与裂隙灯呈60°，观察角膜内壁与虹膜周边部之间的距离。

（5）以角膜厚度（CT）为记录单位。

（6）当周边前房深度 <1/4CT 时为浅前房。

【注意事项】

（1）本法为 Van Herick 法。

（2）也可将测量部位选于6点位角膜缘，周边前房深度 <1/3CT 时为浅前房。

第二十四章 瞳孔反应检查

第一节 瞳孔光反应检查

【适应证】

（1）就诊的眼病患者。

（2）健康体检。

【禁忌证】

无。

【操作方法及程序】

1. 直接光反应

（1）受检者面对检查者，双眼注视远方。

（2）检查者用手电筒光从侧方照向一眼，同时观察被照眼瞳孔的反应情况。

（3）正常时瞳孔被光照后即缩小，停止照射即散大。

（4）分别检查两眼，以比较双侧瞳孔反应的程度和速度。

2. 间接光反射

（1）受检者面对检查者，双眼注视远方。

（2）检查者用手电筒光照射一眼瞳孔，观察另一眼瞳孔反应。

（3）正常时当照射一眼时另一眼瞳孔缩小，不照射时另一眼瞳孔散大。

（4）分别检查两眼，以比较双侧瞳孔反应的程度和速度。

【注意事项】

（1）检查室光线应当比较暗。

（2）照射瞳孔的光线不应太强或太弱。

（3）检查时应保证光源只照射了一侧眼，对侧眼不应受到光的照射。

（4）检查时应让患者注视远处目标，光线自下而上照入，避免与近反射引起的瞳孔改变相混淆。

（5）检查儿童时，请家长或他人帮助在远处设置一目标。

第二节 瞳孔摆动闪光试验

【适应证】

（1）怀疑视路疾患。

（2）功能性瞳孔检查。

【禁忌证】

无。

【操作方法及程序】

（1）通常被检查者与受检查者面对面，采取坐位。

（2）令受检查者双眼注视远方。

（3）分别记录双眼瞳孔大小。

（4）检查者用手电筒照射健眼，可见双眼瞳孔缩小，随后移动手电筒照患眼，若出现双眼瞳孔不缩小，再以1秒间隔交替照射双眼，可见健眼瞳孔缩小，患眼瞳孔扩大。

（5）上述结果为相对性瞳孔传入瞳孔阻滞，也称 Marcus – Gunn 瞳孔征阳性。

【注意事项】

（1）检查时，照射的角度和位置必须保持相应一致。

（2）检查时应来回摆动照射，两眼照射时间应一致，且不宜过长。

第三节　瞳孔近反射

【适应证】

眼病患者。

【禁忌证】

无。

【操作方法及程序】

（1）检查时先嘱受检者向远方注视，然后令其注视近处15cm的物体。

（2）可见受检者双眼向内集合，瞳孔同时缩小。如果瞳孔开始收缩，再让患者注视逐渐远离的目标。观察瞳孔是否开大。

【注意事项】

（1）检查瞳孔近反应时应首先检查其随意的瞳孔近反应，然后再检查由视觉刺激引起的集合运动的瞳孔收缩。

（2）瞳孔的近反射不同于光反射，没有反复变化的情况，如果眼球集合程度不变，瞳孔的收缩程度也不变。

第四节　偏盲性瞳孔反应

【适应证】

怀疑视网膜、视神经、视束或视中枢病变所致的视野偏盲性缺损。

【禁忌证】

无。

【操作方法及程序】

（1）用点光源分别对双眼自鼻侧及颞侧进行斜照或用裂隙灯之柱状光束斜照，观察瞳孔反应的灵活度。

（2）如果光线自一侧照射时瞳孔反应灵敏，而自另一侧照射时反应迟钝，则为偏盲性瞳孔反应。

【注意事项】

注意使用的光源大小和照射的角度。

第二十五章　前房角镜检查

【适应证】

(1) 判断前房角是否关闭或可能发生关闭。

(2) 判断前房角宽窄，确定青光眼类型。

(3) 怀疑前房角外伤、炎症、异物或肿瘤时。

【禁忌证】

(1) 全身状况不允许坐于裂隙灯显微镜之前接受检查者。

(2) 结膜或角膜急性传染性或活动性炎症者。

(3) 严重角膜上皮水肿或损伤者。

(4) 低眼压合并视网膜或脉络膜活动性出血者。

(5) 眼球开放性损伤者。

(6) 具有可能破裂的巨大薄壁滤过泡者。

【操作方法及程序】

(1) 检查器械的准备

①前房角镜，一般选用间接型前房角镜，如 Goldmann 前房角镜，但也可以选用 Zeiss 四面镜或直接型前房角镜。下述的操作方法及程序以 Goldmann 前房角镜为例。

②照明放大设备，如裂隙灯活体显微镜。

③接触液，如 1% 甲基纤维素滴眼液。

(2) 接触镜的清洗和消毒　首先用手指沾少许软肥皂溶液擦洗，然后以自来水流水冲洗干净，最后以 70% 乙醇棉球或 3% 过氧化氢棉球擦拭。

(3) 受检者的准备　进行前房角镜检查前，应用 Goldmann 压平计测量眼压，并应用裂隙灯活体显微镜对受检者眼前节进行检查，特别注意周边前房深度。

(4) 受检眼的麻醉　眼球表面麻醉。

(5) 受检者的位置　嘱受检者坐在裂隙灯前，调整座椅、检查台、颌架及裂隙灯生物显微镜的高低。使受检者下颌舒适地置于下颌托上，前额紧贴头架的额带上。

(6) 安放前房角镜　将接触液滴入前房角镜凹面内。检查者左手拇指提起受检眼上睑，右手拇指和示指稍倾斜持前房角镜，使其凹面向上。然后嘱受检眼稍往上注视，检查者右手的中指或无名指轻拉受检眼下睑向下，将前房角镜靠近眼睑的边缘置入下穹窿部。再嘱受检眼向前注视，并以下穹窿部的前房角镜边缘为支点，迅速将前房角镜向上转动 90°，使其凹面与角膜面接触。

(7) 检查顺序　将前房角镜的反射镜置于上方，以后沿颞侧旋转前房角镜和移动裂隙灯，依次连续检查下方、鼻侧、上方和颞侧前房角。

(8) 静态下检查　先进行静态下检查。静态是指受检者向正前方注视，前房角镜保持在角膜中央位置，不向角膜施加任何压力。检查范围包括瞳孔缘、周边部虹膜、睫状体带、巩膜突、小梁网和前界线。注意前房角宽度和入射角、小梁网色素，有无虹膜周边前粘连、前房角血管等。

（9）动态下检查　如果静态下检查不能充分地看清前房角隐窝，应当在动态下继续检查，以便能看到被检查侧前房角的全部情况。动态是指：①转动前房角镜，改变反射镜面的角度。②转动被检眼球，改变注视眼位。

（10）压陷式前房角镜检查　为了确定前房角关闭是粘连性或附着性关闭、粘连的位置和范围、有无虹膜根部离断或睫状体分离裂隙，应进行压陷式前房角镜检查。如以 Goldmann 前房角镜进行检查，则可利用其边缘在一侧向眼球施加压力，使对侧前房角增宽或开放，以便更好地窥见前房角深处。如以 Zeiss 前房角镜检查，可将其底部压陷中央部角膜，压迫房水进入前房角，使周边部虹膜后移，加宽前房角。

（11）根据检查结果，应对前房角宽窄、有无关闭和关闭的可能性做出判断。

【注意事项】

（1）即使单眼检查时，也应双眼表面麻醉。

（2）前房角镜使用之前，应认真清洗和消毒。使用后应认真清洗后放回。

（3）安放前房角镜时动作应轻柔，防止擦伤角膜。

（4）安放前房角镜后发现前房角镜与角膜间有空气泡时，应重新安放前房角镜。

（5）静态检查时防止加压眼球，以免改变前房角形态，造成假象。

第二十六章　三面镜检查

【适应证】

(1) 了解视网膜状态，尤其是周边部及远周边部视网膜状态。

(2) 查找视网膜裂孔。

(3) 了解前房角状态。

【禁忌证】

(1) 全身状况不允许坐于裂隙灯活体显微镜之前接受检查者。

(2) 结膜或角膜急性传染性或活动性炎症者以及严重角膜上皮水肿或损伤者。

(3) 低眼压合并视网膜或脉络膜活动性出血者。

(4) 眼球开放性损伤者。

(5) 具有可能破裂的巨大薄壁滤过泡者。

【操作方法及程序】

(1) 检查器械的准备　①三面镜。②照明放大设备，如裂隙灯活体显微镜。③接触液，如1%甲基纤维素滴眼液。

(2) 三面镜的清洗和消毒　首先用手指沾少许软肥皂溶液擦洗，然后以自来水流水冲洗干净，最后以70%乙醇棉球或3%过氧化氢棉球擦拭。

(3) 受检者的准备　利用三面镜进行眼底检查前，对受检眼进行散瞳后，滴表面麻醉剂，如0.5%地卡因滴眼液2次。

(4) 受检者的位置　嘱受检者坐在裂隙灯前，调整座椅、检查台、颌架及裂隙灯活体显微镜的高低。使受检者下颌舒适地置于下颌托上，前额紧贴头架的额带上。

(5) 安放三面镜　将接触液滴入三面镜凹面内。检查者左手拇指提起受检眼上睑，右手拇指和示指稍倾斜持三面镜，使其凹面向上。然后嘱受检眼稍往上注视，检查者右手中指或无名指轻拉受检眼下睑向下，将三面角镜靠近眼睑的边缘置入下穹窿部。再嘱受检眼向前注视，并以下穹窿部的三面镜边缘为支点，迅速将三面镜向上转动90°，使其凹面与角膜面接触。

(6) 检查顺序　一般按照先检查眼底后极部，再检查眼底周边部的顺序进行检查。检查时，通过旋转三面镜和移动裂隙灯，依次连续检查整个眼底的情况。

(7) 完成检查后，检查眼滴抗菌眼水，并根据检查所见，记录检查结果。

【注意事项】

(1) 三面镜使用前，应认真清洗和消毒。使用后应认真清洗后放回。

(2) 安放三面镜时动作应轻柔，防止擦伤角膜。

(3) 安放三面镜后，若发现三面镜与角膜之间有空气泡存在，应重新安放三面镜。

(4) 检查时应注意除中间镜子中所见图像为正像外，其余镜面所见图像均为倒像。

第二十七章　立体视觉检查

【适应证】

（1）斜视、弱视患者。

（2）屈光不正、屈光参差患者。

（3）双眼物像不等视。

（4）眼球震颤。

（5）视疲劳。

（6）某些手术后，如白内障摘除和人工晶状体植入术、角膜屈光手术后。

（7）司机、显微外科医生、运动员、特种兵的体检项目。

【禁忌证】

因精神因素或其他全身疾病不配合者。

【操作方法及程序】

（1）同视机检查法（参见双眼视功能检查的相关章节）。

（2）随机点立体图测定

①被检者戴上偏振镜片，注视距离 40cm 处图形。

②嘱其先看筛选图，以手指指向大苍蝇翅膀。

③然后看动物图，嘱其分别指出 ABC 三排动物中最凸起的一种动物。

④最后看圆形图，分别指出 9 组菱形框内 4 个圆圈最凸起的一个。

⑤分别记录立体视的灵敏度。

【注意事项】

有屈光不正时要先予矫正。

第二十八章 视野检查

第一节 自动视野计检查

【适应证】

（1）普查及特殊职业人员体检。

（2）怀疑青光眼者。

（3）确诊的青光眼随诊检查。

（4）神经科疾患。

（5）视路疾患。

（6）黄斑部疾病。

【禁忌证】

（1）智力低下

（2）全身疾病不配合者。

【操作方法及程序】

（1）开启视野机，选择恰当的备用程序。

（2）遮盖一眼，将患者头部安放在球壳前下颌托架上，使其坐舒适后，嘱其受检眼固视视野屏十字中心。

（3）告知受检者每当察觉视野屏上出现闪亮光点，请立即按一下手柄按纽，无论光点大小、明暗，方位，只要出现，就按一下按纽，不能漏按或多按。检查过程中受检眼始终保持注视正前方的固视点。

（4）检查完毕，视野机将自动记录结果。

（5）将记录结果存盘，并打印。

【注意事项】

（1）检查前应详细了解患者的全身及眼部情况。

（2）向受检者说明检查目的、检查过程和注意事项，以得到患者合作。

（3）检查应在暗室进行。检查室应保持安静。

（4）受检者若有屈光不正，应配戴矫正镜片检查。

（5）年龄大的患者应配戴近用镜后进行检查。

（6）检查时若有上睑遮挡，可用胶布上提上睑加以固定。

（7）视野检查会受到一些因素影响，如屈光不正、屈光间质混浊、瞳孔大小、患者身体状况以及患者对视野检查的认识都会影响到视野检查结果。

第二节 视野屏检查

【适应证】

参见自动视野计的适应证。

【禁忌证】

参见自动视野计的禁忌证。

【操作方法及程序】

（1）受检者遮盖一眼，坐于屏前，其下颌及额部均靠稳在头颌固定架上，两肘可安放在桌上。

（2）检查时距离常采用1000mm。检查时一般采用2/1000的视标及距离，必要时可将视标加大或减小，或将距离增至2000mm。

（3）嘱受检眼平直向前注视屏中央注视点，眼球及头部均不得转动。先检查视力较好的眼，若两眼视力相近则先检查右眼。

（4）检查开始时，先将视标由颞侧约20°左右之处沿水平子午线渐渐向内移动，在13°~18°之间应该看不到视标，是生理盲点所在处，记录其范围。

（5）当受检者在检查中发现视标出现或消失时，用最简单的字句，如"看见"或"看不见"，立即告知检查者。

（6）在每隔30°或45°的子午线上进行检查，一般查12个子午线。将视标沿各子午线向注视点慢慢移动，并且与进行方向作垂直小摆动。如发现视野有缺损，应改在每隔10°的子午线上仔细进行检查。若白色1/2000视标仍查不出缺损或查到可疑的缺损，可改用（3~5）/（1000~2000）等大小不同的颜色视标。

（7）检查者将每条子午线上视标出现或消失的位置记录到记录图上，用相应的点表示，待所有部位检查完毕后，将各点连接，成为等视线，亦即用该视标所查出的视野。

【注意事项】

（1）检查前应详细了解受检者全身和眼部情况。

（2）向受检者说明检查目的，检查步骤和注意事项。

（3）检查在暗室进行，检查室保持安静。

（4）检查前让受检者在检查室内静坐15分钟，使眼睛得到适应。

（5）若有屈光不正者，应配戴矫正眼镜进行检查。

（6）检查时照明灯光应自患者的后方射来。

（7）若某处经过反复检查均未获得满意结果时，应暂缓检查，待完成其他部位的检查后再进行，以免使患者过分疲劳。

（8）检查时视标进行的速度不可作硬性规定，应根据检查时患者反应的快慢和受检查部位的视野改变复杂与否而定。

（9）检查视野边界及缺损边界时，先将视标由外向内移动，再将其由内向外移动，以比较两者的结果，若相差太远，应查其原因或重复试验。

（10）检查中应随时注意受检者位置、姿势、注意力及头部、眼部的固定是否正确。

第三节 方格图检查法（Amsler 法）

【适应证】

怀疑黄斑部疾病者。

【禁忌证】

（1）智力低下。

（2）全身疾病不配合者。

【操作方法及程序】

（1）Amsler 方格图为 10cm×10cm 的白纸板上，用黑线条平分为 5mm×10mm 的方格共 400 个。正中的小黑点为注视点。

（2）遮盖一眼。检查时受检眼距离图为 28～30cm。

（3）注视注视点，注意有无变形、变暗的线条出现。如有表明有黄斑部病变。

【注意事项】

（1）检查前避免滴用散瞳药和进行眼底检查。

（2）本检查可以快速地发现注视点附近的视物变形区。

第二十九章 对比敏感度检查

【适应证】

（1）一些眼病患者，如黄斑病变、青光眼、弱视、视神经病变和屈光不正等。

（2）视功能检查的补充。

【禁忌证】

（1）矫正视力小于0.2者。

（2）不能配合者。

【操作方法及程序】

1. 采用对比敏感度卡片（Arden图）

（1）有6张305mm×280mm大小、印制正弦波光栅图片，每张图的频率分别为0.2、0.4、0.8、1.6、3.2、6.4周/度。

（2）检查距离为50cm。

（3）检查前应矫正视力，遮盖非受检眼。

（4）记录5种不同空间频率的检查结果。

（5）绘制对比敏感度结果曲线。

2. 采用计算机检查程序

（1）距监视器屏幕3m。

（2）检查前应矫正视力，遮盖非检眼。

（3）令注视屏幕出现的条栅。

（4）受检者手持应答器，注视监视器屏幕。

（5）当受检者能识别条栅时，即可令其按下应答器按钮。

（6）5种不同空间频率检查完毕后，对比敏感度结果曲线将自动生成。

【注意事项】

（1）检查过程中受试者应精力集中。

（2）应用计算机检查程序开始前，应让患者了解检查过程。

第三十章 相干光断层扫描

【适应证】

（1）主要用于眼后节检查。

①黄斑部病变，如黄斑水肿、黄斑裂孔、黄斑前膜、玻璃体牵拉黄斑、神经上皮或色素上皮浆液性脱离、视网膜深层出血、黄斑下新生血管膜等。

②视乳头病变，如视乳头水肿、视神经萎缩、视乳头小凹、埋藏玻璃膜疣。

③视网膜病变，如视网膜血管性病变、孔源性视网膜脱离等。

④视网膜神经纤维层厚度分析及动态监测。

⑤对视乳头杯盘比动态监测。

（2）眼前节检查，如角膜测厚、前房角检查等。

【禁忌证】

（1）屈光间质混浊者。

（2）瞳孔太小，且不能散大时。

（3）婴幼儿或其他不能配合检查者。

【操作方法及程序】

（1）OCT主要由眼底摄像机、低相干涉仪、监视器、计算机图像处理显示系统组成。信号探测光源为超级发光二极管，产生850nm红外低相干光。

（2）根据需要，受检者应散大瞳孔。

（3）将受检者有关信息输入OCT计算机数据库。

（4）患者面向眼底摄像机，头置于颏架上。将光线通过瞳孔射入眼底。调整受检者位置及注视点位置，调节焦距。

（5）检查者通过监视器观察检测部位。选择适当的扫描方式开启扫描，黄斑病变应选择放射状线条组，视乳头病变应选择视乳头放射状线条组，神经纤维层应选择圆环组。

（6）选择适当的数据程序处理和分析数据，并打印出检查报告。

【注意事项】

（1）检查前应对受检者进行适当的解释，以取得配合。

（2）检查眼后节时应散瞳后再检查。

（3）对于浅前房和窄前房角者，如需散瞳，一定要严密观察，注意有无眼压升高和前房角关闭。

第三十一章　暗适应检查

【适应证】

1. 眼科疾病

（1）先天性夜盲。

（2）遗传性视网膜病变，如视网膜色素变性、中心性视网膜脉络膜病变、白点状视网膜病变、视神经炎和视神经萎缩等。

（3）原发性开角型青光眼。

（4）屈光间质混浊，如白内障、玻璃体混浊。

2. 全身性疾病

（1）维生素 A 缺乏。

（2）肝脏疾病，如急性肝炎、肝硬化等。

（3）糖尿病，尤其是伴有糖尿病视网膜病变的患者。

（4）肾脏疾病。

【禁忌证】

浅前房、闭角型青光眼等禁忌散大瞳孔者。

【操作方法及程序】

（1）可采用 Goldmann – Weeker 暗适应计或计算机暗适应检查程序。

（2）向患者解释检测方法及注意事项。

（3）固定头位，在刺激器亮光下明适应 5 分钟。

（4）关掉室内所有光源，嘱患者暗阶段检查即将开始。

（5）令受检者保持固视，发现刺激器内光亮即按应答键。

（6）40～50 分钟完成。

【注意事项】

（1）在检查过程中应避免异常光线射入。

（2）若散瞳后出现急性青光眼症状时，应立即做相关处理。

第三十二章 色觉检查

【适应证】

（1）因职业或从事特殊工作需要体检者。

（2）色盲者或色盲家族史者。

（3）一些视网膜和视神经疾病患者。

（4）颅脑疾病、全身疾病及中毒。

（5）青光眼患者。

【禁忌证】

因精神因素或全身其他疾病不能配合者。

【操作方法及程序】

1. 假同色图

（1）在明亮弥散光下（日光不可直接照到图上），展开检查图。

（2）受检者双眼距离图面 60～100cm。

（3）先用"示教图"教以正确读法。

（4）任选一组图让受检者读出图上数字或图形。

（5）一般体检者可采用简单数字组，成人文盲可采用简单几何图形组，儿童采用动物图形。特殊检查（即较精细的检查，如特种兵体检）可采用较复杂数字组，必要时可采用多组检查。

2. 色相排列法

（1）嘱受检者按颜色变化规律顺序排列好色相子。

（2）把色相子背面标明的序号记录在记分纸上。

（3）画出其轴向图和计算出总错误分，判断色觉异常的类型和严重程度。

【注意事项】

（1）对结果有疑问时，应反复检查，以求确实。

（2）两眼分别接受检查。

（3）应用假同色图时，一般 3 秒内应有答案，最长不得超过 10 秒。

（4）检查应在自然光线或标准照明光线和自然瞳孔下进行。

（5）色相排列法的检查时间一般为 1～2 分钟，最长不超过 5 分钟。

（6）检查时不能戴有色眼镜。

第三十三章 伪盲检查

【适应证】

视力明显减退或失明，但眼部找不到相应客观依据者。

【禁忌证】

因精神因素或其他全身疾病不能配合者。

【操作程序和方法】

一、伪装单眼全盲检查法

1. 客观检查法

（1）观察瞳孔对光反应　虽然一眼"失明"，但受检者双眼瞳孔均有灵敏的直接与间接对光反应时，应考虑伪盲。

（2）嘱受检者两眼注视眼前一点，将 $6^\triangle$ 的三棱镜放于所谓"盲眼"前，如果眼球向三棱镜底部做相反运动时应考虑伪盲。

（3）Duane 试验　在受检者朗读的过程中，于所谓"盲眼"前加一个底向下的 $4^\triangle$ 三棱镜。如该眼视力良好，则因复视而不能连续朗读。或嘱受检者戴上底向上或向下的三棱镜后，做上下楼梯运动，伪盲者行动不便。

（4）嘱受检者通过障碍物，如伪盲则不被绊脚，遇到眼前突然的伪装物时不回缩不惧怕并有试图看个清楚的表现。

2. 主观检查法

（1）嘱受检者两眼注视同一个目标，伪盲者多故意向其他方向看。

（2）生理性复视法　用两个直径为 2～4cm，长 10cm 的硬纸筒连在一起，其间距离为 6cm，一端略向内偏，把较宽的一端放在眼前方。嘱受检者注视远方孤立的目标。检查者突然把一个手指放在两筒中间 50cm 处，此时被检者如能看到两个手指，则可断定为伪盲。

（3）人工复视法　遮住"盲眼"，用一个三棱镜放于好眼前，使底边恰位于瞳孔中央，产生单眼复视，然后打开"盲眼"，同时把好眼前的三棱镜遮住整个瞳孔，如仍有复视，则断定为伪盲。

（4）雾视法　测视力时，如好眼戴一个高度凸或凹透镜，"盲眼"放平光镜，此时可暴露"盲眼"的真正视力。

（5）卡片遮挡法　用 10cm×5cm 硬纸卡片放在两眼正中约眼前 3cm 处，此时，卡片恰保持在双眼均可看到印刷的字体，左侧字体只能左眼看到，右侧字体只能右眼看。在不移动头和读物条件下，如能顺利阅读则证明被检者可用双眼注视读物，则"盲眼"为伪装。

（6）立体镜检查法　用立体镜或同视机检查。如有同时知觉或立体知觉必有双眼视觉，可明确诊断伪盲。

（7）视野法　检查双眼视野而并不遮盖盲眼，如结果为周边视野鼻侧大于60°或中心视野查不出盲点，证实为伪盲。

（8）暗适应法　嘱受检者双眼均暗适应半小时以上，然后把"盲眼"严密遮盖，保持暗适应。待好眼已光适应好后，再进入暗室，打开"盲眼"前遮盖物，如能马上辨认暗室物体和方位者可证实为伪盲。

二、伪装单眼视力减退的检查法

（1）遮盖好眼，用各种方法检查所谓患眼的视力，注意是否有矛盾的结果出现。

（2）记录两眼单独视力，然后于患眼前放一平光镜片或低度凹或凸球镜片，于好眼前放一高度凹或凸球镜片，再检查两眼同时看的视力，如患眼视力提高，则证明伪装。

（3）视觉诱发电位检查　方法参见有关章节。

【注意事项】

（1）检查要全面、细致。

（2）排除各种引起视力降低的器质性病变。

（3）不可轻率作出结论，采用多种不同方法进行核对。

第三十四章　屈 光 检 查

第一节　主观屈光检查

【适应证】

（1）确定屈光不正性质和程度。

（2）对不宜用睫状肌麻痹剂的患者行验光配镜。

【禁忌证】

无。

【操作方法及程序】

1. 插片法

（1）不滴用睫状肌麻痹剂。

（2）根据受检者的裸眼视力，试镜以求得最佳视力。

（3）先测裸眼视力。

（4）如远视力不能达到1.0，而能看清近视力表的1.0，则可能为近视眼。先查眼底结合病史选择首用镜片度数，从 −0.25D 开始递增，至患者能清楚看到1.0。

（5）如远、近视力都不好，或者远视力小于0.9，近视力正常者，则可能为远视眼，可试"＋"球镜片，如果为近视眼加"＋"片视力肯定下降，如果是远视眼则视力提高或不变，逐渐增加"＋"镜片至视力增加到最好。

（6）如只用球镜片不能满意地矫正视力，再加用凹凸柱镜片，并转动柱镜的轴位，直至达到最佳视力。如所选择的球镜片和柱镜片已将视力矫正到1.0或1.2，仍需用下述六步法加以证实：①＋0.25D 球。②−0.25D 球。③＋0.25D 柱轴相同。④＋0.25D 柱轴垂直。⑤−0.25D 柱轴相同。⑥−0.25D 柱轴垂直；循序加于镜片的前面以增加原镜片的屈光度，直至患者不再接受任何镜片为止。

（7）老视眼的矫正法　用主观验光法后，按使用距离要求及年龄情况计算加给老视度开出眼镜处方。

2. 雾视法

（1）戴高度凸球镜［（＋2.00）～（＋3.00）D］造成近视状态后，嘱受检者看远视力表，开始感觉很模糊，过数秒后即觉较清晰，说明调节已开始松弛。

（2）此时可加凹球镜片，以 −0.25D 递增，必要时加凹柱镜片，直到获得最佳调节视力。

（3）从原加凸镜片度数中减去所加凹镜片度数，即为患者屈光不正度数。

3. 针孔检查法

（1）受检者位于视力表前，距离为5m。

（2）于眼前加一直径1mm的圆孔黑片进行视力检查。

4. 散光的主观测定法

（1）可用交叉圆柱镜进行测定，鉴别有无散光，调整散光度数和轴位。

（2）检查者可以旋转交叉圆柱镜把柄，改变散光轴方向，也可以翻转正面、负面。镜柄放在45°位置，"＋"轴在垂直位称第一位，在水平位为第二位。

（3）测定有无散光　在已矫正的球镜前放置交叉圆柱镜，如果第一位、第二位的视力相同，且均较不加镜片模糊，说明原矫正镜片已准确。如果置交叉圆柱镜某方向清楚，其反转后模糊，说明有散光存在。如"＋"轴在90°位置清楚，就在90°位加"＋"柱镜，或在180°位加"－"柱镜。

（4）散光轴位矫正法　将交叉圆柱镜置于已矫正镜片前，使其"＋"与"－"轴分居在原散光轴的左右各45°位置，迅速翻转交叉圆柱镜，以决定在哪个位置上可增加视力，然后将试用柱镜片的轴，向所用交叉柱镜上同符号之轴的方向转动。根据第一位及第二位视力好坏来移动矫正镜片的轴向，直至视力不因交叉柱镜的反转而改变时为止。

（5）矫正原用散光度的准确性　将交叉圆柱镜轴位加放在已矫正镜片原来的轴位上，使"＋"、"－"号轴交替重叠于原柱镜轴向。令患者注视散光表或视力表，分别根据放置第一位好还是第二位好，增加或减少原有的柱镜屈光度，使视力达到最好的水平为止。

【注意事项】

（1）主观屈光检查是高度个性化的检查，要结合多方面因素给予最合适的矫正度数。

（2）主观验光法易受调节作用的影响，不够准确，但40岁以上者调节力已减退，可用插片法。

（3）进行主观屈光检查之前，一般先进行眼底常规检查。

（4）雾视法的主要目的是减少调节的影响。主要用于远视、远视散光或混合散光的患者。

（5）应用雾视法采用递减镜片测量远视性屈光不正时，注意在未换低一级"＋"球镜片以前，不要撤掉原先加载眼前的较高级数的"＋"球镜片。

（6）小孔检查是一种粗试检查，主要用以鉴别视力低常的原因。

（7）应用交叉圆柱镜时

①矫正中要增加某一方向柱镜度时，应同时增加与其符号相反的半量球镜度数。

②先使受检者知道，应用交叉圆柱镜试验不一定能增进视力，不一定要能多读视力表上一行字，而只需感觉比较模糊或比较清楚即可。

③交叉圆柱镜加于被检眼前，每一位置只可保持数秒。

④交叉圆柱镜试验时，镜柄的转动当力求迅速，被检眼才能比出哪一位置清楚，哪一位置模糊。

⑤交叉圆柱镜的强度应用多大，使患者视力而为。视力佳者，用低度交叉圆柱镜；视力差者，用较高度交叉圆柱镜。

第二节　视网膜检影

【适应证】

测定屈光状态、屈光不正的性质和程度。

【禁忌证】

无

【操作方法及程序】

（1）成人可用小瞳孔检影，青少年用麻痹睫状肌散瞳检影。

（2）有点状光检影和带状光检影两种方法。以下以点状光源检影为例。

（3）检查距离为1m，检查者手持检影镜（直接或间接检影镜），将光线投射到检查者的瞳孔区内观察光影是顺动还是逆动，及光影移动的速度。

（4）如果光影为顺动，则被检眼的远点位于检查者眼的后方，该眼的屈光状态可能是正视眼，－1.00D以内的近视或为远视眼，可将凸球镜片放在眼镜架上，逐渐增加度数值瞳孔区的光影不动，即达到中和点，由此可得出该眼的远点。

（5）如光影为逆动，则表明被检眼的远点位于1m以内，即表示为－1.00D以上的近视，则在试镜架上加凹球镜片，渐增度数，也至光影不动，达到中和点。在出现反转点时的镜片度数上再加上检查距离造成的－1.00D"人为近视"，既为被检眼的实际屈光不正度数。

（6）如果在检影中两主径线的中和点不同，表明有散光。根据影动中出现的散光带的方向确定散光轴位。在平行于轴的方向上放置不同的圆柱镜片，如果是顺动散光带放"＋"圆柱镜片；如果是逆动散光带放"－"圆柱镜片。根据散光带影动的速度及宽窄不断改变圆柱镜的度数直到散光带消失。则此时的圆柱镜为散光的度数。

（7）试镜　根据检影结果将镜片放在试镜架上，纠正检影1m距离的误差。并可小量增减屈光度结合交叉圆柱镜校正散光轴位获取最佳矫正视力，小瞳孔检影者要试戴眼镜10～30分钟，感觉舒适方可开处方。散瞳检影者需瞳孔恢复后作第2次复验再开眼镜处方。

【注意事项】

（1）对于幼儿，尽量做到充分麻痹睫状肌，如阿托品滴眼液或眼膏3次/日，连续滴眼5日。但要注意中毒反应，一旦出现时应及时更换药物。

（2）浅前房者，散瞳后注意眼压的变化，以防闭角型青光眼的发生。

第三十五章　双眼视检查

第一节　同视机检查

【适应证】

评估斜视在知觉方面损害的程度及治疗效果的客观指标。

【禁忌证】

全身情况不允许取坐位者。

【操作方法及程序】

（1）分别用同时知觉画片、融合画片、深度知觉画片逐级检查双眼三级视功能。

（2）在Ⅲ级立体视定性基础上，用颜氏立体定量画片检查立体视的定量级别。

（3）视网膜对应检查　用同时知觉画片检查客观斜视角和主观斜视角，根据两种斜视角的比较确定双眼视网膜对应状态。

【注意事项】

检查前需要进行视力矫正。

第二节　Worth 四点试验

【适应证】

检查双眼视，判断是否存在抑制、复视。

【禁忌证】

精神因素或全身疾病不适合检查者。

【操作方法及程序】

（1）受检者右眼戴红片、左眼戴绿片，分别注视 33cm 及 6m 处四点灯。

（2）受检者叙述所见灯数和颜色。

（3）检查者根据患者所见判断是否有抑制、复视。

【注意事项】

该方法简单易操作，但不够准确，小的抑制性暗点易被忽略。

第三节　Bagolini 线状镜法

【适应证】

（1）判断是否存在斜视及异常视网膜对应。

（2）判断是否存在单眼抑制，如全部抑制、中心抑制等。

（3）判断斜视的类型。

【禁忌证】

精神因素或全身疾病不适合检查者。

【操作方法及程序】

（1）Bagolini 线状镜置于患者双眼前，嘱患者分别注视 33cm 及 6m 处的点光源。

（2）根据患者感知光带的状态判断结果。

【注意事项】

检查应在半暗的室内环境进行，同时配合遮盖法。

第四节 4^Δ 三棱镜试验

【适应证】

（1）检查是否有中心性抑制暗点。

（2）判断中心融合还是周边融合。

（3）常用于微小斜视的检查

【禁忌证】

精神因素或全身疾病不适合检查者。

【操作方法及程序】

（1）嘱患者注视 33cm 处的点光源。

（2）于一只眼前置一底向外的 4^Δ 三棱镜，此时注意观察另外一只眼的移动反应。

（3）两只眼分别置 4^Δ 三棱镜交替检查。

【注意事项】

三棱镜底向外测定的是微小内斜；三棱镜底向内测定的是微小外斜。

第三十六章　眼肌功能检查法

【适应证】

眼位或眼球运动异常的患者。

【禁忌证】

精神因素或全身疾病不适合检查者。

【操作方法及程序】

1. 单眼运动检查

（1）单眼运动的幅度　以正常、不足、亢进表示各条眼外肌的肌力。

（2）娃娃头试验（摇头试验）　检查者两手固定患儿头部，突然使其左右转动，随着头的运动眼球必然随之左右运动，观察运动幅度。

2. 双眼同向运动检查

（1）受检者与检查者面对端坐，保持头部正位。

（2）分别注视六个诊断眼位方向的点光源。指出光点在两眼的位置关系。

（3）检查者据此了解每个方位上的一对配偶肌作用是正常、亢进、还是不足。

3. 双眼异向运动检查

参见集合检查法有关章节。

【注意事项】

（1）多条肌肉麻痹时应查单眼运动，同时要与对侧眼的同名肌肉运动做比较，找出哪条肌肉不足。

（2）娃娃头试验适用于婴幼儿外转不合作时的检查，要与外直肌麻痹鉴别。

（3）合并内眦赘皮的患者应除外假性的上、下斜肌亢进。

第三十七章 复视检查

第一节 红镜片遮盖检查法

【适应证】

针对双眼正常视网膜对应的斜视患者，主要用于后天性麻痹性斜视患者的检查。

【禁忌证】

（1）异常视网膜对应的斜视患者。

（2）受检者无法理解、配合时。

【操作方法及程序】

（1）检查者面对患者，令受检者保持患者正常头位。

（2）在自然光下，受检者右眼前置一红色玻璃片。

（3）检查者手持条形光源或点光源，分别放在患者正前方1m处和6个诊断眼位。

（4）由受检者指认红白像的相对位置及距离。

（5）检查者根据患者的指认，判断是哪条肌肉麻痹。

【注意事项】

（1）该法属于主观检查方法，结果的可靠性很大程度上取决于受检者能否完全理解和配合。

（2）检查时患者须保持正常头位。

（3）对于多条眼外肌麻痹的患者，该方法所得结果欠可靠。

第二节 Hess 屏检查法

【适应证】

双眼正常视网膜对应的斜视患者。

【禁忌证】

（1）异常视网膜对应的斜视患者。

（2）患者无法配合。

【操作方法及程序】

（1）患者端坐在距 Hess 屏面 50cm 位置，戴红绿眼镜。

（2）眼镜配戴顺序为先右红左绿，再右绿左红。

（3）检查者令患者注视 Hess 屏上的红色视标，并用手持的绿色投射灯指出红色视标的位置，与其重合。

（4）依次操纵中心及周围 9 个方位的红色视标，画出连线。

（5）分析眼位的偏斜度。

【注意事项】

（1）检查时患者须保持正常头位。

（2）图形缩小代表肌肉运动不足，为原发性偏斜，为麻痹眼。根据肌肉行使作用的方位确认是哪条肌肉麻痹；图形扩大代表肌力亢进，为继发性偏斜或原发性亢进。

第三节　同视机检查法

【适应证】

具备正常视网膜对应且双眼视力均良好的斜视患者。

【禁忌证】

（1）异常视网膜对应的斜视患者。

（2）受检者无法配合。

【操作方法及程序】

（1）受检者端坐在同视机前，头部固定于托架上。

（2）检查者用同时知觉画片或者"＋"画片分别测定9个诊断方位的主观斜视角。

（3）确定斜视角最大的位置。

【注意事项】

（1）受检者需具备正常的视网膜对应以及良好的视力。

（2）检查时受检者须保持正常头位。

第四节　Parks 三步法

【适应证】

适于诊断垂直肌麻痹所致的复视。

【禁忌证】

患者无法配合。

【操作方法及程序】

（1）运用遮盖去遮盖法检查，确定哪一只眼发生上斜视。

（2）确定垂直斜视度向右侧注视大或是向左侧大。

（3）观察头被动倾向一侧时的眼位（Bielschowsky 试验）。

【注意事项】

该检查方法主要用以判断单条垂直肌的麻痹。

第五节　代偿头位检查法

【适应证】

需要代偿头位消除复视的患者。

【禁忌证】

患者无法配合时。

【操作方法及程序】

1. 检查的判断原则

（1）面向麻痹肌作用方向（垂直轴）。

（2）上直肌、上斜肌麻痹时向健侧倾斜；下直肌、下斜肌麻痹时向患侧倾斜（矢状轴）。

（3）上转肌麻痹，头向后仰；下转肌麻痹下颌内收（水平轴）。

2. 各条垂直肌麻痹的代偿头位

（1）上斜肌麻痹　头向对侧肩倾斜，下颌内收，面向对侧。

（2）上直肌麻痹　头向对侧或同侧倾斜，下颌上举。

（3）下斜肌麻痹　头向同侧倾斜，面向对侧，下颌上举。

（4）下直肌麻痹　头向对侧倾斜，面向同侧，下颌内收。

3. 鉴别原发斜颈、眼性斜颈

用眼罩遮盖一只眼0.5～1小时。观察斜颈的变化。遮盖后单眼注视，头位好转或正位为眼性斜颈。

【注意事项】

（1）检查时需要受检者配合。

（2）检查时需仔细观察。

第六节　牵拉试验

【适应证】

（1）判断牵拉正位后是否复视及复视的性质，评估斜视术后对复视的耐受。

（2）鉴别是肌肉麻痹还是机械牵拉，以及肌力的强弱。

【禁忌证】

不合作的患者。

【操作方法及程序】

（1）局部麻醉。

（2）用结膜镊子夹住部分结膜，将斜视眼牵拉至正位或者过矫，判断肌力。

（3）加红镜片置右眼前，判断复视性质。

【注意事项】

（1）牵拉正位时有复视，还应进一步根据复视的性质是交叉复视还是同侧复视，判断是融合无力性复视还是矛盾性复视。

（2）对有融合无力性复视的成人，行斜视美容手术要慎重。

第三十八章 斜视检查

第一节 斜视的一般性检查

【适应证】

（1）判断有无斜视。

（2）明确隐性斜视或显性斜视。

（3）鉴别共同性斜视与麻痹性斜视。

（4）明确斜视的方向。

（5）判断交替性斜视与单侧性斜视。

（6）进一步明确外斜视、内斜视的分类。

（7）了解注视眼。

（8）检查是否 A－V 综合征。

（9）指导手术治疗。

【禁忌证】

因精神因素或全身其他疾病不适合检查者。

【操作方法及程序】

（1）询问病史，进行眼部常规检查。

（2）进行知觉状态检查　包括视力、屈光状态、注视性质、双眼视功能和立体视。

（3）斜视定性检查　有否斜视；真性斜视、假性斜视；隐性斜视、显性斜视；共同性斜视、麻痹性斜视；斜视的方向：内斜、外斜、垂直斜（上斜、下斜）；交替性斜视、单侧性斜视；间歇性外斜、恒定性外斜；调节性内斜、部分调节性内斜、非调节性内斜；注视眼；A－V 综合征。

（4）斜视定量检查　参见下节。

（5）眼球运动检查。

（6）集合功能检查及调节性集合与调节比率测定（AC/A）。

【注意事项】

（1）详尽的病史询问对于正确的诊断非常重要。

（2）斜视检查常需要多次的重复和全面分析，以最终得出正确结果。

（3）儿童斜视与调节、融合关系密切，影响眼位的结果。必须戴眼镜检查，比较裸眼及戴镜的斜视度数的差别。

第二节 隐斜视检查

【适应证】

需要判断隐斜、显斜、间歇性斜视的患者。

【禁忌证】

精神因素或全身疾病不适合检查者。

【操作方法及程序】

1. 遮盖试验法

（1）单眼遮盖检查（又称遮盖–去遮盖法） 嘱患者注视前方33cm处的光点视标，遮盖一只眼破坏融合，观察未遮盖眼的运动方向及有没有运动。去遮盖后观察被遮盖眼的运动及方向。然后再对另一只眼进行检查。

（2）交替遮盖法 先遮盖一只眼，迅速将遮眼板移到另外一只眼。交替遮盖两只眼反复几次，如果两只眼均不动，说明没有隐斜。若出现运动根据方向判断是哪种隐斜。

2. 马氏杆加正切尺检查法

（1）被检者注视前方正切尺上的点光源。

（2）马氏杆置于一只眼前。

（3）根据垂直光源与点光源的位置变化加以判定。

（4）分别在33cm和6m处进行检查。

【注意事项】

（1）注意应用马氏杆加正切尺检查时，应在半暗室环境中进行。

（2）马氏杆加正切尺检查法还可以用于检查微小斜视。

第三节　斜视角测量

一、角膜映光法

【适应证】

适用斜视患者的一般性定性定量检查。

【禁忌证】

精神因素或全身其他疾病不适合检查者。

【操作方法及程序】

（1）嘱患者注视33cm处点光源，观察斜视眼上光点的位置。

（2）配合交替遮盖法暴露斜视角。

（3）需要查6m远斜视角时，嘱患者注视放在6m远处的光源，检查者用另一个光点投射到注视眼的中央看斜视眼的光点位置。

【注意事项】

角膜映光法只能够对斜视角进行大致估计，如若较精确测量斜视角度，还应该结合其他方法。

二、三棱镜加遮盖法

【适应证】

适用于交替注视者。

【禁忌证】

精神因素或全身其他疾病不适合检查者。

【操作方法及程序】

（1）分别在远、近距离对受检者每只眼进行注视检查。

（2）检查者一手持遮盖板，交替遮盖双眼，另一手持三棱镜置于斜视眼前。

（3）逐渐增加三棱镜度直到未遮盖眼不在移动为止，即患者的斜视度。

【注意事项】

查内斜三棱镜基底向外，查外斜三棱镜基底向内，即三棱镜尖指向斜视方向。

三、三棱镜角膜映光法

【适应证】

适用于单眼注视者。

【禁忌证】

精神因素或全身其他疾病不适合检查者。

【操作方法及程序】

（1）嘱患者双眼注视33cm处的点光源视标。

（2）置三棱镜于注视眼前，并逐渐增加度数。

（3）当斜视眼上的光点位置移到瞳孔中央时，三棱镜度数即为斜视角。

【注意事项】

查内斜三棱镜基底向外，查外斜三棱镜基底向内，即三棱镜尖指向斜视方向。

四、同视机角膜映光法

【适应证】

评价斜视程度及疗效。

【禁忌证】

精神因素或全身其他疾病不适合检查者。

【操作方法及程序】

（1）选用同时知觉画片，置两侧画片筒里，注视眼注视同侧的画片，观察斜视眼光点的位置。

（2）调正转动镜筒直至反射光点位于瞳孔中央，交替熄灭光源，双眼不再移动。

（3）刻度盘上的指针所指的度数为患者的斜视角度数。

【注意事项】

此法的结果往往比用上述其他方法检查的结果所得的斜视度小。

五、Kappa角检查法

【适应证】

进行功能性斜视手术的设计准备。

【禁忌证】

精神因素或全身其他疾病不适合检查者。

【操作方法及程序】

1. 同视机测定

将 Kappa 角测量画片置于画片槽内，画片一行数字标识"Ｅ Ｄ Ｃ Ｂ Ａ ０ １ ２ ３ ４ ５"。令患者注视中央的"０"，观察角膜映光位于鼻侧还是颞侧。依次注视其他数字直至角膜发光点正对瞳孔中央，此时的度数就是 Kappa 角的度数。每个数字为 1 度。

2. 视野弓法

令患者下颌置下颌托上，前额顶住额托。遮盖一只眼，另一只眼对准视野弓中央的视标。检查者持点光源置视野弓的"0 度"位置，观察患者角膜映光点的位置。移动光点直至角膜映光点和瞳孔中央重合，该处视野弓上的度数即为 Kappa 角的度数。

【注意事项】

对两只眼分别进行检查。

六、隐斜计检查法

【适应证】

测量隐斜度数。

【禁忌证】

精神因素或全身其他疾病不适合检查者。

【操作方法及程序】

（1）被检者注视前方正切尺上的点光源。

（2）马氏杆置于一只眼前。

（3）根据垂直光源与点光源的位置变化加以判定。

（4）调节旋转三棱镜的旋钮，直至光线穿行点光源。

（5）读取指针所指度数。

（6）分别在 33cm 和 6m 处进行检查。

【注意事项】

利用隐斜计检查时应在暗室中进行。

第三十九章　调节集合功能检查

【适应证】

(1) 怀疑集合功能不足或过强。

(2) 怀疑分开功能不足或过强的患者。

【禁忌证】

精神因素或全身疾病不配合者。

【操作方法及程序】

1. 融合性集合测定法

(1) 受检者注视远视力表，裸眼或通过矫正眼镜看清 1.0 的视标。

(2) 检查确认受检者具备双眼单视功能。

(3) 在试镜架上以 −0.5D 的梯度增加凹透镜，直至受检者看不清 1.0 视标即测出正融合集合力。

(4) 然后以相同方法测量负融合集合力。

2. 三棱镜法

测量正集合和负集合的最大三棱镜度数。

3. 集合近点检查法

(1) 嘱受检者双眼注视由眼前 30cm 处向鼻尖缓慢移动的视标。

(2) 当一只眼出现外斜或者患者主诉出现复视的那一点就是集合近点。为了精确测量，可使用近点测量仪或者集合测量仪检查。

4. 测定调节性集合

即 AC/A 值。可以通过同视机、隐斜计、三棱镜 + 遮盖、三棱镜 + 马氏杆等方法测定。

【注意事项】

(1) 需要患者具备良好的矫正视力和双眼单视。

(2) AC/A 的测定可为水平内、外斜分类提供指标，并作手术设计的依据。

第四十章　弱 视 检 查

【适应证】

怀疑有弱视的患者。

【禁忌证】

精神因素或全身其他疾病不适合检查者。

【操作方法及程序】

（1）询问病史，进行眼部常规检查。

（2）检查视力，包括近视力、远视力、裸眼视力和矫正视力。

（3）检查眼位，参见斜视检查方法。

（4）屈光检查，参见屈光检查操作方法。

（5）立体视觉检查，参见立体视觉检查操作方法。

（6）对比敏感度检查，参见相关章节。

（7）ERG 和 VEP 检查，参见视觉电生理检查操作方法。

【注意事项】

（1）详细询问病史对弱视的病因判断起到重要作用。

（2）检查患儿时，应注意患儿年龄与患儿视力间的内在关系，以免发生误诊。

第四十一章　眼球震颤检查

【适应证】

具有眼球震颤的患者。

【禁忌证】

精神障碍或全身疾病不能配合者。

【操作方法及程序】

1. 视力检查

（1）检查第一眼位单眼视力。

（2）检查第一眼位双眼视力。

（3）检查中间带视力。

（4）近视力检查。

2. 眼球震颤检查

（1）肉眼检查　包括震型、震向、震频、震辐及震强。

（2）仪器检查　包括眼电图（EOG）、眼震图（ENG）等。

【注意事项】

（1）该类患者视力检查困难，应仔细、耐心和全面的检查。

（2）注意鉴别震颤的类型属于生理性震颤（视动性、终位性、迷路性）还是病理性震颤（摇摆性、跳动性）。

第四十二章　眼压测量

第一节　指测法

【适应证】

(1) 只需粗略地了解眼压时。

(2) 需了解眼压，但不能用眼压计测量眼压的情况，例如角膜白斑、角膜葡萄肿、圆锥角膜和扁平角膜等引起角膜曲度明显改变时。

(3) 一部分先天性青光眼患者测量眼压时。

(4) 眼球明显震颤者需要测量眼压时。

【禁忌证】

(1) 结膜或角膜急性传染性或活动性炎症者。

(2) 严重角膜上皮损伤者。

(3) 低眼压合并视网膜或脉络膜活动性出血者。

(4) 眼球开放性损伤者。

(5) 具有容易破裂的巨大薄壁滤过泡者。

【操作方法及程序】

(1) 嘱受检者眼球向下注视。

(2) 检查者两手中指、小指轻放于受检者前额部作为支撑。

(3) 双手示指放于睑板上缘皮肤面，交替向眼球中心轻压眼球。当一手轻压眼球时，另一手指感触眼球波动感。根据指尖感觉到的波动感，估计眼压的高低。

(4) 眼压正常时记录为 Tn；以 T+1、T+2 和 T+3 表示不同程度的眼压升高，以 T+3 为最高；以 T-1，T-2，T-3 表示不同程度的眼压降低，以 T-3 为最低。

【注意事项】

(1) 本法只能粗略地了解眼压。

(2) 压迫眼球时，不可用力过大。

第二节　Goldmann 压平眼压计测压法

【适应证】

需要了解眼压时。

【禁忌证】

(1) 全身状况不允许坐于裂隙灯活体显微镜之前接受检查者。

(2) 结膜或角膜急性传染性或活动性炎症者。

(3) 严重角膜上皮损伤者。

（4）眼球开放性损伤者。

【操作方法及程序】

（1）测压头的清洗和消毒　首先用手指沾少许软肥皂溶液擦洗测压头，然后以自来水流水冲洗干净，最后以75%乙醇棉球或3%过氧化氢棉球擦拭。

（2）测压设备的准备　将消毒后的测压头置于眼压计测压杠杆末端的金属环内。将测压头侧面轴向刻度0或180°置于水平方位，即对准金属环的白线。如果被测眼有3D或以上的散光时，则需将散光的弱主径线刻度置于43°轴向方位，即对准金属环的红线。将裂隙灯活体显微镜的钴蓝滤光板置于裂隙灯光前方，并将控制灯光的裂隙充分开大。使蓝光照射在测压头部。裂隙灯置于显微镜一侧，呈35°~60°。

（3）受检眼的麻醉活体　滴入表面麻醉剂，如0.5%地卡因滴眼液2次。

（4）受检眼结膜囊内滴0.25%~0.50%荧光素钠溶液，或以荧光素纸条置于受检眼下穹窿结膜囊内，使角膜表面泪液染色。

（5）受检者的位置活体　嘱受检者坐在裂隙灯活体显微镜前，调整座椅、检查台、颌架及裂隙灯显微镜的高低。使受检者下颌舒适地置于下颌托上，前额紧贴头架的额带上。

（6）一般先测右眼，后测左眼。

（7）将测压头置于显微镜前方。嘱受检者放松，向前注视，尽量睁大睑裂。必要时检查者用手指轻轻牵拉上睑，帮助受检者开大睑裂。

（8）将眼压计的测压螺旋转至1g刻度位置。调节裂隙灯活体显微镜操纵杆，缓慢地将裂隙灯活体显微镜向前移动，使测压头刚刚接触受检眼的角膜。此时在钴蓝光照射方向的对侧角膜缘会出现蓝光，裂隙灯活体显微镜不再向前推进。

（9）用裂隙灯活体显微镜低倍目镜观察，可见两个黄绿色半圆环。左右、上下调节裂隙灯活体显微镜操纵杆，使两个半圆环位于视野中央，并使其左右、上下对称，宽窄均匀。缓慢转动测压螺旋，直到两个半圆环的内界刚好相切，此时为测压终点。

（10）从测压螺旋上读出至测压终点时所用压力的克数，乘于10，即得眼压值，单位为mmHg。如以眼压值再乘于0.133，则单位为千帕数。

（11）重复测量2~3次，所得结果相差值不超过0.5mmHg，可取平均值。

（12）调节裂隙灯活体显微镜操纵杆，将测压头从受检眼撤回。测压头以软肥皂溶液擦洗，并以自来水流水冲洗干净后放回。

（13）测量完毕时，受检眼滴抗菌眼药水1滴。

【注意事项】

（1）测压头使用之前，应认真清洗和消毒。使用后应认真清洗后放回。

（2）分开眼睑时不能加压眼球。

（3）测压时，不能将睫毛夹在测压头和角膜之间。

（4）滴用荧光素不宜过多过浓。

（5）角膜表面染色的泪液过多时，所观察的荧光素半环太宽，测出的眼压可能比实际偏高。此时应吸除过多泪液后再测量。

（6）如测压时所观察的荧光素半环太细，应将测压头撤回，请受检者眨眼后再测量。

（7）测压时，测压头与角膜接触时间不宜过长，否则可引起眼压下降或引起角膜上皮损伤。

（8）如果受检眼眼压超过80mmHg，需在眼压计上安装重力平衡杆，可测量高至140mmHg的眼压。

（9）测压完毕时，应检查角膜有无擦伤。如发现角膜擦伤，应滴用抗菌眼膏后遮盖，1日后复查是否痊愈。

（10）异常的角膜厚度和曲度会影响测量结果。

第三节　Perkins手持压平眼压计测压法

【适应证】

需要了解眼压时。特别适用于不能坐于裂隙灯活体显微镜之前接受Goldmann眼压计测压者。

【禁忌证】

（1）结膜或角膜急性传染性或活动性炎症者。

（2）严重角膜上皮损伤者。

（3）眼球开放性损伤者。

【操作方法及程序】

（1）测压头的清洗和消毒、受检眼的麻醉和滴荧光素钠溶液，均同Goldmann压平眼压计操作常规。

（2）眼压计的准备　将消毒后的测压头置于眼压计测压杠杆末端的环内。

（3）一般先测右眼，后测左眼。受检者可采取任何体位。将测压头置于受检眼前方。嘱受检者放松，向前注视，尽量睁大睑裂。必要时检查者用手指轻轻牵拉上睑，帮助受检者开大睑裂。

（4）测压、读数、测压后受检者和测压头的处理方法均同Goldmann压平眼压计操作常规。

【注意事项】

（1）Perkins手持压平眼压计测眼压范围为1~52mmHg。

（2）其余均同Goldmann压平眼压计操作常规。

第四节　Schöitz眼压计测压法

【适应证】

需要了解眼压时。

【禁忌证】

（1）全身状况不允许采取卧位者。

（2）结膜或角膜急性传染性或活动性炎症者。

（3）严重角膜上皮损伤者。

（4）眼球开放性损伤者。

【操作方法及程序】

（1）眼压计的准备　在眼压计的试板上测试眼压计的指针是否指向零位，指针是否灵活。然后用75%乙醇棉球擦拭眼压计的足板部分，并以消毒干棉球擦干。

（2）患者的准备　受检眼滴入表面麻醉剂，如0.5%地卡因滴眼液2次。受检者取仰卧低枕位，双眼向正前方注视一较远目标，或注视天花板，使角膜位于水平正中位。

（3）一般先测量右眼，然后左眼。

（4）检查者右手持眼压计持柄，左手指轻轻分开受检者上、下眼睑，分别固定于上、下眶缘。缓慢地将眼压计足板放置于角膜中央，保持垂直。手柄应保持在眼压计圆柱上下端中间为宜。此时可见眼压计指针随眼球搏动在刻度尺前微微摆动。从指针靠近零位一侧从摆动的中点读取指针偏转的刻度数。

（5）根据测压时所用的砝码重量，从眼压计所附的换算表查出对应的眼压值。

（6）需要不同重量的一对砝码分别测量眼压，一般先用5.5g砝码，然后用10g砝码测量。读取的指针偏转刻度数应在3~7之间。如果用5.5g砝码测量时指针偏转的刻度数小于3，则应换7.5g或10g的砝码测量，然后再以15g的砝码测量。

（7）每眼同一砝码连续测量2次，其读数差值应不超过0.5格刻度数。

（8）测压完毕，受检眼滴抗菌眼药水1滴。用乙醇棉球立即将眼压计足板清洁干净，放回眼压计盒内。

（9）记录方法　砝码重量/指针偏转刻度数 = 换算后眼压值，以mmHg为单位。

【注意事项】

（1）眼压计足板应认真清洗和消毒。使用后应认真清洗后放回。

（2）测压时，避免受检者紧张、凝视，否则会影响结果。

（3）测压时，分开眼睑应避免加压眼球。

（4）测压时，眼压计足板压陷角膜的时间不宜过长，否则可引起眼压下降，或引起角膜上皮损伤。

（5）测压完毕时，应检查角膜有无擦伤。如发现角膜擦伤，应滴用抗菌眼膏后遮盖，1日后复查是否痊愈。

（6）异常的眼球球壁硬度会影响测量结果。根据半分钟内用两个不同重量砝码测量同一眼所得的指针偏转刻度值，查专用"校正眼压与眼壁硬度负荷读数"表，得出眼球壁硬度和校正眼压值。

第五节　非接触眼压计测压法

【适应证】

（1）需要了解眼压时。

（2）进行眼内血管搏动测定。

（3）进行房水动力学测定。

【禁忌证】

（1）全身状况不允许坐于非接触眼压计之前接受检查者。

（2）结膜或角膜急性传染性或活动性炎症者慎用。

（3）严重角膜上皮损伤者。

（4）眼球开放性损伤者。

【操作方法及程序】

（1）以 X – Pert 非接触眼压计为例说明操作方法和程序。

（2）受检者坐于非接触眼压计之前，嘱将其头部固定于眼压计头架上，向前注视，尽量睁开睑裂。

（3）调节调焦手柄，将眼压计测压头对准待测眼角膜，此时眼压计监视屏上自动显示待测眼眼别。

（4）在眼压计控制板上选择"Auto"系统进行自动测压。嘱受检眼注视测压头内的绿色注视灯，调节焦点至适当时，监视屏上两个方框重叠，系统自动发出一阵气体压平角膜，监视屏上自动显示出眼压值和几次测量的平均值。如果受检者欠合作，或测量方法有误，所显示的数值自动标上"＊"号，或不显示数值。

（5）也可在控制板上选择"man"，此时对焦后需手按调焦手柄上开关才能测量眼压。

（6）测量完成后在控制板上按"print"，可将测量结果打印出来。

【注意事项】

（1）非接触眼压计与 Goldmann 压平眼压计相比，在正常眼压范围内的测量值是可靠的，但在高眼压时其测量值可能出现偏差，角膜异常或注视困难的受检者中可能出现较大误差。

（2）由于测压时非接触眼压计不直接接触眼球，因而减少了应用其他眼压计测压可能引起的并发症，如角膜擦伤、对表面麻醉剂过敏和播散感染。但对角膜异常者应慎用，因为不但测量值可能不准确，而且还可能引起角膜上皮下气泡。由于测压头前表面污染而引起感染播散也有报道。

第四十三章 眼球突出计检查

【适应证】

（1）怀疑眼球突出或确定眼球突出程度时。

（2）怀疑眼球内陷或确定眼球内陷程度时。

【禁忌证】

（1）眼表急性炎症。

（2）受检者因精神状况或全身其他疾病不能配合测量时。

【操作方法及程序】

（1）常用的眼球突出计是 Hertel 眼突计。

（2）将眼突计平放在两眼前，调整其两侧金属框之间距离，使其尖端的小凹固定在两颞侧眶缘最低处。嘱受检者向前方直视。

（3）观察镜面内两条红线，使之重叠。

（4）观察并记录突出计两侧反射镜里角膜顶点位置的毫米（mm）数，即为眼球突出的度数。

（5）记录两金属框间距离，为眶距。

（6）测量结果可记录为"右眼测量结果～左眼测量结果/眶距"，如 12～14/90mm，表示眼突计测量结果为右眼 12mm，左眼 14mm，眶距为 90mm。

（7）我国人眼球的突出度平均为 11.68～13.93mm，如果高于或低于此数时，可考虑为眼球突出或后陷，两眼差值不超过 2mm。

【注意事项】

（1）测量时，对眼突计上两侧金属框顶端的小凹施加压力要适度。每次测量时所用的压力应相似。

（2）测量时眼突计上的两侧金属框要平行且放于同一水平。

（3）应注意检查者的视线有时会轻度偏斜，会对结果产生误差。

（4）随诊复查时，应当用相同的眶距进行测量。

（5）眼球突出可分为绝对性、相对性和比较性三种。绝对性眼球突出度是指仅 1 次单侧眼的测量值；相对性眼球突出度是指双侧眼的对比测量结果；比较性眼球突出度是指在一定时间的间隔后，比较同一侧眼所测量的结果。绝对性眼球突出度对临床观察无重要意义，而相对性和比较性眼球突出度对临床诊治病情具有指导意义。

第四十四章　有关青光眼特殊检查

第一节　昼夜眼压波动检查

【适应证】

（1）临床怀疑开角型青光眼的患者。

（2）对原发性开角型青光眼与正常眼压性青光眼进行鉴别诊断。

（3）对于确诊的开角型青光眼患者，作为降眼压用药指导。

【禁忌证】

（1）急性角结膜炎症。

（2）因角膜瘢痕等情况，不可能正确测量眼压者。

【操作方法及程序】

（1）在24小时内，定时多次测量眼压。一般选择的时间点为 8AM、10AM、12AM、2PM、4PM、6PM、8PM、10PM、6AM。

（2）为操作简便，可选择日间测量4次眼压，一般选择的时间点为 8AM、11AM、2PM 和 5PM。

（3）将测得眼压描绘成以时间为横坐标，眼压值为纵坐标的眼压曲线，并作出分析。

【注意事项】

（1）患者应在安静环境和自然状态下进行眼压测量，避免干扰因素。

（2）测量眼压者最好为同一个人。

第二节　暗室俯卧试验

【适应证】

（1）怀疑为临床前期或前驱期的原发性闭角型青光眼者。

（2）周边前房浅，有可能发生前房角关闭者。

（3）已进行激光或手术虹膜周边切除术为证实疗效者。

【禁忌证】

全身状况不允许俯卧者。

【操作方法及程序】

（1）试验前让受试者在明室中停留半小时，然后滴用0.5%地卡因2次，以 Goldmann 压平眼压计或 Perkins 手持压平眼压计测量眼压。

（2）进入暗室后嘱受试者坐位，双手掌向下，上下相叠，靠于桌上。然后身体前俯，额部枕于手背上，头部保持俯卧位。或者躺于床上，头部和全身均保持俯卧位。

（3）1小时后，仍在暗室里微弱红灯光下测量眼压。

（4）如果试验后眼压比试验前升高8mmHg或以上，或绝对值高于30mmHg，判断试验结果阳性。

（5）对于试验结果阳性者应立即在暗室内弱光下检查前房角。如果前房角全部或部分关闭，即可诊断为原发性闭角型青光眼。

【注意事项】

（1）受试者在试验前不用或停用毛果芸香碱滴眼液3日以上。

（2）要求受试者在试验期间睁眼，勿睡觉。

（3）对于进行1小时暗室俯卧试验阴性者，可考虑进行2小时暗室俯卧试验。

（4）对于已经确诊为原发性闭角型青光眼者，没有必要因诊断需要进行暗室俯卧试验。

（5）对于结果阳性者，应及时按原发性闭角型青光眼处理。

第三节　计算机辅助的视乳头检查

【适应证】

（1）疑似青光眼患者的视神经乳头检查。

（2）监测青光眼患者的病情变化。

【禁忌证】

因精神因素或全身疾病无法配合者。

【操作方法及程序】

目前用于视乳头检查的仪器主要有三类：①扫描激光拓扑仪，如海得堡视网膜断层扫描仪。②扫描激光偏振仪，如扫描激光眼底镜。③相干光断层扫描（OCT）。以下以 HRT – Ⅱ 为例说明检查的主要方法。

（1）受检者下颌置于托架上，受检眼固视指示灯。

（2）检查者截取视神经乳头图像。

（3）确定参考点位置，勾画视盘边界。

（4）计算机进行视盘形态分析。

（5）读取数据。

【注意事项】

（1）目前对计算机辅助视乳头检查的价值还在探索中。其结果还应结合临床综合评价。

（2）一般情况下，检查时不需要受检者散瞳。但散瞳可以提高信噪比和图像质量。如果受检者屈光间质混浊，则推荐散瞳。

（3）若受检者散光大于1D，应戴用矫正镜后进行检查。

（4）HRT – Ⅱ检查应在测量眼压或其他操作之前进行。

第四节　视网膜神经纤维层检查

【适应证】

（1）疑似青光眼患者的视神经乳头检查。

（2）监测青光眼患者的病情变化。

（3）怀疑其他导致视网膜神经纤维层缺损的眼部疾患。

【禁忌证】

严重全身疾患，无法耐受检查。

【操作方法及程序】

（1）摄取眼底黑白或彩色照片，特别应注意颞上、下部位。

（2）应用扫描激光眼底镜（SLO）在动态下或摄片后分析。

【注意事项】

视网膜神经纤维层缺损分为裂隙状、楔形、弥漫性和混合性几种。应结合视乳头状态进行分析。

第四十五章　眼底血管造影

第一节　荧光素眼底血管造影

【适应证】

（1）协助确立一些眼底病的诊断。

（2）提供对某些眼底病分期分型的依据。

（3）有助于了解疾病程度和选择治疗。

（4）比较治疗前后的疗效。

【禁忌证】

（1）严重心、血管和肝、肾功能损害等全身疾病。

（2）全身情况不允许取坐位接受检查者。

（3）对注射用的荧光素钠过敏者。

（4）有过敏体质或有严重过敏家史者。

（5）有原发性闭角型青光眼或不宜散大瞳孔疾病者。

【操作方法及程序】

（1）术前准备

①向受检者介绍造影要点和注意事项，并签署知情同意书。

②充分散瞳。

（2）填写包括日期、受检者姓名或编号的卡片，正确插入机侧名片卡孔内。或将有关资料输入计算机内。安排受检者入座，适当调整位置，固定头带。检查者调整目镜，看清十字瞄准线。助手做好给受检者静脉注射准备。

（3）荧光造影前，先拍摄立体彩色眼底像。

（4）造影

①摄双眼无赤光眼底片。然后对准主要拍片眼，启用蓝色滤光片。

②注射荧光素之前，再拍摄双眼荧光对照片。

③助手给受检者注射荧光素钠，剂量为 $10 \sim 20mg/kg$。一般成人用 20% 荧光素钠 $3 \sim 5ml$ 于 $4 \sim 5$ 秒注射完毕。开始注射时即启动计时器。注射完毕时即拍片 1 次。儿童或不宜静脉注射的成人，可口服 2% 的水溶液或氯化钠溶液，剂量为 $25 \sim 30mg/kg$，只适于照晚期眼底像。

④在 30 秒内连续拍片，每秒拍 $1 \sim 2$ 张。至 30 秒后每 5 秒拍一张直至 1 分钟。然后于 2、5、10 和 20 各拍一张。视病情需要可缩短或延长拍片间隔时间。

⑤标准的眼底像片应按顺序拍摄，应尽量包括全部眼底。一般拍摄 $7 \sim 9$ 个视野，其次序为：后极部、颞侧、颞上、上方、鼻上、鼻侧、鼻下、下方和颞下。造影早期可安排拍摄视乳头及黄斑的立体像。方法：将眼底照相机上的立体像钮锁定，然后在

同一视野内，将方向操纵柄迅速水平方向移动，向左移拍摄一张，随即向右移动再拍摄一张。造影过程中尽可能穿插拍另一眼的照片。

⑥眼底照片储存于数码眼底照像系统。

【注意事项】

（1）造影室内应常规备有血压计，注射用肾上腺素，以备急救所需。

（2）根据所用眼底照像器械进行必要的准备。如为数码眼底照像系统，需事先查看电路连接和显像是否正常；如为应用底片的照相机，则安放胶卷妥当。

（3）荧光素钠是无毒染料，只要制剂纯净，一般患者均可耐受，不发生毒性反应。少数偶觉恶心，嘱其张口呼吸，仍可继续拍片。

（4）个别年轻患者心情紧张，迷走神经反射有呕吐或晕厥，应立即停止造影，嘱其平卧。特殊患者需请内科会诊，协同紧急处理。

（5）操作完毕嘱多喝水，并告之不必介意24小时内皮肤和尿色发黄。

第二节　吲哚菁绿眼底血管造影

【适应证】

（1）协助诊断一些眼底病，尤其是脉络膜相关性病变。如渗出性老年性黄斑病变、孤立性脉络膜瘤、中心性浆液性脉络膜视网膜病变、脉络膜黑色素瘤等。

（2）比较某些眼底病治疗前后的疗效。

【禁忌证】

参见荧光素眼底血管造影的禁忌证。

【操作方法及程序】

（1）造影时以吲哚菁绿作为造影剂，将25mg吲哚菁绿溶解在2ml注射用水内，按照体重0.5~1mg/kg计算用量。吲哚菁绿皮试液检查阴性者，即可行造影检查。

（2）具体操作参见荧光素眼底血管造影的操作步骤。

【注意事项】

（1）造影室内应常规准备血压计和必要的急救药品，以备急救时所用。

（2）若同时行荧光素眼底血管造影检查，一般应先作吲哚菁绿检查再作荧光素眼底血管造影检查。

（3）注射吲哚菁绿后，少数患者偶有恶心等反应，嘱其张口呼吸，仍可继续拍片；个别患者有呕吐或晕厥等反应，应立即停止造影，嘱其平卧。特殊患者需请内科会诊，协同急救处理。

第四十六章　视觉电生理检查

第一节　眼电图检查

【适应证】

（1）遗传性视网膜病变。

（2）中毒性或营养性眼病。

【禁忌证】

（1）眼球震颤者。

（2）不能合作者。

【操作方法及程序】

（1）向患者解释检查内容及要求，取得配合。

（2）可滴用复方托品酰胺（或类似药）散瞳，也可保持自然瞳孔。

（3）室内普通照明光线下预适应 15 分钟。

（4）用 75% 乙醇或皮肤清洁剂清洁安置电极处皮肤。

（5）安置电极　皮肤电极分别置于双眼内外眦部，地电极置于前额中部。

（6）在暗室内，将患者头部固定好。

（7）嘱咐患者双眼要跟随刺激器内的信号运动，记录 15 分钟。

（8）在明适应下，令患者双眼跟随刺激器内的信号运动，记录 15 分钟。

（9）计算 Arden（光峰/暗谷）比。

（10）检查结束，拆除电极。

【注意事项】

（1）按照国际标准照明和进行操作。

（2）注意若患者视力低于 0.1，视野小于 30°，或年龄在 5 岁以内的婴幼儿一般无法引出可靠的 EOG 反应。

（3）不能散瞳进行检查时，刺激光强度应保持在 $400 \sim 600 \mathrm{cd/m^2}$ 范围内。

（4）记录前 30 分钟应避免强光照射（如阳光，检眼镜或荧光眼底血管造影等）。

第二节　视网膜电流图检查

一、闪光视网膜电流图检查

【适应证】

（1）遗传性视网膜病变，如原发性视网膜色素变性、结晶样视网膜色素变性等。

（2）伴有脉络膜异常的遗传性疾病，如无脉络膜症、原发性脉络膜萎缩等。

（3）玻璃体－毯层视网膜变性，如特发性青年性视网膜劈裂、玻璃体－视网膜营养不良等。

（4）眼球外伤，如视网膜震荡、交感性眼炎等。

（5）视网膜循环障碍。

（6）糖尿病性视网膜病变。

（7）视网膜脱离。

（8）屈光间质混浊，欲了解视网膜功能者。

【禁忌证】

（1）患有眼部急性炎症者。

（2）不能散瞳者。

（3）不能配合者。

【操作方法及程序】

（1）检查前受检者滴用散瞳剂，使瞳孔直径大于等于 7mm。

（2）检查前向受检者解释检查目的、方法及注意事项，并使受检者在记录过程中保持放松和固视状态。

（3）散瞳后，在暗室中适应至少 20 分钟。

（4）滴用 0.5% 地卡因眼水 2 次。

（5）在暗红光照状态下，用 75% 乙醇或皮肤清洁剂清洁安置电极处皮肤后，将参考电极置于受检者额正中或眼外眦部上；作用电极用角膜电极或线状电极（置于结膜囊），地电极置于耳垂或额正中。

（6）遮挡未检眼，受检者下颌放在刺激器颌架上。

（7）嘱咐患者向前注视指示灯，保持眼位不动，并开始检查。

（8）待基线稳定，开始纪录。

（9）暗适应状态下的 ERG 检查完成后，经过至少 10 分钟明适应后，再进行明适应状态的 ERG 检查。

（10）将结果存盘并打印。

（11）摘下所有电极，眼部滴用抗菌药物滴眼液。

【注意事项】

（1）检查最好在屏蔽室内进行。

（2）根据患者的点反应波形和所用仪器的情况选择相应的灵敏度和扫描时间。

（3）注意瞳孔大小可影响 ERG 的成分和振幅。

（4）角膜电极放置完成后，注意务必保持角膜和电极之间无气泡。

（5）每次检查完成后，应及时清洁所用的电极。

二、图形视网膜电流图检查

【适应证】

（1）开角性青光眼。

（2）视网膜黄斑部病变。

（3）原发性视神经萎缩。

（4）帕金森病。

【禁忌证】

（1）患有眼部急性炎症者。

（2）不能配合者。

【操作方法及程序】

（1）滴用0.5%的地卡因眼药水2次，行眼表麻醉。

（2）在普通照明的检查室静坐5分钟，再开始检查。

（3）用75%乙醇或皮肤清洁剂清洁安置电极处皮肤后，将参考电极置于受检者同侧眼外眦部；作用电极可用角膜电极或线状电极（置于下穹窿部），地电极置于额正中。

（4）将检查眼的屈光矫正到看清刺激器的最佳状态。

（5）遮挡未检眼，受检者下颌放在刺激器颌架上。

（6）嘱咐患者向前注视指示灯，保持眼位不动，并开始检查。

（7）待基线稳定，开始纪录。

（8）叠加次数应大于100次，以便减少噪音干扰和伪迹。

（9）将检查结果存盘并打印。

（10）摘下所有电极，眼部滴用抗菌药物滴眼液。

【注意事项】

（1）检查最好在屏蔽室内进行。

（2）检查前，向受检者解释检查目的、方法及注意事项，并使受检者在记录过程中保持放松和固视状态。

（3）注意角膜电极放置时，不应引起眼屈光度的改变。

（4）注意视网膜刺激域应大于8°视角，也可使用特殊圆环产生较小视野，获得较小反应。

（5）使用的方格应对应弧度30°，如果还需要非图形反应，则方格应变大，常使用5°方格。

（6）若患者眨眼特别严重，可试用短脉冲记录。

（7）正弧光栅产生的反应较方格小，应避免使用。

（8）瞬态记录图形翻转频率为4～10次/秒，对稳态记录则为10～16次/秒。

（9）每次检查完成后，应及时清洁所用的电极。

第三节　视诱发电位检查

【适应证】

（1）怀疑为视神经或视路病变者。

（2）眼外伤及头颅外伤可能伤及视神经或视路者。

（3）对视力下降且屈光间质混浊者预测手术后视功能。

（4）中毒性及营养不良性眼病。

（5）颅内病变。

（6）监测弱视治疗的疗效。

（7）鉴别诈盲。

（8）临床无法解释的视力下降者。

【禁忌证】

无法配合者。

【操作方法及程序】

（1）向受检者解释检查的注意事项。要求受检者全身肌肉放松，精神集中。

（2）受检者坐在检查室刺激器前，眼位和固视点在同一水平。瞳孔保持自然状态。

（3）通常使用银盘（银－氯化银）电极或针状电极。

（4）在需要安放电极的位置，用乙醇清洁头皮，擦掉油脂和头皮屑。

（5）用导电膏及胶布将电极负在头皮上，或将针状电极刺入头皮下组织。

（6）组织和电极之间的电阻通常要低于 5kΩ。

（7）VEP 记录电极的位置应用国际 10/20 系统。

（8）电极位置固定后和放大器的相应端口连接。

（9）遮盖非测试眼，测试眼向前注视固视点。

（10）至少 2 次纪录可重后，保存并打印检查结果。

（11）去掉电极，检查完毕。

【注意事项】

（1）检测 VEP 应在矫正视力和未用缩瞳药或散瞳药下进行。

（2）矫正视力低于 0.3 者应查闪光视觉诱发电位（FVEP）；矫正视力高于 0.3 者查图形视觉诱发电位（PVEP）。

（3）检查环境应安静，避免分散受检者注意力。

（4）采用 1995 年国际临床视觉电生理（ISCEV）学会推荐的 VEP 刺激和记录标准。

（5）从鼻根沿头颅至枕骨粗隆作一线，全长为 100%。在这条线上有 4 个重要的点：额极点（Fpz）、额点（Fz）、中央点（Cz）和枕点（Oz）。枕点是通常放置作用电极的地方；额点是通常放置参考电极的地方。从左右两耳前点，通过中央点 Cz 沿头颅冠状面所作的一条线为冠状线。在实际工作中，确定 C 点后，分别向前后及左右按比例距离安放电极。

（6）针状电极应 1 次性使用，或经高压灭菌后重复使用。银盘电极都应该氯化以防止伪迹。

第四节　多焦视网膜电图检查

【适应证】

（1）黄斑病变，如中心性浆液性脉络膜视网膜病变、特发性黄斑裂孔等。

（2）缺血性视网膜病变。

（3）遗传性视网膜病变。

（4）眼球钝挫伤。

（5）药物中毒性眼病。

【禁忌证】

（1）患有眼部急性炎症者。

（2）不能散瞳者。

（3）不能配合者。

【操作方法及程序】

（1）向受检者解释检查方法及注意事项。

（2）滴用散瞳药，受检眼瞳孔直径大于等于7mm。

（3）散瞳后，在普通照明的检查室静坐5分钟，再开始检查。

（4）滴用0.5%地卡因眼药水2次。

（5）矫正视力，最好单眼检查。

（6）用75%乙醇或皮肤清洁剂清洁安置电极处皮肤。

（7）安置电极。

（8）遮挡未检眼，受检者下颌放在刺激器颌架上。

（9）待基线稳定，开始纪录。

（10）纪录完成后保存结果。

（11）摘下所有电极。滴用抗菌药物滴眼液。

【注意事项】

（1）在记录过程中受检者应保持放松，固视。

（2）参考电极置于受检者额正中或眼外眦部上；作用电极用角膜电极或线状电极（置于结膜囊）；地电极置于耳垂或额正中。

（3）每次用毕电极应仔细清洁。

第五节　多焦视诱发电位检查

【适应证】

（1）弱视。

（2）青光眼。

（3）视神经病变。

【禁忌证】

不能配合者。

【操作方法及程序】

（1）自然瞳孔状态下检查。

（2）用75%乙醇或皮肤清洁剂清洁安置电极部位皮肤。

（3）安置电极。

（4）将未检眼遮挡。

（5）固定头位，注视固视点，检查开始。

（6）程序完成后保存结果。

（7）检查结束，摘除所有电极。

【注意事项】

（1）作用电极和参考电极分别置于枕骨粗隆上、下2cm；地电极置于前额正中。

（2）每次用毕电极应进行清洁。

第四十七章　眼部超声扫描

【适应证】

（1）眼球病变　白瞳孔，屈光间质不清、视网膜和脉络膜脱离，眼底隆起物、眼球萎缩，原因不明的视力减退和高眼压，可疑眼内寄生虫和后巩膜炎，术后浅前房等。

（2）眼眶病变　各种原因引起的眼球突出，包括肿瘤、炎症、全身病、血管病及假性眼球突出，可疑眼球筋膜炎，原因不明的视力减退和眼球运动障碍，泪腺区、眼睑和眶缘肿物。

（3）眼外伤　眼球穿孔伤及后部破裂伤，异物定位和磁性试验，可疑眶内血肿和气肿。

（4）眶周围组织病变眼眶侵犯　可疑炎症、肿瘤、囊肿、血管畸形、动静脉交通。

（5）眼球活体测量。

【禁忌证】

无明确的禁忌证。

【操作方法及程序】

（1）B型扫描检查　为探查眼病，多采用直接接触法。活体测量时，多采用间接法。

①受检者采用平卧位或半坐位。

②使受检者轻闭受检眼，眼睑涂抹特制的接触剂或1%甲基纤维素，以排除皮肤纹理间的空气。

③沿角膜缘各钟点位置，分别对眼球进行横切、纵切扫描，最后进行轴切扫描。

④发现病变后，在不同位置，以不同的角度进行探查。

⑤对于占位性病变，应观察其位置、范围、形状、边界、内回声、声衰减和硬度。

⑥对于眼球突出而未发现占位病变者，应观察眼外肌、视神经、球后脂肪垫和眼上静脉。

⑦检查赤道部前的眼内病变，需嘱患者眼球转向与探头相反方向，以便观察眼球周边部。

⑧眼球赤道部前的眶内或眼睑病，可用探头直接接触病变表面的皮肤。

⑨间接探查法　眶前加水浴杯，探头浸于水内距眼球0.5~1.0cm，眼睑睁开，适于探查眼前段病变。

⑩眼轴测量方法同A型超声测量。

（2）A型超声活体测量　直接接触法和间接法均可采用。以间接法测量，准确性更高。

①直接接触法进行眼轴测量时，探头直接接触于角膜顶点。

②间接法测量时，眶前加水浴杯。

（3）标准化A超操作方法

①首先设定组织灵敏度。

②受检者头部靠近屏幕。

③眼部滴用表面麻醉剂。

④探头放置眼球表面，不需要耦合剂。

⑤自后向前扫描8个子午线，沿角膜缘至穹窿部滑动，并保证声束垂直于眼球壁，嘱受检者将眼球转向被检查的子午线。

（4）要采用高分贝（T+6dB）以发现玻璃体混浊，或低分贝（T－24dB）以测量视网膜脉络膜厚度或病变高度。

【注意事项】

（1）横切扫描6点时，探头标识指向鼻侧，最终图像的上方始终表示眼球的鼻侧部位。

（2）纵切扫描时，探头标识指向上方。最终图像的下方始终表示眼球视乳头或后极部位。

（3）眼眶检查要包括眶软组织、眼外肌和视神经。

（4）探查过程中，需常改变灵敏度（增益），或图像冻结后进行处理。

（5）特殊手法的使用　观察后运动以鉴别玻璃体后脱离；压迫试验以观察眶内占位病变的硬度，鉴别囊性、实性或血管病变；磁性试验以确定眼内异物磁性。

（6）直接接触法测量眼轴时，应尽量避免A超探头对角膜施压。

（7）A型超声测量波形的选择，应以稳定、高波峰、杂波少为原则。

（8）由于A超为平行声束，所以标准化A超显示病变时，无法像B超一样进行二维形态定位。一旦发现病变，要靠观察子午线和探头前后位置来定位内眼病变。

（9）在引用超声图像时，宜标明探头位置、扫描方法、扫描位置，以求统一和理解。

第四十八章　眼部超声活体显微镜检查

【适应证】

（1）角膜疾病，如角膜基质病变、角膜后弹力层脱离等。

（2）巩膜疾病，如巩膜炎、巩膜葡萄肿等。

（3）葡萄膜疾病，如虹膜睫状体炎、中间部葡萄膜炎等。

（4）青光眼，如原发性闭角型青光眼、恶性青光眼等。

（5）晶状体疾病，如晶状体脱位、球形晶状体等。

（6）眼后节前段病变，如玻璃体混浊、早产儿视网膜病变等。

（7）某些眼外伤，如外伤性睫状体脱离、眼前节异物等。

（8）眼前节肿瘤，如虹膜黑色素瘤、睫状体囊肿等。

【禁忌证】

（1）急性眼表炎症，如急性结膜炎、角膜炎等。

（2）因精神状态或其他原因不配合者。

【操作方法及程序】

（1）接通电源后，检查超声活体显镜是否正常工作。

（2）用光笔触及屏幕，输入患者相关信息。

（3）患者通常取仰卧位躺于检查床上。

（4）用0.5％地卡因或盐酸奥布卡因眼药水点眼，行表面麻醉。

（5）选择合适的眼杯置于上睑下，嘱咐患者向下看，拉开下眼睑，将眼杯放置于下睑下。

（6）在眼杯内滴满耦合剂，如甲基纤维素、卡波姆。

（7）嘱咐患者固视眼前目标。

（8）右手持换能器，把探头放置于眼杯内，使其位于被检查部位上方并靠近眼球。

（9）用脚踩脚踏控制键，开始扫描。

（10）扫描时，检查者应观察荧光屏，通过进一步调整扫描的方向和部位来获得最佳图像。

（11）将所获得的满意图像存盘，根据需要打印扫描结果。

（12）结束时，被检查眼滴抗菌眼药水，以防感染。

【注意事项】

（1）应在具有屏蔽作用的房间内行超声活体显微镜检查，并使室内照明保持稳定。

（2）当有空气泡在探头上形成时，应该去除，否则会影响检查结果。

（3）行超声活体显微镜检查时，用右手控制探头，用左手持光笔根据需要来调整扫描参数；当需要作较大调整时，应将探头离开眼杯以免划伤角膜。

（4）注意探头和眼杯等的消毒，防止交叉感染。

（5）操作时动作轻微，勿擦伤角膜。

（6）幼儿或过于敏感而不能很好配合的受检者，检查前应给予适量的镇静剂。

第四十九章　彩色多普勒显像仪测量眼血流图

【适应证】

（1）眼部血管性疾病，如视网膜中央动静脉阻塞、缺血性视神经病变、眼部缺血综合征、颈动脉海绵窦瘘、眼眶静脉畸形等。

（2）眼内肿瘤，如视网膜血管瘤、脉络膜血管瘤、脉络膜黑色素瘤、脉络膜转移癌等。

（3）眶内肿瘤，如眶内海绵状血管瘤、淋巴管瘤、横纹肌肉瘤体等。

【禁忌证】

眼睑皮肤及眼表急性感染者。

【操作方法及程序】

（1）接通电源后，检查彩色多普勒显像仪是否正常工作。

（2）输入患者相关信息。

（3）患者取仰卧位躺于检查床上，轻闭双眼。

（4）将耦合剂均匀涂布被检查的眼睑上，并轻轻将探头直接放在被检眼上。

（5）用脚踩脚踏控制键，开始在眼睑上做横向、纵向或旋转扫描。

（6）将所获得的满意图像存盘，根据需要打印扫描结果。

（7）结果分析　彩色多普勒显像仪的显示方式采用速度显示，将朝向探头的血流定为红色，背离探头的血流定为蓝色，流速越高，色调越高，反之亦然。多用于测量血流速度，判断血流方向、血管形态和分布。

【注意事项】

（1）检查时探头不要长时间重压眼球，以免造成患者不适和检查结果的错误。

（2）彩色多普勒显像仪检查时，注意调节好仪器速度的显示刻度，以免出现颜色逆转现象。

第五十章　眼部微生物检查标本采集

第一节　细菌学检查标本采集

一、刮片法采集细菌学标本

【适应证】

（1）怀疑细菌性结膜炎。

（2）怀疑细菌性角膜炎症。

（3）怀疑眼睑及睑缘等处皮肤有细菌感染导致的炎症。

【禁忌证】

因精神因素或全身情况不适合检查者。

【操作方法及程序】

（1）眼睑及睑缘等处皮肤损害的刮片方法

①若损害处分泌物多时，可先用湿棉签将分泌物沾去或用生理盐水冲洗，把分泌物去除干净。

②刮刀刮取标本。

（2）结膜组织刮片方法

①刮去前，先滴表面麻醉剂，如0.5％地卡因眼水，对眼球表面进行麻醉。

②若结膜病变处分泌物多时，可先用灭菌湿棉签将分泌物沾去或用生理盐水冲洗。

③翻转眼睑暴露睑结膜。

④左手固定睑结膜，右手持灭菌刮刀。

⑤根据病变情况和检查需要，选择刮取部位并刮取标本。

⑥刮取标本后，滴用抗菌眼水，如0.25％氯霉素眼水1次。

（3）角膜组织刮片方法

①眼部滴用表面麻醉剂，进行表面麻醉。

②若病变处分泌物多时，可先用灭菌湿棉签将分泌物沾去，或用生理盐水冲洗。

③用手指将睑裂开大，轻压眼球使其固定，或用开睑器撑开睑，以镊子固定眼球。

④选角膜溃疡的进行缘刮取标本。

⑤刮取标本后，滴抗菌药物滴眼液。

（4）将刮取标本涂片、固定、染色后，在显微镜下观察结果并记录。

【注意事项】

（1）用刮刀刮取标本尽可能使刮刀与组织表面垂直，刮取时动作要轻柔准确。

（2）在病变组织的同一部位不要反复刮取。

（3）若需刮取角膜溃疡基底组织时，务必轻微用力，以防造成角膜穿孔。

（4）一般在发病初期，未使用抗菌之前刮取标本，以提高阳性检查率。

（5）根据细菌种类不同选择固定和染色的方法。

（6）采集标本时，注意无菌操作。

（7）标本量少时易于干燥，采集后应立刻送检。

二、涂抹法采集细菌学标本

【适应证】

（1）怀疑细菌性结膜炎。

（2）怀疑细菌性角膜炎。

（3）怀疑眼睑及睑缘等处皮肤有化脓性细菌感染。

（4）怀疑泪道的细菌感染。

（5）内眼手术前结膜囊细菌培养。

【禁忌证】

（1）因精神因素或全身情况不适合检查者。

（2）角膜溃疡已有角膜穿孔倾向者。

【操作方法及程序】

（1）眼睑及睑缘等处皮肤损害的涂抹法采集标本

①若损害处浮游性分泌物多时，可先用灭菌湿棉签将浮游性分泌物沾去，或用生理盐水冲洗。

②然后用无菌拭子往返擦拭病变组织表面采集标本。

（2）结膜组织涂抹法采集标本

①先滴表面麻醉剂如0.5%的利多卡因，对结膜进行表面麻醉。

②若结膜病变处浮游分泌物多时，可先用灭菌湿棉签将其沾去，或用生理盐水冲洗。

③翻转眼睑暴露睑结膜。

④左手固定睑结膜，右手持灭菌拭子，用拭子自一端向另端水平方向涂拭穹窿部结膜；旋转拭子的另一面与结膜接触，往返在涂拭1次。

⑤采集标本后，滴抗菌药物滴眼液。

（3）角膜组织涂抹法采集标本

①采集前，滴用表面麻醉剂，进行表面麻醉。

②若病变处浮游分泌物多时，可先用灭菌湿棉签将其沾去或用生理盐水冲洗。

③用手指将睑裂开大，轻压眼球使其固定，或用开睑器撑开睑，以镊子固定眼球。

④用灭菌试子轻轻捻转涂试溃疡基底部和溃疡进行缘。

⑤标本采集后，滴抗菌药物滴眼液。

（4）泪道标本的涂抹法采集

①采集泪囊标本时，用手分开近内眦上下眼睑，压挤泪囊区，使囊液返流进入结膜囊，而后用灭菌拭子采集结膜囊内的返流物作为标本。

②采集泪小管标本时，先局部行表面麻醉，而后将一试子放置在泪小管区后方，压迫泪小管皮肤面，用另一试子擦取泪小点处泪小管返流物。有时需要先扩张泪小点后再采集标本。

（5）将采集的标本涂片、固定、染色后，在显微镜下观察结果并记录。

【注意事项】

（1）选用涂抹法采集标本时，最好同时进行细菌培养和药敏实验。

（2）根据细菌种类不同选择固定和染色方法。

（3）采集标本的器械注意消毒处理；采集时要注意无菌操作。

（4）用较黏稠脓液涂片时，涂片不可过厚，以免影响检查。

三、穿刺法采集眼部细菌学标市

【适应证】

怀疑眼内细菌性感染者。

【禁忌证】

因精神因素或全身情况不适合检查者。

【操作方法及程序】

（1）前房水采集法

①结膜囊滴用表面麻醉剂。

②生理盐水冲洗结膜囊。

③用开睑器撑开眼睑。

④在裂隙灯活体显微镜或手术显微镜下，用1ml注射器的针头，在角膜缘部穿刺进入前房，并抽吸房水约0.1～0.2ml。

⑤针头拔出后，结膜囊内涂抗菌眼膏包扎术眼。

（2）玻璃体标本采集法

①结膜囊滴用表面麻醉剂。

②生理盐水冲洗结膜囊。

③用开睑器撑开眼睑。

④在手术显微镜下，用带有20或21号针头1ml注射器，在角膜缘后约4mm相当于睫状体扁平部垂直于眼球中心进针1cm左右。

⑤确定针头进入无误后，抽吸玻璃体0.2～0.3ml。

⑥针头拔出后，结膜囊内涂抗菌眼膏，包扎术眼。

（3）将所采集的标本进行涂片、细菌培养和药敏实验。

【注意事项】

（1）若表面麻醉不充分时，可加局部浸润麻醉或球后麻醉。

（2）进行前房水采集时，注意勿损伤虹膜和晶状体。

（3）根据细菌种类不同选择固定和染色方法。

（4）采集标本的器械注意消毒，操作注意无菌。

第二节 真菌学检查标本采集

【适应证】

（1）怀疑真菌性角膜炎。

（2）怀疑真菌性结膜炎。

（3）怀疑眼睑及睑缘等处皮肤有真菌性感染。

（4）怀疑泪道的真菌感染。

（5）怀疑眼内真菌性感染者。

【禁忌证】

无。

【操作方法及程序】

（1）眼部真菌学标本采集的具体方法参见细菌学标本采集操作步骤。

（2）采集标本的直接镜检法

①将采集标本放置于洁净的载玻片上，滴加5%～10%氢氧化钾少许，覆以盖玻片。

②在弱火焰上微微加温，使杂质溶化清晰。

③在显微镜下，直接观察菌体、菌丝和孢子等的形态。

④必要时可以加温固定，用过碘酸雪夫染色法、抗酸染色法或革兰染色法等，作进一步的鉴别观察。

（3）采集标本培养法鉴定

①将采集标本根据组织来源部位不同接种于相应培养基上，如Sabouraud葡萄糖或麦芽糖琼脂培养基、血液琼脂培养基等。

②放置在培养箱内孵育1～4周，每周观察3次。培养温度为22℃～28℃，湿度为40%～50%。

③依据真菌生长速度、菌落外观、菌丝、孢子或菌细胞形态等参考指标来判断结果。

【注意事项】

（1）在进行真菌鉴别时，必要情况下，可应用生化反应、血清学反应或动物接种等方法。

（2）采集的标本进行培养时，可在培养基内加入抗菌药，以防细菌污染。

（3）采集标本的器械注意灭菌处理。

第三篇

眼科治疗技术操作常规

第五十一章　眼部给药法

第一节　滴眼药水法

【适应证】

（1）眼病患者需滴用药物进行治疗时。

（2）眼科检查需滴用表面麻痹剂或散瞳剂等药物时。

【禁忌证】

无。

【操作方法及程序】

（1）嘱患者头稍后仰或平卧，眼向上注视。

（2）滴药者用手指牵开下睑。

（3）将药液滴入下穹窿部。

（4）轻提上睑使药液充分弥散。

（5）滴药后嘱患者轻轻闭合眼睑数分钟。

（6）以干棉球拭去流出眼部的药液。

【注意事项】

（1）滴药前应核对所滴的药液。

（2）滴药时滴管或瓶口不能接触眼睑或睫毛。

（3）药液不要直接滴于角膜上。

（4）结膜囊内容积有限，不能因为提高疗效，过多滴用药液。一般只需滴用1滴药液就足够。

（5）对于溢出眼部的药液应及时拭去，以免患者不适或流入口腔内被吸收。

（6）滴药后及时压迫泪囊区3分钟，以免药液经泪道进入鼻黏膜吸收。

（7）滴用多种药物时，应在两种药物之间间隔10分钟。

第二节　涂眼膏法

【适应证】

眼病患者需涂用眼膏进行治疗时。

【禁忌证】

无。

【操作方法及程序】

（1）嘱患者头稍后仰或平卧，眼向上注视。

（2）涂药者用手指牵开下睑。

（3）将消毒玻璃棒的一端蘸眼膏少许，与睑裂平行，自颞侧涂入下穹窿部。

（4）嘱患者轻轻闭眼，再抽出玻璃棒。

【注意事项】

（1）涂药前应核对所用的药膏。

（2）如不用玻璃棒，也可以类似的消毒器具替代，或直接将眼膏挤入结膜囊内。但注意涂药时瓶口不能接触眼睑或睫毛。

第三节　眼部注射

一、结膜下注射

【适应证】

需要结膜下给药时。

【禁忌证】

无。

【操作方法及程序】

（1）嘱患者取仰卧位或坐位。

（2）眼部滴用表面麻醉剂。

（3）以手指牵开眼睑。

（4）常用注射部位为颞下方近穹窿部。

（5）注射针头应与角膜缘平行刺入结膜下，缓缓地注入药液。

（6）拔出针头，滴抗菌滴眼液。

【注意事项】

（1）结膜下注射时谨防针头穿通眼球壁。

（2）除颞下方结膜下为常用的注射部位外，其他部位也可作为注射部位。

（3）多次注射时，可不断地变换注射部位。

（4）注射时，针头不能朝向角膜或距离角膜缘太近，以免发生危险。

（5）结膜下注射可能会伤及结膜血管，引起结膜下出血。可对患者进行解释，不必惊恐，不会有严重后果，可予以热敷。

二、球周注射

【适应证】

需要球周给药或麻醉时。

【禁忌证】

无。

【操作方法及程序】

（1）嘱患者取仰卧位或坐位。

（2）从颞下眶缘进针，紧贴眶底，沿矢状面前行达眼球赤道部，注射药液。

（3）从颞上或鼻上眶缘进针，沿眶壁向后直到眼球赤道部附近，然后注射药液。

【注意事项】

(1) 注射时谨防针头穿通眼球壁。

(2) 注射时可能会伤及血管,引起眶内出血。可予以压迫止血和热敷,可逐渐吸收。

三、球后注射

【适应证】
需要球后给药或麻醉时。

【禁忌证】
无。

【操作方法及程序】

(1) 嘱患者取仰卧位或坐位。

(2) 嘱患者向鼻上方注视。

(3) 以5号牙科针头,自下睑眶缘中、外1/3交界处皮肤进针。

(4) 采取与眼球相切,沿矢状面紧贴眶底缓慢进针,直至针头穿过眶膈有一穿空感。

(5) 然后改变进针方向,向枕骨大孔方向缓慢进针,至出现第二个穿空感,进入球后肌锥内,注射药液。

【注意事项】

(1) 球后注射时谨防针头穿通眼球壁,特别是高度近视眼轴增长时。

(2) 球后注射后,应至少压迫眼球半分钟,防止出血和促进药液扩散。

(3) 如球后注射后眼球迅速突出,眼睑绷紧,结膜或眼睑皮下淤血时,则产生严重并发症眶内出血。可通过闭合眼睑压迫眶部有助于止血。

(4) 注射时,针头不能朝向角膜或距离角膜缘太近,以免发生危险。

(5) 注射时可能会伤及血管,引起眶内出血,使眼球迅速突出,眼睑紧绷,结膜或眼睑皮下出血。可予以压迫止血和热敷,可逐渐吸收。对可疑病例应检查眼球,了解有无视网膜中央动脉阻塞,一旦明确诊断,即应行外眦切开或前房穿刺,严重眶内出血的病例应推迟手术至少1周。

四、眼内注射

【适应证】
眼内炎症、水肿、脉络膜新生血管治疗等情况需要进行眼内注射药物时。

【禁忌证】
无。

【操作方法及程序】

1. 前房内注射

(1) 眼部滴用表面麻醉剂。

(2) 开睑器开睑。

(3) 以固定镊固定内直肌止端,或以棉签轻压眼球,来固定眼球。

（4）以带有空针管的注射针头，自角膜穿刺部位，呈 45°角刺入前房。吸出房水 0.1～0.2ml，再注入药液 0.1～0.2ml。

（5）缓慢拔出针头，涂眼膏后加眼垫包扎。

2. 玻璃体腔内注射

（1）开睑和固定眼球。

（2）在颞侧角膜缘后 4～5mm 相当于睫状体扁平部，以细长注射针垂直于眼球壁刺入，指向眼球中心，深约 1.0～1.5cm，吸出玻璃体 0.2～0.4ml 后，缓缓注入等量药液。

（3）拔出针头，以消毒棉球压迫进针处约半分钟。

（4）涂眼膏后加眼垫包扎。

【注意事项】

（1）眼内注射时危险性较大，如无必须，就不要采用。

（2）注意眼内注射的药量不能太大。

（3）注意注入的药液对眼内组织，特别是对视网膜组织的可能毒性作用。

（4）必要时玻璃体腔内注射可以在球后麻醉后进行。

第五十二章　眼科麻醉

第一节　眼球表面麻醉

【适应证】

(1) 涉及眼球表面的检查时，如测量眼压、眼电生理检查时。

(2) 取结膜囊或角膜表面异物时。

(3) 眼部手术时。

【禁忌证】

对所用药品过敏者。

【操作方法及程序】

(1) 药品　0.5%地卡因、2%利多卡因溶液、0.5%盐酸丙美卡因或0.4%盐酸奥布卡因。

(2) 将表面麻醉剂滴入结膜囊内1~2滴，每隔2~5分钟1次，共2~3次。

【注意事项】

(1) 所用表面麻醉剂均有延迟角膜上皮愈合的作用，因此不应滥用。

(2) 忌用过高浓度的表面麻醉剂，滴入次数也不宜过多，以免损伤角膜上皮。

(3) 一些表面麻醉剂，如利多卡因可使局部血管扩张，结膜轻度充血。

第二节　眼部浸润麻醉

【适应证】

涉及眼睑、结膜、泪器、眼外肌、角膜、巩膜、虹膜等手术时。

【禁忌证】

对所用药品过敏时。

【操作方法及程序】

(1) 药品　普鲁卡因、利多卡因、布吡卡因等。

(2) 区域浸润麻醉　将局部麻醉药注入手术部位的组织中。

(3) 眶内浸润麻醉　进行眶内深部肿瘤摘除或眶内容剜出术时，如不能采用全身麻醉时，可将1%~2%利多卡因液以5cm长针头注入眶内。从眶上壁进针时，紧贴眶上切迹下方刺入，直达眶上裂，注药2ml。眶内壁从泪囊上方皮下进针，至筛骨底板的上方边缘，注药2ml。眶下壁沿眶下缘中央向后达眶下裂处注射，注药2ml。眶外壁在眼眶外缘中央进针，向睫状神经节方向推进，注药4ml。

(4) 眼球周围麻醉

①用0.75%布吡卡因和1%~2%利多卡因混合液注射可获得相当好的麻醉效果。

②嘱术眼向鼻上方注视，于眶下缘外 1/3 和中内 1/3 交界处从皮肤面垂直于眶缘进针 2.5～3cm 至眶底，注麻醉药液 4～5ml。

③于眶上缘内 1/3 处从眼睑皮肤面垂直进针约 2.5～3cm 时，注入麻醉药液 3～5ml。

（5）眼球筋膜下浸润麻醉

①用 0.75% 布吡卡因和 2% 利多卡因混合液。

②将麻药注入筋膜内 2～3ml。

③或先在球结膜下注入少量麻醉药，将球结膜及其下筋膜做一小切口，将一钝性针头插入筋膜下间隙，注入麻醉药 2～3ml。

【注意事项】

（1）如浸润范围广泛，用药量相对大时，应注意局部麻醉药的毒性反应。

（2）无禁忌证时，可在局部麻醉药中加 0.1% 肾上腺素 1～2 滴，以便使局部麻醉药延缓吸收，延长麻醉时间，减少出血。

（3）球周麻醉和眼球筋膜下浸润麻醉时，进针应避开眼球和血管。注射麻醉药后按摩至少 10 分钟后方可施行手术。

第三节　眼部阻滞麻醉

【适应证】

眼部手术。

【禁忌证】

对所用药品过敏时。

【操作方法及程序】

（1）麻醉药液　2% 普鲁卡因、1%～2% 利多卡因、2% 利多卡因和 0.75% 布吡卡因等量混合液。

（2）眶上神经阻滞　于眶上切迹外侧沿眶上壁进行眶内 2.5～3cm 处注射麻醉药液 1.5ml。此种麻醉可用于上睑手术。

（3）眶下神经阻滞　沿眶下缘正中央下方约 1cm 处触及眶下孔，将针头进入此孔，斜向上外方向深入约 0.5cm，注入麻醉药液约 1.5ml。此种麻醉可用于下睑及泪囊部手术。

（4）筛前神经阻滞　于眶上内角垂直进针 2cm，注入麻醉药液 1～2ml。此种麻醉适用于泪囊部手术。

（5）滑车上神经阻滞　于滑车上方相对应的皮肤处进针 1.2～1.5cm，注入麻醉药液 1.5ml。此种麻醉可用于内眦部和其上方的手术。

（6）滑车下神经阻滞　于滑车下方与内眦韧带上方 0.5cm 交界处皮肤进针约 1～1.2cm，注入麻醉药液 1.5ml。此种麻醉可用于泪腺手术。

（7）泪腺神经阻滞　于眶上外侧壁交界处向内上方进针约 2.5cm，注入麻醉药液 1～1.5ml。此种麻醉适用于泪腺手术。

（8）鼻睫状神经阻滞　于内眦韧带上方眶内侧壁进针，深至 2.5cm，注入麻醉药液 2.5 ~ 3ml。此种麻醉适于内眦部、泪小管和泪囊手术。

（9）眼球后神经阻滞　方法见球后注射一节。注射药液 2 ~ 4ml。

（10）面神经阻滞　适用于白内障摘除术、人工晶状体植入术、角膜移植术、角巩膜裂伤缝合术等。常用方法如下。

① van Lint 法　从眶外缘垂直向下的延长线与眶下级水平向颞侧的延长线相交点颞侧 1cm 处，即相当于眼轮匝肌外侧缘进针深达眶骨，沿眶外缘骨膜向上，边进针边注入麻醉药液 2 ~ 4ml。然后将针退至原进针点眼轮匝肌下，转向眶下缘直至其中央，注射麻醉药液 2ml。

② Atkinson 法　用 3.5cm 针头，从眶外缘向下延长线与颧弓下缘水平相交点后 1cm 处进针，先沿颧弓下缘紧贴骨膜，向后直达耳屏前，边进针边注麻醉药液。然后将针头退至原进针点皮下，再向耳廓上极与第 1 次注射线呈 30°角方向注射麻醉药液，直达发际前。

③ O'Brien 法　让患者张口、闭口，用手指触摸下颌骨的髁状突前凹陷区。让患者张口，从该处垂直进针 1cm 至骨膜，抽吸证实无回血，注入麻醉药液 2 ~ 3ml。然后将针部分抽回，向上及向前 2.5cm 至颧弓处注入麻醉药液 2 ~ 3ml。拔出注射针后用手指按摩 5 ~ 10 分钟，以便扩散药液，防止出血。

【注意事项】

（1）用药量相对大时，应注意局部麻醉药的毒性反应。

（2）无禁忌证时，可在局部麻醉药中加 0.1% 肾上腺素 1 ~ 2 滴，以便使局部麻醉药延缓吸收，延长麻醉时间，减少出血。

（3）球后阻滞麻醉的主要并发症是眶内出血。处理方法参见球后注射一节。

第五十三章　眼睑手术

第一节　睑腺炎切开

【适应证】

睑腺炎已局限化，化脓软化，出现黄白色脓点时。

【禁忌证】

睑腺炎尚未化脓局限时。

【术前准备】

无特殊准备。

【麻醉】

（1）一般无需麻醉。

（2）内睑腺炎时可应用表面麻醉。

【操作方法及程序】

（1）外睑腺炎的切口应在皮肤面，与睑缘平行。内睑腺炎的切口应在睑结膜面，与睑缘垂直。

（2）外睑腺炎脓肿较大时，可放置引流条。

（3）内睑腺炎如有肉芽组织，应带蒂剪除。

（4）术毕盖眼垫，眼局部涂抗菌眼药膏。

【术后处理】

（1）术后第二日去除眼垫，眼局部换药。

（2）如有全身症状或伴有其他部位的感染，应全身使用抗菌药物。

【注意事项】

（1）睑腺炎未形成脓肿时不要切开，否则容易使炎症扩散。

（2）外睑腺炎的切口与睑缘一致，可避免损伤眼轮匝肌，愈后无明显瘢痕。内睑腺炎的切口与睑缘垂直，可避免损伤病灶临近的睑板腺。

（3）应避免在睫毛根部做切口，以防术后发生倒睫。

（4）操作的动作要轻、切口要大、引流要充分。

（5）忌挤压病灶，以防炎症扩散。

第二节　眼睑脓肿切开

【适应证】

眼睑脓肿已成熟、局限，扪之较软并有波动感时。

【禁忌证】

脓肿尚未形成时。

无特殊准备。

【麻醉】

一般无需麻醉。

【操作方法及程序】

（1）患部2%碘酊及75%乙醇消毒。

（2）切口与皮纹一致，避免损伤眼轮匝肌。

（3）切口应位于脓肿的低位，以利引流。

（4）当脓液黏稠不易排出时，可用小镊夹取脓头排出，忌挤压病灶，以防炎症扩散。

（5）脓肿大时，可放置引流条。

（6）术毕以眼垫遮盖。全身应用抗菌药物。

【术后处理】

（1）术后第二日去除眼垫，局部换药。

（2）若全身症状严重或伴有其他部位感染，应全身使用抗菌药物。

【注意事项】

（1）眼睑脓肿未成熟时不能过早切开。

（2）眼睑脓肿切开时不宜采用局部麻醉。

（3）不论眼睑脓肿自然破溃或切开后，严禁挤压排脓。

（4）操作动作要轻，切口要大，引流要充分。

（5）眼睑脓肿患者在切开排脓前应全身应用抗菌药物。

第三节　睑板腺囊肿摘除

【适应证】

（1）睑板腺囊肿较大，眼睑皮肤明显隆起者。

（2）睑板腺囊肿破溃，在睑结膜面形成肉芽组织时。

【禁忌证】

（1）睑板腺囊肿继发感染，炎症未得到控制时。

（2）结膜、角膜急性炎症时。

【术前准备】

（1）眼部滴抗菌药物滴眼液。

（2）检查凝血功能。

（3）洗脸，清洁脸部。

【麻醉】

（1）表面麻醉。

（2）睑板腺囊肿周围皮下及穹窿部结膜下浸润麻醉。

【操作方法及程序】

（1）手术眼常规消毒铺无菌巾。

（2）检查囊肿位置、数量，避免遗漏。

（3）用睑板腺囊肿镊子夹住患处，翻转眼睑。

（4）从睑结膜面以尖刀刺入并切开囊肿，切口与睑缘垂直。

（5）以小刮匙伸入切口，彻底刮除囊肿内容物。

（6）以有齿镊夹住囊壁，用尖头剪剪除囊壁。

（7）如睑板腺囊肿的囊壁靠近皮肤面，皮肤很薄，术中有破溃危险时，可从睑皮肤面做平行于睑缘的切口，进入囊腔。当去除囊壁后，缝合皮肤面。

（8）术毕时结膜囊内涂抗菌眼药膏，以眼垫遮盖四头带加压包扎。

【术后处理】

（1）术毕时可有少量出血，加压包扎后嘱患者用手掌压迫眼部15分钟，以防出血。

（2）术后次日眼部换药，涂抗菌眼药膏，以眼垫遮盖。

（3）有皮肤缝线时，术后5日可拆除。

【注意事项】

（1）如睑板腺囊肿破溃后形成肉芽肿，应先剪除后再刮除囊肿内容物。

（2）老年人睑板腺囊肿，特别是睑缘复发性囊肿，对刮除物应做病理检查。

（3）靠近内眦部囊肿切除时，可在泪小管内滞留泪道探针再手术，以免术中伤及泪小管。

第四节　电解倒睫

【适应证】

（1）不伴有睑内翻的少量倒睫。

（2）已行睑内翻矫正术，但仍有少量倒睫时。

【禁忌证】

（1）大量倒睫。

（2）明显睑内翻者。

【术前准备】

清洁脸部。

【麻醉】

（1）表面麻醉。

（2）浸润麻醉　在倒睫附近皮下浸润麻醉。

【操作方法及程序】

（1）消毒睑缘皮肤。

（2）检查电解器，阳极板裹湿纱布紧贴患眼同侧颞部；阴极针沿睫毛方向刺入毛囊深约2mm。

（3）接通电源10~20秒，待针周围出现小气泡时，关闭电源，拔针。

（4）用睫毛镊轻拔出睫毛。

（5）眼局部涂抗菌眼药膏。

【术后处理】

眼部滴抗菌眼药水。不必包扎，无需换药。

【注意事项】

（1）电解通电后，如睫毛根部刺入处无白色泡沫溢出，应检查电路是否接通。

（2）电解后如睫毛不脱落，表明睫毛毛囊未被破坏，应重复电解，直至轻拔睫毛就能脱落为止。

（3）电解针的方向应紧贴倒睫的根部向毛囊方向刺入，不要与睫毛成一角度，否则不能破坏毛囊，反而会伤及附近的毛囊，引起新的倒睫。

第五节　眼睑灰线切开

【适应证】

睑内外翻矫正术时，如果效果不足，可加灰线切开。

【禁忌证】

（1）眼睑局部急性炎症。

（2）急性结膜或角膜炎症。

【术前准备】

（1）眼部滴用抗菌眼药水。

（2）清洁脸部和睫毛根部。

【麻醉】

（1）表面麻醉。

（2）眼睑及穹窿部结膜下浸润麻醉。

【操作方法及程序】

（1）术者用拇指和示指固定眼睑或用金属垫板置于结膜囊内固定睑缘部，并使睑缘稍向外翻转。

（2）另手持刀，使刀片与睑缘垂直，在倒睫部位灰线处将睑缘剖开，深约2～3mm，外层包括皮肤和肌肉，内层包括睑板和结膜。长度以倒睫范围而定，原则上略超过倒睫部位的两端。

（3）术毕局部滴用抗菌药物滴眼液，涂抗菌眼膏，以无菌纱布遮盖。

【术后处理】

手术次日换药，涂眼药膏。

【注意事项】

（1）术中注意眼球及角膜保护。

（2）唇间结构不明显时，应以睫毛排列为标志，在其稍后方劈开眼睑。

（3）切开灰线时，应在捏位的睑缘处逐刀切开，不要沿着睑缘一刀切开，以免刀刃方向偏差，伤及睑缘前层皮肤和后层睑板。

第六节　瘢痕性睑内翻矫正术

【适应证】

睑结膜瘢痕和睑板肥厚所致的睑内翻。

【禁忌证】

（1）眼睑或球结膜有急性炎症者。

（2）眼前节有炎症者。

【术前准备】

（1）询问病史，有无瘢痕体质。

（2）检查血常规、凝血功能。

（3）术眼滴用抗菌药物滴眼液。

（4）测量血压，尽可能将血压控制在正常范围。

【麻醉】

（1）术眼表面麻醉。

（2）穹窿部及睑缘皮下浸润麻醉。

【操作方法及程序】

1. 睑板切断术

（1）将睑缘分成 3 等份，分别以 3 对缝线从睑缘结膜面穿入，从距睫毛根部约 3mm 的皮肤面出针，并将其作为翻转眼睑的牵拉线。

（2）距睑缘 2~3mm 与睑缘平行的睑板下沟处，将结膜与睑板切断，切口达内外眦角。

（3）按 3 等份部位，用 3 对双针缝线，分别从睑板切口后约 2.5mm 处穿入，从距睑缘 3~4mm 之皮肤面穿出。缝线结扎于小纱布卷上。

（4）拆去睑缘牵引线。涂抗菌眼膏，敷纱布遮盖。

2. 睑板楔形切除术（Hötz 术）

（1）置眼睑保护板　将眼睑保护板插入穹窿部，支撑眼睑，保护眼球，并压迫止血。

（2）皮肤及皮下组织切口　距睑缘 3~5mm 作平行于睑缘的皮肤切口。切开皮肤及皮下组织。分离切口两侧的皮下组织和眼轮匝肌，暴露睑板及睑板前的眼轮匝肌。剪除切口下唇皮下的眼轮匝肌。

（3）睑板楔形切除　距睑板约 1mm 处作一条平行于睑缘的稍向上倾斜的睑板切口，深度为睑板厚度的 2/3，长度与睑板等长。在此切口上约 2~4mm 处作一相同的但稍向下倾斜的睑板切口，剪除上下切口之间的睑板，形成楔形缺损。

（4）缝合伤口　用 4-0 尼龙线或 5-0 丝线自切口下缘皮肤面穿入，经睑板楔形切口上缘及皮肤穿出结扎。均匀缝合 3 针。在这些缝线之间再加 3~4 针皮肤缝线。

（5）术眼涂抗菌眼膏，敷纱布遮盖。

【术后处理】

（1）术后第 1 天常规换药，注意是否出血，伤口对合是否良好。以后隔日换药。

（2）术后 5~7 天拆除皮肤缝线。老年人可延至术后第 9 天拆线。

【注意事项】

（1）一般采用普鲁卡因或利多卡因进行麻醉。在每毫升药液中加上 1 滴 1：1000 的肾上腺素溶液，用于止血。

（2）对于年老患者，因眼睑皮肤松弛，术中可切除平行于切口的眼睑皮肤条，但注意不能去除皮肤太多，以免形成闭合不全。

（3）如睑内翻严重，皮肤切口应距睑缘近一些。如果睑内翻较轻，尽量使皮肤切口与上睑皱襞一致，以便术后形成双重睑。

第七节　痉挛性睑内翻矫正术

【适应证】

老年性痉挛性睑内翻。

【禁忌证】

（1）眼睑或球结膜有急性炎症者。

（2）眼前节有炎症者。

【术前准备】

（1）询问病史，有无瘢痕体质。

（2）检查血常规、凝血功能。

（3）术前眼部滴用抗生素滴眼液。

（4）测量血压，尽可能将血压控制在正常范围。

【麻醉】

（1）术眼表面麻醉。

（2）穹窿部及睑缘皮下浸润麻醉。

【操作方法及程序】

1. 眼轮匝肌重叠缩短术

（1）距睑缘约3mm作平行于睑缘的切口，切口与睑缘等长。

（2）在皮下游离出宽约6～8mm的一条眼轮匝肌肌束，并向两侧分离，使其与睑缘等长。

（3）于眼轮匝肌条外1/3处剪断，将内眦2/3部分牵引至外1/3部分并重叠在其上，以6－0尼龙线或5－0丝线缝合。缝线顺序为：从第一层肌肉穿入，至第二层肌肉、睑板，然后再穿入第二层肌肉、第一层肌肉，结扎缝线。缝线尽量靠近睑板下缘。

（4）将多余的眼轮匝肌剪除，一般剪除量为5～6mm。

（5）间断缝合皮肤切口。

（6）术眼涂抗菌眼膏，敷纱布后遮盖。

2. 缝线术加灰线切开缝线术

（1）如果倒睫明显，可加灰线切开。

（2）自眼睑内、中、外缝3对褥式缝线，自穹窿部穿入，从睑缘皮肤穿出。

（3）皮肤面结扎缝线处安放小棉垫后结扎缝线。

（4）术眼涂抗菌眼膏，敷纱布后遮盖。

【术后处理】

（1）术后第1天常规换药，以后隔日换药。

（2）术后7～9天拆除皮肤缝线。

【注意事项】

眼轮匝肌重叠缩短术适用于轻度痉挛性下睑内翻。

第八节　瘢痕性睑外翻矫正术

【适应证】

眼睑皮肤瘢痕性收缩所致的睑外翻。

【禁忌证】

（1）眼睑或球结膜有炎症者。

（2）眼前节有炎症者。

（3）慢性泪囊炎。

【术前准备】

（1）询问病史，有无瘢痕体质。

（2）检查血常规、凝血功能。

（3）术眼滴用抗菌药物滴眼液。

（4）测量血压，尽可能将血压控制在正常范围。

【麻醉】

（1）术眼表面麻醉。

（2）病灶处皮下浸润麻醉。

（3）选择行全厚皮瓣移植矫正瘢痕性睑外翻时，如果为双眼上、下睑外翻，手术时间会较长，可在全身麻醉下施行手术。

【操作方法及程序】

1. V－Y法矫正术

（1）适用于下睑中央部轻度外翻而无广泛瘢痕者。

（2）尽量切除下睑中央部的全部瘢痕。

（3）在下睑皮肤作"V"形切口。基底向着睑缘，宽约2/3睑缘，潜行分离皮下组织。

（4）缝合皮肤切口，将"V"形切口缝合成"Y"形，使下睑组织上提，以便矫正下睑外翻。

（5）术毕涂抗菌眼膏，敷纱布后用绷带加扎。

2. 全厚皮瓣游离移植矫正睑外翻

（1）距睫毛3mm处，平行睑缘切开皮肤，皮下分离并切除所有瘢痕组织，使眼睑恢复正常位置。

（2）充分压迫止血或结扎止血。

（3）如发现患者因睑外翻而使睑缘过长，即使充分充分离和松解瘢痕，睑缘仍不能回复至正常位置时，应行睑水平径缩短。方法为：于灰线处劈开睑缘，将睑板与眼轮匝肌分离开。长度根据需要而定，可达整个睑缘。做基底位于睑缘的小三角形皮肤切除，然后在睑板及睑结膜亦作基底在睑缘的三角形切除，二者错开。用5－0丝线将二个三角形两侧边进行间断缝合。

（4）做上、下睑缘褥式缝合，使部分睑缘粘连。

（5）以湿纱布印取皮肤缺损大小、形状。一般在耳后取全厚皮瓣。供皮区消毒后，将湿纱布印模贴于其上，按放大 1/4 的比例，用消毒美蓝划出取皮范围，将全厚皮片取下。供皮区皮下剥离后对合缝合。

（6）取下的皮片移植于眼睑缺损处，以 5 - 0 丝线或 6 - 0 尼龙线间断缝合。剪掉一个线头，另一线头留长，以作结扎压迫敷料之用，以免皮片移动。

（7）缝合完毕后，挤压皮下积血，数层与植皮片大小一致的凡士林纱布置于皮片上，再加干纱布打包结扎。

【术后处理】

（1）术后全身应用抗菌药物，至少5天。

（2）睑缘缝合后，双眼绷带包扎至少5天。

（3）术后第 10 ~ 12 天拆线。

（4）术后第 6 天单眼绷带包扎。

（5）术后3~6个月剪开睑缘粘连。

【注意事项】

（1）供皮区选择　缺损范围小时可取健侧上睑皮肤。缺损范围大可取耳后、锁骨上或上臂内侧皮肤。

（2）观察敷料有渗液或异常气味时，应及时打开敷料检查。

（3）如发现移植的皮瓣呈紫色，有波动感，表明皮下有血肿形成。可在无菌条件下吸出积血，再加压包扎，并延长抗菌的使用时间。

（4）术后如发现睑缘未能形成粘连，立即重新做睑缘粘连缝合术。

第九节　老年性睑外翻矫正术

【适应证】

老年性睑外翻。

【禁忌证】

（1）严重的全身疾病，如高血压、心脏病及糖尿病。

（2）眼睑或球结膜有急性炎症者。

（3）眼前节有炎症者。

（4）瘢痕性睑外翻。

【术前准备】

（1）询问有无瘢痕体质。

（2）检查血常规和凝血功能。

（3）术眼滴用抗生素滴眼液。

【麻醉】

（1）术眼表面麻醉。

（2）眼睑皮下浸润麻醉。

【操作方法及程序】

（1）可采用 Kuhnt – Szymanowski 术进行眼睑缩短矫正。

（2）下睑外 2/3 灰线切开，切口深达 8～10mm，将眼睑分劈为前后两叶。

（3）在下睑后叶中央切除三角形睑板，基底位于睑缘，其长度以使睑缘紧贴眼球为度。

（4）行外眦皮肤三角形切除，以外眦角为 A 点，B 点位于外眦角的颞上方，C 点位于外眦角颞下方，使 AB 长度比下睑后叶三角形切口基底长 2mm，AC 长度为 AB 的两倍。

（5）在下睑外 2/3 的前叶做肌层下分离，使之不无张力地覆盖 ABC 三角形切口创面区。

（6）以 5–0 丝线或 6–0 尼龙线将下睑板三角形切口两侧相对间断缝合，于结膜面打结。

（7）剪去下睑前叶外眦部睫毛，将 A 点拉至 B 点缝合。间断缝合颞侧皮肤三角形创面的皮肤伤口。

（8）前、后叶加缝褥式缝线一针以消灭两叶间死腔。

（9）术毕涂抗菌眼膏，敷纱布后用绷带包扎。

【术后处理】

（1）术后 3 日换药，以后每日 1 次，涂抗菌眼膏。

（2）术后 7 日拆皮肤切口缝线，10～12 日拆睑缘及睑板结膜切口处的缝线。

【注意事项】

（1）上述方法可矫正下睑重度肌无力型睑外翻。

（2）缝合颞侧皮肤三角形创面时，应先将 A 与 B 点相对缝合。

第十节　麻痹性睑外翻矫正术

【适应证】

麻痹性睑外翻，多发生于下睑。

【禁忌证】

（1）眼睑或球结膜有急性炎症者。

（2）眼前节有炎症者。

（3）慢性泪囊炎。

【术前准备】

（1）检查血常规和凝血功能。

（2）术眼滴用抗菌药物滴眼液。

【麻醉】

（1）术眼表面麻醉。

（2）术眼下睑及内外眦上方皮下浸润麻醉。

【操作方法及程序】

（1）可采用阔筋膜悬吊术来矫正麻痹性下睑外翻。

（2）于内眦内上方鼻骨处及外眦外上方颞肌处各作一个 5～8mm 长垂直切口，潜行分离。

（3）将引针自颞侧切口穿入，经下睑近睑缘处睑板前，从鼻侧切口穿出。

（4）将宽 3～5mm，长 150mm 的筋膜条穿过引针前端小孔，缓慢退出引针，将筋膜条置入皮下隧道中。

（5）用 3－0 尼龙线将鼻侧筋膜一端缝于鼻骨骨膜上。

（6）在颞侧切口处收紧筋膜，使下睑外翻得到矫正。

（7）将颞侧筋膜端缝于外眦韧带或颞肌筋膜上。

（8）缝合皮肤切口。

（9）术毕结膜囊内与皮肤切口处涂抗菌眼膏，敷纱布后遮盖。

【术后处理】

（1）术后第 1 天常规换药，以后隔日换药。

（2）术后第 7 天拆除皮肤缝线。老年人可延长至手术后第 9 天拆线。

【注意事项】

（1）缝合筋膜时，要深至骨膜，并予固定。

（2）如在术中对下睑外翻矫正不满意，可将隧道内阔筋膜的鼻侧端与额肌相吻合，借助额肌的力量矫正睑外翻。

第十一节　上眼睑松弛矫正术

【适应证】

上睑皮肤松弛下垂，遮盖外半或全部睑缘。

【禁忌证】

（1）严重的全身疾病，如高血压、心脏病及糖尿病。

（2）眼睑或球结膜有急性炎症者。

（3）眼前节有炎症者。

【术前准备】

（1）检查双眼睑是否对称，眼睑皮肤有无瘢痕或其他病灶。

（2）除外重症肌无力。

（3）检查血常规和凝血功能。

（4）术眼滴用抗菌药物滴眼液。

【麻醉】

（1）术眼表面麻醉。

（2）眼睑皮下浸润麻醉。

【操作方法及程序】

（1）画线设计　距上睑缘 4～6mm 处用美蓝画出上睑皱襞，最高点在睑缘中央偏内。如将上睑皱襞分成 3 等份点，自鼻侧至颞侧为 3mm、5mm、5mm；或 4mm、6mm、6mm；或 5mm、7mm、7mm（视睑裂大小而定）。用无齿镊夹持上睑皮肤估计所需切除的皮肤量，画出第二道线。第二道线与第一道线的距离，视皮肤松弛情况而定。最后用碘酒固定画线。

（2）按画线切开皮肤，剪除需切除的皮肤。

（3）分离轮匝肌显露睑板，剪除一条睑板前轮匝肌。

（4）若眶脂肪疝出，则打开眶隔。用止血钳夹住脱出的眶脂肪，将其切除后电凝止血。

（5）眶隔切口用5-0丝线缝合。

（6）缝合皮肤，缝合时缝针均穿过睑板浅层。

（7）术毕时结膜囊内与皮肤切口处涂抗菌眼膏后敷纱布遮盖，四头带加压包扎24小时。

【术后处理】

（1）术后1日常规换药，以后隔日换药。

（2）术后7～9天拆除皮肤缝线。

【注意事项】

切除皮肤量要适当，避免过量切除。

第十二节　下眼睑松弛矫正术

【适应证】

老年人下睑皮肤松弛。

【禁忌证】

（1）严重的全身疾病，如高血压、心脏病及控制不满意的糖尿病。

（2）眼睑或球结膜有急性炎症者。

（3）眼前节有炎症者。

【术前准备】

（1）检查双眼睑是否对称，眼睑皮肤有无瘢痕和其他病灶。

（2）除外重症肌无力。

【麻醉】

（1）术眼表面麻醉。

（2）术眼眼睑皮下浸润麻醉。

【操作方法及程序】

（1）距下睑缘2mm与睑缘平行画线，至外眦部转向颞下方。

（2）沿画线切开皮肤。

（3）在眼轮匝肌下进行分离至眼袋下缘。

（4）如有眶脂肪膨隆，则在膨出处打开眶隔，切除眶脂肪电凝止血。

（5）用血管钳夹住切口的外上角，将皮肤牵向外上方，剪去外侧多余的皮肤及肌肉。

（6）沿水平切口平面剪去多余的皮肤、肌肉。

（7）6-0丝线皮肤切口间断缝合。

（8）术毕时结膜囊内与皮肤切口处涂抗菌眼膏后遮盖，四头带加压包扎24小时。

【术后处理】

（1）术后1日常规换药，以后隔日换药。

（2）术后第7~9天拆除皮肤缝线。

【注意事项】

（1）画线设计时仔细，切除皮肤量要适当。

（2）切除眶脂肪时注意勿伤下斜肌。

第十三节　双重睑成形术

【适应证】

要求行双重睑成形者。

【禁忌证】

（1）患严重全身疾患，如高血压、糖尿病、严重出凝血功能障碍者。

（2）眼部及周围组织炎症者。

（3）瘢痕体质者。

（4）精神状态不稳定或有心理障碍者。

【术前准备】

（1）了解要求手术的动机、要求及心理状态。

（2）术前由患者本人或监护人签字。

（3）常规检查血常规和凝血功能。

（4）除外上睑下垂及重症肌无力。

【麻醉】

（1）术眼表面麻醉。

（2）以加1∶1000肾上腺素的2%利多卡因做术眼眼睑皮下浸润麻醉。

（3）必要时加用上穹窿部结膜下麻醉。

【操作方法及程序】

（1）重睑设计　根据受术者的脸型、上睑和眼部其他形态、年龄、职业和本人要求，进行重睑设计。可用回型针一端作成弧状或眼科小镊子，在坐位状态下将上睑皮肤顶起，进行反复测试，设计重睑的高度、弧度、长度，征求受术者的意见，然后用龙胆紫标记，观察双眼是否对称。受术者满意后方可手术。

（2）根据受术者的要求和眼睑局部的情况选择经典皮肤切开法、小切口皮肤切开法、缝线法和埋线法。

（3）经典皮肤切开法

①将眼睑保护板置入上方结膜囊内，助手或术者左手指固定外眦部拉紧皮肤，沿设计的标志线切开皮肤和皮下组织，暴露眼轮匝肌。

②向睑缘方向分离皮下组织、切除切口处少许眼轮匝肌，暴露睑板。

③如果眶脂肪膨出或过多，应打开眶膈，剪去多余脂肪，止血后一般用5-0可吸收线缝合眶膈。

④整理皮肤切口，切除多余的皮肤，然后用5-0丝线或6-0尼龙线缝合切口，先

穿过切口下缘皮肤后,横向带一点提上睑肌腱膜,再穿过切口上缘皮肤。可先缝切口最高点,一般缝 4~5 针。

⑤缝好后,令其睁眼,观察重睑形成情况,根据情况,可以酌情调整缝线。

⑥术毕涂抗菌眼膏,加压包扎术眼。

(4) 小切口皮肤切开法

①在画线的近内眦、外眦和中间两处各做长约 3mm 的小切口。

②将眼球向后上方轻压,使眶膈突出于切口下,用有齿镊提起眶膈后剪开。压迫眼球使眶脂肪突出至切口,提起眶脂肪后剪除。

③用 5-0 丝线或 6-0 尼龙线缝合切口,每个切口缝 1 针。缝针先通过切口下缘皮肤后,横过深层组织,再穿过切口上缘皮肤。缝完 4 针后结扎。根据双重睑的弧度、高度和双眼对称情况调节缝线结扎的松紧。

④术毕时涂抗菌眼膏后敷纱布遮盖。

(5) 缝线法

①将眼睑保护板插入上穹窿部。

②取 0 号带针丝线,从眦部开始在事先画好的重睑皮肤线处垂直进针。当缝针触及眼睑保护板时轻提上睑,缝针从睑结膜面显露后沿着睑板出针,再从其旁横向 2~3mm 的睑结膜进针,穿过睑板、眼轮匝肌,并从皮肤面进针处 2~3mm 旁出针,完成第 1 根缝线。不剪断缝线,继续用同法再缝 3~4 针。

③将缝线一并提起,并剪去多余部分,形成 5 对褥式缝线。用硅海绵或脱脂棉潮湿后做成细条,放于两条缝线之间,结扎缝线,用力要均匀,先打活结,观察,待重睑形成满意,双皮对称后结扎缝线。

④涂抗菌眼膏后敷纱布遮盖。

(6) 埋线法

①在画线的中央、中内 1/3、中外 1/3 处作 3 个皮肤小切口,长约 1~2mm。

②用带针 7-0 尼龙线从皮肤切口进针,从睑板上缘睑结膜面出针,再从睑结膜原针眼处进针,从皮肤切口上旁 2mm 处皮肤出针,再将针从皮肤原针眼处进针,经皮下于切口处出针,完成 1 根缝线。

③以上法完成其他两根线的缝合。

④结扎缝线,线结埋于切口皮下。

⑤皮肤切口对合,但不一定缝合。

⑥涂抗菌眼膏后敷纱布遮盖。

【术后处理】

(1) 每日换药 1 次,切口处用乙醇清洁。第二日可以不敷纱布。

(2) 小切口皮肤切开法术后第 10 日拆线。其余 3 种方法术后第 7 天拆线。

【注意事项】

(1) 双重睑成形术为美容性手术,术者从必须与受术者充分沟通。重睑设计必须得到受术者的认可。

(2) 手术必须认真仔细、准确。

(3) 术毕时如果发现双重睑高度、弧度等不满意,尽量立即纠正。

（4）术中如切除眶脂肪过多，会引起上眶区凹陷。

（5）术后注意观察，如有感染迹象，应立即处理。

（6）如重睑消失或发生感染导致眼睑畸形，可在 3 个月后再次进行手术。

（7）经典切开术适用于眼睑饱满，眶脂肪丰富者或眼睑皮肤松弛者或有明显内眦赘皮者。小切口皮肤切开术适用于上睑较饱满、皮肤不松弛者。缝线术和埋线术适合于眼睑皮肤薄、无明显松弛者。

（8）妇女月经期应推迟手术。

第十四节　提上睑肌缩短术

【适应证】

凡是提上睑肌肌力在 4mm 或 4mm 以上的先天性、老年性、外伤性或其他类型的上睑下垂患者。

【禁忌证】

（1）提上睑肌肌力在 3mm 以下的上睑下垂患者。

（2）眼部急、慢性炎症患者。

【术前准备】

（1）明确上睑下垂的类型，如先天性、老年性、外伤性或其他类型。

（2）检查视力及矫正视力。

（3）检测提上睑肌的肌力、上睑下垂的下垂量；计算术中提上睑肌缩短量。

（4）检查上直肌及下斜肌等眼外肌功能。

（5）检查有无 Bell 现象、上睑迟滞现象。

（6）新斯的明试验除外重症肌无力。

【麻醉】

（1）表面麻醉、局部浸润麻醉。另加额神经阻滞麻醉。

（2）不能配合手术的儿童应全身麻醉。

【操作方法及程序】

（1）用美蓝或龙胆紫距术眼上睑缘 5～6mm 处划出上睑皱襞线。如对侧眼有上睑皱襞，则设计的术眼上睑皱襞线的弧度、距睑缘距离应与其一致。

（2）翻转上睑，做上穹窿结膜下麻醉，内、外侧穹窿部结膜做一长 4～5mm 的纵行切口，从外侧切口插入剪刀，在睑结膜和与 Müller 肌之间潜行分离，至内侧伤口为止，将一细橡皮条置于其内作为标记线；眼睑复位。

（3）切开眼睑皮肤，分离皮下及眼轮匝肌暴露睑板前面的提上睑肌腱膜附着处。

（4）用拉钩将伤口牵开，可见腱膜前间隙与腱膜之间出现沟状凹陷，用剪刀沿此沟向上分离，将腱膜与眶隔分开或打开眶隔直到暴露节制韧带。

（5）于睑板上方剪开外侧腱膜，暴露橡皮条，用肌肉镊挟住提上睑肌向下牵拉分离，并剪断其内角外角，松解肌肉。

（6）分离出提上睑肌，测量切除部分长度，在应切除处中、内、外做三针褥式缝线，缝线穿过肌腱睑板（位于睑板中上 1/3 交界处，深度为 1/2 睑板厚度，针距 2～

3mm），再穿至肌腱表面，调节位置，直至满意后结扎缝线，剪除缩短部分肌肉。

（7）用5-0丝线缝合皮肤伤口5~7针，术眼涂抗菌眼膏后遮盖。

【术后处理】

（1）次日换药。

（2）滴抗菌药物滴眼液，每日3~4次，持续1周。

（3）术后5~7天拆线。

【注意事项】

（1）术前应了解患者的要求，仔细检查眼部，并对患者充分解释预后。

（2）术中做上穹窿结膜下麻醉时，注药不能太深，以免将麻醉药注入Müller肌内。

（3）虽然术前根据患者年龄、上睑下垂类型、提上睑肌肌力、下垂量等估计切除肌肉量，但术中应根据提上睑肌厚薄、弹性等做出调整。

（4）术后注意睑裂闭合和角膜暴露情况。如轻度眼睑闭合不全所致角膜暴露，可不予处理。但较明显的眼睑闭合不全时，应在眼部涂抗菌眼膏保护角膜，必要时采用湿房保护。

（5）对术后矫正不足或过矫者，经保守治疗无效时可考虑再次手术治疗，应当向患者或其家长解释清楚。

第十五节　额肌悬吊手术

【适应证】

（1）提上睑肌肌力在4mm以下或功能丧失的先天或后天性重度上睑下垂患者。

（2）各种类型上睑下垂矫正手术未成功，需再次手术者。

（3）睑裂狭窄综合征的儿童因上睑下垂严重，行提上睑肌缩短术不能改善者。

（4）小于3岁的重型先天性上睑下垂，不适于行提上睑肌缩短术者。

【禁忌证】

（1）由于各种原因引起额肌功能障碍者，及周围性面瘫。

（2）眼部急、慢性炎症患者。

【术前准备】

（1）选择悬吊材料，常用的有自身阔筋膜、皮肤轮匝肌、真皮和缝线等。

（2）选择额肌悬吊手术的方式，如"W"字母型术式、"方形"术式等。

（3）检查视力及矫正视力、提上睑肌肌力和下垂度等。

（4）检查有无Bell现象、上睑迟滞现象。

（5）新斯的明试验除外重症肌无力。

【麻醉】

（1）局部浸润麻醉。

（2）不能配合手术的儿童行全身麻醉。

【操作方法及程序】

（1）在距上睑缘3~5mm处划线，在其线上和眉弓上缘附近，于正中（正对瞳孔）、内侧和外侧各作3个对应切口；切口长5mm，深至肌层。

（2）从 3 个对应切口做皮下隧道，使眉上内、外切口内的阔筋膜条，经上睑内外切口，再经上睑眉上正中切口穿出后，分别返回眉上内外切口；将两条筋膜末端褥式缝合，结扎固定。

（3）用 5 - 0 丝线分别缝合上睑眉弓上皮肤切口，涂抗菌眼膏后遮盖术眼伤口。

【术后处理】

（1）次日换药。

（2）滴抗菌药物滴眼液，每日 3 ~ 4 次，持续 1 周。

（3）术后 5 ~ 7 天拆除皮肤缝线。

【注意事项】

（1）术前应了解患者的要求，仔细检查眼部，并对患者充分解释预后。

（2）术后注意睑裂闭合和角膜暴露情况。如轻度眼睑闭合不全所致角膜暴露，可不予处理。但较明显的眼睑闭合不全时，应在眼部涂抗菌眼膏保护角膜，必要时采用湿房保护。

（3）对术后矫正不足或过矫者，经保守治疗无效时可考虑再次手术治疗。

第五十四章　泪器手术

第一节　泪道冲洗

【适应证】

(1) 泪溢。

(2) 慢性泪囊炎。

(3) 内眼手术前、泪道探通术前、泪道激光治疗前的术前准备。

(4) 泪囊鼻腔吻合术前、后检查。

【禁忌证】

(1) 急性泪小点炎症。

(2) 急性泪囊炎。

【术前准备】

无特殊准备。

【麻醉】

局部表面麻醉：用消毒棉签蘸表面麻醉剂0.5%地卡因，放于上下泪点之间，请患者闭眼挟持棉签1~3分钟。

【操作方法及程序】

(1) 用装有生理盐水的泪道冲洗针管冲洗泪道，先将针头垂直插入下泪点中1~2mm，然后转向水平位进入泪小管5~6mm，将生理盐水慢慢注入泪道。

(2) 若冲洗液全部顺利进入鼻咽部，则表示泪道畅通，否则可根据冲洗液从上下泪点返流时，及有无分泌物的情况，判断泪道阻塞的部位。

【术后处理】

滴用抗生滴眼液1次。

【注意事项】

(1) 冲洗泪道仅是判断泪道有无阻塞的定性检查。

(2) 操作时要仔细稳准，切勿粗暴强通，以免造成假道。

(3) 若泪点较小者，先用泪点扩张器将其扩大。

(4) 对泪道阻塞者，可根据病情做进一步检查诊治。

第二节　泪道探通

【适应证】

(1) 泪溢，泪道冲洗不通，挤压泪囊区有或无黏液或脓性分泌物从泪点溢出。

(2) 新生儿泪囊炎，挤压泪囊部有黏液或脓性分泌物从泪点溢出，泪道冲洗不通，经局部按摩和滴用抗菌治疗后无效者。

【禁忌证】

（1）急性泪囊炎。

（2）慢性泪囊炎的泪囊中有大量脓性分泌物，且未经滴用抗菌治疗者。

（3）怀疑泪道肿物时。

【术前准备】

冲洗泪道。

【麻醉】

局部表面麻醉：用消毒棉签蘸表面麻醉剂0.5%地卡因，放于上下泪点之间，请患者闭眼挟持棉签1～3分钟。

【操作方法及程序】

（1）取坐位，充分冲洗泪道。

（2）用手指将下睑拉向颞下方，并固定于下眶缘处，使泪小管变直拉紧。

（3）将泪点扩张器垂直插入下泪点，再水平转向鼻侧，稍用力旋转扩张器，扩大泪点。

（4）根据病情选用不同型号泪道探针，先垂直插入泪点，再水平转向鼻侧，在泪小管内徐徐前行，推进约12mm左右，探针碰到坚硬的眶骨抵抗，提示已进入泪囊内。

（5）探针进入泪囊后，将其轻抵骨壁，然后以针端为支点，将探针尾作90°旋转，由水平转向额际。探针旋转时应紧贴前额部，不要抬起。再将探针慢慢稍向后下推进，进入鼻泪管，探通后留置15～30分钟，再把探针拔出。

【术后处理】

（1）拔出探针后立即以生理盐水冲洗泪道，然后再以抗菌冲洗。

（2）滴用抗菌药物滴眼液，每日4～6次。

【注意事项】

（1）探通泪道时，固定好下眼睑，使泪小管始终处于拉紧变直状态，以利探通泪道，否则可能会损伤泪小管，造成假道。

（2）当探针尾旋转时，一定紧贴前额际，作为转动支点的探针头不能移动。

（3）探针拔出后，用生理盐水及抗生素眼液冲洗泪道，以免发生感染。如冲洗时发现液体渗入内眦部皮下组织，提示探通泪道时形成假道，应立即停止冲洗。

（4）治疗后滴抗菌每日4～6次，滴药前应挤压泪囊区将分泌物排净。

（5）通常可隔5～7天探通1次，使用的探针可逐渐加粗。

（6）若探通2～3次仍无改善者可改用其他治疗方法。

第三节　泪道X线造影

【适应证】

（1）泪道阻塞、狭窄。

（2）泪小管肿瘤、泪囊肿瘤。

（3）怀疑小泪囊的慢性泪囊炎术前检查。

（4）外伤后泪道阻塞、狭窄、断裂等损伤的判定。

（5）了解泪道与周围软组织和骨骼病变的关系。

【禁忌证】

（1）泪道的急性炎症。

（2）泪道急诊外伤时。

【术前准备】

（1）选择造影剂　传统的泪道造影剂为泛影葡胺，黏度大。低黏度的造影剂有乙碘油、30％碘苯酯，可在泪道插管造影时应用。

（2）冲洗泪道。

【麻醉】

局部表面麻醉。

【操作方法及程序】

（1）冲洗清洁泪道，患者取好拍片体位。

（2）将造影剂泛影葡胺 2ml 置于注射器内，前端置好泪道冲洗针，针头插入下泪点内，推注造影剂进入泪道，待造影剂自泪点返流时，可迅速拍照。

（3）一般拍正位和侧位片各一张。

【术后处理】

滴用抗菌药物滴眼液。

【注意事项】

（1）造影前将泪点处造影剂擦干净，减少外溢。

（2）向泪道内注入造影剂时，如无返流，可在注入 0.5ml 后拍照。在拍照时，应继续注入造影剂，以保证泪道始终处于充盈状态。

（3）为显像部位准确，嘱咐患者拍照时不要移动体位。

（4）拍照时患者应睁眼，以免上下泪小管显影重叠。

（5）若拍片后观察不满意，可根据病情进行其他影像学检查，如插管造影、泪道定量化核素造影等。

第四节　泪小点成形手术

【适应证】

（1）泪小点赘片或闭塞。

（2）泪小点狭窄，经扩张治疗无效者。

（3）泪小管起始端阻塞。

（4）其他眼睑病变累及泪小点或泪小管起始端需手术切除者。

【禁忌证】

（1）睑缘及内眦部皮肤炎症。

（2）结膜急性炎症。

【术前准备】

（1）以生理盐水充分冲洗结膜囊。

（2）冲洗或探通泪道，证实泪道通畅。

【麻醉】

泪点及其周围结膜皮下浸润麻醉。

【操作方法及程序】

（1）用泪小点扩张器扩大泪点。如已闭塞，可找准部位，强力通过，注入生理盐水证实泪道通畅后再继续手术。

（2）将下睑向颞下方拉紧，用小直剪刀尖垂直插入泪小点内，将泪点垂直部剪开。

（3）用小直剪刀沿睑缘后唇向鼻侧水平剪开泪小管，切口长约 2~3mm。

（4）用镊子挟起两个剪开切口，剪去一块三角形的组织。

（5）置一塑料管或橡皮条于泪小管内，一端露于切口外并固定，涂抗菌眼膏后术眼遮盖。

【术后处理】

（1）次日换药，生理盐水冲洗泪道。

（2）术后 2~3 天拔出塑料管或橡皮条，滴抗菌药物滴眼液 1 周，每日 4 次。

【注意事项】

剪切组织的部位一定在睑缘的后唇，泪小管的睑结膜面，否则新形成的泪小点不能与眼球紧密接触。

第五节 泪囊摘除术

【适应证】

（1）慢性泪囊炎，泪囊造影显示泪囊甚小，或有严重的萎缩性鼻炎，年大体弱，不宜施行泪囊鼻腔吻合术者。

（2）泪囊肿瘤。

（3）结核性泪囊炎。

（4）因病情需要，如严重角膜溃疡、眼球穿通伤以及需要做内眼手术者。

【禁忌证】

（1）泪囊有急性炎症。

（2）适合作鼻腔泪囊吻合者。

【术前准备】

（1）对鼻及鼻窦情况进行检查。

（2）挤压泪囊，如分泌物量少，应进行泪囊造影，以免误摘泪囊。

（3）术前滴用抗生素滴眼液。

【麻醉】

（1）局部浸润兼神经阻滞麻醉 进针时先沿皮肤切开线注射麻醉剂，然后再在内眦韧带附近处注射，深达骨膜。

（2）做眶下、滑车下及筛前神经阻滞麻醉。

【操作方法及程序】

（1）距内眦 3~5mm 及内眦韧带上方 3~5mm 开始，平行于眦前嵴做稍向颞侧的弧形皮肤切口，长约15mm。

（2）钝性分离皮下组织，暴露内眦韧带，识别和分离泪前嵴。自内眦韧带下沿泪前嵴颞侧，分开眼轮匝肌，暴露泪筋膜。

（3）用闭合剪刀纵形分开泪筋膜，即可见到泪囊。钝性分离泪囊颞侧，接着分离其鼻侧，上至泪总管，下至骨性鼻泪管上口。

（4）用血管钳提起泪囊向前内牵引，剪断泪总管。接着牵引泪囊向前下，从泪囊后面分离，至泪囊下端剪断鼻泪管。检查摘除的泪囊是否完整。如不完整应该清除残存的黏膜组织。

（5）用刮匙伸入骨性鼻泪管，将管内黏膜刮除干净，并用3%碘酊棉签烧灼鼻泪管和泪囊窝空腔。

（6）破坏泪小管　切开泪小管，用碘酊或者刮匙将黏膜完全破坏，使泪小管完全闭锁。

（7）冲洗创面　用生理盐水及抗生素液充分冲洗创面。

（8）缝合切口　分别缝合内眦韧带和皮肤切口。结膜囊内涂抗生素眼药膏，创面加一小纱枕后用敷料加压包扎。

【术后处理】

（1）术后24～48小时常规换药，以后每日1次。保留纱枕至术后第5日。

（2）第7日可拆除皮肤缝线。

（3）可适当服用抗生素。

【注意事项】

（1）术中勿穿破眶隔。在分离泪囊颞侧壁时，切勿过分向外分离和剪切，否则眶部脂肪会疝入泪囊窝。如已发生应该回纳脂肪组织缝合眶隔。

（2）勿残留泪囊组织、泪小管黏膜。否则出现黏液脓性分泌物，需再次手术清除。

（3）如为肿瘤应尽量多切除鼻泪管，并作冰冻切片。如为恶性，必须清除干净。

第六节　泪囊鼻腔吻合术

【适应证】

（1）慢性泪囊炎。

（2）泪囊黏液肿。

（3）鼻道术后导致的下泪道阻塞。

【禁忌证】

（1）泪囊急性炎症。

（2）泪囊造影显示无泪囊或泪囊过小者。

（3）严重的萎缩性鼻炎。

（4）年大体弱，全身状况不允许施行泪囊鼻腔吻合术者。

（5）泪囊肿瘤。

（6）结核性泪囊炎。

【术前准备】

（1）对鼻及鼻窦情况进行检查。

（2）挤压泪囊，观察分泌物的量。如过少，应做泪囊造影检查。

（3）术前滴用抗生素滴眼液。

【麻醉】

（1）中鼻道和鼻甲放置以1%～2%地卡因、1∶1000肾上腺素浸湿的棉片，并计棉片数目。

（2）局部浸润兼神经阻滞麻醉　进针时先沿皮肤切开线注射麻醉剂，然后再在内眦韧带附近处注射，深达骨膜。

（3）做眶下、滑车下及筛前神经阻滞麻醉。

【操作方法及程序】

（1）皮肤切口　距内眦3～5mm及内眦韧带上方3～5mm开始，平行于眦前嵴做稍向颞侧的弧形皮肤切口，长约15～20mm。分离皮下组织，直达泪前嵴鼻侧骨膜。于皮肤切口两侧缝牵拉缝线，牵开切口。

（2）于泪前嵴鼻侧0.5mm沿泪前嵴切开并分离骨膜，范围上达内眦韧带，下达鼻泪管口，后达泪后嵴。

（3）将泪囊推向颞侧，用11号刀片或蚊式钳将薄的泪骨骨板捅破，造成一个小骨孔。用小咬骨钳将小骨孔的边缘咬掉，逐渐扩大骨孔。骨孔以泪嵴为中心，下达鼻泪管上端，上下约为15～20mm，前后约12～15mm。

（4）骨孔形成后，就可见鼻黏膜。从暴露的鼻黏膜中央稍偏鼻侧用刀片纵行切开鼻黏膜，上、下两端加横切口，使鼻黏膜的切口呈"工"字形，切开的鼻黏膜分成前、后唇。

（5）从泪囊内侧壁纵行剪开泪囊壁，下方至鼻泪管口，上方至泪囊顶部，并在上方加一横切口，使泪囊壁也分为前、后唇。将泪道探针从泪点插入泪囊，证实泪囊已全层剪开。

（6）将鼻黏膜和泪囊后唇相对间断缝合两针。

（7）以二针"8"字悬吊线缝合鼻黏膜、泪囊前唇和皮肤切口。进针方向：从鼻侧皮肤面进针，穿过泪囊前唇、鼻黏膜前唇和颞侧皮肤。

（8）加缝皮肤切口缝线。

（9）冲洗泪道，确定吻合口通畅。

（10）清洁伤口后以无菌纱布遮盖。

【术后处理】

（1）术后隔日换药1次。

（2）皮肤线5天拆除；悬吊线1周后拆除。

（3）新麻滴鼻液滴鼻，每日3～4次。

【注意事项】

（1）皮肤切口最好1次性深达骨膜，有利于定位和获得整齐切口。分层切开又费时、增加出血的可能。

（2）内眦韧带的处理　大部分患者无需切断或者只需部分切断。如需切断最好用缝线做好标记。

（3）咬骨钳咬骨孔时要注意保护好鼻黏膜。将咬骨钳顺骨壁滑向开口处，可以达到推开鼻黏膜的作用。咬骨时要干脆，切忌拉撕。

（4）遇到筛泡过度向前发育，有时误认为到鼻腔，可用探针探查，确实已到达鼻黏膜。若为筛泡，用刮匙将黏膜刮出。

（5）术后鼻腔可有出血。如量少，无需特殊处理。如量大，应在鼻腔放置油纱条止血。

第五十五章　结膜手术

第一节　结膜遮盖手术

【适应证】

（1）保守治疗无效，而且接近穿孔的周边部角膜溃疡或角膜瘘，可行部分球结膜遮盖术。

（2）角膜缘伤口裂开，虹膜脱出，又无法直接缝合关闭伤口时，可行部分球结膜遮盖术。

（3）大范围角膜溃疡治疗无效者，可考虑全球结膜遮盖者。

（4）眼球萎缩不愿意行眼球摘除，可考虑全球结膜遮盖术。

【禁忌证】

（1）角膜已经穿孔，并有组织缺损者。

（2）眼球无萎缩，仍有光感者；或角膜伤口小，其他手术仍有修复可能者。

【术前准备】

（1）应做必要的细菌、真菌刮片及培养，或活组织检查，尽可能明确病因诊断。

（2）滴用抗菌药物滴眼液。

（3）冲洗泪道。

（4）结膜囊冲洗。

【麻醉】

（1）表面麻醉。

（2）球后神经阻滞麻醉。

（3）球结膜下浸润麻醉。麻醉药液中可加入少许 1：1000 肾上腺素，以减少出血。

（4）必要时行眼轮匝肌阻滞麻醉。

【操作方法及程序】

（1）于角膜病变相邻角膜缘剪开球结膜，并在球结膜和球筋膜之间钝性分离。分离范围决定于覆盖角膜面的大小。要求结膜瓣比覆盖面积大 30%。

（2）清除创面残留的角膜上皮病变。

（3）边缘病损采用头巾式遮盖，中央病损采用桥式遮盖。结膜瓣边缘要大于病损 2~3mm，以 10-0 缝线固定。缝合结束时，应将球结膜瓣平整覆盖于创面。

（4）术眼涂抗菌眼膏，双眼遮盖。

【术后处理】

（1）术后第 2 日起每日换药。

（2）换药后双眼涂抗菌眼膏，术眼绷带包扎 3 日。术后 7 日拆除结膜瓣缝线。

（3）如术眼为角膜感染病变或于术后出现分泌物增多，则全身应用抗菌药物

5~7日。

【注意事项】

（1）分离并用于遮盖的球结膜应不带球筋膜组织。

（2）如球结膜明显水肿时，则要求覆盖的结膜面比创面大50%。

（3）术后密切观察，注意有无分泌物增多，如有应注意有无感染发生，或原有感染是否未能控制，均需及时处理。

第二节　翼状胬肉手术

【适应证】

（1）进行性翼状胬肉，其头部已侵入角膜2mm以上者。

（2）静止性翼状胬肉遮盖部分或全瞳孔，影响视力者。

（3）翼状胬肉妨碍眼球运动时。

（4）翼状胬肉妨碍角膜移植或白内障等内眼手术时。

【禁忌证】

（1）眼睑、结膜或角膜有急性炎症者。

（2）明显睑内翻者。

（3）急、慢性泪囊炎患者。

（4）眼前节活动性炎症者。

【术前准备】

（1）术前眼部滴抗菌眼药水1~3日。

（2）检查凝血功能。

（3）向患者充分解释术后翼状胬肉复发及发生散光的可能。

（4）洗脸清洁脸部。

【麻醉】

（1）表面麻醉。

（2）结膜下浸润麻醉。

【操作方法及程序】

（1）术眼常规消毒，铺无菌巾。

（2）根据胬肉情况选择手术类型　埋藏术、单纯切除术、联合手术等。

（3）埋藏术将胬肉头颈分离，头部用7-0丝线作褥式缝合，并转移致上或下穹窿结膜下缝合固定。

（4）单纯切除术将胬肉分离，剪除头颈部及体部结膜下增生组织。

（5）联合手术是在胬肉分离的基础上联合结膜移植、黏膜移植、角结膜干细胞移植、羊膜移植或角膜移植，以此处理术中暴露的巩膜或混浊的角膜，防止结膜再度增生。

（6）如有条件，手术最好在手术显微镜下进行。切除翼状胬肉的深度要适宜，清除病灶应彻底，切除胬肉的角膜表面尽量保持光滑，以便减少术后角膜散光及翼状胬肉复发。

（7）术毕滴用抗菌药物滴眼液，以无菌纱布遮盖。

【术后处理】

（1）术后第二日起每日换药。如有组织移植片，则隔日换药1次。

（2）眼部点抗菌和糖皮质激素滴眼液，每日3次，持续1~3周。

（3）术后5日拆除结膜缝线。

【注意事项】

（1）术毕时和术后1周、2周时应用β射线照射手术区，可降低术后翼状胬肉复发率。

（2）翼状胬肉有明显充血，应暂缓手术，以防复发。

（3）翼状胬肉合并活动性沙眼者，应充分治疗沙眼后再进行手术，以防复发。

（4）术后翼状胬肉复发，不宜在短期内施行2次手术，以免加速胬肉发展。

第五十六章　角膜手术

第一节　穿透性角膜移植手术

【适应证】

（1）角膜混浊。

（2）圆锥角膜。

（3）角膜变性和营养不良。

（4）角膜内皮功能失代偿。

（5）角膜严重的化脓性感染。

【禁忌证】

（1）眼睑、结膜、泪囊和眼内活动性炎症者。

（2）中重度眼干燥症患者。

（3）眼压没有控制的青光眼患者。

（4）严重弱视或视网膜、视神经病变，导致术后难于改善视功能者。

（5）眼内恶性肿瘤者。

（6）全身严重疾病不能耐受手术者。

【术前准备】

（1）术前眼部滴抗菌眼药水 2～3 日。有条件者应做结膜囊细菌培养。

（2）术前 1 日冲洗术眼、泪道。

（3）术前滴用毛果云香碱缩瞳。

（4）术前静脉滴注甘露醇降低眼压。

【麻醉】

（1）表面麻醉。

（2）眼轮匝肌阻滞麻醉。

（3）球后阻滞麻醉或球周浸润麻醉。

（4）特殊情况下全身麻醉。

【操作方法及程序】

（1）术眼常规消毒，铺无菌巾。

（2）术眼用显微开睑器或上下眼睑缝线开睑。

（3）术眼缝上、下直肌固定眼球，使角膜位于睑裂中央。

（4）角膜植片制作

①以抗菌和抗真菌药物溶液冲洗供体眼球。

②环钻垂直于角膜表面，向下轻压，切开部分角膜，尖刀刺开切口，避免伤及虹膜，继以剪刀沿环钻的切口切开剪下角膜。

③将角膜植片置于器皿内备用，角膜内皮面向上，滴黏弹剂，保护内皮。植片应大于植孔 0. 25 ~ 0. 5mm。

（5）术眼角膜植孔的制作

①环钻方法与角膜植片制做相同。

②植孔中心力求位于瞳孔中心。

（6）缝合植片　前房内注入黏弹剂。将角膜植片移至植床，以 10 - 0 尼龙线间断或连续缝合固定角膜植片，缝合深度应达角膜厚度3/4。

（7）重建前房　从角膜伤口缝线间隙伸头针头冲洗前房，前房注入 BSS 或消毒空气，检查前房是否形成。

（8）拆除预置缝线。

（9）术毕结膜下注射抗菌和糖皮质激素溶液。滴用抗菌滴眼膏，以无菌纱布双眼遮盖。

【术后处理】

（1）术后第 2 日起每日换药。

（2）眼部滴抗菌和糖皮质激素滴眼液，每日 4 次，持续 3 ~ 4 周。

（3）术后 2 周可加用 1% 环孢素滴眼液，每日 2 次。

（4）术后 4 周时如无炎症和免疫排斥现象，可停用糖皮质激素滴眼液。

（5）对植床有新生血管等排斥反应高危患者，术后口服泼尼松，持续 3 个月左右。

（6）术后 6 个月可拆除角膜缝线。

【注意事项】

（1）术前应与患者和或家属进行病情解释，恰当地解释术后效果。

（2）角膜穿孔患者术前不予洗眼，既不缩瞳也不散瞳。

（3）角膜移植术联合白内障摘除术的术前应散瞳。

（4）缝合时应从角膜植片侧进针，距切缘 1 ~ 1.5mm，从相对应的植床出针，距切缘 1.5 ~ 2mm。缝针方向必须经过瞳孔中央，这样才能使缝线呈现均匀的"放射状"。缝线不宜过紧过松。

（5）术中可能发生脉络膜下腔驱逐性出血等严重并发症，应注意预防和观察。

（6）术后应密切注意是否发生角膜植片的免疫排斥反应等并发症。

（7）术后密切观察眼压。

第二节　板层角膜移植手术

【适应证】

（1）浅层角膜病变，包括瘢痕、营养不良、变性、肿瘤。

（2）角膜病变虽已累及角膜全层组织，但为了改善植床条件，以备进行穿透性角膜移植术，而先行板层角膜移植术。

【禁忌证】

（1）同穿透性角膜移植术。

（2）粘连性角膜白斑。

（3）角膜深层活动性病变。

【术前准备】

同穿透性角膜移植术，但术前不一定需要静脉滴注甘露醇。

【麻醉】

同穿透性角膜移植术。

【操作方法及程序】

（1）术眼常规消毒，铺无菌巾。

（2）术眼用显微开睑器或上下眼睑缝线开睑。

（3）术眼缝上、下直肌固定眼球，使角膜位于睑裂中央。

（4）角膜植片制作。

①以抗菌和抗真菌药物溶液冲洗供体眼球。

②依角膜病变深度决定植片厚度。一般环钻 1/4～3/4 角膜厚度以后，进行板层分离，做好的植片备用。

（5）环钻受体角膜，去除病变组织，植床深度与供体角膜的厚度相同。

（6）以 10-0 尼龙线间断或连续缝合角膜植片于植床。

（7）冲洗层间积血和异物。

（8）术毕结膜下注射抗菌和糖皮质激素溶液。滴用抗菌滴眼膏，以无菌纱布双眼遮盖。

【术后处理】

（1）术后第 2 日起每日换药。涂抗菌和糖皮质激素眼膏，包扎术眼 2～3 日。

（2）眼部去除包扎后，滴用抗菌和糖皮质激素滴眼液，每日 4 次，持续 3～4 周。

（3）术后 2 周可加用 1% 环孢素滴眼液，每日 2 次。

（4）术后应口服糖皮质激素，用药时间与剂量应根据原发病变和板层移植片的大小而酌情掌握。

（5）术后 3～6 个月可拆除角膜缝线。

【注意事项】

（1）术前应与患者和或家属进行病情解释，恰当地解释术后效果。

（2）术后应密切注意是否发生角膜植片的免疫排斥反应等并发症。

第五十七章　白内障手术

第一节　标准的白内障囊外摘除术

【适应证】

各种类型的白内障患者。

【禁忌证】

（1）晶状体半脱位或全脱位者。

（2）后发性白内障。

（3）假性晶状体囊膜剥脱征。

（4）活动性葡萄膜炎合并白内障。

（5）眼部炎症患者。

【术前准备】

（1）检查视功能

①成熟期白内障　检查光感、光定位和色觉。

②未成熟期白内障　远近未矫正视力、矫正视力，有条件时检查潜在视力。

（2）测量眼压，了解是否合并青光眼。

（3）检查角膜、角膜曲率。必要时（如曾做内眼手术患者、角膜变性者、年龄大的患者）应做角膜内皮显微镜检查。

（4）应用裂隙灯检查眼前节，特别了解晶状体混浊程度。

（5）尽可能了解眼后节的情况，以便判断术后恢复情况。如应用三面镜或间接检眼镜检查眼底，进行眼超声检查了解玻璃体、视网膜情况。如果怀疑视网膜，特别是黄斑部病变，可做视网膜电图检查。如果怀疑视路病患，应进行视觉诱发电位检查。

（6）A 型超声测量眼轴长度。

（7）测算人工晶状体屈光度。

（8）了解全身情况，除外影响手术的一些严重疾病。高血压患者应使用药物控制血压后再手术。糖尿病患者在术前应将血糖控制在 8mmol/L 以下后进行手术较为安全。

（9）术前应向患者和家属说明手术目的、可能出现的问题。并恰当地解释预后，以取得理解和合作。

（10）应冲洗泪道、结膜囊。

（11）滴用抗菌药物滴眼液 2~3 日，每日 3~4 次。如时间不够，至少术前 6 小时滴用抗菌药物滴眼液，每半小时 1 次。

（12）术前尽量散大瞳孔。

【麻醉】

（1）表面麻醉。

（2）球后阻滞麻醉或球周麻醉。

（3）眼轮匝肌阻滞麻醉。

（4）必要时全身麻醉，如儿童手术时。

【操作方法及程序】

（1）以显微开睑器或缝线开睑。

（2）做上直肌牵引缝线，使眼球固定以及随时调整眼球位置。

（3）做以穹窿为基底的角膜缘结膜切口。

（4）做角巩膜缘小切口，截晶状体前囊膜，一般采用开罐式截囊。

（5）以角膜剪自截囊切口插入，扩大角巩膜缘切口，根据晶状体核的大小，决定切口的长度。

（6）挽出晶状体核　常用双手持器械挽核技术，比较安全，而且操作方便。或采用晶状体核圈套器取核。

（7）以 10 - 0 尼龙线缝合角膜缘伤口，以便清除皮质时维持前房。

（8）清除皮质，应用双管注吸针或自动注吸器清除晶状体皮质。

（9）拆除部分角巩膜缝线，植入人工晶状体。

（10）完成角巩膜伤口缝合，并恢复前房的正常深度。

（11）处理结膜伤口　将结膜瓣向下拉，遮盖角膜缘伤口。必要时予以烧灼或缝合。

（12）结膜下注射抗生素和糖皮质激素，涂抗菌眼膏后遮盖。

【术后处理】

（1）术后第 2 日换药，并检查视力。

（2）术后滴抗菌和糖皮质激素滴眼液，每日 3~4 次，持续 2~3 周。

（3）滴用短效散瞳剂活动瞳孔。

（4）观察眼压，如升高可给予适当的降眼压药物。

【注意事项】

（1）长期服用阿司匹林者，术前至少停药 10 日。

（2）开睑时及术中不要压迫眼球。

（3）注意休息，防止术眼受到碰撞。避免剧烈咳嗽。

（4）注意有无并发症，特别是眼内炎等严重并发症，并及时处理。

第二节　白内障超声乳化吸除术

【适应证】

各种类型的白内障患者，视力下降已影响日常生活和工作时。

【禁忌证】

（1）晶状体全脱位或大部分脱位者。

（2）老年性白内障有棕黑色硬核者。

（3）白内障伴有角膜内皮细胞严重变性、角膜内皮细胞数明显减少者。

（4）眼部活动性炎症者。

（5）前房极浅者。

（6）角膜混浊者。

【术前准备】

同标准的白内障囊外摘除术。

【麻醉】

（1）表面麻醉，对于合作的患者可单独在表面麻醉下完成手术。

（2）球后阻滞麻醉或球周麻醉。

【操作方法及程序】

（1）以显微开睑器或缝线开睑。

（2）可做上直肌牵引缝线，使眼球固定以及随时调整眼球位置。也可不做上直肌牵引线。

（3）做以穹窿为基底的角膜缘结膜切口。

（4）距角膜缘后 2～3mm 处做平行于角膜缘巩膜板层切开，深度约为 1/2 巩膜厚度。

（5）用巩膜隧道刀自切口向角膜缘方向潜行分离，直至透明角膜，做巩膜隧道。

（6）于 3：00 位角膜缘穿刺前房，以供左手持器械进入前房操作。

（7）用三角刀经巩膜隧道越过角膜缘倾斜进入前房，使内切口上缘呈活瓣状，以便保持前房。

（8）向前房内注入黏弹剂，以连续环行撕囊法截晶状体前囊，大小为 5mm 左右。

（9）以注水针头自前囊膜下注入平衡盐水，进行囊下水分离术，使囊膜与囊膜下皮质分离。并进行层间水分离术，使晶状体核从包绕的皮质中充分游离。

（10）将超声乳化头从巩膜隧道切口伸入前房内，以表面蚀刻、原位碎核技术、刻槽分块清除、拦截劈核、乳化－劈裂等技术，将晶状体核粉碎吸除。

（11）换灌吸手柄，吸除晶状体皮质。

（12）前房及晶状体囊袋内注入黏弹剂，植入人工晶状体。如植入折叠式人工晶状体，一般无需扩大角巩膜切口。如植入硬性人工晶状体，则需扩大角膜膜切口。

（13）从前房内吸除黏弹剂。

（14）检查角巩膜伤口是否渗漏。通常巩膜隧道伤口无需缝合。但如有渗漏，则应缝合。

（15）结膜下注射抗生素及糖皮质激素，涂抗菌眼膏后遮盖。

【术后处理】

同白内障囊外摘除术。

【注意事项】

（1）长期服用阿司匹林者，术前至少停药 10 日。

（2）对于虹膜后粘连者或其他原因不能散大瞳孔者，可在术中应用显微虹膜拉钩扩大瞳孔，便于操作。

（3）做巩膜隧道切口时，除了做平行于角膜缘巩膜板层切开外，还可做反眉状切口，有可能减少术后的角膜散光程度。

（4）除了巩膜隧道切口外，还可选择透明角膜切口。

（5）术者在晶状核超声乳化时，应了解手术过程中不同的阶段需要调节的参数，注意运用好超声能量、负压和流速，根据自己的经验尽量快速、安全地完成晶状体核的乳化吸除过程。

（6）患者应注意休息，防止术眼受到碰撞。避免剧烈咳嗽。

第三节　小切口非超声乳化白内障摘除术

【适应证】

同白内障超声乳化吸除术。

【禁忌证】

（1）晶状体全脱位者。

（2）白内障伴有角膜内皮细胞严重变性、角膜内皮细胞数明显减少者。

（3）眼部活动性炎症者。

（4）虹膜后粘连者或其他原因不能散大瞳孔者。

【术前准备】

（1）同标准的白内障囊外摘除术。

（2）术前 1 小时滴用散瞳剂充分散大瞳孔。

【麻醉】

（1）表面麻醉，对于合作的患者可单独在表面麻醉下完成手术。

（2）球后阻滞麻醉或球周麻醉。

【操作方法及程序】

（1）以显微开睑器或缝线开睑。

（2）可做上直肌牵引缝线。

（3）做以穹窿为基底的角膜缘结膜切口。

（4）于角膜缘后做长约 6～8mm 的反眉状或平行于角膜缘巩膜板层切开，距角膜缘最近处为 2mm，深度约为 1/2 巩膜厚度。

（5）用巩膜隧道刀自切口向角膜缘方向潜行分离，直至透明角膜 2mm 处，做巩膜隧道。隧道的宽度一般为 10：00～2：00 位。

（6）用三角刀经巩膜隧道越过角膜缘倾斜进入前房，使内切口上缘呈活瓣状，以便保持前房和伤口自闭。

（7）于晶状体上方以开信封式截晶状体前囊膜。

（8）以注水针头自前囊膜下注入平衡盐水，应用水分离和水分层技术使晶状体核从使晶状体核从包绕的皮质中充分游离。并将晶状体核游离到前房内。

（9）在晶状核与角膜内壁之间注入黏弹剂，以便保护角膜内皮层。

（10）在晶状体核上极与晶状体后囊膜之间注入黏弹剂，以便将附装在 5ml 注射器上的注水晶状体圈插入其间，而不伤及晶状体后囊膜。

（11）一边将晶状体圈继续在晶状体核后面前移，一面不断地缓慢地注水，这样可使晶状体后囊膜不与晶状体圈相接触。

（12）待晶状体圈前移至晶状体核下极时，可将巩膜隧道中的晶状体圈的持柄部分轻轻下压，以便让巩膜隧道开放。通过晶状体圈注水所产生的静水压，使晶状体核缓慢地向巩膜隧道中滑动。晶状体圈也随之缓慢退出。一旦晶状体核完全滑入巩膜隧道，就用晶状体圈将其套出眼外。

（13）通过灌吸法将晶状体皮质吸除。

（14）前房及晶状体囊袋内注入黏弹剂，植入折叠式人工晶状体。

（15）从前房内吸除黏弹剂。

（16）检查角巩膜伤口是否渗漏。通常巩膜隧道伤口无需缝合。但如有渗漏，则应缝合。

（17）在结膜伤口的两侧角各缝一针。

（18）结膜下注射抗生素及糖皮质激素，涂抗生素眼膏后遮盖。

【术后处理】

（1）术后第2日换药，并检查视力。

（2）术后滴抗生素和糖皮质激素滴眼液，每日3~4次，持续2~3周。

【注意事项】

（1）长期服用阿司匹林者，术前至少停药10日。

（2）除了应用晶状圈娩出晶状体核之外，还可应用"鱼钩样"针头娩出晶状体核。

（3）手术中可加灌注前房的"前房维持器"，不断地向前房内灌注平衡盐水，保持前房内为"正压"状态，可使手术更为安全。

（4）患者应注意休息，防止术眼受到碰撞。避免剧烈咳嗽。

（5）如果术中无法松动晶状核和娩出晶状体，可改为标准的白内障囊外摘除术。

第四节　人工晶状体植入术

【适应证】

（1）成人单侧白内障摘除术后。

（2）成人双侧白内障摘除术后。

（3）3岁以上的幼儿及儿童白内障。

【禁忌证】

（1）虹膜虹变者。

（2）眼内肿瘤患者。

（3）活动性葡萄膜炎患者。

【术前准备】

（1）同标准的白内障囊外摘除术。

（2）根据角膜曲率、眼轴等资料，确定选择的人工晶状体屈光度。

【麻醉】

同白内囊外摘除术。

【操作方法及程序】

（1）完成白内障囊外摘除术后，如晶状体后囊膜完整，可选择植入后房型人工晶状体。一般尽量选择囊袋内植入。如果晶状体后囊膜不完整，可选择睫状沟植入。

（2）向晶状体囊袋内注入黏弹剂，以其形成前房，使植入人工晶状体时有足够的操作可做上直肌牵引缝线。

（3）植入硬性人工晶状体时

①先植入人工晶状体下襻　用人工晶状体镊挟住人工晶状体，将其下襻送往晶状体囊袋内下方，合人工晶状体光学面位于前房内或囊袋内。松开人工晶状体镊。此时仅人工晶状体上襻在角巩膜切口之外。

②植入人工晶状体上襻　用镊子夹住人工晶状体上襻，往下方推移。当上襻与光学部相连接处及大部分上襻进晶状体囊袋后松开镊子，使上襻进入晶状体囊袋内。

③将人工晶状体襻旋转至水平位。

（4）植入折叠式人工晶状体　可用特别的折叠镊或注入器，将软性人工晶状体植入到晶状体囊袋内。

（5）植入前房型人工晶状体

①将人工晶状体镊挟持前房型人工晶状体的上襻，通过角巩膜切口将下襻关入下方前房角处。

②用镊子提起角巩膜缘切口的后唇，将人工晶状体上襻送入上方前房角。

③调整人工晶状体位置，使支撑点都位于前房角，瞳孔呈圆形，位置居中。

（6）灌吸前房内的黏弹剂。

（7）结膜伤口一般可不需缝合。

（8）结膜下注射抗生素及糖皮质激素，涂抗菌眼膏后遮盖。

【术后处理】

（1）同白内障囊外摘除术。

（2）观察人工晶状体的位置，如不正，应及时调整。

【注意事项】

（1）根据不同的人工晶状体，决定角巩膜切口的大小。

（2）植入人工晶状体时不能损伤角膜内皮。

第五十八章 青光眼手术

第一节 手术虹膜切除术

【适应证】

原发性闭角型青光眼临床前期和前驱期患者，或原发性闭角型青光眼慢性期、继发性闭角型青光眼患者的前房角功能性小梁开放范围大于 1/2 周时，可以采用周边虹膜切除术治疗。对于前房角功能性小梁开放范围小于 1/2 周时，也可以考虑施行周边虹膜切除术，术后如果眼压不能满意控制，可以加用局部滴用的降眼压药物。如果加用药物后仍不能控制眼压，则应考虑施行眼外滤过手术，如小梁切除术。

目前激光虹膜切除术的疗效和安全性可与手术虹膜切除术媲美，而且更为方便，因此对于大部分需做虹膜切除术的患者来说，已代替手术虹膜切除术。但下列情况下仍需做手术虹膜切除术。

（1）因全身情况等原因，患者不能安坐在激光器前或不合作行激光虹膜切除术时。

（2）因角膜混浊不能看清虹膜时。

（3）激光虹膜切除术未能将虹膜穿通时。

（4）因慢性炎症等原因，激光虹膜切除孔反复关闭时。

（5）因条件所限，无激光器时。

【禁忌证】

（1）非瞳孔阻滞因素引起的青光眼。

（2）晚期原发性或继发性闭角型青光眼。

（3）前房角广泛性粘连关闭者。

（4）眼前节有急性或严重炎症者。

【术前准备】

（1）滴用 1% 或 2% 毛果芸香碱滴眼液。

（2）滴用抗菌药物滴眼液。

（3）检查前房角，证实前房角未关闭或关闭范围不超过 1/2 周。

（4）测量眼压。停用全身降眼压药物 72 小时后眼压应能控制在正常范围内。

【麻醉】

（1）表面麻醉。

（2）球结膜下麻醉。

【操作方法及程序】

（1）置开睑器分开上下睑。

（2）做结膜瓣 颞上或鼻上方角膜缘后 3～4mm 做长约 5mm 的以角膜缘为基底的结膜瓣，沿巩膜面将其向角膜侧分离，直至角膜缘，暴露角膜缘灰蓝色半月区。

（3）做角巩膜缘切口 用尖刀片在角膜缘灰蓝色半月区的前 1/3 垂直全层切入前房。切口应与角膜缘平行。切口长约 2～3mm，内外口的长度必须一致。

（4）切除虹膜 用显微手术镊或虹膜恢复器突然、短暂地轻压切口后唇，周边部虹膜会自动脱出于切口之外。用虹膜镊将脱出的虹膜轻轻夹起，将微型虹膜剪或 Vannas 剪平行于角膜缘、紧贴角膜缘切口平面将脱出的周边部虹膜剪去，做成全层的虹膜切除孔。

（5）恢复虹膜 用虹膜恢复器头部将嵌于切口内的虹膜组织轻轻送入前房。用虹膜恢复器或斜视钩的膝部自切口沿角膜表面向角膜中心方向往复性按摩，使上移的虹膜退回，瞳孔恢复圆形并达到正中的位置，并能看到周边部虹膜缺损处。

（6）缝合伤口 角膜缘切口一般无需缝合。也可用 10－0 尼龙线缝合一针。用 10－0 尼龙线或 5－0 丝线间断或连续缝合球结膜伤口。

（7）术毕时，球结膜下注射庆大霉素或妥布霉素 2 万 U，地塞米松 2.5mg。滴用抗菌眼膏。

【术后处理】

（1）术后一天检查眼部，注意前房深度、眼前节炎症反应、虹膜切口是否通畅等。

（2）常规滴用抗菌药物滴眼液和糖皮质激素滴眼液，每日 3～4 次，持续 1 周。

（3）为活动瞳孔，可滴用 0.5% 托品酰胺眼药水。

（4）如用丝线缝合结膜伤口，术后 5～7 日拆除之。

【注意事项】

（1）手术最好在手术显微镜下进行。

（2）术前不宜过分滴用毛果芸香碱缩瞳，以避免术中脱出虹膜困难。

（3）角巩膜缘切口的内外口长度应一致，否则脱出虹膜困难。可将刀尖伸入切口向上反挑，既可方便地扩大切口，又可避免损伤晶状体。

（4）如果眼压过低、前房过浅，术中脱出虹膜将会很困难。

（5）术中避免将器械伸入前房，以免损伤晶状体等眼内组织。

（6）术后如发现虹膜切除处未全层穿通，可行激光虹膜切除术。

（7）术后如有浅前房、眼压升高，但虹膜切口通畅时，应怀疑是否发生恶性青光眼。

（8）术后如有角巩膜缘切口对合不良，房水外渗，则前房会变浅，并有滤过泡，可先加压包扎，如无效时应尽早缝合。

第二节 小梁切除术

【适应证】

（1）应用最大耐受量药物和激光治疗后，仍不能阻止进行性视神经损伤和视野缺损的各类青光眼患者。

（2）对药物治疗的效果不佳、不能耐受、依从性差或有严重不良反应的患者。

（3）由于患者的视神经损伤和视野缺损，应用药物和激光治疗所维持的眼压水平仍有可能使视神经发生严重损伤的危险时。

（4）愿意首选手术治疗的原发性开角型青光眼患者。

【禁忌证】

（1）眼睑或球结膜有急性炎症者。

（2）眼前节有严重炎症者。

（3）球结膜大量瘢痕者。

【术前准备】

（1）调整术前应用的降眼压药物。

（2）术前滴用抗菌眼药水。

【麻醉】

（1）表面麻醉。

（2）球后阻滞麻醉。

（3）球结膜下麻醉。

【操作方法及程序】

（1）置开睑器，以及上直肌牵引线或角膜缘牵引线。

（2）颞下方角膜缘前房穿刺。

（3）做以角膜缘或以穹隆部为基底的球结膜瓣。球结膜瓣的位置一般选择于上方，或稍偏鼻侧。根据需要，也可选择于其他象限。对于球筋膜较厚的患者，可以切除球筋膜。

（4）做以角膜缘为基底的巩膜瓣，向前剥离，直至清亮的角膜缘内1mm。巩膜瓣形状可为四边形或三角形等。巩膜瓣厚度约为1/2或1/3巩膜厚度。

（5）对于具有滤过泡失败因素的患者，如年龄小于40岁、人工晶状体或无晶状体者、以前的滤过手术失败者、活动性葡萄膜炎、新生血管性青光眼、先天性青光眼、穿通性角膜移植术者，以及接受过巩膜环扎术的患者，在完成巩膜瓣之后，可应用0.1~0.5mg/ml的丝裂霉素C棉片贴敷巩膜瓣和结膜瓣下组织1~5分钟，然后用至少30ml平衡盐水冲洗伤口。

（6）切除角巩膜深层组织　于巩膜床前端清亮的角膜区用锐刀尖切穿前房，于此切除或用咬切器咬除角巩膜组织1.5mm×1mm或2mm×1.5mm。

（7）周边部虹膜切除　用镊子夹住角巩膜切口中暴露的虹膜组织，做周边部虹膜切除。然后用虹膜恢复器恢复虹膜。

（8）缝合巩膜瓣　将巩膜瓣复位。于其两游离角各用10-0尼龙线间断缝合一针，打结。然后将平衡盐水经角膜穿刺处注入前房，观察巩膜瓣侧边液体外渗情况。如果外渗过多，应加巩膜瓣缝线。如果外渗少，表明巩膜瓣缝线太紧，应予调整。如考虑术后方便地拆除巩膜瓣缝线，可按可拆除缝线方式缝合。

（9）缝合球结膜伤口　如果是以角膜缘为基底的球结膜瓣，用10-0尼龙线间断或连续褥式缝合伤口。如果是以穹隆部为基底的球结膜瓣，于球结膜切口的两端角巩膜处各缝一针，或以平行于角膜缘的褥式缝线间断缝合球结膜伤口。

（10）恢复前房　缝合球结膜伤口后，经角膜穿刺处向前房内注入平衡盐水，以便恢复前房和了解结膜伤口渗漏情况。如果发现渗漏，应加缝线。

（11）术毕时，球结膜下注射庆大霉素或妥布霉素2万U，地塞米松2.5mg。滴用抗菌眼膏和 1% 阿托品眼膏。

【术后处理】

（1）术后 1 日开始滴用抗菌眼药水，每日 3 ~ 4 次，持续 1 个月。滴用 1% 泼尼松龙滴眼液，每日 4 ~ 6 次，持续 2 个月，以后逐渐减量。滴用 1% 阿托品眼药水或 0.5% 托品酰胺眼药水，每日 2 ~ 3 次，并根据眼部情况逐渐减量，一般持续 2 ~ 3 周。

（2）对于具有滤过泡失败因素的患者，不论术中是否用过丝裂霉素，可于术后 1 ~ 2 日给予 5 - 氟脲嘧啶球结膜下注射。注射部位应在滤过泡对侧结膜下。一般每日注射 1 次，每次 5mg，持续 1 周。以后隔日 1 次，持续 1 周，总注射剂量一般为 50mg。

（3）氩激光松解巩膜瓣缝线　如发现巩膜瓣缝线过紧，房水经巩膜瓣外渗不畅，可用氩激光松解巩膜瓣缝线。

（4）指压眼球是眼外滤过术后重要的辅助治疗，可促使房水经角巩膜切口处外渗，形成一个有功能的滤过泡。如果眼压超过 12mmHg，前房已经形成，就可以开始指压眼球，每日 2 ~ 3 次。开始时应由医师在裂隙灯下进行。指压部位应位于滤过泡的对侧，例如滤过泡位于上方时，应将指头放于下睑，向眼球中心加压，持续 10 秒，松开 5 秒，连续 3 ~ 5 分钟。注意不能过度指压眼球，防止前房消失、前房出血和伤口裂开。

【注意事项】

（1）手术须在手术显微镜进行。

（2）术后有可能发生滤过泡瘢痕化，因此术中或术后可加用抗代谢药物。

第三节　非穿透小梁手术

【适应证】

原发性开角型青光眼以药物、激光等治疗不能满意地控制眼压者。

【禁忌证】

（1）眼睑或球结膜有炎症者。

（2）眼前节有炎症者。

（3）新生血管性青光眼。

（4）前房角大部分关闭的原发性闭角型青光眼。

（5）对植入的透明质酸钠生物胶过敏者。

【术前准备】

（1）调整术前应用的降眼压药物。

（2）术前滴用抗菌眼药水。

【麻醉】

（1）表面麻醉。

（2）球后阻滞麻醉。

（3）球结膜下麻醉。

【操作方法及程序】

（1）置开睑器，以及上直肌牵引线或角膜缘牵引线。

（2）颞下方角膜缘前房穿刺。

（3）制作以穹窿部为基底的结膜瓣。

（4）制作大小为 6mm×5mm、厚度为 1/4 或 1/3 巩膜厚度、以角膜缘为基底的舌形浅层巩膜瓣，向前剥离进入透明角膜缘内 1mm。

（5）剥离深层巩膜瓣　在浅层巩膜瓣下的深层巩膜床内勾画出 4mm×4mm 大小的三角形或梯形深层巩膜瓣切口。从其顶部（睫状体平坦部一侧）开始向前剖切，深度以只留下极薄的一层巩膜，透见下方黑色的睫状体为宜。当剖切到巩膜突时，可见巩膜突呈亮白色的同心圆纤维。越过巩膜突可见光滑并呈灰白色的 Schlemm 管外壁组织，连同深层巩膜瓣一起将其分离，暴露 Schlemm 管腔及完整的残存小梁网。撕去构成 Schlemm 管内壁的近管组织及部分邻近透明角膜组织，可见大量房水渗出。

（6）如准备植入透明质酸钠生物胶时，将合适大小的生物胶置于巩膜床内，以 10 – 0 尼龙线或可吸收缝线缝合浅层巩膜瓣。

（7）以 10 – 0 尼龙线缝合结膜瓣。

（8）术毕时，球结膜下注射庆大霉素或妥布霉素 2 万 U，地塞米松 2.5mg。滴用抗菌眼膏。

【术后处理】

（1）术后 1 日开始滴用抗菌眼药水，每日 3 ~ 4 次，持续 1 个月。滴用 1% 泼尼松龙滴眼液，每日 4 ~ 6 次，持续 2 个月，以后逐渐减量。滴用 0.5% 托品酰胺眼药水，每日 2 ~ 3 次，并根据眼部情况逐渐减量，一般持续 2 ~ 3 周。

（2）对于具有滤过泡失败因素的患者，不论术中是否用过丝裂霉素，可于术后 1 ~ 2 日给予 5 – 氟脲嘧啶球结膜下注射。注射部位应在滤过泡对侧结膜下。一般每日注射 1 次，每次 5mg，持续 1 周。以后隔日 1 次，持续 1 周，总注射剂量一般为 50mg。

【注意事项】

（1）手术须在手术显微镜进行。

（2）所植入的透明质酸钠生物胶价格昂贵。

（3）术后有可能发生滤过泡瘢痕化，因此术中或术后可加用抗代谢药物。

第四节　外路小梁切开术

【适应证】

先天性青光眼，特别是角膜混浊无法看清前房角结构者，或 2 ~ 3 次前房角切开术

后眼压仍不能控制者。

【禁忌证】

因全身情况不能接受全身麻醉者。

【术前准备】

滴用抗菌眼药水。

【麻醉】

儿童患者需要全身麻醉。

【操作方法及程序】

（1）对于儿童患者，全身麻醉后再次检查眼部，包括测量眼压和角膜直径、检查

前房角和视神经乳头。一旦证实青光眼的诊断，就可以进行手术。

（2）置开睑器，以及上直肌牵引线。

（3）颞下方角膜缘行角膜穿刺。

（4）于鼻上方或颞上方做宽约 5~8mm 的以角膜缘为基底的球结膜瓣，或做以穹窿部为基底的球结膜瓣。

（5）烧灼巩膜表面止血后，做一边长约 4mm 三角形或四边形、厚约 2/3 巩膜厚度、以角膜缘为基底的巩膜瓣，向角巩膜缘剥离，至角巩膜缘后缘之前 1mm。剥离时要保持整个巩膜瓣的厚度一致。三角形的巩膜瓣足可以充分暴露 Schlemm 管，而且剥离巩膜的范围要比四边形的巩膜瓣小。

（6）增大手术显微镜放大倍数后，在巩膜床内角巩膜缘后缘上做一放射状垂直切口，目的是切开 Schlemm 管外壁，切口长约 1mm，在仔细观察下逐渐加深切口，直至切口内有清亮或淡红色液体流出，但前房并不变浅。

（7）仔细辩认 Schlemm 管外壁切口。当切开该管外壁时，于切面两端可见到两个小黑点，呈椭圆形或裂隙状。可用尖剪刀插入切口，作 1~2mm 平行切开，使其外壁切口扩大。将 6-0 尼龙线插入。若插入时阻力不大，在切口处前后摆动尼龙线，前房内看不到线的未端进入前房角，则可大致肯定尼龙线是在 Schlemm 管内。必要时在术中进行前房角镜检查，以证实尼龙线在 Schlemm 管内。

（8）将插入 Schlemm 管内的尼龙线拔出，然后将小梁切开器弯曲面与角巩膜缘平行，从 Schlemm 管切口处插入管腔，沿角巩膜缘方向前进，使其前部进入管腔 8~9mm。向前房侧转动小梁切开器，分开 Schlemm 管内壁和小梁网。

（9）一侧小梁切开后，前房稍为变浅，会有少量出血。大多数病例中，这些情况一般地来说对另侧小梁切开影响不大。如果前房显著变浅，通过角膜穿刺口向前房内注入平衡盐水，加深前房后再做另侧小梁切开。

（10）放射状角膜切口不作缝合。以 10-0 尼龙线间断缝合巩膜瓣 3 针。然后间断或连续缝合球结膜和球筋膜伤口。

（11）术毕时，球结膜下注射庆大霉素或妥布霉素 2 万 U，地塞米松 2.5mg。滴用抗菌眼膏。

【术后处理】

（1）术后 1 日换药，此时前房应当形成，而且无出血。

（2）滴用抗菌眼药水、糖皮质激素眼药水，每日 3~4 次，至少 1 周。

（3）滴用 1% 毛果芸香碱，每日 3 次，持续 1 周，保持小梁切开处开放。但眼内有明显炎症时，则应停用毛果芸香碱，改用睫状体麻痹剂滴眼。

（4）术后 1 个月在全身麻醉下复查眼压、前房角，了解手术效果。

【注意事项】

（1）全身麻醉可能会影响眼压，在手术开始前估计眼部情况时应考虑到这一点。

（2）本手术也可适用于青少年型青光眼、成人原发性开角型青光眼和糖皮质激素青光眼，特别是当患眼不适宜行小梁切除术时。

（3）行小梁切开时，向前房侧转动小梁切开器会稍有阻力。如果阻力过大，应考虑小梁切开器是否插入 Schlemm 管内，或是其前端已插入角膜后弹力层或实质层内。

如果小梁切开器并没有插入管内，应将其退出，再次试行插入管腔。

（4）术后大量前房出血一般少见。但如果有大量前房出血和眼压持续升高，就密切观察是否发生角膜血染。如果发生角膜血染，应及时行前房出血清洗术。

第五节　房水引流装置植入

【适应证】

适用于常规眼外滤过手术不太可能成功、或者操作技术复杂和困难、或者容易发生严重并发症、或者已经失败的各种难治性青光眼：如新生血管性青光眼、巩膜环扎术后继发性青光眼、先天性青光眼、青少年型青光眼、外伤性青光眼、无晶状体和人工晶状体青光眼、角膜移植术后青光眼、继发于葡萄膜炎的青光眼和其他类型的青光眼。

【禁忌证】

眼睑或球结膜有急性炎症者。

【术前准备】

（1）调整术前应用的降眼压药物。

（2）术前滴用抗菌眼药水。

（3）仔细检查眼部，以便确定手术方式和部位。例如颞上方球结膜有大量瘢痕时，可选择无或较少结膜瘢痕的其他象限进行手术。如果无前房眼，则可能需要进行晶状体摘除或玻璃体切除术加深前房后才能进行房水引流装置植入术。

（4）选择房水引流装置　目前常用的房水引流装置分为两类：①无阀门的房水引流装置：如 Molteno 房水引流装置、Baerveldt 房水引流装置。②有阀门的房水引流装置：如 Ahmed 青光眼房水引流阀、Krupin 房水引流阀盘。有阀门的房水引流装置植入后早期发生低眼压、浅前房的可能较小。无阀门的房水引流装置植入后早期发生低眼压、浅前房的可能较大，需要手术时用可吸收线结扎房水引流管，或者进行 II 期手术，即 I 期手术先植入房水引流装置的引流盘部分，待 10 天~2 周行 II 期手术，将引流管植入前房内。

【麻醉】

（1）表面麻醉。

（2）球后阻滞麻醉。

（3）球结膜下麻醉。

【操作方法及程序】

各种房水引流装置植入方法大致相同，以下以 Molteno 单盘房水引流装置为代表来叙述。

（1）手术部位一般选择于颞上象限，也可选择于鼻上象限。

（2）置开睑器，以及上直肌牵引线或角膜缘牵引线。

（3）做球结膜瓣　于颞上象限剪开角巩膜缘球结膜和球筋膜，做以穹窿部为基底的球结膜瓣，并于切口的两端（12：00 与 3：00 或 9：00 位置）向穹窿部做松解切开。向穹窿部做钝性分离，充分烧灼止血。

（4）用斜视钩分离上直肌和外直肌，将 4 - 0 丝线穿过肌腱，作为牵引线。

（5）固定房水收集装置　将房水引流装置的板端置于颞上方赤道部巩膜表面。其前端距角巩膜缘为 10mm。以 5 - 0 非吸收缝线于巩膜板层缝两针固定线，穿过房水引流装置的板端前面的小孔，结扎固定。

（6）修剪房水引流装置的硅管，使其前端成一斜面，长度为插入前房后能在前房内保留 2~3mm 长为合适。

（7）于鼻侧或颞侧角巩膜缘内做角膜穿刺，以便术中前房内注入平衡盐水。

（8）用管径与硅胶管外径相近的针头穿刺颞上方角巩膜缘。从角巩膜缘后约 2mm 进针，经过巩膜板层到达角巩膜缘，然后穿入前房。针头应保持与虹膜平面平行。

（9）将修剪过的硅胶管经角巩膜缘穿刺针道插入前房，并以 9 - 0 或 10 - 0 的尼龙线将硅胶管固定于巩膜浅层。

（10）将 5mm×6mm 异体巩膜片复盖于硅胶管上，其前端与角巩膜缘相齐，以 10 - 0 尼龙线于其四角各固定一针。

（11）以 10 - 0 尼龙线间断缝合球结膜和球筋膜伤口。

（12）术毕时，球结膜下注射庆大霉素或妥布霉素 2 万 U，地塞米松 2.5mg。滴用抗菌眼膏。

【术后处理】

（1）术后第 1 日开始滴用抗菌眼药水，每日 3~4 次，持续 1 个月。

（2）滴用 1% 泼尼松龙滴眼液，每日 4~6 次，持续 2 周，以后每日 2~4 次，持续 1 个月。

（3）滴用 1% 阿托品眼药水或 0.5% 托品酰胺眼药水，每日 2~3 次，并根据眼部情况逐渐减量，一般持续 2~3 周。

（4）对于具有滤过泡失败因素的患者，不论术中是否用过丝裂霉素，可于术后 1~2 日给予 5 - 氟脲嘧啶球结膜下注射。用量及方法同小梁切除术后处理。

（5）指压眼球是重要的辅助治疗。方法同小梁切除术后处理。

【注意事项】

（1）如果患者的青光眼已属晚期，推荐术后 1~2 小时检查 1 次，注意前房深度和眼压。如果眼压很高，可在裂隙灯下轻压角膜缘前房穿刺口，放出少许房水，或给予降眼压药物。

（2）术后有可能发生滤过泡瘢痕化，因此术中或术后可加用抗代谢药物。

（3）需要 B 超检查才能全面了解滤过泡的情况。

（4）术后需密切观察眼压情况。

（5）除将硅管植入前房外，还可根据情况将硅管植入后房或玻璃体切除术后的玻璃体腔内。

第六节　睫状体剥离术

【适应证】

经最大耐受量药物、激光和其他类型的青光眼手术治疗后仍不能控制眼压、年龄为 60 岁以上、视力为 0.1 以上的开角型或闭角型青光眼。可与白内障囊内摘除术或白内障囊外摘除和后房型人工晶状体植入术联合进行。

【禁忌证】

新生血管性青光眼。

【术前准备】

（1）必须用裂隙灯显微镜检查是否有巩膜变薄区或巩膜葡萄肿。如有，则避免在这些区域行睫状体剥离术。

（2）仔细进行前房角镜检查，确定前房角无新生血管和周边虹膜前粘连。

（3）至少术前 1 周停用阿托品滴眼液。术前 1 日滴用毛果芸香碱滴眼液。

【麻醉】

（1）表面麻醉。

（2）球后阻滞麻醉。

（3）球结膜下麻醉。

（4）儿童可采用基础麻醉。

【操作方法及程序】

（1）开睑器分开眼睑。如果患眼已植入后房型人工晶状体，而其袢位于睫状体沟时，应避开袢的部位进行睫状体剥离术。根据选定的手术部位，置上直肌或下直肌牵引线。

（2）角巩膜缘内约 1mm 处做前房穿刺，并用冲洗针头向前房内注入平衡盐水。

（3）做放射状球结膜切口，长约 5mm，其中央部在角膜缘后约 4～5mm。沿球结膜切口稍作球结膜下分离。烧灼止血。

（4）于球结膜切口内用锐刀片做巩膜放射状半切开。然后夹住巩膜切口一侧，用较钝的 15 号刀片加深切口，直至暴露脉络膜。巩膜切口的外口长度约为 3.5mm，内口长约 3mm，远端距角膜缘不能超过 8.5mm。

（5）放松上直肌牵引线。将睫状体剥离器经巩膜切口伸入脉络膜上腔，紧贴巩膜内面，左右摆动进入睫状体上腔。

（6）缓慢移动睫状体剥离器头部，直至偏离巩膜切口位 1～2 钟点角巩膜缘，并能在前房内看到剥离器头部。固定剥离器弯曲处不动，头部向前房内移动，并保持剥离器紧贴巩膜内壁，直至其头部到达巩膜切口的角巩膜缘。

（7）保持睫状体剥离器头部紧贴巩膜内壁，将其撤回脉络膜上腔。然后以相同的方法进行另侧睫状体剥离。

（8）将睫状体剥离器从已完成的睫状体裂隙的一侧移向另一侧，分离可能仍与巩膜相连的细丝状组织。撤出睫状体剥离器。

（9）此时出血可能进入前房，或从巩膜切口流出，前房变浅。术者应立即经角膜穿刺处向前房内注入消毒空气泡，升高眼压，阻塞可能的出血。如有血液持续进入前房，可将睫状体剥离器再次伸入脉络膜上腔，分离脉络膜和巩膜突，使血液从前房经睫状体裂隙进入脉络膜上腔，尽量避免大量血液贮留在前房内。

（10）用 10 - 0 尼龙线间断缝合巩膜切口，褥式缝合球结膜伤口。

（11）术毕时，球结膜下注射庆大霉素或妥布霉素 2 万 U，地塞米松 2.5mg。滴用抗菌眼膏。

【术后处理】

（1）术后几小时，给予最大耐受量的降眼压药物，包括0.5%马来酸噻吗洛尔，每日2次；碳酸酐酶抑制剂（乙酰唑胺或甲醋唑胺）；0.25%碘磷素，每日2次；以及5%~10%去氧肾上腺素，每日2~3次。开始滴用1%泼尼松龙，每日4次；抗菌眼水，每日4次。

（2）保持切口位于正上方的体位，防止出血阻塞睫状体分离裂隙。

（3）术后48小时内应卧床休息，限止活动。

（4）术后2~3日应测量眼压，并根据眼压水平，逐渐减少降眼压药物。一般先撤碳酸酐酶抑制剂，然后β肾上腺素受体阻滞剂，最后拟交感药物。滴用的肾上腺皮质激素也逐渐减量，术后4~6周时停药。碘磷素应长期滴用，以便保持睫状体分离裂隙的开放。如果停用其他所有降眼压药后，术眼仍处于低眼压状态，则应减少碘磷素滴药次数至每日1次，或以2%~4%毛果芸香碱代替碘磷素。

【注意事项】

（1）须在手术显微镜下进行手术。

（2）巩膜切口应避开3、6、9、12点钟有睫状前动脉的部位，以免出血。

（3）术后给予碘磷素和新福林的目的是让其共同作用有助于睫状体剥离裂隙的开放。

（4）可向巩膜切口内注入透明质酸钠代替睫状体剥离器进行睫状体剥离术。

第七节　睫状体冷冻术

【适应证】

主要用于绝对期青光眼、新生血管青光眼等用药物和一般抗青光眼手术无法满意控制眼压、需要缓解患者眼部疼痛的青光眼病例。

【禁忌证】

残存的视功能在患者生活中仍起主要作用时，不能轻易选择睫状体破坏性手术，包括睫状体冷冻术。

【术前准备】

（1）向患者和家属说明手术目的、预后和可能出现的问题，取得其理解和合作。

（2）局部抗炎治疗　术前应用1%泼尼松龙眼水点眼，有可能减轻患者手术后的炎症反应。

（3）降眼压　本手术不宜在患者高眼压状态下进行。可在术前给予甘露醇静脉滴注。

【麻醉】

（1）表面麻醉。

（2）球后阻滞麻醉。

【操作方法及程序】

（1）检查冷冻机的冷冻效能，测试冷冻头是否立即结霜，温度显示低于-80℃。

（2）开睑器开睑，吸干球结膜表面液体，将冷冻头的中心置于睫状突相对应的巩膜及球结膜表面，一般位于角膜缘后2mm。

（3）开始冷冻时，应使冷冻头压紧巩膜。至冷冻头周围形成3～4mm的冻结区（大约需要20～30秒）后，开始计时。在-80℃情况下，冷冻40～60秒（如冷冻头温度为-60℃，冷冻时间可延长至90秒）。

（4）关闭冷冻机开关，待冷冻头周围的冰球融化、冷冻头与组织分离后，将冷冻头置于下一个冷冻点，重复以上步骤。

（5）一般做6个冷冻点。

（6）术毕滴1%阿托品和抗菌眼膏，敷纱布后遮盖。

【术后处理】

（1）术后第1日换药，可不遮盖。

（2）降眼压　多数患者术后会有一过性眼压升高，一般认为与术后早期眼前节炎症反应有关。因此，术后早期应当常规给予将眼压药物，如口服乙酰唑胺等。

（3）消炎　所有患者术后都会发生不同程度的葡萄膜炎，应常规给予1%泼尼松龙滴眼液，并根据情况给予睫状肌麻痹剂滴眼液。

（4）止痛　多数患者术后早期会有较重的眼球疼痛，可能与术后一过性眼压升高和炎症反应有关。在给予降眼压、抗炎治疗的同时，应适当给予镇静剂和镇痛剂。

【注意事项】

（1）冷冻的范围通常为2个象限。最大冷冻范围不应当超过3个象限。

（2）可对各冷冻点依上法再冷冻1次。

第五十九章　玻璃体视网膜手术

第一节　玻璃体切除术

【适应证】

1. 眼后节疾病

（1）严重的玻璃体混浊或积血。

（2）增生性玻璃体视网膜病变，增生性糖尿病视网膜病变，视网膜静脉阻塞、视网膜静脉周围炎和早产儿视网膜病变等引起的玻璃体视网膜增生性改变。

（2）黄斑前膜。

（4）孔源性视网膜脱离，特别是巨大裂孔视网膜脱离、复发性视网膜脱离、屈光间质混浊的视网膜脱离。

（6）牵拉性视网膜脱离。

（6）眼内异物和外伤引起的视网膜脱离。

（7）化脓性眼内炎。

（8）脱入玻璃体腔内的晶状体。

（9）玻璃体活检。

（10）眼内肿瘤。

2. 眼前节疾病

（1）白内障术中或术后并发症，如玻璃体脱出、玻璃体疝、玻璃体进入前房导致的角膜水肿。

（2）无晶状体眼瞳孔阻滞性青光眼、恶性青光眼。

（2）慢性葡萄膜炎所致的瞳孔膜、瞳孔闭锁。

（4）各种软性白内障。

3. 恶性青光眼

【禁忌证】

（1）活动性葡萄膜炎。

（2）严重的虹膜红变。

（3）严重的眼球萎缩。

（4）无视功能者。

【术前准备】

（1）全身检查　特别注意血压、血糖和心、肺、肾功能。

（2）眼部检查　包括视功能（视力、光感、和光定位）、眼前后节、眼压和前房角检查。

（3）特殊检查　眼部超声波检查、视网膜电图和视诱发电位等。如怀疑眼内异物，应做眼部CT检查。

（4）术前应清洁术眼、剪短睫毛、冲洗泪道，滴用抗菌药物滴眼液 2 ~ 3 日。

（5）散瞳。

（6）术前给予镇静剂。

【麻醉】

（1）表面麻醉。

（2）球后阻滞麻醉。

（3）强化麻醉。

（4）必要时全身麻醉。

【操作方法与程序】

（1）常规眼部消毒，铺无菌巾。

（2）开睑器或眼睑缝线开睑。

（3）根据需要和条件，可行或不行球结膜剪开。

（4）做巩膜切口　有晶状体眼距角膜缘 3.5 ~ 4mm 处、无晶状体眼距角膜缘 2.5mm 处做颞下、颞上和鼻上巩膜切开；通常颞下巩膜切口放置玻璃体置换液体灌注头，并缝线固定。颞上和鼻上巩膜切口分别放置玻璃体切割头和眼内照明光导纤维头。

（5）缝角膜接触镜环，放置角膜接触镜。

（6）置入导光纤维头和玻璃体切除头，切除玻璃体。一般切除频率 600 ~ 1500 次/分，吸力 150 ~ 500mmHg。先从轴心中央部开始，继而向前、向周边和向后推进。用棉棒或巩膜压迫器进行巩膜外加压可以增加周边部的可视度。

（7）若有视网膜前增生膜则予以剥离，解除对视网膜牵拉。

（8）若有视网膜下膜影响视网膜复位时，应行视网膜切开，取出下膜。

（9）若有视网膜脱离，可行玻璃体气/液交换或重水充填，排出视网膜下液体。

（10）视病情需要行眼内视网膜激光光凝。

（11）视病情需要行玻璃体填充膨胀气体或硅油。

（12）拔出灌注头，依次缝合巩膜和球结膜切口。

（13）球结膜下注射抗菌药物和激素，涂抗菌和糖皮质激素眼药膏后敷消毒纱布遮盖。

【术后处理】

（1）术后每日换药观察。

（2）注意观察眼压、葡萄膜反应和视网膜情况。

（3）如眼压升高，应给予降眼压药物。必要时可放出少许眼内充填物。

（4）视葡萄膜的炎症反应，可以局部或全身用糖皮质激素。

（5）根据视网膜状况，决定是否加做或补做激光视网膜光凝治疗。

【注意事项】

（1）从巩膜切口进入穿刺刀的方向应朝向玻璃体腔中心或视乳头，避免损伤晶状体。

（2）开始灌注前应确认灌注头在玻璃体腔内。

（3）鼻上、颞上巩膜切口间距夹角不能小于 90°，否则不便于玻璃体腔内手术操作。

（4）应在术野中直视下看清眼内器械，方能进行手术操作。

（5）视病情需要调整玻璃体切除的频率、吸力及玻璃体切除范围。

（6）局部粘连较牢的增生膜难以分开时应予以切断，避免强行分离损伤视网膜。

（7）周边部视网膜牵拉不能完全解除时可行巩膜外环扎或局部加压，松解残留牵拉。

第二节　巩膜扣带视网膜脱离复位术

【适应证】

（1）孔源性视网膜脱离　由于玻璃体变性、收缩、牵拉形成视网膜神经上皮全层裂孔，液化的玻璃体经裂孔进入视网膜下形成的视网膜脱离。

（2）视网膜萎缩、变性使视网膜变薄，形成视网膜裂孔，而产生视网膜脱离。

（3）牵拉性视网膜脱离，但玻璃体内无明显增生性改变者。

（4）渗出性视网膜脱离经药物治疗无效者，并且视网膜脱离已累及黄斑部。

【禁忌证】

（1）严重的增生性玻璃体视网膜病变。

（2）严重的玻璃体出血合并视网膜脱离。

（3）黄斑部裂孔合并视网膜脱离。

（4）巨大或多发视网膜裂孔合并视网膜脱离。

【术前准备】

（1）患眼滴用散瞳眼液，充分扩大瞳孔。

（2）术前滴用抗菌眼液 2～3 日。

【麻醉】

（1）表面麻醉

（2）球后阻滞麻醉。

（3）面神经眼支阻滞麻醉。

（4）儿童及不能合作者可采用全身麻醉。

【操作方法及程序】

（1）视需要行球结膜剪开和置直肌牵引缝线。

（2）间接检眼镜直视下裂孔定位，冷凝或光凝封闭全部裂孔。

（3）预置巩膜外加压带缝线，并根据病情决定是否预置巩膜外环扎带缝线。

（4）于视网膜脱离最高处行巩膜外切开放液。放液后缝合切口，并局部冷凝。

（5）结扎预置缝线。

（6）间接眼底镜下观察眼底，了解视网膜复位情况，裂孔是否位于巩膜嵴上，裂孔周围的冷凝斑或光斑是否明显，以便手术台上立即调整缝线，补充冷凝或光凝。

（7）指测眼压 Tn ＋1 为适度。

（8）剪除直肌牵引缝线，缝合球结膜。

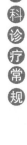

【术后处理】

（1）手术结束时结膜下注射抗菌和糖皮质激素。结膜囊内涂1%阿托品眼膏和抗菌眼膏后遮盖。

（2）术后第1天换药，观察眼前节及眼底情况。

（3）术后第2天开始眼部滴用抗菌药物滴眼液、散瞳剂和糖皮质激素。根据眼部情况逐渐减量。

【注意事项】

（1）术后1个月可恢复工作，但应避免头部和眼部外伤。

（2）术后应避免重体力劳动。

第六十章　眼外肌手术

第一节　直肌后退术

【适应证】

减弱引起水平或垂直斜视肌力过强的直肌，常用于矫正水平或垂直斜视。

【禁忌证】

（1）怀疑调节性内斜视，验光戴镜不足 6 个月者。

（2）重症肌无力、轻度眼肌麻痹、核间麻痹、急性斜视、集合或分开麻痹等未经非手术治疗，病程 6 个月以内者。

（3）全身情况不能进行全身麻醉者。

（4）严重的心血管疾病患者。

（5）精神异常者。

（6）眼部有感染性病灶者。

【术前准备】

（1）眼部滴用抗菌药物滴眼液 2~3 日，每日 3~4 次。

（2）冲洗泪道。

（3）全身麻醉者术前禁食 6 小时。

【麻醉】

1. 合作的儿童和成人

（1）表面麻醉。

（2）球结膜下浸润麻醉。

2. 不合作的儿童

全身麻醉。

【操作方法及程序】

（1）铺无菌单，暴露双眼术野。置开睑器。

（2）结膜切口　可做平行于直肌止端的球结膜切口、近穹窿部球结膜切口、角膜缘球结膜梯形切口或角膜缘球结膜半梯形切口。

（3）暴露直肌止端后，剪开少许肌鞘及肌间膜。用斜视钩勾取直肌，暴露巩膜及肌肉附着点。剪开肌腱鞘膜及节制韧带，游离肌肉。

（4）预置缝线　以 5-0 丝线或 6-0 尼龙线在直肌止端后 1mm 的肌腱上下缘各作一针肌腱 1/3 宽度的套环缝线，然后用剪刀分次剪断肌肉。

（5）用双脚规测量预计后退的距离为直肌新的止端。将肌腱断端上下缘的套环缝线缝于新止端巩膜处，并与原止端保持平行，宽度相同。

（6）球结膜复位，以 5-0 丝线或 10-0 尼龙线间断或连续缝合球结膜伤口。

（7）结膜下注射抗菌和糖皮质激素，涂抗菌眼膏后遮盖术眼或双眼。

【术后处理】

（1）术后可能有恶心、呕吐，应安静卧床休息。

（2）术后第 2 日换药。术后 3～5 日可去除纱布包扎。

（3）术后 5～6 日拆除球结膜缝线，滴用抗菌和糖皮质激素滴眼液 2～3 周。

（4）术后记录眼位变化。如眼位仍不满意，一般须经 6 周后再次手术。

【注意事项】

（1）直肌后退量　后退的极量由直肌与眼球接触弧决定。内直肌为 3～5mm，外直肌为 5～7mm，上、下直肌为 2.5～5mm。

（2）暴露直肌止端后切忌将肌鞘和骨间膜进行不必要的分离，以免术后广泛粘连。

（3）剪断肌肉时不要采用 1 次性剪断的方法，以防误伤巩膜。一旦发生巩膜穿孔，应立即进行巩膜外冷凝或热凝。

（4）缝合直肌新止端时，为了使其保持平坦而不形成弧形，可于肌腱断端中间加缝一针褥式缝线。

（5）缝合球结膜时，应将切口后唇球结膜与其下球筋膜分离，使结膜下组织和球结筋膜后退，以免外直肌后退术时因球结膜连同筋膜后退造成结膜缝合困难，或使内直肌后退时造成泪阜后退。

（6）术中保护角膜。

（7）注意术中、术后的眼心反射，手术操作要轻巧，预防出现眼心反射。如果出现了应立即停止牵拉肌肉，吸氧，必要时请心内科协助处理。

第二节　直肌缩短术

【适应证】

加强力量薄弱的直肌，用于水平、垂直斜视或上、下直肌麻痹。

【禁忌证】

同直肌后退术。

【术前准备】

同直肌后退术。

【麻醉】

同直肌后退术。

【操作方法及程序】

（1）铺无菌单、置开睑器和球结膜切口与直肌后退术相同。

（2）暴露直肌止端后，在肌腱两侧以剪刀分离球筋膜和肌间膜，形成一小口。于球筋膜与直肌缘两侧的肌间膜，分别伸入一个斜视钩，向反方向牵引肌腱，并将肌腱上的筋膜和结膜分离。两个斜视钩间距应大于拟缩短的肌肉长度。

（3）用双脚规测量预计缩短的直肌长度。以 5－0 丝线或 6－0 尼龙线在拟缩短肌肉长度之后 1mm 处，于肌肉内外缘，由后向前各作一针肌键 1/3 宽度的套环缝线。

（4）于直肌缝线前 2mm 处切断肌肉。再将肌肉止端切除残余肌肉。将肌肉两侧的套环缝线缝合于直肌止端的巩膜处。

（5）缝合球结膜伤口及用药、遮盖等与直肌后退术相同。

【术后处理】

与直肌后退术相同。

【注意事项】

（1）直肌缩短量　直肌缩短的起点量为3mm。内直肌可缩短7～8mm，外直肌为8～10mm，上、下直肌为5mm。

（2）剪断直肌止端的残余肌肉时不要采用一次性剪断的方法，以防误伤巩膜。

（3）缝合直肌新止端时，为了使其保持平坦而不形成弧形，可于肌腱断端中间加缝一针褥式缝线。

（4）缝合球结膜时，应将切口后唇球结膜与其下球筋膜分离，使结膜下组织和球结筋膜后退，以免外直肌后退术时因球结膜连同筋膜后退造成结膜缝合困难，或使内直肌后退时造成泪阜后退。

第三节　下斜肌后退术

【适应证】

（1）原发性下斜肌功能过强。

（2）上斜肌麻痹时，其继发拮抗肌下斜肌功能过强。

【禁忌证】

诊断不明确时。

【术前准备】

（1）同视机检查9个方向眼位、水平和垂直斜视度、旋转偏斜度、眼的融合和立体视觉功能。仔细分析复视像和代偿头位状况。如条件允许，可做眼肌电图检查。

（2）眼部滴用抗菌药物滴眼液2～3日，每日3～4次。

（3）冲洗泪道。

（4）全身麻醉者术前禁食6小时。

【麻醉】

（1）表面麻醉。

（2）球结膜下浸润麻醉。

【操作方法及程序】

（1）铺无菌单，暴露双眼术野。置开睑器。

（2）结膜切口　颞侧角膜缘球结膜梯形切口，将结膜和球筋膜向后方分离，暴露外直肌止端。

（3）在外直肌止端下穿过缝线为牵引线。牵引眼球向内上方极度转动。将有齿颞伸到外直肌下缘止端10mm处，分离球筋膜，在直视下将斜视钩伸入下斜肌下。

（4）以5-0丝线或6-0尼龙线在下斜肌止端的前后端各做一针肌腱套环缝线，然后从止端分次剪断下斜肌。

（5）在外直肌止端下缘垂直向下6mm处作一标记，再由该点向后6mm作另一标记。将下斜肌止端前端的套环缝线缝合于这一位置时，相当于将下斜肌后退 8mm。当将下斜肌止端前端缝合于距下直肌止端的颞侧和下方各 1mm 的巩膜，将下斜肌止端后端缝合于下直肌颞侧 3mm、止端下方 5mm 巩膜时，则将下斜肌后退了 10mm。

（6）拆除外直肌牵引线，以 5 - 0 丝线或 10 - 0 尼龙线间断或连续缝合球结膜伤口。

（7）结膜下注射抗生素和糖皮质激素，涂抗生素眼膏后遮盖术眼或双眼。

【术后处理】

（1）术后第 2 日起每日换药 1 次。

（2）术后 5 ~ 6 日拆除球结膜缝线，滴用抗生素和糖皮质激素滴眼液 2 ~ 3 周。

（3）术后记录眼位变化。上斜肌麻痹术后仍残留垂直斜视或斜颈时，可于 4 周后做另眼下直肌减弱手术。

【注意事项】

（1）下斜肌后退 1mm 可矫正 1$^\Delta$ 原位垂直偏斜及向下斜肌作用方向 2$^\Delta$ 垂直偏斜。

（2）剪断下斜肌止端后端时应避免伤及下外涡静脉和黄斑部。

第六十一章　眼外伤手术

第一节　眼睑裂伤修复手术

【适应证】

各种眼睑裂伤，包括眼睑割裂伤、穿孔伤和撕裂伤等。

【禁忌证】

（1）眼睑局部有明显化脓性感染者。

（2）身体其他部位有危及生命的病变或外伤。

【术前准备】

（1）眼部滴抗菌眼药水。

（2）洗脸清洁脸部。

【麻醉】

（1）局部浸润麻醉。

（2）如眼睑裂伤累及结膜，加表面麻醉。

【操作方法及程序】

（1）应尽早施行，争取伤口一期愈合。

（2）清理创口、消毒、止血。

（3）按眼睑裂伤部位和范围选用以下四种缝合方法。

①部分厚度裂伤修复术　适用于与皮纹一致的眼睑部分厚度裂伤。

②垂直性眼睑全层裂伤缝合术　适用于与睑缘垂直的眼睑全层裂伤。

③伴有皮肤缺损的裂伤修复术　适用于眼睑全层组织缺损或仅皮肤缺损。

④睑缘撕脱伤缝合术　适用于睑缘撕脱伤。

（4）部分厚度裂伤修复术

①用5-0或6-0黑色丝线行间断缝合，从深层向浅层逐层缝合。深层组织也可用8-0可吸收线间断缝合或水平褥式缝合。尽量自然对合，整齐对位，深度适宜，以减少术后瘢痕。

②结膜囊内涂抗菌眼膏，皮肤缝线处涂乙醇，以绷带轻加压包扎。

③倒睫、裂伤创缘不整齐或有破碎的组织条尽量不剪除，以防术后发生睑外翻。

（5）垂直性眼睑全层裂伤缝合术

①与睑缘垂直的眼睑全层裂伤应分层缝合。

②首先对合睑缘缝合。

③睑板间断或连续缝合，不要穿过睑结膜。

④8-0可吸收缝线间断缝合眼轮匝肌。

⑤5-0尼龙线间断缝合皮肤。

⑥术毕时，上睑裂伤缝合后轻加压包扎，下睑裂伤可行睑裂缝合，以免瘢痕收缩而形成睑外翻和睑裂闭合不全。

（6）伴有皮肤缺损的裂伤修复术

①眼睑裂伤伴有较大皮肤缺损可行皮瓣移行、转位或带蒂皮瓣等方法修复。

②也可采用游离植皮，取大于缺损部位 1/3 的耳后或大腿内侧部的全厚皮瓣进行修补，以防皮瓣收缩。

（7）睑缘撕脱伤缝合术

①分离撕脱的睑缘组织。

②水平张力缝合，张力适宜。

③缝合创缘。

④轻加压包扎。

【术后处理】

（1）注射破伤风抗毒素。

（2）全身应用抗菌。

（3）术后 7 天拆皮肤缝线。

（4）术后 10 天拆张力缝线。

（5）行睑缘缝合者，术后 6～8 个月剪开睑缘间粘连。

【注意事项】

（1）眼睑血供丰富，损伤的组织易存活，因此尽量保留眼睑组织。

（2）须除外眼睑周围组织的损伤。

第二节　泪小管断裂修复术

【适应证】

新鲜或陈旧下泪小管断裂。

【禁忌证】

眼睑局部有明显化脓性感染者。

【术前准备】

（1）眼局部滴抗菌眼药水。

（2）冲洗泪道，了解泪小管断裂情况。

（3）洗脸清洁脸部。

【麻醉】

（1）结膜表面麻醉。

（2）伤口周围局部浸润麻醉。

【操作方法及程序】

1. 新鲜泪小管断裂修复术

（1）常规消毒，铺无菌巾。

（2）寻找泪小管鼻侧断端，这是完成本手术的关键步骤，可采用直视法、弯探针逆行法或泪囊切开法。

①直视法：在手术显微镜下沿泪小管解剖走行寻找泪小管断端。泪小管断端为色泽较淡的环行的光滑管壁。若寻找困难，可将生理盐水或空气等自上泪小管注入，有助于发现断端。

②弯探针逆行法：为一种逆行插管法。前端弯成半环状（约为探针总长的1/4 ~ 3/4）自上泪小管插入，经泪总管或泪囊插入下泪小管鼻侧断端。

③泪囊切开法：通过切开泪囊前壁寻找到泪总管内口，再从此口插入探针，寻找下泪小管鼻侧断端。

（3）放置支持物　将细硅胶管自下泪小点置入下泪小管颞、鼻侧断端，泪囊，鼻泪管内。放置时间一般2 ~ 3个月。

（4）吻合泪小管　通常用6-0丝线或9-0的尼龙线缝合断端3 ~ 4针，缝合时不要穿透泪小管的上皮层。线结置于结膜和皮肤之外，然后间断缝合结膜和皮肤。

2. 陈旧性泪小管断裂修复术

根据泪小管错位愈合后堵塞的部位不同，采用不同的手术方法。常用的有泪小管吻合术及泪小管泪囊吻合术。

（1）泪小管吻合术　在手术显微镜下找到泪小管鼻侧断端，放置支撑物后缝合泪小管断端，缝合皮肤。

（2）泪小管泪囊吻合术

①按泪囊摘除法切开皮肤，剪断内眦韧带，分离泪囊。

②在泪道探针的引导下观察寻找泪道受阻部位。在泪囊壁做一直径2mm的新孔。将泪小管断端和泪囊切口行非穿通性间断缝合。在结扎前唇之前，植入直径1mm的空心硅胶管，经下泪小管、泪囊进入鼻泪管。

③缝合内眦韧带及皮肤。

【术后处理】

（1）眼部滴用抗菌药物滴眼液或眼膏。

（2）泪道中的支持物须留置2 ~ 3个月。

（3）伴有其他部位眼外伤或感染时可全身应用抗菌。

（4）拔除泪道支持物后冲洗泪道。

（5）术后数周，患者出现溢泪症状，强行泪道探通不能探入者多为吻合口瘢痕形成。可根据情况行泪道插管术。

【注意事项】

（1）寻找泪小管鼻侧断端时，先用直视法和弯探针逆行法，如失败，再用泪囊切开法寻找。

（2）有时泪小管断裂伤复杂，不易找到断端。吻合后因瘢痕增生可导致泪道再次不通。

第三节　角膜裂伤修复手术

【适应证】

（1）角膜裂伤大于3mm，伤口错位，组织缺失，前房不形成。

（2）角膜裂伤伤口有虹膜或晶状体、玻璃体脱出时。

【禁忌证】

（1）眼球严重破裂，眼内容物大部分脱出。

（2）视力无光感，眼球外形无法恢复者。

【术前准备】

（1）详细了解伤情，注意有无危及生命的体征。

（2）对伤眼应做必要检查，如视力。

（3）进行伤眼的细菌学检查。

（4）如有可能，测量眼压。

（5）检查有无泪道感染。感染轻者于术前用抗菌溶液冲洗泪道。感染重者应行泪小点暂时封闭。

（6）术前频用抗菌药物滴眼液滴眼。

（7）结膜囊滴表面麻醉剂后，冲洗结膜囊。并尽量去除污物。

【麻醉】

（1）结膜表面麻醉。

（2）面神经阻滞麻醉。

（3）球后阻滞麻醉。

（4）球结膜下浸润麻醉。

（5）幼儿及不合作者全身麻醉。

【操作方法及程序】

（1）常规消毒铺巾，缝开睑缝线。

（2）探查伤口，特别是延伸到前部巩膜的伤口。

（3）处理脱出的虹膜　原则上尽量恢复。脱出较久的虹膜表面有纤维膜，或发生上皮化，应用消毒棉签或虹膜恢复器将其去除后，并用抗菌溶液冲洗后再恢复。恢复虹膜如有困难，可应用黏弹剂，既可形成前房，又利于虹膜复位。

（4）修复伤口

①已经闭合的伤口，且不伴有虹膜脱出，前房已经恢复者可直接缝合。

②对于较规则的整齐线形或弧形伤口，可用 10 - 0 尼龙线进行间断缝合。进针应达角膜厚度的 90% 。按先周边后中央的顺序缝合。周边部缝线的跨度大一些，深一些；瞳孔区的跨度小一些，适当浅一些。缝针间距约为 1.5 ~ 2mm，缝线尽可能避开视轴。缝合伤口后，应将线结旋转至缝线隧道内，且位于远离视轴的一侧。

③水肿或斜形伤口的缝合较困难。缝合的跨度应适当加大和加深。斜行伤口的上瓣缝针跨度要更大一些。

④细小锯齿状及不规则伤口的缝合时，采用连续缝合可使伤口成直线的趋势。应将伤口作为一个单位，尽量使缝合部位形成一直线带状。伤口严重不规则时，可于伤口拐角处间断缝合 1 ~ 2 针，将其分为若干段后再缝合。

⑤三角形伤口的缝合，先缝三角形瓣的尖端，然后缝三角形瓣的两边。三角形瓣两侧的缝线应向尖端倾斜。如三角形瓣尖端组织缺失，可采用角膜层间缝合。

⑥"Y"形、星形或"花瓣"形伤口的缝合较困难，可采用基质层内"荷包式"

缝合法。

⑦角膜组织缺失较少时，可在伤口的角膜缘侧做一松弛切口，形成一移行角膜瓣，然后用10－0尼龙线缝合伤口。角膜组织缺失较多时，应进行角膜修补术。

⑧角膜缘裂伤时，应准确缝合角膜缘。

（5）手术结束时，球结膜下注射抗菌和糖皮质激素溶液。根据伤口部位、瞳孔和虹膜状况决定是否散瞳或缩瞳。术眼涂抗菌眼膏后纱布遮盖，并绷带包扎。

【术后处理】

（1）术后全身用广谱抗菌3天，待取得细菌培养及药物敏感试验结果后再具体处理。

（2）术后第2日换药，滴用抗菌滴眼液或眼膏、1%阿托品眼膏后纱布遮盖，并绷带包扎。

（3）必要时眼部可滴用糖皮质激素滴眼液和散瞳剂。

（4）术后5~6日拆结膜缝线。3个月后拆角膜缝线。

（5）如果眼压升高，可口服乙酰唑胺。

（6）滴用促进角膜上皮增生的药物。

（7）必要时可行睑缘缝合术。

【注意事项】

（1）3mm以下清洁、对合好的伤口可不缝合，4mm以上或对合不好的伤口应当缝合。

（2）超过24小时，伤口水肿、变脆不具缝合条件，可行结膜遮盖手术。

（3）角膜裂伤应尽早处理，减少感染机会。

（4）清洁、完整的虹膜脱出物可回复，破损污染的组织则应切除。

（5）术后应密切观察，注意有无眼内炎的征象。

第四节　前房冲洗术

【适应证】

（1）前房积血　全部或大部分前房积血，角膜血染，眼压升高，虽用降眼压药物，但效果不明显者。

（2）大量前房积脓或大量晶状体皮质残留引起继发性青光眼时。

（3）眼球碱性化学伤。

（4）为诊断目的抽取前房水。

【禁忌证】

（1）有活动性新鲜出血，而且出血点不能确定时。

（2）新生血管性青光眼，前房穿刺后眼压突然降低可使前房角和虹膜新生血管破裂，发生严重的前房出血。

【术前准备】

（1）术前滴用抗菌滴眼液。

（2）调整术前应用的降眼压药物，尽量控制眼压。

（3）裂隙灯显微镜下检查角膜有无水肿、血染。

（4）测量眼压。

【麻醉】

（1）表面麻醉。

（2）球结膜下麻醉。

（3）对于合作欠佳者行球后阻滞麻醉。

（4）儿童及不合作的成人作全身麻醉。

【操作方法及程序】

（1）置开睑器分开眼睑。

（2）左手持固定镊夹住鼻上角膜缘外 1～3mm 处的结膜，右手持 15°穿刺刀由颞下角膜内 1mm 处穿透进入角膜，刀与虹膜表面平行，缓缓撤刀，轻压切口后唇，使房水缓缓流出。

（3）如前房内有血凝块，可依上述方法，于角膜缘内相对部位作 2 个切口。一个切口伸入灌注针头，对侧切口伸入玻璃体切除头。灌注针头面向虹膜，保持虹膜不与切除头接近，轻轻吸出虹膜中部的血液，一旦前房开始下陷立即停止吸引。

（4）眼前部有感染性疾病时，可选用适宜的抗菌冲洗。

【术后处理】

（1）术后 1 日开始滴用抗菌眼药水，每日 3～4 次，持续 2 周。

（2）滴用糖皮质激素滴眼液，每日 4～6 次，并逐渐减量，视情况而停用。

（3）根据眼压情况调整降眼压药物。

【注意事项】

（1）须在手术显微镜下进行手术。

（2）冲洗前房时注意勿损伤晶状体。

第五节　眼球内异物取出术

【适应证】

眼内异物存留时。

【禁忌证】

眼部有感染病灶时。

【术前准备】

（1）术前滴用抗菌药物滴眼液。

（2）角膜深层、虹膜和前房角异物时，为防止异物坠入前房或后房而伤及晶状体，术前滴用毛果芸香碱滴眼液，缩小瞳孔。玻璃体视网膜异物时应充分散瞳。

（3）术前对眼球内异物应仔细定位。如前房角异物应进行前房角镜、超声生物显微镜等检查。

（4）测量眼压。

【麻醉】

（1）表面麻醉。

（2）球结膜下浸润麻醉。

（3）对于拟行切开角膜取异物者应行球后阻滞麻醉。

（4）儿童及不合作的成人作全身麻醉。

【操作方法及程序】

（1）异物在眼球内位置不同时，取出异物的方法也有不同。

（2）置开睑器分开眼睑。

（3）角膜深层异物

①异物大部分位于角膜，只有少部分进入前房：对于磁性异物，可正对异物的角膜表面切开角膜基质层，直至异物前端，然后用电磁铁将异物吸出。也可采用切口距异物约 1mm 作"V"形切口，其尖端向着角膜缘，切口深达异物前端平面深部，掀开角膜板层，对非磁性异物可直接夹取，对磁性异物可用磁铁吸取。

②异物大部分位于前房，少部分位于角膜：在异物所在经线的角膜缘作切口，进入前房。前房内注入黏弹剂。如磁性异物，可用电磁铁摘取。如为非磁性异物，经角膜缘切口向前房内深入显微镊而夹取。

（4）虹膜表面、虹膜层间和虹膜后表面的异物　在异物所在经线的角膜缘作球结膜和角巩缘切口，进入前房。前房内注入黏弹剂。如磁性异物，可用电磁铁摘取。如为非磁性异物，经角膜缘切口向前房内深入显微镊而夹取。

（5）前房角异物　异物所在位置的角膜缘切开球结膜，角膜缘切开，或做巩膜瓣后前入前房，探寻异物。如为磁性异物，可用磁铁吸取。对非磁性异物，用显微颞夹出。

（6）后房异物　在异物所在位置的角膜缘剪开球结膜，角膜缘后 1mm 切开巩膜，进入前房。切口以 10－0 尼龙线预置缝线。如为磁性异物，可以电磁铁于虹膜根部试吸。如果虹膜根部隆起，则切开虹膜，将其吸出。如为非磁性异物，则应平行于角膜缘剪开虹膜根部，然后从切口之中寻找异物。

（7）晶状体内异物　如晶状体混浊时，可以白内障囊外摘除术处理，摘除异物。如果晶状体仍透明时，可以磁铁吸取磁性异物。

（8）睫状体异物

①对于磁性异物，切开球结膜，进行磁性试验，如果阳性，则切开巩膜，并做预置缝线后，再作磁铁试验，在阳性结果最明显的部位切开睫状体，吸取异物。做局部透热止血。巩膜伤口以 10－0 尼龙线缝合关闭。

②对于非磁性异物，在异物所在经线处角膜缘做球结膜切开，巩膜半切开，长约 3～4mm，力求切口与异物所在的经线和纬线一致，并预置缝线。切开巩膜，达睫状体，并进行局部透热，预防切开睫状体后大量出血。切开睫状体寻找异物，并摘除之。结扎巩膜预置缝线，缝合球结膜伤口。

（9）玻璃体内和视网膜异物　以玻璃体切除术来摘取。

（10）摘除异物和关闭伤口后，应在球结膜下注射抗生素和糖皮质激素溶液。滴抗菌眼膏后遮盖。

【术后处理】

（1）术后 1 日换药，开始滴用抗菌眼药水，每日 3～4 次，持续 2 周。

（2）滴用糖皮质激素滴眼液，每日4～6次，并逐渐减量，视病情而停用。

（3）根据异物情况，应决定是否全身应用抗菌。

【注意事项】

（1）须在手术显微镜进下行手术。

（2）术后视功能恢复情况与受伤严重程度、部位有关，在术后应当密切观察。

第六节　眶骨折修复术

一、眶下壁修复术

【适应证】

（1）眼球内陷。

（2）复视，眼球牵拉试验阳性。

（3）CT或其他影像学诊断显示眶底骨折伴有软组织嵌顿。

【禁忌证】

（1）伤后不宜立即手术，尤其组织明显水肿时。

（2）合并眼球穿孔伤者，应先处理眼球穿孔伤。

【术前准备】

（1）术前　眼部滴用抗菌药物滴眼液。

（2）眼眶部CT等影像学检查。

（3）先处理威胁生命的体征，如休克、颅脑损伤等。

【麻醉】

（1）局部麻醉。

（2）或全身麻醉。

【操作方法及程序】

（1）常规消毒铺无菌巾。

（2）可选择下列切口，暴露眶底骨折。

①做平行于睑缘的下睑皮肤切口，达眼轮匝肌和睑板，分离眼轮匝肌，暴露眶膈，达睑缘，沿下睑缘切开骨膜，向后沿眶下壁分离，暴露骨折区。

②牙龈与上颌窦切口。

③下穹窿结膜切口　睑板下缘水平切开穹窿部结膜，分离至眶缘部，沿眶缘切开骨膜，暴露骨折区。

④外眦部皮肤切口　从外眦部沿皮纹向下与外侧眶缘呈45°角切开皮肤，长约4mm。再在睑缘下约2mm做平行于睑缘的皮肤切口长约4mm。将外眦韧带下支从眶缘附着处剪断，并剪断部分眶膈，暴露骨折处。

（3）分离被嵌顿的组织。

（4）用同种或合成的材料修补骨折部位。

（5）缝合结膜或皮肤伤口。

（6）术毕前做下睑牵引线，向上固定于前额部。

【术后处理】

（1）术后 1 日换药，开始滴用抗菌眼药水，每日 3~4 次，持续 2 周。

（2）滴用糖皮质激素滴眼液，每日 4~6 次，并逐渐减量，视病情而停用。

（3）根据异物情况，应决定是否全身应用抗菌。

【注意事项】

（1）儿童骨组织生长较快，若手术于伤后 7~10 日进行，被嵌顿的组织不易游离。若超过 2~3 周，由于组织粘连，手术难以进行，因此手术不宜过晚。

（2）术后视功能恢复情况与受伤严重程度、部位有关，在术后应当密切观察。

（3）术后主要并发症有下睑外翻、倒睫、上睑下垂、眼球内陷、复视和视力减退等。

二、眶内壁修复术

【适应证】

（1）眶内壁骨折伴有脑脊液鼻漏，经观察数日后仍不能自行停止者。

（2）眶内壁骨折伴有严重内眦部畸形者。

（3）眶内壁骨折伴有眶下壁骨折、眼球内陷、复视时，需要修复眶下壁时。

【禁忌证】

（1）合并眼球穿孔伤时应先予处理。

（2）全身其他部位有危及生命的外伤时，应先予处理。

（3）眼睑和眶部组织明显水肿时。

【术前准备】

同眶下壁修复术。

【麻醉】

（1）局部麻醉。

（2）或全身麻醉。

【操作方法及程序】

（1）常规消毒铺无菌巾。

（2）如双侧骨折时，可于双侧内眦前 10~15mm 垂直切开皮肤约长 20mm，相当于眦部水平做一横切口，使切口呈"H"形，深达鼻骨骨膜。如只有一侧骨折时，可切开一侧。

（3）分离皮肤、皮下组织、鼻翼肌腱膜和眼轮匝肌，暴露内眦韧带，探查骨折情况。如有碎骨片刺破骨膜进入眶内应取出。以不锈钢丝连结固定骨折片。并以塑料小夹板和不锈钢丝进行固定。

（4）以 5-0 丝线间断缝合皮肤切口并抽紧不锈钢丝，使塑料小夹板紧贴鼻部。

【术后处理】

同眶下壁修复术后处理。

【注意事项】

术后主要并发症有瘢痕性睑内翻、内外眦畸形、上睑下垂等，应注意避免。

第六十二章　眼球及眼眶手术

第一节　眼球摘除术

【适应证】

（1）严重眼球破裂伤，有大量眼内容物脱失，眼球塌陷，光感消失且无恢复可能者。

（2）眼球穿通伤合并葡萄组织嵌顿，虽经治疗，但炎症严重，持续不退，或反复发作，视力不可能恢复，且对侧眼很可能发生或者已经发生交感性眼炎者。

（3）眼内恶性肿瘤，不宜应用放射治疗、冷冻治疗、光凝或化学治疗者。

（4）绝对期青光眼，疼痛严重者。

（5）严重眼内炎，经药物及玻璃切除术等治疗无效，且无恢复视力可能者。

（6）严重眼球萎缩。

（7）较大的角膜或巩膜葡萄肿，且无光感者。

【禁忌证】

（1）全眼球炎及眼眶蜂窝织炎。

（2）交感性眼炎患者的被交感眼视力基本丧失，受伤眼仍有低视力时。

（3）眼球破裂伤的伤情较轻，仍能缝合修复和恢复视功能可能时。

（4）角膜感觉完全消失的眼球萎缩，有可能直接安装义眼者。

（5）伴有颅脑等全身损伤时，应先抢救生命。

（6）全身凝血机制障碍，或长期服用阿司匹林者。

【术前准备】

（1）术前必须详细检查患眼及健眼情况，核实拟摘除的眼球。

（2）向患者及家属讲明手术的必要性，经患者或其监护人签字同意后方可进行手术。

（3）拟行全身麻醉患者，术前必须禁食。

（4）挤压泪囊部，除外慢性泪囊炎。

【麻醉】

（1）球结膜下浸润麻醉和球后阻滞麻醉。

（2）儿童或不合作的成人可采用基础麻醉联合局部麻醉，或采用全身麻醉。

【操作方法及程序】

（1）开睑器或缝线开睑。

（2）沿角膜缘全周剪开球结膜，用弯剪刀伸入球结膜切口，紧贴巩膜向眼球赤道部分离球筋膜，暴露4条直肌止端。

（3）用斜视钩钩出内直肌，以血管钳在其附着点后3～4mm夹住直肌，在夹住直肌点的远端缝扎5-0丝缝。在此缝线前剪断直肌。以相同方法剪断上、下和外直肌。

（4）用血管钳夹住内直肌残端，向外和颞侧牵拉眼球，右手持视神经剪，从内眦部闭合伸入球后，左右和上下摆动感知视神经的位置，然后将剪刀稍向外撤，张开剪刀并尽可能向后剪断视神经和周围相连组织，将眼球向外提出，并剪断眼球上残余的附着组织，取出眼球。用准备好的温热盐水纱布填入眶内，压迫止血。

（5）充分止血后，恢复球结膜位置。如在眶内放置球形植入物，则将4条直肌预置缝线提起，将植入物置于4条直肌之间。根据不同类型的植入物将4条直肌分别缝合固定于植入物前方。如眶内不放置植入物，则将4条直肌缝线缝于相应的球结膜上。以9-0尼龙线或4-0铬肠线缝合眼球筋膜，以5-0丝线连续或间断水平缝合球结膜伤口。结膜囊内放置碘仿纱条填充。垫上厚眼垫，单眼加压绷带包扎。

（6）摘除的眼球送病理检查。

【术后处理】

（1）患者静卧半日，服用止痛药。

（2）必要时全身抗菌预防感染。

（3）隔天换药。术后4~5日取出结膜囊内纱布团，抗菌液冲洗结膜囊，涂抗菌眼膏后用眼垫遮盖即可。

（4）术后1周拆除结膜缝线，12天可装义眼。

【注意事项】

（1）角膜缘剪开球结膜时，应尽量贴近角膜缘，以便保留更多的球结膜。

（2）摘出眼球后，应检查摘除的眼球壁是否完整。如果不完整需要在止血后将残留巩膜和葡萄膜剪除干净。

（3）如因恶性肿瘤摘除眼球时，应对摘除的眼球仔细观察，确定眼球壁是否被肿瘤破坏。如发现球壁被破坏的征象，如球壁局部粗糙、视神经粗大或有异常的色素等，应做进一步处理，包括眶内容剜出术。而且不宜在眶内放置植入物。

（4）如睑裂过小或眼球过大，摘除眼球困难时，可行外眦切开，扩大睑裂。

（6）剪断视神经后发现过多出血时，应用热湿纱布填塞眶内，并加压数分钟。如仍不能止血，可用1%肾上腺素浸湿的纱布或止血海绵加压填塞。

（7）术中牵拉眼球时，可因眼心反射而使脉搏减慢和细弱或恶心呕吐。此时应松开牵拉的肌腱，一般数分钟后可缓解。如不缓解，可用阿托品肌内注射。

（8）术后应对术眼适当加压包扎，否则会出现眶内软组织肿胀。

（9）术后眼部出现红、肿、热、痛及脓性分泌物时，表示术眼伤口急性感染。应及时局部或全身应用抗菌药物。如眶内有植入物，应拆开伤口，将其取出，以利分泌物引流。但结膜囊内宜放置较大的义眼模，以防结膜囊缩窄。

（10）术后如发现球结膜伤口有较大裂开时，应在局部麻醉下修剪创缘后重新缝合。

（11）剪除视神经时，防止损伤提上睑肌或其支配神经，以免术后出现上睑下垂。

第二节 眼球内容物剜除术

【适应证】

（1）化脓性全眼球炎。

（2）角膜葡萄肿，拟在巩膜腔中安放义眼台者。

（3）拟行眼球摘除者有出血倾向疾病时。

【禁忌证】

（1）眼内恶性肿瘤者。

（2）眼球破裂伤，特别是累及睫状体或眼球后壁者。

【术前准备】

同眼球摘除术。

【麻醉】

（1）球结膜下浸润麻醉和球后阻滞麻醉。

（2）必要时行全身麻醉。

【操作方法及程序】

（1）常规消毒，置开睑器。

（2）沿角巩膜缘环形剪开球结膜，并用钝头剪刀紧贴巩膜壁将结膜同巩膜彻底分离。

（3）切除角膜　先用眼球固定镊夹住直肌附着点，另一手持尖刀片在对侧角巩膜缘刺入前房，水平深入将切口延长扩大。然后用剪刀沿角巩膜缘将整个角膜完整地剪除。

（4）分离睫状体　用虹膜恢复器紧贴巩膜内壁伸入巩膜下，环形走行将巩膜同睫状体分离。

（5）剜出眼球内容物　用大刮匙伸入到脉络膜和巩膜之间，剥离整个脉络膜，把眼球内容物完整掏出。注意涡静脉、视神经、睫状体使二者紧密相连处。

（6）清理巩膜内壁残余色素组织　用一手指套一纱布伸入巩膜内干净地擦拭去残留葡萄膜。然后用2.5%碘酒涂抹巩膜内面烧灼可能残余色素细胞，再用乙醇脱碘。最后用大量生理盐水和0.3%庆大霉素溶液冲洗。

（7）将油纱布引流条填入巩膜腔内以引流。将巩膜和结膜分别缝合，引流条保留在睑皮外。

（8）结膜囊内放入大量抗生素眼膏，填入凡士林油纱垫。单眼加压包扎。

【术后处理】

（1）术后单眼加压包扎24~48小时。

（2）术后24~48小时换药。如果引流量多，应更换引流条，并用抗菌和生理盐水冲洗巩膜腔和结膜囊。

（3）1周后拆除结膜缝线，3~4周可装义眼。

【注意事项】

（1）术中勿将巩膜壁穿透以免感染扩散。

（2）巩膜腔内葡萄膜组织要彻底清除干净，以防止发生交感性眼炎。

（3）根据引流量的多少决定拔除或者更换引流条。

（4）最好Ⅱ期植入义眼台。

第三节　眼球摘除后眶内植入物充填术

【适应证】

（1）由于各种原因需将眼球摘除或眼内容物剜除的患者。

（2）已安装义眼，但因活动差、植入体脱落或移位等原因感到不满意者。

【禁忌证】

（1）眼部恶性肿瘤者。

（2）局部严重感染者。

（3）局部血循环差，伤口愈合困难者，如放疗术后。

【术前准备】

患眼滴用抗菌滴眼液3日。

【麻醉】

（1）球结膜下浸润麻醉和球后阻滞麻醉。

（2）儿童或不合作的成人可采用基础麻醉联合局部麻醉，或采用全身麻醉。

【操作方法及程序】

1. 眼球摘除术后的义眼台植入术

（1）按常规行眼球摘除。

（2）褥式缝扎六条眼外肌或上、下、内外直肌。

（3）剪开眼球去除角膜及眼内容物。

（4）翻转巩膜，将义眼台塞入其中，以3-0线缝合好巩膜。

（5）以视乳头为前极中心，在距其约4mm处上下左右尖刀片各打开四个小窗，约36mm。

（6）用蚊式钳在球筋膜的底部作十字形切开，将义眼台植入肌锥中。

（7）将下直肌缝合在相应的小窗的上缘。然后缝合上斜肌，其缝合位置在上直肌止点后3~4mm，稍偏鼻侧。分别缝合上、内直肌。缝合下斜肌，其位置在外直肌止点向后到赤道部偏下。缝合外直肌。

（8）间断缝合筋膜囊，连续缝合结膜切口。

（9）将备用的临时眼模置入结膜囊，加压包扎。

2. 眼球剜除术后的义眼台植入

（1）环形剪去角膜、去除眼内容物及色素膜组织，络合碘或2%碘酒烧灼，75%乙醇脱碘，生理盐水反复清洗。

（2）环形切开视乳头周围巩膜，并剪除视乳头。从巩膜腔底部的小孔分别沿颞上、颞下、鼻上和鼻下从小孔向前放射状切开至赤道部。扩大巩膜前部切口，将义眼台塞入巩膜腔中。

（3）间断缝合前部巩膜伤口。

（4）分别缝合筋膜及结膜伤口。加压包扎。

3. Ⅱ期义眼台植入

（1）常规消毒铺巾。

（2）结膜下注射麻醉药。

（2）水平剪开结膜囊及筋膜囊，并分离至上下穹隆部。

（4）一手持有齿镊，一手持3-0丝线的缝针。嘱患者向鼻侧注视，可见到内直肌肌肉收缩点。再嘱患者向颞侧注视，以眼科镊插入内直肌收缩点，将其夹持，患眼向内侧转动，可感到有牵拉感，予以缝合。以同法分别找出四条直肌。

（5）分离出足够的肌肉组织，十字扩开筋膜囊底部。

（6）植入义眼台，将眼台上的四条缝线与眼肌缝扎相连并打结。

（7）分别缝合筋膜及结膜伤口。加压包扎。

【术后处理】

（1）术后10天拆线，术后2~3周配戴义眼。

（2）如要打孔固定义眼片，一般在术后半年左右进行。

【注意事项】

（1）尽量将六条眼外肌（至少四条直肌）与植入物相连。

（2）肌肉连接植入物位置尽量靠前。

（3）植入义眼台一定要有足够的深度，缝合筋膜和结膜时一定不能有张力。

第四节　眶内肿物摘除术

一、侧路开眶术

【适应证】

（1）球后肌锥内的肿瘤。

（2）眶外上部位置较深的肿瘤。

（3）眶尖部肿瘤。

【禁忌证】

眶部组织感染，如眶部蜂窝织炎等。

【术前准备】

（1）向患者或监护人解释手术目的、术中和术后可能出现的危险和意外，并请在知情同意书上签字。

（2）术前1天，将患者额、颞部的头发剃去，进行清洁消毒。

（3）全身麻醉患者术前6小时禁饮食。肌内注射阿托品，成人用量0.5mg，儿童用量按0.01mg/kg计算。

（4）配血型，备血。

【麻醉】

（1）局部麻醉　可用2%利多卡因和0.5%布比卡因等量混合后加少许1/100000肾上腺素进行局部麻醉，麻醉范围包括上、下睑，眶外侧上至眉弓上，下至眶下缘，眶缘外深达骨膜，及球后麻醉。

（2）全身麻醉。

【操作方法及程序】

（1）患者安静仰卧。头部位置升高一些，可减轻眶部静脉充血。

（2）眼部皮肤常规消毒。

（3）根据肿瘤部位选择相应的皮肤切口。

①自患侧外眦角水平皮肤切口。

②起自眶上缘外上方到外眦后转向水平的"S"切口。

（4）分离皮下组织及肌层到骨膜。沿眶外缘后 3～5mm 切开骨膜，切开范围分别至上下眶缘，沿上下眶缘水平切开骨膜，暴露眶外侧壁。

（5）用骨膜分离器向眶内分离骨膜达眶深部，一般为 1.5～2.0cm。

（6）上、下方分别沿骨膜切开处，取 65°角向眶底方向倾斜，用往复式锯锯开或骨凿凿开外侧壁眶骨，游离所切开的骨瓣。

（7）从前向后垂直剪开眶外侧壁内侧骨膜。

（8）先用纹式血钳或剪刀逐层分离肿瘤周围组织；达到一定程度后，改用剥离器在肿瘤周围和深部作钝性分离。

（9）充分暴露肿瘤后，一般用组织钳夹取肿瘤并轻轻脱出。

（10）用 5-0 肠线缝合眶内侧骨膜切口后，行外侧壁骨瓣复位并固定。

（11）依次缝合眶外侧壁外侧骨膜、皮下组织和皮肤切口。

（12）绷带适当加压包扎伤口。

【术后处理】

（1）术后给以抗生素及糖皮质激素治疗，以预防感染和减轻炎症反应。

（2）绷带加压包扎 4～5 天。

（3）手术后 6～7 天拆除皮肤缝线。

【注意事项】

（1）眶外侧水平切口的长度尽量不超过 3cm，否则可能会损伤面神经分支，导致面部麻痹。

（2）骨面出血可用骨蜡或电灼止血。

（3）切开眶外侧壁时，注意防止损伤骨膜或肿瘤。

（4）分离肿瘤前可将示指伸入眶内，以探明肿瘤与眶内组织之间的解剖关系。

（5）应尽量在直视下进行肿瘤的分离。

（6）尽量减少眶尖部操作，尤其是视神经的下方和外下方的操作，以免引起视力丧失或永久性眼球运动障碍。

（7）神经鞘瘤直接夹取时，易导致肿瘤破裂，手术后易于复发。

（8）缝合切口前，应该注意充分止血；对于术中止血不充分或有出血可能时，在手术结束时，应该放置眶内引流条或行负压引流。

（9）术后应该注意患者的视功能改变。

（10）将切除组织做病理检查。

二、前路开眶术

【适应证】

位于眶前 1/3 的肿瘤。

【禁忌证】

眶部组织感染，如眶部蜂窝织炎等。

【术前准备】

（1）向患者或监护人解释手术目的、术中和术后可能出现的危险和意外，并请在知情同意书上签字。

（2）术前1天，将患者手术部位进行备皮处理。

（3）全身麻醉患者术前6小时禁饮食。肌内注射阿托品，成人用量0.5mg，儿童用量按0.01 mg/kg计算。

（4）配血型，备血。

【麻醉】

（1）局部麻醉　可用2%利多卡因和0.5%布比卡因等量混合后加少许1/100000肾上腺素来进行麻醉。

（2）全身麻醉。

【操作方法及程序】

（1）根据肿瘤具体位置和病变性质选择合适的手术切口和手术入路，包括以下几种。

①外上方皮肤入路，沿外上眉弓下缘做弧形皮肤切开，达外眦部。切口长约2～3cm。

②内上方皮肤入路，沿眶内上方眉弓下缘做弧形皮肤切开，达内眦部，切口长约2～3cm。

③眶上部皮肤入路，沿眉弓下缘做一较大的弧形切口，达外眦部。根据手术需要，可扩大切口达内、外眦部。

④眶下部皮肤入路，沿眶下缘皮肤做一较大的弧形切口，分离皮下组织及眼轮匝肌肉，达眶下缘。

⑤睫毛下皮肤入路，自内眦部下方，沿下睑睫毛下2mm皮肤做一弧形切口，至外眦部时，将切口向外下方延长1cm。

⑥双重睑入路，自内眦部上方，沿上睑缘上方约3mm处，相当于双重睑位置的皮肤做一弧形切口。

⑦结膜入路，开睑器或缝线开睑。于肿瘤部位行结膜弧形或梯形切开。

⑧外眦切开联合下穹窿结膜入路，剪开外眦韧带达眶外缘，再剪断外眦韧带下支，游离下眼睑。

（2）眼部皮肤常规消毒。

（3）分离皮肤，暴露眶缘及眶膈。

（4）在近眶缘处打开眶膈，探查病变及其周围情况。

（5）仔细分离并摘除肿瘤。

（6）依次分层缝合眶膈、皮下组织和皮肤切口。

（7）术毕时适当加压包扎伤口。

【术后处理】

（1）术后给以抗生素及糖皮质激素，以预防感染和减轻炎症反应。

（2）绷带加压包扎4～5天。

（3）手术后6～7天拆除皮肤缝线。

【注意事项】

（1）外上方皮肤入路时若非泪腺肿瘤，注意勿伤及泪腺及泪腺导管。

（2）内上方及眶上部皮肤入路时，注意对上斜肌、滑车以及提上睑肌止端等组织结构的损伤，万一损伤尽量予以修复。

（3）眶下部皮肤入路时，注意勿损伤下斜肌和下直肌。

（4）睫毛下皮肤入路时，注意部分患者可以发生下睑退缩或使原先下睑退缩加重。

（5）双重睑入路，主要适合无粘连或粘连轻微的眶上部肿瘤；切开眶膈后注意勿伤及提上睑肌。

（6）结膜入路主要适合眶周围前部无明显粘连或结膜下肿瘤；若手术中结膜组织切除过大时，可行结膜或嘴唇黏膜移植。

（7）外眦切开联合下穹窿结膜入路在剪开外眦时，应该用血管钳夹外眦片刻后再剪开，防止出血；操作时勿损伤下斜肌或下直肌；外眦缝合时，注意保持外眦角的正常形态。

（8）手术后应该注意患者的视功能改变。

（9）注意将切除组织做病理检查。

（10）本术式也可适用于眶底爆裂性骨折修复，以及严重的甲状腺相关眼病眶减压术。

三、经筛窦内侧开眶术

【适应证】

（1）位于视神经内侧或内直肌内侧的肿瘤。

（2）位于眶尖部视神经内侧的肿瘤。

【禁忌证】

（1）眶部组织感染，如眶部蜂窝织炎等。

（2）鼻窦急性感染性疾病。

【术前准备】

（1）向患者或监护人解释手术目的、术中和术后可能出现的危险和意外，并请在知情同意书上签字。

（2）全身麻醉患者术前6小时禁饮食。肌内注射阿托品，成人用量0.5mg，儿童用量按0.01 mg/kg计算。

（3）术前行鼻窦组织影像学检查。

（4）配血型，备血。

【麻醉】

（1）局部麻醉可用2%利多卡因和0.5%布比卡因等量混合加入少许1/100 000肾上腺素进行局部阻滞麻醉。

（2）全身麻醉。

【操作方法及程序】

（1）患者安静仰卧，眼部皮肤常规消毒。

（2）皮肤切口距离内眦4mm，上端达眶上切迹内侧，下端达眶内、下壁交界处的泪囊下端，长度约2cm；切口深达骨膜。

（3）切开骨膜后，用骨膜分离器将泪囊、滑车等组织结构向外侧分离，暴露鼻骨、上颌骨额突及筛骨纸板；向眶后部分离时，可将筛前、后动脉及神经结扎或电凝后切断。

（4）咬除上颌窦额突、后部筛骨纸板和部分气房，刮除筛窦内黏膜。上颌骨额突咬除范围为上至鼻额缝，下至泪囊窝中部，内侧保留一窄骨板与鼻骨相连；筛窦咬除范围，上不超过鼻额缝，后界达到后筛孔即可。

（5）自眶中部水平切开骨膜，仔细分离并娩出肿瘤。

（6）将脱出的眶脂肪复位。

（7）依次缝合眶内侧骨膜、皮下组织和皮肤。

（8）绷带适当加压包扎伤口。

【术后处理】

（1）术后给以抗生素及糖皮质激素治疗，预防感染和减轻炎症反应。

（2）绷带加压包扎 4～5 天。

（3）手术后 6～7 天拆除皮肤缝线。

【注意事项】

（1）儿童及筛窦较浅的患者，不易采用该术式。

（2）手术时，注意不要损伤滑车、内眦韧带和泪囊。

（3）咬除骨质的范围不要过高，以免损伤筛骨水平板导致脑部并发症。

（4）眶内侧骨膜缝合应该严密，以防手术后眼窝内陷。

（5）术后应该注意患者的视功能改变。

（6）注意将切除组织做病理检查。

四、内外侧联合开眶术

【适应证】

（1）位于视神经内侧的肿瘤。

（2）位于视神经内侧眶尖部的肿瘤。

（3）范围较广并波及视神经内侧的肌圆锥内肿瘤。

【禁忌证】

眶部组织感染，如眶部蜂窝组织炎等。

【术前准备】

（1）向患者或监护人解释手术目的、术中和术后可能出现的危险和意外，并请在知情同意书上签字。

（2）全身麻醉患者术前 6 小时禁饮食。肌内注射阿托品，成人用量 0.5mg，儿童用量按 0.01 mg/kg 计算。

（3）术前眼部滴用抗菌滴眼药液。

（4）配血型，备血。

【麻醉】

（1）局部麻醉可用 2% 利多卡因和 0.5% 布比卡因等量混合加入少许 1/100000 肾上腺素进行局部阻滞麻醉。

（2）全身麻醉。

【操作方法及程序】

（1）患者安静仰卧，眼部皮肤常规消毒。

（2）自外眦向外水平切开皮肤，长约2cm。

（3）放置牵张器，暴露眶外侧缘；沿着眶外侧缘5mm弧形切开骨膜，分离骨膜暴露骨壁。长度约为5mm。

（4）用电锯在眶顶和眶底水平锯开眶外侧壁，用咬骨钳将骨瓣咬除。

（5）在眶骨膜中央水平剪开骨膜。

（6）将内侧球结膜于泪阜前弧形剪开180°，暴露分离内直肌；预置3-0套环丝线，自直肌附着处剪断内直肌和节制韧带；将内直肌向内牵拉，眼球向外牵拉，沿眼球向后分离进入肌圆锥内，此时可行眶尖部和眶内侧肿瘤的分离和切除。

（7）手术中，根据肿瘤位置、范围及粘连程度，也可自外侧开眶，分离娩出肿瘤。

（8）吻合内直肌，缝合球结膜。

（9）复位固定骨瓣，依次缝合骨膜、皮下组织和皮肤。

（10）绷带适当加压包扎伤口。

【术后处理】

（1）手术后给以抗生素及糖皮质激素治疗，预防感染和减轻炎症反应。

（2）绷带加压包扎4~5天。

（3）手术后6~7天拆除缝线。

【注意事项】

（1）手术时，为扩大手术野，可将眶外侧壁后端部分咬除。

（2）术中不要过度牵拉眼球，以防眼球血供发生障碍，影响术后视功能。

（3）其他注意事项参见外侧开眶术。

第六十三章　眼科激光治疗

第一节　眼底病的激光治疗

一、视网膜裂孔激光光凝治疗

【适应证】

（1）任何部位的无视网膜脱离的视网膜裂孔。

（2）只有很少视网膜下积液的视网膜裂孔。

（3）虽行视网膜脱离复位术后或玻璃体切除术，但视网膜裂孔封闭欠佳者。

（4）脉络膜缺损区内的视网膜裂孔。

（5）周边部视网膜变性区内的小裂孔，并有玻璃体牵拉者。

【禁忌证】

（1）急性结膜炎。

（2）黄斑部裂孔未经任何方法治疗前。

（3）视网膜裂孔合并广泛视网膜脱离。

【术前准备】

（1）检查远近裸眼和矫正视力。

（2）常规检查眼部，包括瞳孔大小和对光反应、眼压、角膜、前房、虹膜和晶状体，以直接、间接检眼镜检查玻璃体、视网膜、视乳头等。

（3）检查视野、Amsler 表。

（4）充分散大患眼瞳孔。

（5）向患者及家属解释治疗目的、可能出现的并发症，征求同意，并签署知情同意书。

【麻醉】

眼球表面麻醉。

【操作方法及程序】

（1）设定激光能量、时间和光斑直径。选用激光参数：能量可根据视网膜激光斑反应来确定，一般为 300～500mW，时间 0.1～0.2 秒，光斑直径 100～200m。

（2）将患者头部安置于裂隙灯上。

（3）甲基纤维素填充角膜接触镜后，安放于患者角膜前结膜囊内。

（4）较大裂孔需 2～3 排光凝斑包围，小的裂孔做 1 排光凝斑即可。若裂孔周围有视网膜浅脱离，可适当增大激光能量。

【术后处理】

（1）取下角膜接触镜后，眼部滴用抗菌药物滴眼液。若角膜上皮有擦伤者，眼部滴用抗菌眼液或眼膏，并双眼遮盖 1 日。

（2）周边部视网膜裂孔光凝时，激光可能会烧灼虹膜，光凝后眼部应滴用糖皮质激素滴眼液，每日 3~4 次，持续 3 天。

【注意事项】

（1）仔细检查眼底，发现和封闭全部视网膜裂孔。

（2）术后定期检查眼底，注意视网膜裂孔是否封闭。

（3）未行虹膜切除的原发性闭角型青光眼患者和浅前房者，应谨慎散瞳。如有条件，应先行虹膜切除术后再行散瞳。

二、全视网膜激光光凝

【适应证】

（1）增生前期糖尿病视网膜病变。

（2）增生性糖尿病视网膜病变。

（3）缺血型视网膜中央静脉阻塞。

（4）新生血管性青光眼。

（5）Eales 病出现大面积视网膜无灌注区。

【禁忌证】

（1）全身情况不佳，血糖失控，或肾功能衰竭。

（2）糖尿病黄斑病变。

（3）眼部缺血综合征。

【术前准备】

（1）检查远、近视力及矫正。

（2）检查眼压、角膜、瞳孔、前房、虹膜及晶状体。

（3）照眼底彩色像及荧光素眼底血管造影。

（4）检查视野、Amsler 表，有条件时检查 ERG、EOG、暗适应等。

（5）向患者或家属解释激光治疗的目的在于巩固或改善现有视力，降低视功能进一步恶化的危险。说明治疗中或治疗后视力可能有波动，并有轻微眼痛。病情可能复发。光凝后需定期复诊。

（6）患者签置知情同意书。

（7）充分散大瞳孔。

（8）清洁和消毒所用接触镜。

（9）调试激光机及患者体位，固定其头部。

【麻醉】

眼球表面麻醉。

【操作方法和程序】

（1）光凝范围　采用播散性光凝，光凝范围为视乳头外 1DD 至赤道附近的大宽环形区，保留视乳头黄斑束与颞侧上下血管弓之间的后极部不作光凝。视网膜光凝斑形成一椭圆形圈，距黄斑中心上、下与颞侧各 2DD，距视乳头鼻侧 1DD，往周边至赤道。

（2）光斑应分布均匀，两个相临光斑之间间隔 1 个光斑直径。在视乳头鼻侧 4~

5DD 范围内的光凝斑，尽量平行神经纤维的走向。当治疗的视网膜内微血管不正常、出血及（或）有微血管瘤时，可局部调整光斑的分布，以免多个（5~10 个）光斑重叠融合。

（3）根据病变，选择不同的激光波长，如氩绿、氪红、氪黄或氪红等。大面积播散性光凝的光斑直径为 500μm，光凝 1200~1600 个点。屈光间质不清时则用 200μm。颞侧血管弓内以 200μm 为宜。所用的激光功率为 300~400mW，时间为 0.1~0.2 秒。以视网膜激光斑出现中白外灰反应（中度）时为度。

【术后处理】

（1）同"视网膜裂孔激光光凝治疗"。

（2）术后一般勿提重物。

【注意事项】

（1）术后定期检查眼底，注意视网膜病变的变化。

（2）全部 PRP 约需 3~4 次完成，1 次光凝点数太多，则脉络膜渗出性反应严重。

（3）未行虹膜切除的原发性闭角型青光眼患者和浅前房者，应谨慎散瞳。如有条件，应先行虹膜切除术后再行散瞳。

三、部分视网膜激光光凝

【适应证】

（1）非增生性糖尿病视网膜病变。

（2）视网膜半侧静脉阻塞。

（3）视网膜分支静脉阻塞。

（4）视网膜静脉周围炎。

【禁忌证】

（1）增生性玻璃体视网膜病变。

（2）新鲜眼内出血。

（3）眼内活动性炎症。

（4）因屈光间质混浊看不清眼底。

【术前准备】

（1）参照"全视网膜激光光凝"一节。

（2）请患者或家属签署知情同意书。

（3）复习近 2 周内荧光素眼底血管造影片，确定毛细血管无灌注区的位置和范围。仔细查看有无早期新生血管。

【操作方法及程序】

（1）通常用氩绿或氪激光，在毛细血管无灌注区域，全面予以播散性光凝。对于新生血管除播散的光斑外，还用密集光凝从其远端四周包围。

（2）对周边部眼底光凝时，可用较大的光凝斑，如 500μm。后部眼底光凝时，应用较小光凝斑，如 100~200μm。光凝时间为 0.1~0.2 秒，功率 300~500mW，以视网膜激光斑出现中白外灰反应（中度）为宜。

【术后处理】

同"视网膜裂孔激光光凝治疗"。

【注意事项】

（1）视网膜光凝不宜过度，以免伤及 Bruch 膜或引起血管反应而致出血。

（2）新生血管在视网膜平面内者，一般于光凝后 3～4 周开始退缩。如仍然开通的新生血管，可在仔细鉴别供养血管后，谨慎地予以直接光凝，光凝斑需大于供养动脉的管径，光斑 500μm，时间 0.2～0.5 秒，功率 300～500mW，使管径变窄但血流不易立即中断，2～3 周后，供养动脉可窄狭或节段，最后可萎缩。

（3）对于玻璃体视网膜增生性膜或条带的新生血管，不宜采用激光封闭，否则不仅血管不易封闭，反而可能加重纤维血管膜的收缩，甚至导致牵拉性视网膜脱离。

四、脉络膜新生血管膜激光光凝治疗

【适应证】

年龄相关性黄斑变性、中心性渗出性脉络膜视网膜病变或其他原因所致脉络膜新生血管膜，而且该膜位于黄斑中心凹外 200μm。

【禁忌证】

（1）患眼无注视能力，另眼视力更差。

（2）老年性黄斑变性尚未证实有脉络膜新生血管膜者。

（3）Stargardt 青年性黄斑变性。

（4）高度近视眼有后巩膜葡萄肿者。

（5）近视眼黄斑变性。

（6）黄斑中心激光伤害。

（7）中心凹下脉络膜新生血管膜。

【术前准备】

（1）参照"视网膜激光光凝"。

（2）复习近 2 周内患眼荧光素眼底血管造影片，需要时还应做眼底吲哚菁绿血管造影，以便准确定位。

（3）散瞳查眼底，对照荧光素眼底血管造影和视野中心暗点，将脉络膜新生血管膜相对应于视乳头或视网膜血管的位置看清并熟记。

（4）调试激光机确认无误。

【麻醉】

眼球表面麻醉。

【操作方法及程序】

（1）清洁和消毒接触镜，安放于角膜表面。

（2）激光参数一般为 光斑 100～300μm，时间 0.2～0.5 秒，功率 300～500mW。以使灰白光凝斑覆盖整个脉络膜新生血管膜上。有时，光凝范围应稍大，光凝斑涉及其边缘外一圈正常视网膜。

【术后处理】

（1）眼部滴抗生素和散瞳滴眼液 1～2 日，每日 3～4 次。但原发性闭角型青光眼者慎用散瞳剂。

（2）术后定期复查视力、视野及（或）荧光素眼底血管造影。

【注意事项】

（1）光凝治疗的同时要查产生脉络膜新生血管的原因，应用相应药物进行治疗，特别是炎症类疾病所致的脉络膜新生血管膜。

（2）光凝能使视网膜下新生血管膜封闭，但远期光凝瘢痕可有扩大，其边缘也可能还有新生血管生长。故需定期复诊。

五、光动力学疗法治疗脉络膜新生血管

【适应证】

（1）各种原因引起的典型的脉络膜新生血管，如年龄相关性黄斑变性、病理性近视、特发性脉络膜新生血管形成、眼底血管样条纹症等。

（2）其他眼部新生血管性病变，如角膜新生血管、虹膜新生血管。

【禁忌证】

（1）卟啉症或对血卟啉过敏者。

（2）肝病活动期。

（3）近期用过其他光敏剂。

（4）患有心血管疾病，病情不稳，高血压未能控制。

【术前准备】

（1）检查视力和矫正视力。

（2）详细检查眼底并进行荧光素眼底血管造影或联合吲哚菁绿血管造影，确定脉络膜新生血管的分型和病变的部位。

（3）测量并计算病变大小、体表面积，计算所需光敏剂的量。

（4）详细交待该治疗益处和风险，签署治疗的知情同意书。

（5）无散瞳禁忌。

【麻醉】

眼部表面麻醉，以便安放角膜接触镜。

【操作方法及程序】

（1）按照治疗要求和所选取的光敏剂，配制光敏剂。

（2）选取肘静脉穿刺，用输液泵按照预定的速度，将光敏剂注入体内。

（3）设置好光敏激发仪的各项参数，如光斑大小、照射时间、能量密度等。

（4）治疗眼点滴表面麻醉眼药，选择并放置适当的角膜接触镜。

（5）启动光敏激发仪，进行治疗。

【术后处理】

（1）治疗后必须按规定时间（一般为治疗后48小时）避强光。

（2）可以辅以维生素类药物及促进水肿和渗出吸收的药物。

【注意事项】

（1）选取合适的适应证，以取得更好的疗效。

（2）治疗当日带墨镜、手套、帽子，穿长袖衣裤。

（3）如在注射时有药液渗漏，局部应包扎，严格避光 48 小时。

（4）该项治疗费用昂贵，有的患者可能需要多次重复治疗，应事先交代清楚。

（5）配制药物和治疗必须在暗室中进行。

（6）定期随诊眼底，一般为 3 个月复查 1 次，必要时做眼底荧光素及吲哚菁绿血管造影检查，以确定是否要重复治疗。

六、经瞳孔温热疗法

【适应证】

（1）老年性黄斑变性合并脉络膜新生血管膜。

（2）中心性渗出性脉络膜视网膜病变。

（3）近视眼合并脉络膜新生血管膜。

（4）脉络膜血管瘤。

（5）脉络膜骨瘤。

（6）视乳头血管瘤。

【禁忌证】

（1）脉络膜转移癌。

（2）增生性糖尿病性视网膜病变。

（3）高度近视眼合并后巩膜葡萄肿。

【术前准备】

（1）检查视力（如有可能采用 ETDRS 视力表）。

（2）裂隙灯检查眼前节，应用接触镜、直接或间接眼底镜查眼底。

（3）进行眼底彩色照像、眼底荧光素/吲哚菁绿血管造影，眼底相干光断层扫描。

（4）以 Amsler 方格表或视野计检查视野。

（5）向患者及家属解释病情和治疗目的，并请其在知情同意书上签字。

（6）调试 810nm 半导体激光治疗机，确定安装、连接和输出均无误。

（7）调整患者坐位，固定头额。

（8）清洁消毒激光治疗用的全视网膜镜或 Goldmann 三面镜。

【麻醉】

眼球表面麻醉。

【操作方法及程序】

1. 老年性黄斑底变性、中心性渗出性脉络膜视网膜病变及近视眼合并脉络膜新生管膜

（1）治疗主要针对脉络膜新生血管膜。根据荧光素眼底血管造影所示其全部大小，确定用不同大小的光斑（1.2mm、2.0mm 或 3.0mm）。如果 1 个最大光斑不够，可接联做 2~3 个，原则是将新生血管膜全部包纳在治疗圈内。

（2）最初一个光点照射时间为 60 秒，能量为 160mW、260mW 或 360mW，以照射区域无可见视网膜损伤（即无可见的颜色变化）至轻度发灰为准。如果视网膜稍发白，即将能量降低 100mW，再继续治疗。

（3）术毕取下接触镜或三面镜，滴用抗菌滴眼液。

2. 脉络膜血管瘤

（1）激光能量为 600～1200 mW。根据血管瘤的直径选择 2mm 或 3mm 光斑 1 至数个，每一光斑照射 1～3 分钟，激光覆盖全部血管瘤表面。

（2）治疗开始时应用的激光能量为 600mW，时间为 1 分钟，并逐渐增大能量，每次增大 100mW，直到出现灰色光斑。持续 1～3 分钟。

3. 视乳头血管瘤

参照脉络膜血管瘤的激光参数，但接近视神经的部分，宜分次以小能量治疗，以减轻对视乳头神经组织的损伤。

4. 脉络膜骨瘤

应用的激光能量为 600～800 mW，根据血管瘤的直径选择光斑 2～3mm，或几个 3mm 光斑，使骨瘤全部面积均被激光覆盖。每一被照射约持续 1～3 分钟。

【术后处理】

（1）术后当日勿拿重物，不饮酒。

（2）术后滴用散瞳剂 3 日，每日 3 次。

（3）有眼内出血者继续服药，如维生素 C、路丁等。

（4）预约定期复查。

【注意事项】

（1）老年性黄斑底变性、中心性渗出性脉络膜视网膜病变及近视眼合并脉络膜新生管膜治疗后每月复查，项目同术前检查。如果病灶仍有活动渗漏，可重复 TTT 治疗。1 个疗程最多为 3 次。以后每 3～6 个月随诊。如有复发或新病灶出现再进行治疗。

（2）脉络膜血管瘤治疗后 1、2、3 和 6 个月复查。如果透照脉络膜血管瘤还出现红光，眼底荧光素/吲哚菁绿造影显示渗漏，则重复 TTT 治疗。重复 TTT 治疗时应用低能量激光，切勿过量。

（3）如脉络膜血管瘤合并明显的浆液性视网膜脱离，妨碍肿瘤接受 TTT 治疗，可行手术放液，合并激光或 TTT 治疗。

（4）脉络膜骨瘤合并黄斑部脉络膜新生血管膜者，激光照射黄斑中心的能量宜减低，以免增加出血的可能性。

第二节　青光眼的激光治疗

一、激光周边虹膜切除术

【适应证】

（1）由于原发的或继发的瞳孔阻滞所引起的闭角型青光眼。

（2）一只眼确诊为原发性闭角型青光眼的对侧眼。

（3）恶性青光眼对侧眼。

（4）手术虹膜切除术后未将虹膜全层切透者。

（5）窄前房角的原发性开角型青光眼进行激光小梁成形术之前，可先行激光虹膜切除术，以便容易地观察前房角，提供施行激光小梁成形术的条件。

（6）混合性青光眼。

（7）无晶状体眼虹膜与玻璃体粘连。

（8）硅油眼因硅油引起瞳孔阻滞。

（9）先天性小眼球合并早期闭角型青光眼。

（10）色素性青光眼中，激光虹膜切除术可使前、后房房水的压力平衡，消除了逆向瞳孔阻滞引起的虹膜两侧压力差所导致的虹膜面后凹。

【禁忌证】

（1）角膜混浊，无法看清周边虹膜结构者。

（2）周边前房极浅。

（3）精神极度紧张不能合作者。

（4）前房角广泛粘连者。

（5）眼内活动性炎症的闭角型青光眼。

（6）典型的高坪虹膜闭角型青光眼。

【术前准备】

（1）向患者或家属解释治疗目的，取得患者配合。

（2）检查视力、眼压、眼前节、眼底、前房角和前房深度。

（3）继续使用原有的降眼压药物。

（4）对未曾滴用毛果芸香碱滴眼液的患者，术前 1 小时滴用 1% ～2% 毛果芸香碱滴眼液 1～2 次。

（5）开启激光器。可选用 Nd：YAG 激光、氩激光或联合应用这两种激光进行治疗。

【麻醉】

眼球表面麻醉。

【操作方法及程序】

（1）患者坐于激光器之前，将头部安放于下颌托架上。

（2）安放激光虹膜切除用的角膜接触镜。

（3）虹膜切除部位选择在 10～11 点或 1～2 点虹膜周边部。

（4）常用激光参数

①Nd：YAG 激光参数 脉冲 4～10mJ。

②氩离子激光参数 功率 800～1000mw，光斑大小 50μm，时间 0.1～0.2 秒，击射次数约 30～50 次。

③联合应用氩激光和 Nd：YAG 激光。

（5）虹膜穿透时可直接见到其后的晶状体，可见到后房水涌向前房。

【术后处理】

（1）术毕时滴用抗菌滴眼液。

（2）术毕后每 10 分钟滴用 1 次糖皮质激素滴眼液。1 小时后测量眼压。如果眼压正常，将糖皮质激素滴眼液改为每日 4 次，持续 1～2 周。如果眼压高，则眼部应用降眼压药物，待眼压降至安全范围后方可离去。

【注意事项】

（1）原发性闭角型青光眼急性发作后角膜水肿会妨碍完成激光虹膜切除术。应当先用药物控制眼压，解除角膜水肿。有时残留的角膜水肿可将甘油滴入眼部来解除。

（2）可有前房出血，以 Nd：YAG 激光进行治疗时多见。出血多发生在击射部位。用接触镜轻压眼球即可止血。

（3）术后眼压可能暂时升高。一般激光治疗后 1~2 小时内达到高峰，数小时后下降。术后可有短暂视力减退，一般术后 1 小时后能恢复。

（4）术后降眼压药物可根据病情，逐渐减少或停用。

（5）术后注意虹膜孔洞是否穿通，必要时再次治疗。

（6）术后注意周边前房深度和前房角。如果周边前房极浅，前房角有关闭可能，则可行激光周边虹膜成形术。

（7）术后激光虹膜孔洞可能关闭，主要见于应用氩激光治疗的病例，可再次治疗。

二、氩激光周边虹膜成形术

【适应证】

（1）急性闭角型青光眼时角膜水肿、前房浅和严重炎性反应，不宜进行激光虹膜切除术时。

（2）高墣虹膜综合征。

（3）与晶状体有关的闭角型青光眼，如睫状环阻滞、晶状体膨胀、晶状体半脱位，以及各种原因引起的睫状体水肿所致的晶状体向前移位所致的闭角型青光眼。

（4）激光小梁成形术前的辅助治疗。

（5）激光虹膜切除术后周边前房仍浅，前房角仍有可能关闭者。

【禁忌证】

（1）因全身情况不能耐受手术者。

（2）严重角膜水肿或混浊者。

（3）无前房者。

（4）眼部有传染性炎症者。

【术前准备】

（1）向患者或家属解释治疗目的，取得患者配合。

（2）检查视力、眼压、眼前节、眼底、前房角和前房深度。

（3）术前滴2%毛果芸香碱眼药水，将虹膜尽量拉紧。

（4）继续使用原有的降眼压药物。

（5）开启调节和氩激光器。

【麻醉】

眼球表面麻醉。

【操作方法及程序】

（1）患者坐于激光器之前，将头部安放于下颌托架上。

（2）安放前房角镜或接触镜。

（3）产生虹膜收缩灼伤的主要氩激光参数为光斑 500μm，曝光时间 0.5 秒，功率

$200 \sim 400 \mathrm{mW}$。

(4) 将瞄准光束对准于虹膜最周边部，击射后即刻可见虹膜收缩反应。

(5) 在 $360°$ 范围的虹膜周边部做 $24 \sim 36$ 个烧灼点，相邻两个烧灼点之间的间隔约为两个烧灼点直径。

【术后处理】

(1) 取下角膜接触镜后滴用抗菌药物滴眼液。

(2) 术后立即滴用糖皮质激素。术后 1 小时测量眼压，若眼压升高及时处理。

(3) 术后滴用糖皮质激素滴眼液 $3 \sim 5$ 日。

【注意事项】

(1) 一般淡色虹膜比深色虹膜需要更强的能量。开始治疗时，对褐色的虹膜用 $200 \mathrm{mW}$，淡色的虹膜用 $300 \mathrm{mW}$。以后调整氩激光能量直至见到虹膜基质收缩。在淡灰色虹膜中有时用 $200 \mu \mathrm{m}$ 的光斑就可得很明显的虹膜基质收缩。用较小的光斑，则需要更多的激光灼伤才能达到相同的效果。

(2) 治疗时尽可能避免烧灼可以见到的放射状血管。如果相邻的烧灼点太靠近，虹膜可能发生坏死。

三、氩激光小梁成形术

【适应证】

(1) 原发性开角型青光眼经药物治疗不能控制病情者。

(2) 继发性开角型青光眼，如假性晶状体囊膜剥脱性青光眼、色素性青光眼，虽经药物治疗，仍不能控制病情者。

(3) 低眼压性青光眼，特别是眼压在正常范围的较高值时，氩激光小梁成形术有一定的降眼压效果。

【禁忌证】

(1) 不合作者。

(2) 角膜水肿及屈光间质混浊的患者。

(3) 前房角完全关闭者。

(4) 继发于葡萄膜炎的青光眼。

(5) 青少年型青光眼和年龄小于 35 岁的青光眼患者。

【术前准备】

(1) 向患者或家属解释治疗目的，取得患者配合。

(2) 检查视力、眼压、眼前节、眼底、前房角和前房深度。

(3) 继续使用原有的降眼压药物。

(4) 开启调节和氩激光器。

【麻醉】

眼球表面麻醉。

【操作方法及程序】

(1) 安放激光用的镀有抗反射膜的前房角镜。

(2) 激光通过镜面击射到对面前房角小梁前缘。先从下部小梁开始，裂隙灯光聚集在反射镜中央，一边光凝，一边缓慢转动房角镜，以确保光凝点的衔接。瞄准光线对准色素性和非色素性小梁的交界处，一般位于小梁网的前半部。击发的激光光束应垂直于小梁，以便更好地聚集。

（3）氩离子激光参数　功率 600～700mW，光斑大小 50μm，曝光时间 0.1 秒，击射点数为 180°房角 50 个点，或 360°房角 100 点。良好的激光反应包括击射点变白，小气泡形成或轻微的组织收缩、脱色素。

【术后处理】

（1）激光治疗后滴用糖皮质激素，如 1% 泼尼松龙滴眼液，每 10 分钟 1 次，共 6 次，测量眼压，超过 30mmHg 应加用全身降眼压药物。

（2）次日将滴用 1% 泼尼松龙滴眼液改为 4 次/日，共 7 天。

（3）原用的降眼压药物不变，以后随诊时根据眼压情况减少或停用。

【注意事项】

（1）术前 1 小时应滴用降眼压药物，以避免术后眼压升高。

（2）影响氩激光小梁成形术疗效的因素有年龄、种族、房角色素、术前眼压、青光眼类型及病情等。

（3）激光小梁成形术降压效果是暂时作用。随时间延长作用有下降趋势。

四、选择性小梁成形术

【适应证】

与氩激光小梁成形术相同。

【禁忌证】

（1）先天性青光眼禁用。

（2）继发于炎症的青光眼慎用。

【术前准备】

与氩激光小梁成形术相同。

【麻醉】

眼球表面麻醉。

【操作方法及程序】

（1）角膜前放置 Goldmann 三面镜或前房角镜。

（2）将激光束聚焦于色素小梁网，光斑大小为 400mm。

（3）为了确定每只眼适宜的能量水平，开始时将 Nd：YAG 激光能量设在 0.8mJ，作为初始能量，然后以 0.1mJ 为单位逐渐增加，直至达到小梁网内气泡形成所需的临界能量。如果在初始能量时或已经设定的能量时可见小梁网内气泡形成，则将激光的能量以 0.1mJ 为单位逐渐递减，直到看不到气泡形成。这一能量就是"治疗能量"。

（4）治疗时采用单脉冲模式，在前房角 180°的范围内击射 50±5 个激光斑，激光斑之间邻接，但不相互重叠，整个小梁网宽度范围均被照射。每次击射后都要注意小梁网内是否有气泡产生。

【术后处理】

激光治疗后，眼部滴用糖皮质激素滴眼液，每日 4 次，持续 4～7 日。

【注意事项】

（1）已用最大量的药物治疗仍不能控制眼压或曾施行氩激光小梁成形术但失败的开角型青光眼病例，采有 SLT 仍有较好的疗效。

（2）并发症很少，其中包括治疗眼轻微疼痛不适、眼红、一过性眼压升高。术后可有一过性前房炎症反应，一般情况下 24 小时后即可消失。此外，还可能发生视力模糊、角膜水肿、角膜损伤，但极少发生。经过适当的药物治疗后均可消失。

（3）治疗前滴用 0.2% 溴莫尼定滴眼液可防止激光治疗后眼压升高。

第三节　晶状体后囊膜切开术

【适应证】

白内障摘除术后晶状体后囊膜混浊，且影响视力者。

【禁忌证】

（1）全身不能耐受手术者。

（2）角膜瘢痕、表面不规则或水肿时。

（3）眼球不能固视时。

（4）已有或怀疑有黄斑水肿时。

（5）患眼有活动性炎症时。

【术前准备】

（1）检查视力、眼压和前节情况。

（2）与患者充分解释，取得配合。

（3）散大瞳孔。

（4）开启和调节 Nd：YAG 激光器。

【麻醉】

眼球表面麻醉。

【操作方法及程序】

（1）放置接触镜。

（2）调至合适能量，准确聚焦于晶状体后囊膜后击射激光。

（3）可采用线状十字形裂口击射法，或中心开罐头式裂口击射法，切开晶状体后囊膜。

（4）术毕时取下接触镜，滴用抗菌滴眼液。

【术后处理】

（1）术毕滴用糖皮质激素，如 1% 泼尼松龙滴眼液，每 10 分钟 1 次。术后 1 小时测量眼压，若眼压升高应及时处理，降低眼压。

（2）术后滴用 1% 泼尼松龙滴眼液，每日 3～4 次，持续 7～10 日。

（3）适当地选用散瞳剂和睫状肌麻痹剂。

【注意事项】

（1）开始时选择较低激光能量，如 1～2mJ。如能量不够，可逐渐增加。

（2）对高度近视、玻璃体、视网膜病患者应注意观察视网膜情况。

（3）合并青光眼、高眼压、残留皮质者注意术后眼压观察。

第四节　准分子激光原位角膜磨镶术

【适应证】

（1）年龄18～55岁、屈光度为（-1.00）～（-15.00）D，散光小于4.5DC。

（2）2年内近视度数无明显变化。

（3）无眼前节急慢性病变及角膜手术史。

（4）角膜中央厚度在500m以上者。

【禁忌证】

（1）圆锥角膜。

（2）眼干燥症。

（3）睑缘炎及其他外眼炎症。

（4）眼内炎症。

（5）玻璃体视网膜疾病患者。

（6）青光眼及高眼压症。

（7）白内障。

（8）全身免疫性或胶原性疾病。

（9）心理障碍者。

【术前准备】

（1）充分向患者解释手术目的及注意事项，签署知情同意书。

（2）术前检查　戴软性角膜接触镜者停用2周、戴硬性角膜接触镜者停用4周后检查以下项目。

①裸眼和矫正视力。

②屈光检查，包括睫状肌麻痹下验光和复验。

③裂隙灯显微镜检查眼前节，特别注意角膜病变。

④眼底检查，特别注意有无玻璃体混浊和视网膜脉络膜病变。

⑤眼压检查，除外青光眼和高眼压症。

⑥检查角膜曲率半径。

⑦A型超声测量角膜厚度。

⑧角膜地形图检查。

⑨测量瞳孔直径。

（3）术前用生理盐水冲洗结膜囊。

（4）安装和调试自动板层角膜瓣成形器。

（5）准备准分子激光器。将患者有关资料输入计算机，根据患者需要矫正的屈光度计算出每一个区域矫正的屈光度和消融深度。

【麻醉】

眼球表面麻醉。

【操作方法及程序】

（1）常规消毒术眼，铺无菌巾，置开睑器，吸干结膜囊水分。

（2）用皮肤记号笔涂光学区域标记器。在角膜表面干燥的情况下，以视轴为中心标记角膜。以标记为中心，放置抽吸环。检查调整抽吸环，确保它有插入刀头的适当空间。

（3）检查角膜中心。干燥角膜。取出直径为 8.5mm 的压平镜，放在干燥的角膜上。使压平镜与抽吸杯正确吻合，压平镜柄总是与抽吸环柄方向相反。对于抽吸杯整个压平镜完全放平，压平范围应大于标记圆环。

（4）去除压平镜。以压平眼压计测量眼压，压平范围应小于标记圆环。

（5）确保板层角膜瓣成形器运行轨道无障碍。倒转板层角膜瓣成形器头，这样可见到盘片底部。滴 1 滴 BSS 液于盘片底部起润滑作用，从而保证板层角瓣成形器平滑运转。从角膜颞侧插入板层角膜成形器直到齿轮完全接合。左右旋转已证明卡在楔形槽内。将手从板层角膜瓣成形器的发动机上移开。支撑发动机电缆。踩脚踏开关，使板层角膜瓣成形器在角膜上开始运转。当完成运转后，放松脚踏开关，退回原位。并踩开关停止抽吸。取下抽吸杯。

（6）用显微弯颞向鼻侧掀开板层角膜瓣，嘱患者注视机内红灯，调整手术台上下左右位置，使瞄准光与视轴重合。

（7）以编辑好的治疗程序进行激光消融角膜部分基质。以 BSS 液冲洗板层角膜瓣表面和角膜床。将板层角膜瓣复位，用 BSS 液在板层角膜瓣下冲洗残留的碎屑，力求彻底。

（8）用沾湿的海绵拭子从鼻侧向颞侧轻扫角膜瓣表面，吸干角膜瓣下和周围的水分，并使切线对位，避免角膜瓣皱褶。

（9）当角膜瓣对齐后，就不再触摸切口。用海绵拭子干燥切口边缘并等待 2 分钟，检查切口的边缘是否黏附好。

（10）撤开睑器。滴抗菌药物滴眼液。闭合眼睑，用眼罩遮护。

【术后处理】

（1）术后第 1 日和 3 日复诊，观察角膜恢复情况，包括板层角膜瓣的位置、角膜上皮是否修复、基质有无水肿、后弹力层有无皱褶和视力情况。

（2）术后滴用糖皮质激素和抗菌滴眼液，每日 4 次，持续 1 周。

（3）以后定期复查。随访时间为术后 1 个月、3 个月、6 个月、1 年和 2 年。观察视力、屈光度、角膜曲率、角膜地形图和角膜基质有无混浊。

【注意事项】

（1）LASIK 是在健康角膜上进行的手术，必须谨慎从事。并在术前向患者充分解释手术目的和可能出现的并发症。

（2）术中可能出现偏心、薄、不完全或游离板层角膜瓣，或切穿角膜。应注意避免。

（3）术后的主要并发症为眩光、视力回退、角膜感染、角膜炎性反应、角膜层间残留物、板层角膜瓣移位、角膜上皮植入、角膜周边变性或瘢痕等。

第五节 激光泪道疏通术

【适应证】

（1）泪点、泪小管、泪总管及鼻泪管阻塞。

（2）慢性泪囊炎。

（3）泪囊鼻腔吻合术后泪道不通。

【禁忌证】

（1）陈旧性泪道外伤及眼眶骨鼻骨结构破坏者。

（2）泪道急性炎症。

（3）泪囊肿物。

（4）泪囊摘除术后。

【术前准备】

（1）泪道冲洗，泪道探针检查。

（2）必要时行泪道造影检查，了解眶骨结构。

（3）采用 Nd：YAG 激光器，光导纤维 400m，能量 10～20W，脉冲时间 0.1 秒。

【麻醉】

局部表面麻醉。

【操作方法及程序】

（1）患者取仰卧位，扩张泪点，用套管针探通泪点至阻塞处。

（2）于套管针内插入激光光导纤维，发射激光边打边向前推进，直到阻塞处通畅（有落空感），取出激光纤维。

（3）用抗菌药物滴眼液冲洗，边冲边拔出套管针，结膜囊内涂抗菌眼膏，术眼遮盖。

【术后处理】

（1）术后每日以抗菌滴眼液冲洗泪道 1 次，连续 3～5 次；局部滴抗菌和糖皮质激素滴眼液。

（2）若术后冲洗泪道不通可再次激光治疗，如能通畅则放置硅胶管于泪道内，留置 4～6 周。

【注意事项】

（1）术中以激光击射泪小管或泪总管时，将眼睑固定好，使泪小管处于拉紧变直状态，以免形成假道。

（2）治疗鼻泪道阻塞时，应以泪道探通的方法进针。

第六十四章　角膜接触镜的配戴

【适应证】

（1）矫正屈光不正　配戴角膜接触镜可有效地消除框架眼镜的球面像差、视野缩小、不等像等缺陷，同时可以矫正一部分由角膜表面变形造成的不规则散光。

（2）对眼病的治疗作用　对虹膜异常患者可以配戴带有虹膜色彩的角膜接触镜或带有人工瞳孔的角膜接触镜。对于圆锥角膜、大泡性角膜炎，角膜手术后，角膜接触镜可以起到绷带的作用，既可以保护伤口，又可以止痛。同时，亲水性的软性接触镜对所滴用的药物有一定的缓释作用，有利于眼部疾病的治疗。

【禁忌证】

（1）泪液分泌过少、严重结膜炎、角膜炎等患者。

（2）糖尿病、关节炎等抵抗力下降的全身疾病及神经质的患者。

（3）接触较多风沙、粉尘及挥发性酸碱物的环境。

（4）个人卫生和依从性差的患者。

【配戴前准备】

（1）了解眼病史，角膜接触镜配戴史，配戴角膜接触镜的原因，工作和生活环境。

（2）检查眼睑，除外睑裂宽度异常、上睑下垂、眼睑瘢痕、睑缘与角膜不贴服情况。

（3）进行结膜、角膜常规检查，除外炎症。

（4）泪液检查　进行泪液分泌试验，测定泪液膜破裂时间。

（5）测定角膜曲率，选择角膜接触镜的基弧。

（6）屈光检查。

（7）必要时做角膜内皮显微镜检查或角膜知觉检查。

【操作及使用方法】

（1）患者和医护人员洗净双手，剪短指甲。彻底清洁使用的镜片。

（2）配戴角膜接触镜

①方法1　操作者站在患者右侧，将镜片放在右手示指上，左手的示指拉开上睑，右手的中指拉开下睑，将镜片轻轻地戴在角膜上。

②方法2　用左手示指和拇指分开上、下睑，右手的示指托住镜片，轻放在角膜上。

（3）摘镜　眼睛睁大，眼球正视前方不动，用右手示指压住上睑边缘，再以左手示指压住下睑边缘并拉紧；或手法相反，使镜片之下端往前翘出下眼睑外，再轻轻以右手示指往下推出镜片。

【配戴后处理】

（1）根据使用的角膜接触镜要求，定期清洗、消毒接触镜片。

（2）配戴角膜接触镜的早期应定期复查，尤其是硬镜。从开始戴镜（每天戴数小时）到进入连续戴镜每周复查 1 次。连续 3 次后每月 1 次复查。

【注意事项】

（1）左右眼镜片不能混淆。

（2）软性和硬性角膜接触镜的配戴方法基本相同。但软性角膜接触镜在配戴前要辨清正反面。

（3）不能用力揉眼，避免划伤角膜或导致镜片偏离正常位置而脱落。

（4）按规定的镜片寿命及时更换镜片。

（5）配戴过程中出现眼红、流泪等症状时，应及时复查。

（6）角膜接触镜是一种非植入性的人工器官，其验配要由专业技术人员严格按照角膜接触镜诊疗规则进行。

内容提要

本书是根据卫生部《医师定期考核管理办法》的要求，由北京医师协会组织全市眼科专家、学科带头人及中青年业务骨干共同编写而成。体例清晰、明确，内容具有基础性、专业性、指导性及可操作等特点。既是专科医师应知应会的基本知识和技能的指导用书，也是北京市眼科领域医师"定期专核"业务水平的惟一指定用书。

本书适合广大执业医师、在校师生参考学习。

图书在版编目（CIP）数据

眼科诊疗常规／赵家良主编．—北京：中国医药科技出版社，2012.10
（临床医疗护理常规）
ISBN 978 - 7 - 5067 - 5522 - 1

Ⅰ. ①眼…　Ⅱ. ①赵…　Ⅲ. ①眼病 - 诊疗　Ⅳ. ①R77

中国版本图书馆 CIP 数据核字（2012）第 108776 号

美术编辑　陈君杞
版式设计　郭小平

出版　中国医药科技出版社
地址　北京市海淀区文慧园北路甲 22 号
邮编　100082
电话　发行：010 - 62227427　邮购：010 - 62236938
网址　www. cmstp. com
规格　787 × 1092mm ¹⁄₁₆
印张　30 ¼
字数　638 千字
版次　2012 年 10 月第 1 版
印次　2013 年 6 月第 2 次印刷
印刷　北京市密东印刷有限公司
经销　全国各地新华书店
书号　ISBN 978 - 7 - 5067 - 5522 - 1
定价　**90. 00 元**

本社图书如存在印装质量问题请与本社联系调换